U0267472

骨骼研究常用技术

Bone Research Protocols

（第 2 版）

原　著　Miep H. Helfrich

Stuart H. Ralston

主　译　宋纯理

译者名单（按姓名汉语拼音排序）

范东伟　官　剑　海　宝　冷慧杰

刘　灿　牛国栋　宋纯理　谭启钊

王　红　张　稳　祝俊雄

北京大学医学出版社

GUGE YANJIU CHANGYONG JISHU (DI 2 BAN)

图书在版编目（CIP）数据

骨骼研究常用技术：第 2 版 / （美）梅普·赫尔弗里希 (Miep H. Helfrich)，（美）斯图亚特·罗尔斯顿 (Stuart H. Ralston) 著；宋纯理译. -- 北京：北京大学医学出版社，2019.1

书名原文：Bone Research Protocols (2nd edition)

ISBN 978-7-5659-1914-5

Ⅰ.①骨… Ⅱ.①梅… ②斯… ③宋… Ⅲ.①肌肉骨骼系统—研究 Ⅳ.①R322.7

中国版本图书馆CIP 数据核字(2018) 第 266384 号

北京市版权局著作权合同登记号：图字：01-2017-1910

骨骼研究常用技术（第 2 版）

主　　译：宋纯理

出版发行：北京大学医学出版社

地　　址：（100191）北京市海淀区学院路 38 号　北京大学医学部院内

电　　话：发行部 010-82802230；图书邮购 010-82802495

网　　址：http ://www.pumpress.com.cn

E - mail：booksale@bjmu.edu.cn

印　　刷：中煤（北京）印务有限公司

经　　销：新华书店

责任编辑：刘 燕　　责任校对：靳新强　　责任印制：李 啸

开　　本：889 mm × 1194 mm　1/16　印张：24.75　彩插：14　字数：690 千字

版　　次：2019 年 1 月第 1 版　2019 年 1 月第 1 次印刷

书　　号：ISBN 978-7-5659-1914-5

定　　价：180.00 元

版权所有，违者必究

（凡属质量问题请与本社发行部联系退换）

译者前言

我在刚刚看到《骨骼研究常用技术（第 2 版）》的时候，就有一种相见恨晚的感觉。不仅仅是因为遗憾错过了 2003 年第 1 版，更是回想起 20 年前自己读硕士和博士时，我和师兄弟们因为缺少相应的骨骼研究技术和方法，总是有一种有劲使不出来的感觉和无处下手的困惑、茫然。看到《骨骼研究常用技术（第 2 版）》后，我们认为这本书能够满足国内骨骼研究相关人员的需要，原因有以下几点：

首先，是骨骼研究的相关知识体系。对于循环系统、消化系统及神经系统而言，相关的生理学、病理学和病理生理学知识是成体系的。而我们对骨骼的了解更多的是停留在系统解剖学和局部解剖学，对骨骼的代谢调控、生理功能以及生物力学等知之甚少。《骨骼研究常用技术（第 2 版）》每个章节都对骨骼的代谢调控、生理和病理生理状态下的骨骼细胞以及分子机制进行了简要的描述。虽然字数不多，但言简意赅，不仅有助于读者掌握骨骼研究的实验技术，还能够了解骨骼研究的理论。

其次，是骨骼的研究工具。骨骼跟其他组织很不一样，其所需要的研究工具也有很大的不同。骨骼不仅代谢周期长，而且标本的制备也异常繁琐，使得骨骼的研究工具少之又少，从而制约了人们对于骨骼的科学研究。所谓"工欲善其事，必先利其器"。掌握骨骼的研究工具是探索骨骼代谢的生理调控、寻找治疗骨骼疾病治疗靶点，以及转化骨骼研究创新技术的必要条件。然而，我们之前学习的很多组织学、细胞生物学以及分子生物学的实验技术和方法都难以在骨骼组织中有效地开展。《骨骼研究常用技术（第 2 版）》从基因、细胞、组织及功能等多维度对骨骼进行了详细的介绍。本书所介绍的骨骼研究技术工具和手段对读者而言是十分有益的，可以说，本书是一本骨骼研究的"案头红宝书"。

最后，是相关领域、未来的方向和趋势。相比于其他组织，大家对骨骼的研究还是略显肤浅和落后，不仅仅是因为缺少研究骨骼的先进工具，也是因为缺少有关骨骼调控的新理论。随着整合生理学的发展以及组学技术的发展，人们对骨骼的认识也会越来越深入。越来越多的研究揭示骨骼不再是被动的惰性器官。骨骼与很多其他系统器官有非常密切的联系。在未来骨代谢领域也会越来越受到大家的重视，成为热点。在这样的前提和背景下，就须要普及和规范相关的研究技术手段。《骨骼研究常用技术（第 2 版）》可以成为相关人员很好的参考和借鉴。

作为过来人，我也特别希望从事骨骼研究的广大青年学者能少走一些弯路，不必受到研究工具和方法的困扰，从而加快我们科技创新和产品研发的步伐。我相信本书能为提高国内骨代谢研究的水平和骨骼研究的质量做出一定的贡献。我由衷地感谢北京大学医学出版社的王凤廷社长。虽然之前我与他素未谋面，但当我把自己的经历和想法跟王社长讲了后，他就非常爽快地答应促成这部译著的出版，并对我给予了热心的鼓励和支持。

宋纯理
2019 年元旦

原著前言

在过去的十年中，我们在骨生物学的认识上取得了巨大的进步。大多数罕见的遗传性骨骼疾病的基因已经被鉴定，在多基因骨骼疾病如 Paget 病（畸形性骨炎）和骨质疏松症方面也取得了很大进展。小鼠的基因修饰技术加快了对影响骨骼基因的鉴定。这些研究发现了许多新的信号通路，使骨细胞生物学家研究的焦点转移到了解这些基因和基因产物影响骨量和骨强度的作用机制上。

《骨骼研究常用技术（第 2 版）》中含有一系列帮助研究人员开展研究的方案。本书描述了实用的实验室操作规程，从而使读者能够方便地从头开始实施这些技术。

我们专注的是实验室技术，而不是临床评估方法，并试图使这些方法适合于对骨细胞和骨组织的研究。例如，在分析来自骨或其他组织的 DNA 和 RNA 方面，就技术本身并没有什么差异，但从骨中提取 DNA 和 RNA 的方法却有其特殊之处。本书对此进行了更详尽的描述。同样，软组织的组织学和组织化学技术也通常适用于骨骼，本书仅作为分析工具在各章进行了描述。然而，骨的组织固定、包埋和切片存在独特的技术方法。这些内容在电子显微镜和免疫染色的章节中进行了描述。

近年来，数字图像分析取得了很大进展，在本书的几章（涉及共聚焦显微镜、骨吸收测定和骨组织形态学测定）中详细描述了如何充分利用这一强大的技术。鉴于人们对这些评估骨质量的技术越来越感兴趣，本书还增加了如何通过傅立叶变换红外显微镜和拉曼光谱分析骨组织的新章节。本书对骨成像的章节进行了更新。这一章涉及了 X 线片的定量分析和实时生物发光成像技术。

一般来说，对每种技术都给出了一种研究方法，不过体外破骨细胞形成研究除外。其中描述的几种方案在针对不同物种和不同应用上通常只有细微的不同。高通量方法的使用日益增多。书中描述的一些培养技术适合于这种研究。我们鼓励对此领域感兴趣的读者先阅读所有的方法，然后再决定哪种方法最适合。

本书还更新了关于成骨细胞培养的部分，包括关于骨细胞原代培养、骨细胞细胞系的分析以及骨髓间充质干细胞向骨细胞分化的新章节。

在骨细胞的生物化学和分子分析方面增加了一个新的章节，如转染、细胞内信号分析、启动子报告分析、凝胶移位分析和染色质免疫沉淀分析。

机械加载技术部分已经对旧版进行了更新，并增加了在体加载技术的新章节。

本书的机械加载技术部分已将旧版进行了更新，并增加了体内加载技术的新章。

我们希望《骨骼研究常用技术（第 2 版）》能够帮助有志于进入骨骼研究领域的人们在实验室中创建新技术。对于已有多年骨骼研究经验的研究者而言，我们希望他们能从这些方法的详细描述中获益，尤其是"注解"。在这一部分，我们特意讨论了相关方法的亮点和潜在的陷阱。我们确实学习了很多东西！

我们衷心地感谢所有愿意分享其行业秘密的作者，也感谢 Humana 出版社的 John Walker 教授给了我们出版《骨骼研究常用技术（第 2 版）》的机会。他们在本书的出版中付出了很多。

Aberdeen, UK   Miep H. Helfich, PhD
Edinburgh, UK   Stuart H. Ralston. MD

目　录

第一部分

成骨细胞和骨细胞的培养

第1章

人成骨细胞原代培养

Jane P. Dillon, Victoria J. Waring-Green, Adam M. Taylor, Peter J.M. Wilson, Mark Birch, Alison Gartland, James A. Gallagher 著

张　稳、宋纯理 译

摘要

成骨细胞培养可用于研究骨形成的机制，探讨骨骼疾病的细胞和分子基础，并筛选影响骨形成的潜在治疗药物或制剂。本章中，我们主要描述人类成骨细胞原代培养方法和人类成骨细胞的主要特征。

关键词：成骨细胞、人源成骨细胞、骨肉瘤细胞、骨发生、骨形成。

1. 前言

成骨细胞是负责骨形成的细胞。成骨细胞能够合成骨基质的几乎所有成分并引导后续的矿化过程。一旦骨形成结束，成骨细胞就会分化成骨细胞或骨衬细胞。这两者在调节钙稳态和骨重建的过程中均发挥重要作用。成骨细胞培养可用来研究骨形成的生理生化机制，探讨人类骨骼疾病的细胞和分子基础，研究骨吸收与骨形成的偶联（coupling）机制。另外，成骨细胞培养可用来筛选出能够促进骨形成的潜在治疗药物，研发和检测新的生物材料，并为组织工程提供种子细胞。本章主要通过组织块培养技术描述人的类成骨细胞（osteoblast-like cells）原代培养方法的建立，以及低温储藏的方法和成骨细胞培养的表型特征。在接下来的章节中，

我们总结了与其他实验模型相关的成骨细胞原代培养的特征，如骨肉瘤细胞系、间充质干细胞以及外周血来源的成骨细胞。

1.1. 人成骨细胞原代培养

Bard 等 [1] 首次描述了从成人骨骼中分离出活细胞。但这些细胞碱性磷酸酶活性低，产生的胶原蛋白量非常少。尽管这些细胞可存活 2 周，但无法增殖，因此推断这些细胞类型主要为骨细胞。后来，Mills 等 [2] 从 Paget 病患者的骨骼块中分离出细胞进行培养并获得成功。采用该方法培养的细胞对甲状旁腺激素敏感，并且碱性磷酸酶表达阳性。然而，人类成骨样细胞的分离、培养方法以及特性的描述主要是由英国谢菲尔德大学 Graham Russell 实验室于 20 世纪 80 年代建立起来的 [3,4]。这些研究的主要特点是采用了组织块培养技术。该技术在体外无须对组织进行消化，并且使用骨钙素作为表型来确定细胞的种类。除了产生骨钙素外，从人骨组织块上生长的细胞还表现出成骨细胞的其他特性，包括对甲状旁腺激素敏感 [5,6]，产生大量的碱性磷酸酶和 I 型胶原 [7]。尽管对该项技术的几种改进方法已有报道 [8-11]（见注解 1），但对人类成骨细胞培养的大多数报道都是依赖于组织块培养技术（图 1-1）。不同的研究团队描述这类细胞时使用了不同的术语，包括"人骨细胞""体外培养的人成骨细胞""人成骨样细胞"（human osteoblast-like，HOBs）以及"人骨组织来源细胞"（human bone-derived cells，HBDCs）。在本书第 1 版中，我们采用"人骨组织

来源细胞"（HBDCs）来描述这类细胞，但现在有充分的证据显示这些细胞表现出成骨细胞的多种特性，因此，在第2版中我们采用了"人成骨样细胞"（HOBs）来命名。

1.2. 骨肉瘤细胞系

　　骨肉瘤细胞系作为成骨细胞实验模型被广泛使用。与原代培养的细胞相比，这些细胞增殖速度快以及永生的特性使它们更容易被操控。骨肉瘤细胞可以合成骨基质蛋白，对甲状旁腺激素等多种钙调激素敏感，广泛表达成骨细胞基因[12,13]。最常用的骨肉瘤细胞系是 SaOS-2、MG-63 和 TE85 细胞（有时被称为 HOS TE85）。这些细胞系的不同之处跟它们表达的成骨细胞标志物不同有关。有些学者认为这反映了不同的成熟度，如 MG-63 为分化程度最低的细胞系，SaOS-2 为分化

程度最高的细胞系。这三种细胞系均对甲状旁腺激素敏感，并且都可以从 ATCC(http://www.atcc.org) 或者 ECACC(http://www.hpacultures.org) 库中获得，其特征描述见表 1-1。

1.3. 骨髓间充质干细胞（mesenchyal stem cells, MSCs）来源的成骨细胞

　　从骨髓中分离间充质干细胞并将其在成骨培养基中培养可以获得成骨细胞。该实验方法不在此处描述，详见第 7 章。尽管有些研究者将这些骨髓来源的成骨细胞与从骨组织块中培养的细胞进行了区别，但这两种细胞在起源和骨发生潜能方面具有很大的相似性[19,20]。骨髓分离出的骨髓间充质干细胞通常表达 STRO-1。STRO-1 是一种与间质细胞相关的非特征性抗原[21]。STRO-1 在组织块培养来源的细胞中亦有表达[11]。

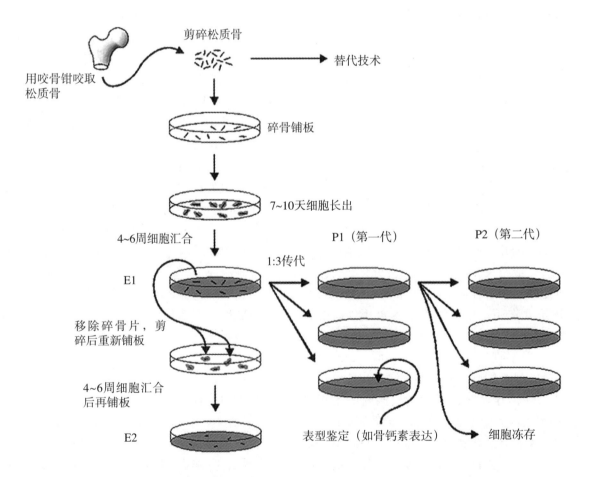

图1-1 从小梁骨组织块中分离表达成骨细胞特征的体外培养技术

表 1

细胞系	参考文献	来源	表型	注释
MG-63	Billiau 等 (14)	14 岁高加索男性骨肉瘤	高增长率；Ⅵ型胶原蛋白高，碱性磷酸酶水平低。对 PTH 有响应	近年来用在生物材料研究中，研究基质对成骨分化的影响
TE85	Mulkins 等 (15)	13 岁高加索女性骨肉瘤	ALP 水平高于 MG-63，但骨钙素水平较低。对 PTH 有响应	已经用于骨科支架材料的生物学评价
SaOS-2	Rodan 等 (16)	11 岁高加索女性骨肉瘤	ALP 水平高，骨钙素水平低，对 PTH 高度敏感，易于转染	在裸鼠[16]中产生类似骨的矿化基质，已用于建立稳定的报告细胞系[17-18]

注：ALP，碱性磷酸酶（alkaline phosphatase）；PTH，甲状旁腺素（parathyroid）

1.4. 外周血来源的人成骨细胞

最近有报道描述了从外周血或脐带血中分离成骨细胞前体细胞的方法[22-24]。据报道，这些细胞经过分离，并使用骨钙素抗体结合流式细胞仪分离、差异性贴附和密度梯度离心等方法富集而获得外周血中的人成骨细胞[22]。尽管仅有少量报道使用该技术，但如果该技术可被重复，将为研究成骨细胞活性，尤其是在遗传性疾病的研究中提供方便。

2. 材料

2.1. 器材

1. 骨刀。
2. 不锈钢刀片和刀柄。
3. 不同尺寸的镊子。
4. Ⅱ级组织培养设施。
5. 培养箱。
6. 血细胞计数器（LabTech International）或改良 Neubauer 计数器（VWR）。
7. 70 μm 细胞过滤器（Becton Dickinson）。
8. 细胞冷冻器，如程序降温盒（Nalgene）。
9. 细胞冻存管（Nalgene）。

2.2. 细胞分离与培养

1. DMEM 细胞培养基。

2. 含 10% 胎牛血清、2 mM L- 谷氨酰胺、50 U/ml 青霉素和 50 μg/ml 链霉素的 DMEM 完全培养基（见注解 2）。
3. 不含钙和镁的磷酸盐缓冲液（phosphate-buffered saline，PBS）。
4. 胰蛋白酶 /EDTA（含 0.05% 胰蛋白酶和 0.02% EDTA 的无钙和镁的 Hank 平衡盐溶液，pH 7.4）。
5. L- 抗坏血酸 -2- 磷酸（见注解 3）。
6. 组织培养瓶（75 cm²）或培养皿（直径 100 mm）（见注解 4）。
7. 含 0.4% 台盼蓝的 0.85% NaCl 溶液。
8. Ⅷ型胶原酶（Sigma-Aldrich）。
9. Ⅰ型 DNA 酶（Sigma-Aldrich）。
10. 活性维生素 D_3（Sigma-Aldrich）。
11. 地塞米松（Sigma-Aldrich）。
12. 5 mM β- 甘油磷酸盐（Sigma-Aldrich）。
13. 无机磷酸盐溶液（Na_2HPO_4 和 NaH_2PO_4 体积比为 4:1 的 500 mM 混合液，使用前无菌过滤，4 ℃保存）。

2.3. 表型特征鉴定

1. 碱性磷酸酶检测试剂盒（Sigma-Aldrich）。
2. 碱性磷酸酶染色试剂盒（Sigma-Aldrich）。
3. 骨钙素放射性免疫检测（IDS Ltd., Boldon, UK 或其他供应商）。
4. 茜素红（Sigma-Aldrich）。
5. qPCR 引物和试剂，用于检测骨钙素等成骨细胞标志物（见注解 5）。

3. 方法

3.1. 骨组织原代培养模型的建立

本部分描述了从捐献者获得的新鲜松质骨碎片行原代培养（称做骨组织1或E1）（见注解6）。该技术总体技术路线见图1。

1. 骨组织转运　将手术或尸检（见注解7）取下的骨组织放在盛有PBS或无血清培养基（serum-free medium，SFM）的无菌容器内，在最短的时间内送至实验室，最好在取材当天完成（见注解8）。
2. 用无菌手术刀片刮除骨表面的软组织。
3. 用无菌PBS润洗组织。根据组织块大小，将其转移到含5~20 ml PBS的无菌培养皿中。
4. 使用无菌骨刀或不锈钢手术刀片（图1-2）从骨组织中分离出松质骨部分（见注解9）。对部分

骨标本，须要使用骨刀切断皮质骨才能到达松质骨部位。

5. 将分离出的松质骨部分转移到含2~3 ml PBS的无菌培养皿中，用手术刀或者剪刀将其分成直径3~5 mm的小碎片。
6. 倒掉PBS，将骨碎片转移到含15~20 ml PBS的无菌离心管中。
7. 用力震荡离心管10 s，共3次，然后静置30 s，使骨块沉淀。
8. 小心倒掉含有骨髓造血组织和离位细胞的上清液，再次加入15~20 ml PBS，重复第7步。
9. 重复步骤7和8至少3次，或者直至没有可见的骨髓组织，骨碎片呈白色或象牙白色。
10. 将洗净的骨碎片作为移植培养组织放置到培养皿中，密度为0.2~0.6 g组织 / 直径100 mm的培养皿（图1-3）（见注解10）。
11. 向每个培养皿中加入10 ml完全培养基，37℃，在5%~7% CO_2环境中培养。

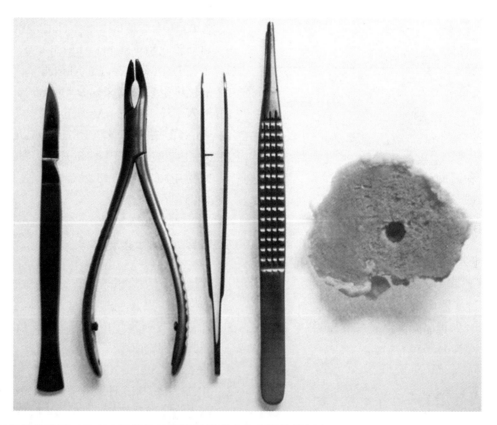

图1-2　在骨组织培养前用于分离人松质骨的器械以及手术中获得的骨标本

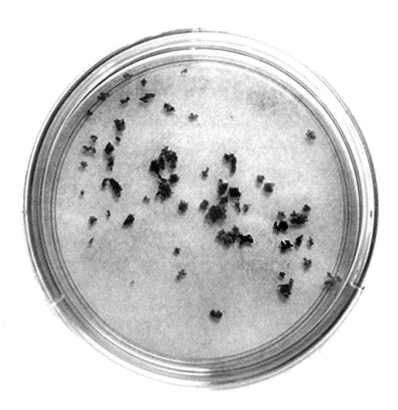

图1-3　含有松质骨碎片的培养皿

12. 静置培养 7 d 后更换培养基，注意不要移动骨组织块。

13. 第 7 ~ 10 d 查看细胞长出情况（图 1-4 和 1-5）（见注解 11）。

14. 2 周后更换培养基。在接下来的 4 ~ 6 周时间里每 2 周更换一次培养基，直至达到理想的细胞密度（见注解 12）。

3.2. 骨组织第二代培养

本部分描述了从松质骨碎片 E1 培养中获得的人成骨样细胞培养方法。该部分命名骨组织第二代培养或 E2 培养（见注解 13）。

1. 用精细镊将骨碎片从含有人成骨样细胞的培养皿中取出，并将其转移到另一块新的含有新鲜培养基的培养皿中。

2. 用手术刀将骨碎片切碎，促进新鲜细胞长出。

3. 培养 7 ~ 10 d，无须更换培养基。

4. 重复子标题 3.1. 中的步骤 13 — 14，直至达到理想的细胞密度。

3.3. 骨组织传代培养

本部分描述了将达到融合或几乎融合的人成骨样细胞进行传代培养的方法。这一阶段适合对这些细胞是否表达成骨细胞特性进行核实，将细胞在含有 10^{-9} M 的活性维生素 D_3 的条件培养基中培养 48 h，通过组织化学或生物化学检测碱性磷酸酶的活性，和（或）检测培养基中骨钙素的含量（见注解 5）。

1. 移除培养皿中的培养基。

2. 用 10 ml 不含 Ca^{2+} 和 Mg^{2+} 的 PBS 温和地清洗细胞层 2 次，每次清洗完倒掉 PBS。

3. 在室温条件下（20 ℃）向每个培养皿中加入 5 ml 新鲜解冻的胰蛋白酶 -EDTA 溶液。在 37 ℃条件下孵育 5 min，期间每隔 30 s 摇摆培养皿，以确保培养皿和骨组织的整个表面都接触到溶液。

4. 从培养箱内取出培养皿，在显微镜镜下观察发现细胞变圆，高折射光的细胞体漂浮在胰蛋白

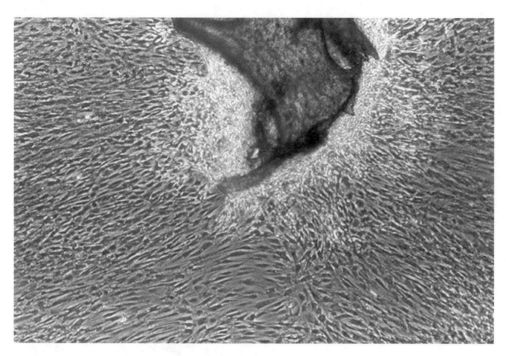

图1-4　表达成骨细胞特性的人成骨样细胞从骨组织碎片中迁移生长

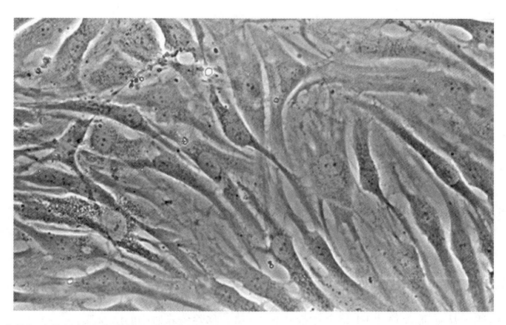

图1-5　表达成骨细胞特性的人成骨样细胞的典型形态

酶-EDTA溶液中。如果没有或很少，将培养皿在操作台面上快速拍打以使细胞发生移位。如果该方法不奏效，将细胞在培养箱内再孵育5 min。

5. 当大部分细胞从培养皿底面分离下来后，将其转移到含5 ml培养基的离心管中。

6. 用5 ml不含血清的DMEM培养基润洗培养皿2～3次，将其与原先分离出的细胞悬液混合。

7. 在室温条件下离心250×g，5 min，得到细胞团。

8. 颠倒离心管，弃上清。

9. 将细胞团重悬于 2 ml 的无血清 DMEM 培养基中。如有凝集细胞，用 70 μm 的细胞滤器过滤到 50 ml 的聚丙烯离心管内（见注解 14）。

10. 用 2～3 ml 无血清 DMEM 培养基冲洗过滤器，将过滤液加入到细胞中。

11. 取 20 μl 混匀后的细胞悬液，用无血清 DMEM 培养基稀释到 80 μl。并加入 5 μl 台盼蓝溶液，混匀，静置 1 min，在血球计数器中数活细胞（圆形、可折光）和死细胞（蓝色）的数目。

12. 将获得的细胞稀释成合适的浓度用于后面的分析（见注解 15）。

3.4. 培养基中含抗坏血酸的细胞培养

向培养基中添加抗坏血酸可以使细胞分泌大量的富含胶原的细胞外基质，因此，会导致在传代时单纯应用胰蛋白酶 -EDTA 不能充分使细胞分离。对此我们描述了使用胶原酶进行传代的方法。

1. 用无血清的 DMEM 培养基润洗细胞层。

2. 将加入 10 ml 含有 25 U/ml 纯化Ⅶ型胶原酶和 2 mM $CaCl_2$ 的无血清 DMEM 培养基于 37℃ 环境中孵育细胞 2 h。

3. 每隔 30 min 轻轻地摇动培养皿 10～15 s。

4. 倒掉培养基以终止胶原酶消化（核实该步骤未发生细胞脱落）。

5. 分别用 10 ml 不含钙和镁的 PBS 轻柔地漂洗细胞层 2 次。

6. 在室温环境下（20℃）向每个培养皿中添加 5 ml 新鲜解冻的胰蛋白酶 -EDTA 溶液，pH=7.4。

7. 重复子标题 3.3. 中的 4 — 12 步。

3.5. 矿化诱导培养

矿化结构类似于胎儿或胚胎动物骨来源的细胞在培养过程中形成的结节。该结构可以通过向培养人成骨样细胞的培养基中添加抗坏血酸和 β- 甘油磷酸盐（β-glycerol phosphate，β-GP）或另一种无机磷酸盐得到（图 1-6）。体内移植这些细胞可以在扩散小室(diffusion chambers)或支持物上形成骨（见注解 16）。在此我们描述了体外培养人成骨细胞获得矿化小结的方法。

1. 按照子标题 3.1. 中步骤 1 — 10 描述的方法准备人松质骨碎片。

2. 将洗净的骨碎片在含有 100 μM L- 抗坏血酸 -2- 磷酸盐和 10 nM 地塞米松的培养基中培养（见注解 17）。

3. 培养 4～5 周。每 2 周换液一次，直至达到细胞融合。

4. 当细胞形成了密集的细胞外基质后，使用子标题 3.4. 中描述的胶原酶 / 胰蛋白酶 -EDTA 消化细胞，按细胞浓度为 $10^4/cm^2$ 接种于 25 cm^2 的培养皿中。

5. 14 天后，向培养基中添加 0.01% 磷酸盐溶液。

6. 48～72 h 后，用 10 ml 无血清 DMEM 培养基润洗细胞层 2～3 次。

7. 抽净培养基，用 95% 乙醇 4℃ 固定。

8. 为了识别矿化的骨结节，用 PBS 润色细胞层，在室温环境下用茜素红（1% 水溶液）避光染色 20 min。用 50% 乙醇润洗细胞以洗去多余的染料，再用蒸馏水润洗，风干。对细胞可行碱性磷酸酶活性染色（图 1-6）。

3.6. 低温冻存

如果需要，对人成骨样细胞可以用液氮或超低温（-135℃）细胞冻存库冻存以用于后续实验。对此我们介绍人成骨细胞低温冻存的方法。我们建议在冻存之前细胞达到完全融合。

1. 按子标题 3.3. 步骤 1 — 6 中描述，用胰蛋白酶 / EDTA 进行细胞传代。

2. 250 × g 离心 5 min 得到细胞团，弃上清。

3. 将细胞团重悬于胎牛血清中，提取 900 μl 转移到细胞冻存管中。

4. 对冻存管行冰水浴。

5. 缓慢地向冻存管中添加 100 μl DMSO。在添加的过程中使冻存管保持在冰水中。

6. 拧紧冻存管盖，使用程序降温盒，使温度以 1℃ /min 的速度降至 -80℃。

7. 将细胞转移到液氮中长期保存。

3.7. 冻存细胞复苏

1. 从液氮中取出冻存管，放在 37 ℃ 水浴锅内。

2. 将细胞转移到至少含有 20 ml 预加热培养基的离

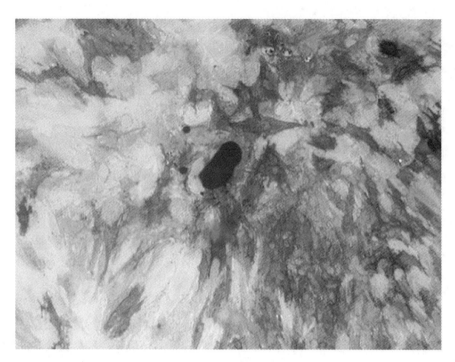

图1-6　将人成骨样细胞在成骨培养基中培养28天，碱性磷酸酶阳性细胞被染成暗灰色，矿化沉积物由茜素红染成黑色

4. 注解

1. 尽管多数研究者使用原始的组织块培养方法时仅做了稍微改进，但是其他研究者找到了分离和培养 HOBs的其他方法。Gehron-Robey 和 Termine使用梭菌胶原蛋白酶（Clostridial collagenase）预先消化切碎的骨碎片，然后将其用于低钙培养基培养[8]。相反，Wergedal 和 Baylink使用胶原蛋白酶直接将细胞分离出来[9]。Marie等使用将骨组织在尼龙网上培养的方法[10]。这些方法在参考文献 [11]中有详细的描述。我们建议读者参考原版论著以及这些作者发表的其他文章。

2. 血清的批次对人成骨样细胞的生成有不同的影响，因此，使用前应对血清的批次进行筛选。一旦有合适的被验证过批次，应当适当大量储备。人成骨样细胞可以在自体和异体人血清中生长，但对细胞生长和分化的影响目前还缺乏综合性研究。

3. Beresford 等将稳定的 L- 抗坏血酸类似物用于矿化诱导培养。是因为与 L- 抗坏血酸相比，它更稳定，无须每天向培养基中添加。

4. Sarstedt 和 Becton Dickinson 使用塑料制品获得了相似的结果，如果可用的骨量 <0.2 g，则可以使用更小的培养瓶或培养皿。

5. 在早期的研究中，对成骨细胞的表型鉴定多数使用碱性磷酸酶和骨钙素的组织化学染色，但现在研究者更倾向于使用 qPCR 检测成骨细胞基因[25]。

6. 我们通常使用第一代细胞（P1）进行相关研究，但我们先前的研究已经表明从不同骨组织培养（E1P1、E2P1 和 E3P1）得到的细胞表型是稳定的，成骨细胞表型表达没有丢失[11]。此外，我们在 P2 细胞中也未检测到任何表型的丢失。其他研究者研究了多次传代对人成骨细胞表型稳

心管中。

3. 250×g 离心 2 min 得到细胞团，弃上清。

4. 将细胞重悬于 10 ml 培养基中，培养 24 h。

5. 24 h 后更换培养基，培养 2~3 周。

定性的影响。发现虽然可以成功地传代，但它们最终丢失了成骨细胞的特征。

7. 从本质上来讲，任何部位的骨细胞都可以培养，但最好的细胞来源是因骨性关节炎而行全髋关节置换患者的股骨近端。在植入股骨假体之前，取出的近端股骨中的松质骨可用于骨组织培养，否则它也会被丢弃。从该部位获得的骨组织远离髋关节以及病理灶，还很少有软组织黏附。

8. 取下骨后将其放置在 PBS 或无血清 DMEM 培养基中，在 4 ℃环境下可储存 24 h，对成骨细胞样细胞的培养不会产生明显的有害影响。

9. 不要使用一次性手术刀片，因为在该过程中易断、易碎。

10. 我们更喜欢使用培养皿而不是培养瓶，因为在接下来的培养过程中容易取出碎骨片，而且将切碎的碎片平铺在培养皿的表面更有利于细胞的扩散。

11. 通常在第 7～10 天可观察到细胞从骨组织中长出，7～10 天后可见到细胞由骨组织迁移到培养皿表面（图 1-4）。如果小心地添加培养基不让骨组织发生移动，并且更换培养基时不影响到骨组织，会发现它们很快被长出的细胞固定在培养皿底层。细胞典型的形态见图 1-5，但供体的不同会导致细胞形态有些许差异，可从成纤维细胞样形态到鹅卵石样形态变化。

12. 骨组织培养后达到细胞融合通常需要 4～6 周的时间。

13. 使用该培养方法可以得到更多的细胞。它们表现出成骨细胞样特性，包括产生钙化细胞外基质的能力，保持分泌细胞因子的特征[11]。据此推测，这些培养方法培养出的细胞位于骨表面，仍然保留扩增和分化的潜能。这些细胞的持续存活可能与培养过程中骨基质中缓慢释放的细胞因子和生长因子有关。

14. 通过使用细胞过滤器，细胞在可以重悬于含 1 μg/ml Ⅰ型 DNA 酶的 2 ml 无血清 DMEM 培养基中，接下来用 2 ml 的窄孔径移液器吹打均匀。然而，我们发现在传代过程中不使用Ⅰ型 DNA 酶会减少细胞集落的产生。

15. 每个 100 mm 培养皿可扩增出（1～1.5）×10⁶ 个人成骨样细胞，其中 ≥ 75% 是有活性的。在接下来的实验中，常规按 5×10³～10⁴ 个 /cm²

的密度接种人成骨样细胞，24 h 融合率 ≥ 70%。

16. 这些细胞的骨形成潜能可通过在扩散小室或支撑物上培养得到很好的验证，或者将细胞进行体内移植。有意研究通过移植人成骨样细胞促进骨形成的研究者可以阅读 Gundle 等的文章[19, 20]，以及 Abdallah 等所写的综述[26]，还可以参考本章第 7 节的相关内容。

17. 矿化诱导培养可从 E1P1 或 E2P1 培养开始。已证实 E2 期细胞具有稳定的细胞表型。对于在持续存在抗坏血酸和糖皮质激素的培养基中培养的初代细胞，尽管细胞外基质和碱性磷酸酶的产量相似，但矿化程度是不一致的。不添加抗坏血酸培养的细胞分泌很少量的细胞外基质，并且不发生矿化。细胞矿化其细胞外基质的能力严重依赖于原代培养过程中抗坏血酸的存在。此外，在第二代培养过程中添加抗坏血酸后，即使延长作用时间，也不能补偿初代培养过程中无抗坏血酸带来的影响。这表明，在骨组织培养早期培养基中，存在充足的抗坏血酸对存活的细胞保持其前体细胞具有的扩增潜能和骨分化能力是至关重要的。将在持续含有抗坏血酸和糖皮质激素培养基中培养的成骨细胞装在扩散小室一同移植到裸鼠体内，发现其仍然保留着成骨能力[19]。

参考文献

1. Bard, D. R., Dickens, M. J., Smith, A. U., and Zarek, J. M. (1972) Isolation of living cells from mature mammalian bone. *Nature* 236, 314-315.

2. Mills, B. G., Singer, F. R., Weiner, L. P., and Hoist, P. A. (1979) Long term culture of cells from bone affected with Paget s disease. *Calcif. Tissue Int.* 29, 79-87.

3. Gallagher, J. A., Beresford, J. N., McGuire, M. K. B., Ebsworth, N. M., Meats, J. E., Gowen, M., Elford, P., Wright, P., Poser, J., Coulton, L. A., Sharrard, M., Imbimbo, B., Kanis, J. A., and Russell, R. G. G. (1984) Effects of glucocorticoids and anabolic steroids on cells derived from human skeletal and articular tissues in vitro. *Adv. Exp. Med. Biol.* 171, 279-292.

4. Beresford, J. N., Gallagher, J. A., Poser, J. W., and Russell, R. G. G. (1984a) Production of osteocalcin by human bone cells in vitro. Effects of 1,25(OH)2D3, parathyroid hormone and glucocorticoids. *Metab. Bone Dis. Rel. Res.* 5, 229-234.

5. MacDonald, B. R., Gallagher, J. A., AhnfeltRonne, I., Beresford, J. N., Gowen, M., and Russell, R. G. G. (1984) Effects of bovine parathyroid hormone and 1,2(OH)2D3 on the production of

prostaglandins by cells derived from human bone. *FEBS Lett.* 169, 49-52.

6. MacDonald, B. R., Gallagher, J. A., and Russell, R. G. G. (1986) Parathyroid hormone stimulates the proliferation of cells derived from human bone. *Endocrinology* 118, 2245-2449.

7. Beresford, J. N., Gallagher, J. A., and Russell, R. G. G. (1986) 1,25-dihydroxy-vitamin D3 and human bone derived cells *in vitro*: effects on alkaline phosphatase, type I collagen and proliferation. *Endocrinology* 119, 1776-1785.

8. Gehron Robey, P., and Termine, J. D. (1985) Human bone cells *in vitro*. *Calcif. Tissue Int.* 37, 453-460.

9. Wergedal, J. E., and Baylink, D. J. (1984) Characterisation of cells isolated and cultured from human trabecular bone. *Proc. Soc. Exp. Biol. Med.* 176, 60-69.

10. Marie, P. J., Sabbagh, A., De Vernejoul, M. C., and Lomri, A. (1988) Osteocalcin and deoxyribonucleic acid synthesis *in vitro* and histomorphometric indices of bone formation in postmenopausal osteoporosis. *J. Clin. Invest.* 69, 272-279.

11. Gallagher, J. A., Gundle, R., and Beresford, J. N. (1996) Isolation and culture of bone forming cells (osteoblasts) from human bone, in *Human Cell Culture Protocols* (Jones, G. E., ed.), Humana Press Totowa, New Jersey.

12. Clover, J. and Gowen, M. (1994) Are MG-63 and HOS TE85 human osteosarcoma cell lines representative models of the osteoblastic phenotype? *Bone* 15, 585-591.

13. Bilbe, G., Roberts, E., Birch, M., and Evans, D. B. (1996) PCR phenotyping of cytokines, growth factors and their receptors and bone matrix proteins in human osteoblast-like cell lines. *Bone* 19, 437-445.

14. Billiau, A., Edy, V. G., Heremans, H., Damme, J. V., Desmyter, J., Georgiades, J. A., et al. (1977) Human interferon: mass production in a newly established cell line, MG-63. *Antimicrob. Agents Chemother.* 12, 11-15.

15. Mulkins, M. A., Manolagas, S. C., Deftos, L. J., and Sussman, H. H. (1983) 1,25-Dihydroxyvitamin D3 increases bone alkaline phosphatase isoenzyme levels in human osteogenic sarcoma cells. *J. Biol. Chem.* 258, 6219-6225.

16. Rodan, S. B., Imai, Y., Thiede, M. A., Wesolowski, G., Thompson, D., Bar-Shavit, Z., et al. (1987) Characterization of a human osteosarcoma cell line (Saos-2) with osteoblastic properties. *Cancer Res.* 47, 4961-4966.

17. Bowler, W. B., Buckley, K. A., Gartland, A., Hipskind, R. A., Bilbe, G., and Gallagher, J. A. (2001) Extracellular nucleotide signaling: a mechanism for integrating local and systemic responses in the activation of bone remodelling. *Bone* 28, 507-512.

18. Buckley, K. A., Wagstaff, S. C., McKay, G., Gaw, A., Hipskind, R. A., Bilbe, G., Gallagher, J. A., and Bowler, W. B. (2001) Parathyroid hormone potentiates nucleotide-induced [Ca2+] i release in rat osteoblasts independently of Gq activation or cyclic monophosphate accumulation. A mechanism for localizing systemic responses in bone. *J. Biol. Chem.* 276, 9565-9571.

19. Gundle, R. G., Joyner, C. J., and Triffitt, J. T. (1995) Human bone tissue formation in diffusion chamber culture *in vivo* by bone derived cells and marrow stromal cells. *Bone* 16, 597.

20. Gundle, R., Joyner, C. J., and Triffitt, J. T. (1997) Interactions of human osteoprogenitors with porous ceramic following diffusion chamber implantation in a xenogeneic host. *J. Mater. Sci. Mater. Med.* 8, 519-523.

21. Walsh, S., Jefferiss, C., Stewart, K., Jordan, G. R., Screen, J., and Beresford, J. N. (2000) Expression of the developmental markers STRO-1 and alkaline phosphatase in cultures of human marrow stromal cells: regulation by fibroblast growth factor (FGF)-2 and relationship to the expression of FGF receptors 1 4. *Bone* 27, 185-195.

22. Eghbali-Fatourechi, G. Z., Lamsam, J., Fraser, D., Nagel, D., Riggs, B. L., and Khosla, S. (2005) Circulating osteoblast-lineage cells in humans. *N. Engl. J. Med.* 352, 1959-1966.

23. Rosada, C., Justesen, J., Melsvik, D., Ebbesen, P., and Kassem, M. (2003) The human umbilical cord blood, a potential source for osteoblast progenitor cells. *Calcif. Tissue Int.* 72, 135.

24. Liu, G., Li, Y., Sun, J., Zhou, H., Zhang, W., Cui, L., and Cao, Y. (2010) In vitro and in vivo evaluation of osteogenesis of human umbilical cord blood-derived mesenchymal stem cells on partially demineralized bone matrix. *Tissue Eng. Part A.* 16, 971-982.

25. Gartland, A., Buckley, K. A., Dillon, J. P., Curran, J. M., Hunt, J. A., and Gallagher, J. A. (2005) Isolation and culture of human osteoblasts. *Methods Mol. Med.* 107, 29-54.

26. Abdallah, B. M., Ditzel, N., and Kassem, M. (2008) Assessment of bone formation capacity using in vivo transplantation assays: procedure and tissue analysis. *Methods Mol. Biol.* 455, 89-100.

第2章

小鼠颅骨和长骨的成骨细胞分离

Astrid D. Bakker, Jenneke Klein-Nulend 著
张　稳、宋纯理 译

摘要

本章描述了从成年小鼠颅骨和长骨中分离成骨细胞以及从新生小鼠颅骨中分离骨细胞进行原代培养的方法。通过采用胶原酶处理成年小鼠的骨碎片，促进细胞从骨片中长出的方法获得成骨细胞，通过系列酶消化新生小鼠骨基质的方法分离出成骨细胞。由于细胞来源和分离方法的不同，骨细胞原代培养的方法亦存在各自的特征。

关键词：成骨细胞、骨细胞、颅骨、长骨、细胞培养、小鼠。

1. 前言

在体外行骨研究时，有时必须在骨器官培养或骨细胞培养方法中选择一种。当选择细胞培养时，须要确定是用原代细胞还是细胞系。细胞系较新鲜分离的细胞的优势在于可以即刻获得大量可用的细胞，细胞之间具有同质性以及稳定的细胞表型。然而，长时间的研究发现，许多细胞系在一定程度上表现是不稳定的，而且细胞系的亚克隆是在不同实验室中进行的。另外，在进行克隆选择时多倾向于选择那些快速生长的细胞，但这些细胞可能不会表达特定组织细胞的全部典型特性，结果导致这些细胞不完全具有代表性。尽管 RNA 沉默技术的快

速发展使得实现细胞系中特定分子靶标沉默变成可能，但是很难控制转染效率和沉默持续时间。使用原代细胞培养的一个明显优势就是细胞可以从基因修饰动物中分离获得。这些细胞有稳定的细胞表型。这意味着在一些实验中，骨细胞原代培养比细胞系的使用更受欢迎。

Peck 等 [1] 于 1964 年初次使用了骨细胞原代培养方法。他们使用胶原酶消化胎鼠或新生大鼠额骨和顶骨未钙化的骨基质而得到分离的细胞。在培养过程中，这些细胞有活性，可扩增，并表达活性程度很高的成骨细胞标志物——碱性磷酸酶（alkaline phosphatase，ALP）。然而，这些细胞含有纤维结缔组织的成纤维细胞的成分，不能进行明确的鉴定 [1]。Wong 和 Con 于 1974 年通过使用连续胶原酶处理去除骨膜外层细胞，从而得到更明确、更均质的同类细胞群 [2]。虽然该方法使得培养的细胞在本质上更接近成骨细胞，但仍然不能排除有其他细胞类型，如破骨细胞前体细胞 [3]。其他研究者为了提高分离的骨细胞群中成骨细胞的特征，在使用酶消化颅骨分离细胞前去除富含成纤维细胞的外层骨膜 [4,5]。该方法得到的细胞分为两大群，一是经延长培养时间仍具有成骨潜能（成骨细胞），另一种是长时间培养后不具备成骨功能（骨膜成纤维细胞）[6]。现在有更多的方法可以用来在体外获得明确的成骨细胞样细胞（第 1 和 3 章也有描述），它们在骨生理学研究中被广泛应用 [7-9]。

本章描述了从成年小鼠颅骨和长骨中分离成骨细胞以及从新生小鼠颅骨中分离骨细胞进行原代培养的方法。由于细胞来源和分离方法的不同，骨细

胞原代培养的方法亦存在各自的特征。例如，从新生小鼠获得的细胞与从成年小鼠获得的小鼠相比，有更多的未成熟的、生长速度快的细胞。研究显示，与从成年小鼠分离出的细胞相比，从新生小鼠中分离出的成骨细胞一氧化氮基础释放量更高，对活性维生素 D_3 的反应更好[10]。因此，对体外进行成年骨细胞行为的研究而言，最好选用从成年骨碎片中分离得到的细胞，它们能更好地复制成年组织内在的细胞特性。

考虑到基质成分[11]、破骨细胞功能[12] 以及骨细胞形态[13] 的不同，颅盖骨、中轴骨和四肢骨之间有明显的差异。因此，进行细胞培养时应该考虑到颅骨来源和长骨来源细胞之间存在的差异，并注意谨慎地选择何种细胞。我们发现，无论是从成年小鼠颅盖骨获得的成骨细胞，还是从长骨中获得的成骨细胞，其对机械负荷反应产生一氧化氮的反应没有明显差异[10]。这提示这两种细胞培养均适用于力传导实验的体外研究。有趣的是，C57BL/6J 和 C3H/HeJ 小鼠的骨牵张敏感性不同。而这些小鼠品系获得的成骨细胞体外力学负荷反应也不相同[14]。在使用小鼠成骨细胞进行实验时，上述所有的因素都应该考虑在内。

2. 材料

2.1. 组织

细胞来自成年小鼠（≥9 周）的长骨和颅骨，或者新生小鼠（3~4 天）颅骨。

2.2. 仪器

所有的下述材料均为无菌。

1. 聚苯乙烯泡沫板和固定小鼠的针头。
2. 手术刀（10 和 11 号）、剪刀、镊子和弯镊。
3. 5 ml 和 10 ml 注射器，27 G 1/2 针头和 0.2 μm 一次性过滤器（Schleicher & Schuell GmbH, Dassel, Germany）。
4. 25 cm² 和 75 cm² 组织培养瓶（Nunc, Roskilde, Denmark），94/16 mm 培养皿和 145/20 mm 培养

皿（Greiner）。
5. 100 mm × 16 mm（10 ml）带螺帽锥形瓶（Bibby Sterilin ltd, Staffordshire, UK），15 ml 和 25 ml 聚丙烯离心管（Greiner）。

2.3. 媒介和溶液

1. 无菌磷酸盐缓冲液（PBS），pH=7.4。
2. DMEM 培养基，含 1 g/l 葡萄糖 +L- 谷氨酰胺 + 丙酮酸。
3. 完全培养基(complete culture medium，cCM) 含 100 U/ml 青霉素、50 μg/ml 硫酸链霉素、50 μg/ml 庆大霉素、1.25 μg/ml 两性霉素 B、100 μg/ml 抗坏血酸和 10% FBS 的 DMEM 培养基(如 Hyclone, Logan，UT，USA，见注解 1)。在每次换液和滤网消毒前保持新鲜。
4. II 型胶原酶溶液 每毫升 DMEM 含 2 mg II 型胶原酶（260 U/mg，Worthington, Lakewood，NJ，USA），保持新鲜并用滤网过滤。
5. 胰蛋白酶溶液 每毫升 PBS 含 0.25% 胰蛋白酶（Gibco）和 0.1% EDTA，滤网过滤。
6. 消化液 4 ml PBS 内含 1 ml 胰蛋白酶溶液和 3.2 mg II 型胶原酶，现用现配。
7. I 型胶原酶储存 含 10 mg/ml I 型胶原酶的 Hank 平衡盐溶液（HBSS），用滤网过滤，分装成小份，–20 ℃保存。
8. I 型胶原酶工作液 使用前用 HBSS 将冻存 I 型胶原酶溶液稀释到 1 mg/ml。
9. 含 4 μM EDTA 的 PBS，滤网过滤，4 ℃保存。

3. 方法

常规技术操作须在无菌环境中进行（使用无菌溶液和器械，在通风橱内操作）。

3.1. 成年小鼠长骨骨细胞分离和原代培养

1. 对 1 只或 2 只成年小鼠实施安乐死。
2. 将小鼠仰卧位固定在聚苯乙烯泡沫板或大的培

养皿上，用少量 70% 乙醇擦洗腹部和四肢。

3. 用 10 号手术刀自胸骨至生殖器上数毫米做一皮肤切口，自第一个切口头端至左上肢末端做第二个切口。采用同样的方法对其他肢体做切口，并用刀片小心地移除腹部皮肤。

4. 用 11 号手术刀代替刀片，小心地去除长骨附着的所有肌肉（股骨、胫骨、腓骨、肱骨、桡骨和尺骨），用刀片刮骨直至彻底干净（见注解 2）。切除长骨并将其放置在含 PBS 的培养皿中，直至所有的骨均被切掉。

5. 待所有长骨均切掉后，切除骨骺。

6. 使用 5 ml 注射器、27 号针头和 PBS 将骨髓彻底冲洗掉。

7. 用剪刀将干净的骨干剪成 1 ~ 2 mm² 的碎骨片。

8. 用 PBS 将碎骨片洗数次，加入 4 ml Ⅱ型胶原酶溶液，37℃，摇床水浴孵育，用于清除所有残留的软组织和黏附细胞。

9. 每隔 30 min 用手用力摇晃含骨碎片的 Ⅱ型胶原酶溶液。

10. 2 h 后，用完全培养基漂洗骨碎片。每次清洗过程中晃动含骨碎片的溶液数秒。

11. 将骨碎片转移到含 5 ml cCM 的 25 cm² 培养皿中，密度为 20 ~ 30 骨碎片 / 培养皿，每周更换培养基 3 次。每次换完培养基后轻轻旋转培养皿，确保碎骨片平铺在培养皿底部。

12. 第 3 — 5 天后，将成年小鼠的骨细胞开始从骨碎片中移出，自骨碎片移出的细胞一般在 11 ~ 15 天后可用于后续实验，不要让骨细胞在碎片周围过度融合。

13. 为了获得更多的细胞，弃去完全培养基，用 PBS 润洗细胞和骨碎片 3 次，加入 1 ml 胰蛋白酶溶液，37 ℃孵育 10 min，旋转、震荡培养皿数次。在显微镜下观察细胞是否自组织培养皿脱离下来，用小移液器吸走含有细胞的胰蛋白酶溶液，将碎骨片留在培养皿内并弃掉。

14. 按（2.5 ~ 5）× 10³/cm² 的密度将细胞接种在含完全培养基的 T25 或 T75 培养皿内。

15. 每周换液 3 次，7 ~ 10 天后细胞接近融合。此时细胞可用于后续实验（见注解 3）。此时得到的细胞数平均在（4 ~ 6）× 10⁶。

3.2. 成年小鼠颅骨骨细胞的分离和原代培养

1. 将 2 只成年小鼠安乐死，固定在聚苯乙烯泡沫板或大的培养皿上。

2. 用 70% 乙醇清洗头部，用剪刀在颅骨表面皮肤做一切口。

3. 切口起于鼻梁，止于颅骨基底，分离颅骨表面的皮肤，显露颅骨。

4. 用剪刀剪断头颈部基底处颅骨，用弯钳夹持眼眶固定头部，用剪刀沿颅骨边缘将其剪下（图 2-1）。

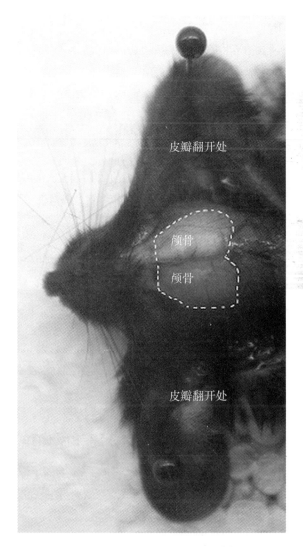

图2-1　小鼠颅骨。用剪刀在颅骨表面皮肤做一切口。切口起于鼻梁，止于颅骨基底。分离颅骨表面的皮肤并显露颅骨。沿图中虚线剪下颅骨，尽可能去除软组织。不要在接近颈部附近区域取材，因为这样会导致培养时含有大量的成纤维细胞成分

5. 将颅骨转移到含 PBS 的培养皿中。用镊子或刀片刮除颅骨表面的软组织（见注解 2）。

6. 用剪刀减掉颅骨缝，将剩余骨剪成 1 ~ 2 mm² 的骨碎片。

7. 将骨碎片放入含 4 ml II 型胶原酶的溶液中，在 37 ℃水浴中震荡孵育 30 min。

8. 更换新鲜的 II 型胶原酶溶液，继续孵育 30 min，然后将 II 型胶原酶溶液更换为胰蛋白酶溶液。

9. 孵育 30 min 后，弃去胰蛋白酶溶液，再加入 4 ml 的 II 型胶原酶溶液行第 4 次的最终孵育，时间 30 min。

10. 用完全培养基润洗骨碎片 3 次，将骨碎片转移到含 5 ml 完全培养基的 25 cm² 的培养皿中，密度为每个培养皿 20 ~ 30 块碎骨片。

11. 每周更换培养基 3 次。每次换完培养基后轻轻旋转培养皿，确保碎骨片平铺在培养皿底部。3 ~ 5 天后成年小鼠骨细胞开始从骨碎片中迁移出来。

12. 自骨碎片长出的细胞一般在 11 ~ 15 天后基本融合。加入 1 ml 胰蛋白酶溶液，37℃，孵育 10 min。旋转、震荡培养皿数次。在显微镜下观察细胞是否自组织培养皿脱离下来。用小移液器吸走含细胞的胰蛋白酶溶液，将碎骨片留在培养皿内并弃掉。

13. 按（2.5 ~ 5）× 10³/cm² 的密度将细胞接种在含完全培养基的 T25 或 T75 培养皿内。

14. 每周换液 3 次，7 ~ 10 天后细胞接近融合。此时细胞可用于后续实验。此时得到的细胞数平均在（4 ~ 6）× 10⁶。

3.3. 新生小鼠颅骨骨细胞分离和原代培养

1. 通过脱颈或吸入三氟溴氯乙烷对 20 ~ 30 只新生小鼠幼崽（2 窝）实施安乐死，将其头部置于含 PBS 的培养皿中（见注解 4）。

2. 抓住幼鼠颈背部，用剪刀剪开头部皮肤。

3. 用弯钳夹持眼眶固定头部，用剪刀沿颅骨边缘将其剪下，并将其转移到含 PBS 的培养皿中（图 1-1）。

4. 用镊子下压颅骨将其固定，用刀片切除其边缘和骨缝，将两侧颅骨转移到含 PBS 的 25 ml 离心管中，用 PBS 洗 2 遍。

5. 加入 4 ml 消化液，于震动的 37 ℃水浴中孵育，10 min 后用手摇晃数秒。

6. 孵育 20 min 后，将含有细胞的上清液转移到 10 ml 离心管中，向细胞悬液中加入 700 µl FBS 终止胰酶活性。

7. 用 3 ml 的 DMEM 培养液（不含 FBS！）洗颅骨。充分震荡后，将上清液加入到上述离心管中，得到的称为细胞群 1。

8. 向颅骨培养皿中加入新鲜消化液，重复步骤 5 ~ 7 得到第 2 管细胞。20 min 的孵育过程须在水浴锅内完成。对细胞群 1 离心 300 × g，5 min，弃上清，用 1 ml 的完全培养基重悬细胞团，加入 17 ml 完全培养基，向 6 孔板内每孔加入 3 ml 重悬液。

9. 重复上述整个流程 4 次，得到细胞群 1 ~ 4。

10. 分离出骨细胞 1 天后更换培养基。

11. 细胞达到基本融合需大约 5 天时间，向每孔中加入 200 µl 胰蛋白酶溶液，37 ℃孵育 10 min。

12. 为了增加可用细胞的数量以满足实验需求，细胞群 1 和 2 类似于成骨细胞前体细胞，通常可以混合后使用。同样，细胞群 3 和 4 可以混合，它们为富含表达分化的成骨细胞生化特性的细胞群，如高 ALP 活性和骨桥蛋白表达。混合的和未混合的细胞群均可用于后续实验。

13. 此方法得到的细胞数平均在（6 ~ 10）× 10⁶。

3.4. 新生小鼠颅骨骨细胞的分离和培养（替代方法）

尽管我们更倾向于使用 II 型胶原酶，也有研究者报道使用天然的 I 型胶原酶。与 II 型胶原酶相比，I 型胶原蛋白更便宜，并含有胰酶成分。因此，这也成为从新生小鼠颅骨中分离成骨细胞的一种替代方法。通过使用 I 型胶原酶和 EDTA 孵育碎骨片，尽可能多地去除矿化的骨基质，提高细胞的产量，步骤如下：

1. 按子标题 3.3. 步骤 1 ~ 3 分离颅骨，将其置于含 3 ml HBSS 的 25 ml 离心管中，37 ℃，摇床水浴。

2. 用 3 ml 的 I 型胶原蛋白酶工作液孵育，37 ℃，摇床水浴 10 min。

3. 该部分 I 型胶原酶工作液称为第 1 份。更换新鲜工作液，弃去第 1 份工作液。

4. 将 I 型胶原酶工作液孵育 30 min，收集含细胞成分的工作液（第 2 份），置于离心管中。用 7 ml PBS 洗颅骨碎骨片，将清洗液加至第 2 份工作液中。

5. 向颅骨碎骨片中加入 EDTA 溶液，37 ℃孵育 10 min，收集 EDTA 溶液（第 3 份），用 7 ml HBSS 洗颅骨并将其加入到第 3 份溶液中。

6. 向颅骨碎骨片中加入 I 型胶原酶工作液，37 ℃孵育 30 min，收集含细胞的溶液（第 4 份）并将其置于离心管中。用 HBSS 洗颅骨碎骨片并将清洗液加入到第 4 份溶液中。

7. 往后消化次数越多，得到的细胞中成熟的骨细胞样细胞数量就会增多，收集方法同步骤 5 和 6，但细胞产量不会增加很多。

8. 将上述收集到的溶液立刻离心，$250 \times g$，5 min，将细胞团块重悬于 cCM 中（见子标题 2.3.3.）。

9. 将上述得到的细胞混合或单独置于 75 cm² 培养皿中。每个培养皿中含有 2～3 只小鼠的细胞。

10. 3～4 天细胞达到融合。为了减少其他种类贴壁细胞污染，一旦细胞发生贴壁，就立即更换培养基（接种后 2～3 h）。用含分化程度更高细胞的消化液（第 3 和 4 份）进行破骨细胞培养（详见本书第 12 章）。

4. 注解

1. 向培养基内添加血清对于原代小鼠骨细胞的存活并刺激其扩增是必需的。然而，"血清"并不是恒定不变的、同质的产品。原代骨细胞的生长速率因使用不同批次的血清会有很大改变。因此，建议检测几个批次的血清，挑选出促进细胞扩增效果最好的批次，并且今后一直使用该批次。

2. 有时原代骨培养中会掺杂成纤维细胞，其生长速率比骨细胞快，会很快长满培养皿。如果出现这种情况，应当注意在用胶原酶处理骨组织之前，用小刀刮骨表面以去除所有的软组织。同时应当确定胶原酶没有过期，胶原酶溶液应现配现用。

3. 原代骨细胞培养并不是 100% 纯净的骨细胞，会包含一些成纤维细胞和非成骨细胞系的其他类型细胞。可以使用活性维生素 D_3 刺激细胞，使其 ALP 活性增强来确定原代小鼠骨细胞培养的成骨细胞表型[11]。从成年长骨和颅骨中分离得到的骨细胞的确切特性还没完全确定。由于细胞分离步骤中包括首先机械性地去除软组织，然后使用胶原酶溶液孵育以去除所有的黏附细胞，因此，最后分离得到的细胞可以认为是骨细胞，在加入血清培养几天后恢复增殖特性。镜下观察分离得到的骨细胞的形态绝大多数是类似成骨细胞的特性（图 2-2），但其 mRNA 表达表现为（前）骨细胞表型，如 MEPE、Phex 和 DMP1，其 mRNA 表达可以用 PCR 检测。血友病因子（Ⅷ因子）染色阴性表明培养的骨细胞中不包含内皮细胞。

4. 更少数量的颅骨可以用于原代骨细胞培养，但得到的成骨细胞数量会成比例地减少。

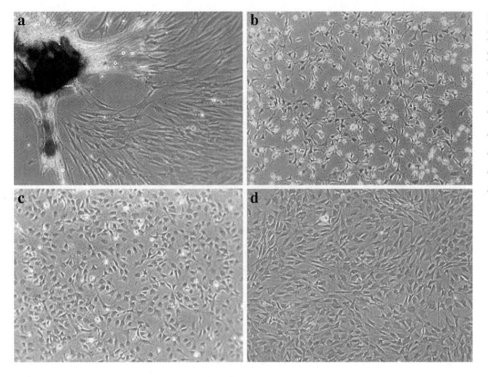

图2-2　原代小鼠骨细胞培养不同时期的镜下图片。（a）第6天，成年小鼠骨细胞自碎骨片中长出；（b）成年小鼠骨细胞未融合细胞层，第1代；（c）第2天，第1和2份细胞混合得到的新生小鼠颅骨细胞；（d）第2天，第3和4份细胞混合得到的新生小鼠颅骨细胞。注意椭圆、不规则四边形的成骨细胞样形态

参考文献

1. Peck, W. A., Birge, S. J., and Fedak, S. A. (1964) Bone cells: biochemical and biological studies after enzymatic isolation. *Science* 146, 1476-1477.

2. Wong, G. L., and Cohn, D. V. (1974) Separation of parathyroid hormone and calcitonin-sensitive cells from non-responsive cells. *Nature* 252, 713-715.

3. Burger, E. H., Boonekamp, P. M., and Nijweide, P. J. (1986) Osteoblast and osteoclast precursors in primary cultures of calvarial bone cells. *Anat. Rec.* 214, 32-40.

4. Yagiela, J. A. and Woodbury, D. M. (1977) Enzymatic isolation of osteoblasts from fetal rat calvaria. *Anat. Rec.* 188, 287-306.

5. Nijweide, P. J., van der Plas, A., and Scherft, P. J. (1981) Biochemical and histological studies on various bone cell preparations. *Calcif. Tissue Int.* 33, 529-540.

6. Nijweide, P. J., van Iperen-van Gent, A. S., Kawilarang-de Haas, E. W. M., van der Plas, A., and Wassenaar, A. M. (1982) Bone formation and calcification by isolated osteoblast-like cells. *J. Cell Biol.* 93, 318-323.

7. Klein-Nulend, J., Semeins, C. M., Ajubi, N. E., Nijweide, P. J., and Burger, E. H. (1995) Pulsating fluid flow increases nitric oxide (NO) synthesis by osteocytes but not periosteal fibroblasts: correlation with prostaglandin upregulation. *Biochem. Biophys. Res. Commun.* 217, 640-648.

8. Bakker, A. D., Soejima, K., Klein-Nulend, J., and Burger, E. H. (2001) The production of nitric oxide and prostaglandin E2 by primary bone cells is shear stress dependent. *J. Biomech.* 34, 671-677.

9. Armstrong, V. J., Muzylak, M., Sunters, A., Zaman, G., Saxon, L. K., Price, J. S., and Lanyon, L. E. (2007) Wnt/beta-catenin signaling is a component of osteoblastic bone cell early responses to load-bearing and requires estrogen receptor alpha. *J. Biol. Chem.* 282, 20715-20727.

10. Soejima, K., Klein-Nulend, J., Semeins, C. M., and Burger, E. H. (2001) Different responsiveness of cells from adult and neonatal mouse bone to mechanical and biochemical challenge. *J. Cell Phys.* 186, 366-370.

11. van den Bos, T., Speijer, D., Bank, R. A., Brömme, D., and Everts, V. (2008) Differences in matrix composition between calvaria and long bone in mice suggest differences in biomechanical properties and resorption: special emphasis on collagen. *Bone* 43, 459-468.

12. Jansen, I. D., Mardones, P., Lecanda, F., de Vries, T. J., Recalde, S., Hoeben, K. A., Schoenmaker, T., Ravesloot, J. H., van Borren, M. M., van Eijden, T. M., Bronckers, A. L., Kellokumpu, S., Medina, J. F., Everts, V., and Oude Elferink, R. P. (2009) Ae2(a,b)- deficient mice exhibit osteopetrosis of long bones but not of calvaria. *FASEB J.* 23, 3470-3481.

13. Vatsa, A., Breuls, R. G., Semeins, C. M., Salmon, P. L., Smit, T. H., and Klein-Nulend, J. (2008) Osteocyte morphology in fibula and calvaria is there a role for mechanosensing? *Bone* 43, 452-458.

14. Lau, K. H., Kapur, S., Kesavan, C., and Baylink, D. J. (2006) Up-regulation of the Wnt, estrogen receptor, insulin-like growth factor-I, and bone morphogenetic protein pathways in C57BL/6J osteoblasts as opposed to C3H/HeJ osteoblasts in part contributes to the differential anabolic response to fluid shear. *J. Biol. Chem.* 281, 9576-9588.

第 3 章

大鼠成骨细胞培养

Isabel R. Orriss, Sarah E.B. Taylor, Timothy R. Arnett 著
张　稳、宋纯理 译

摘要

本章描述了从新生大鼠的颅骨和长骨中分离成骨细胞进行培养和染色的方法。该方法的优势在于可以直接检测骨基质沉积和矿化，同时获得大量不同分化阶段的成骨细胞用于分子学和组织学分析。本章着重描述 β- 甘油磷酸酯在细胞介导的矿化中的作用。

关键词： 成骨细胞、骨形成、矿化、pH。

1. 前言

成骨细胞来源于骨髓间充质干细胞，在骨形成中发挥重要作用。现已报道了几种体外研究成骨细胞的不同方法，包括骨器官培养、原代细胞培养和成骨细胞样细胞系培养。上述几种方法为成骨细胞增殖、分化及其功能的调节提供了大量信息。成骨细胞样细胞系便于获得大量表型相对稳定的细胞，因而被广泛使用。然而，许多这些成骨细胞样细胞并不能表达所有骨特异性基因和（或）体外形成骨。另外，反复传代会导致一些细胞系成骨细胞样表型的丢失[1]。

Peck 等[2] 于 1964 年初次使用了骨细胞原代培养方法。他们使用胶原酶消化胎鼠或新生大鼠额骨和顶骨而得到了分离的细胞。尽管这些细胞被其他类型细胞如成纤维细胞污染，但可在体外进行扩增

并表达高水平碱性磷酸酶（ALP）活性。Wong 和 Cohn[3] 于 1974 年通过使用连续胶原蛋白酶消化的方法，获得了更多的同类成骨细胞群。Bellows 等[4] 于 1986 年首次描述了使用酶消化法从颅骨分离得到的成骨细胞，用 β- 甘油磷酸（β-glycerophosphate，β-GP）抗坏血酸和地塞米松培养后可形成骨结节。

本章描述了从新生大鼠的颅骨和长骨中分离成骨细胞进行培养和染色的方法（见注解 1）。成骨细胞骨形成检测有许多优点。第一，可以对成骨细胞的主要功能即骨形成作用进行定量研究[5]。该二维培养系统中发生的骨形成与处于骨生长阶段动物组织学切片中看到的膜内成骨具有相类似的情况，能形成大量的类似于松质骨结构。第二，它为独立研究骨基质沉积和矿化过程提供了契机[6]。第三，可以精确地调控细胞外环境（如 pH 和 pO_2）。这在骨器官培养或体内环境中是无法实现的[7,8]。第四，研究成骨细胞活性可以避免骨内其他类型细胞的干扰，如内皮细胞、神经和造血干细胞等。第五，从培养早期未成熟、处于扩增期的细胞到末期成熟的、具有骨形成能力的细胞，该过程中处于每个特定分化阶段的细胞均可用来研究成骨细胞的活性。与同龄小鼠相比，每只新生大鼠获得的细胞数量明显增多，因此，大鼠模型更便于使用，尤其是对那些需要大量成骨细胞的研究更为适用。

在这里还要强调两大误区。第一个误区是在许多已发表的关于成骨细胞培养的文章中，使用了不恰当的高浓度的 ALP 底物 β- 甘油磷酸。高浓度的 β- 甘油磷酸会引起广泛的矿物质沉积，并损害细胞活性（实质上是成骨细胞石化）。结果只形成了一些

小的矿化结节，细胞培养失败。第二个误区是矿物质沉积（也发生在牙齿、洞穴和水壶中）和真正的骨形成之间常常混淆，真正的骨形成是对胶原基质的选择性矿化，其矿物质沉积具有特定的模式。在充足的 β- 甘油磷酸存在时，成骨细胞系（以及许多其他细胞类型）可表达 ALP 并能发生矿化，但这不是骨形成。

86C-1 KT）。

11. 沉积胶原染色用天狼星红　Sircol ™ 染色试剂（Biocolor 试剂盒，S1005）。
12. 组织培养器具　大培养皿（100 mm）、5 ml 瓶底管、15 ml 和 50 ml 离心管、75 cm² 组织培养瓶、24 孔板。
13. 解剖工具　手术刀和刀片（no.20）、镊子及剪刀。

2. 材料

所有溶液、器械和组织培养皿均为无菌。

1. 动物　从新生大鼠（2～3 天）颅骨和长骨获得细胞。动物数量依要进行的实验而定。一般来讲，从一只动物颅骨中能分离出 10^7 个细胞，从长骨中能分离出 5×10^6 个细胞（见注解 1 和 2）。
2. 磷酸盐缓冲液（PBS）　用于组织的储存和细胞洗涤。
3. 含添加物的 DMEM 培养基（sDMEM）　10% 胎牛血清（FCS）、2 mM L- 谷氨酰胺、100 U/ml 青霉素、100 μg/ml 硫酸链霉素、0.25 μg/ml 两性霉素 B（混合液被称为抗菌 / 抗有丝分裂或 AB/AM）。该 sDMEM 溶液在 4 ℃ 至少能保存 4 周。
4. 成骨 DMEM（osDMEM）　向上述 sDMEM 中添加 2 mM β- 甘油磷酸（见注解 3）、10 nM 地塞米松和 50 μg/ml 抗坏血酸。使用时现配现用。
5. 氢氧化钠（NaOH）　如果需要，可向培养基中添加 6 M NaOH 调节 pH（见注解 4）。
6. 胰蛋白酶 -EDTA　0.25%（w/v）和 1 mM EDTA，无钙和镁，两者会抑制胰蛋白酶的活性（Invitrogen 25200056）。
7. 胶原酶　用 Hank 平衡盐溶液（HBSS）配置 0.2%（w/v）胶原酶溶液（溶组织梭菌来源的 Ⅱ 型胶原酶，sigma C6885），滤网过滤。注意 HBSS 中含钙。钙是胶原酶发挥活性必需的。
8. 固定剂　dH₂O 或 70% 乙醇中含 2.5% 戊二醛，现配现用。
9. 矿化骨结节染色用茜素红　含 1%（w/v）茜素红的 dH₂O 溶液，现配现用。
10. ALP 染色　碱性磷酸酶试剂盒（Sigma 试剂盒，

3. 方法

为了保证细胞培养不被污染，常规技术操作须要在无菌环境中进行（使用无菌溶液和器械，在通风橱内操作等）。

3.1. 新生大鼠颅骨成骨细胞的分离和原代培养

1. 对 2 只新生大鼠（2～3 天）实施安乐死，70% 乙醇消毒，分别置于一个大的培养皿中。
2. 用大号剪刀剪断头部，将体部转移到另外一个培养皿中用于长骨分离（详见子标题 3.2.）。
3. 在颈背部抓住头，在颅骨基底做一小切口（小剪刀有利于切口干净），用手术刀和镊子小心地去除皮肤及颅骨表面的软组织。
4. 切除下颌骨，刮除颅骨边缘多余的组织和软骨。
5. 将颅骨自中线切成两半，置于 5 ml 瓶底管中，用 PBS 清洗。
6. 对第 2 只新生大鼠重复步骤 2 – 5。
7. 用 1% 胰蛋白酶溶液（每个颅骨 1ml）孵育颅骨，37 ℃，10 min。弃去胰蛋白酶溶液，用 sDMEM 清洗（血清和钙会使残存的胰酶失活）。
8. 0.2% 胶原酶溶液孵育（每个颅骨 800 μl），37 ℃，30 min。
9. 弃去胶原蛋白酶消化液，更换新的消化液继续孵育，37 ℃，60 min。
10. 保留末次消化液，将其转移至 15 ml 锥底离心管中，用 5 ml sDMEM 清洗颅骨，将清洗液亦转移到上述离心管中。
11. 室温离心，1500×g，5 min，弃上清，用 sDMEM（每个颅骨 1 ml）重悬细胞团，将两只大鼠细胞悬液混合。

12. 向 2 个 75 cm² 培养瓶中各加入 10 ml sDMEM，向每个培养瓶中加入 1 ml 细胞悬液。

13. 将培养瓶在 37 ℃ /5% CO₂ 中孵育，直至细胞融合（约 3 天）。

3.2. 新生大鼠长骨成骨细胞的分离和原代培养

1. 取来用于颅骨成骨细胞分离的动物体部（详见子标题 3.1.）。

2. 用尖头剪刀在离身体最近处截掉四肢，尽可能多地保留肢体。

3. 用手术刀切掉爪子，在关节处将肢体分为两部分。

4. 去掉皮肤，刮除肢体表面的软组织。

5. 切掉骨骺，将骨干段置于 5 ml 瓶底管中，用 PBS 旋转清洗。

6. 用 1% 胰蛋白酶溶液（每只动物 1ml）孵育骨干段，37 ℃，10 min。弃去胰蛋白酶溶液，sDMEM 清洗。

7. 用 0.2% 胶原蛋白酶溶液孵育（1 ml），37 ℃，30 min。

8. 弃去胶原酶消化液，更换新的消化液继续孵育，37 ℃，60 min。

9. 保留末次消化液，将其转移至 15 ml 锥底离心管中，用 5 ml sDMEM 清洗四肢骨，将清洗液亦转移到上述离心管中。

10. 室温离心，1500×g，5 min，弃上清，用 sDMEM（1ml）重悬细胞团。与颅骨分离得到的细胞相比，四肢骨分离得到的初代细胞种类具有多样化，但在 osDMEM 中的后续培养过程中表现类似。

11. 向 75 cm² 培养瓶中加入 20 ml sDMEM，加入细胞悬液。

12. 将培养瓶在 37 ℃ /5% CO₂ 中孵育，直至细胞融合（约 3 天）。

3.3. 骨形成检测

该方法对颅骨和长骨分离的成骨细胞均适用。

1. 一旦细胞在 75 cm² 培养瓶中达到融合（约 3 天），

倒掉 sDMEM，用 PBS 清洗，加入 1% 胰蛋白酶溶液（2 ml/ 培养皿），孵育，37 ℃，10 min。

2. 加入 10 ml sDMEM 终止胰蛋白酶，将细胞悬液转移到 15 ml 离心管中。

3. 室温离心，1500×g，5 min，弃上清，用 sDMEM（1 ml/ 培养皿）重悬细胞团，将细胞悬液混合。

4. 用血细胞计数器进行细胞计数，以 $2.5×10^4$/ 孔的密度接种于含 osDMEM 的 24 孔板中。

5. 每 2～3 天更换一半培养基，一般在第 4 天细胞达到融合，第 10 天开始将形成离散的骨结节，第 14 天开始形成大量的网状矿化的"骨小梁"结构（图 3-1 和 3-2）。

6. 每次更换培养基时须检测 pH，使其维持在约 7.4，如果需要，可添加 6 M NaOH（见注解 4 和 5）。

7. 对 ALP 活性（ALP 检测试剂盒，Biotron）和可溶性胶原产量（天狼星红试剂盒，Biocolor），可使用试剂盒在 14 天的培养过程中进行检测。

3.4. 固定和染色

1. 实验结束时，用 PBS 小心清洗细胞层。

2. 固定　用 2.5% 戊二醛固定 5 min，以用于茜素红和 ALP 染色，用 70% 乙醇固定 1 h 以用于天狼星红染色。

3. 用 PBS 洗 2 次，风干（仅用于天狼星红染色）。

4. 进行茜素红和 ALP 染色的细胞，70% 乙醇洗 3 遍，风干。

5. 根据需要进行染色（图 3-2）。

（a）茜素红染 5 min，50% 乙醇洗 3 遍，风干。

（b）ALP 染约 30 min，避光，dH₂O 洗，风干。

（c）天狼星红染 1 h，dH₂O 洗，风干。

3.5. 矿化骨形成的定量分析

1. 风干后，用高分辨率平板扫描仪以 2000点 /cm² 的分辨率扫描培养板。我们使用的是爱普生 Perfection 4990 photo/slide 扫描仪。透射光扫描常用于茜素红染色，但对未染色细胞层用透射光和反射光模式均能产生很好的高对比度的图片（反射光模式显示白色骨小梁和黑色的背景）（图 3-2）。

2. 利用图层遮罩工具圈出每个培养孔，将其转换

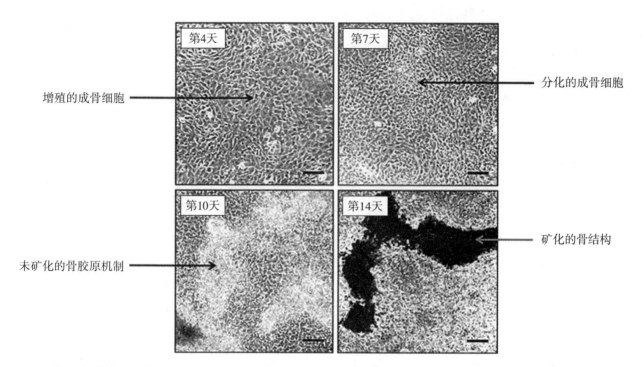

图3-1 相差显微镜下原代大鼠成骨细胞培养。不同时期未染色的典型成骨细胞。第4天，融合的单层细胞开始显现；第7天，细胞更加密集，有机基质开始沉积（箭头所示）；第10天，出现大量未矿化的胶原基质并且开始矿化（图片左下角的黑色区域）；第14天，出现大片的矿化基质网。比例尺=250 μm

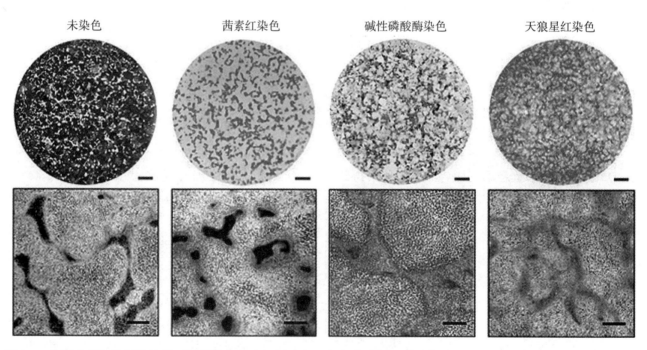

图3-2 大鼠成骨细胞原代培养不同的染色方法。图片自左向右分别显示了培养的成骨细胞在第14天未染色、茜素红染色（标记钙）、ALP染色或天狼星红染色（标记胶原）。骨形成表现为典型的"骨小梁"形态，离散的矿化灶局限于基质结节中，如未染色和茜素红染色图片所示。在左下角未染色的图片中，未矿化的基质表现为棕色，矿化的基质为黑色。ALP染色显示在成熟的、具有骨形成作用的成骨细胞中ALP高表达。天狼星红染色显示胶原纤维的存在。比例尺=0.1 cm（上）和250 μm（下）

成二进制映像（比如使用"Adobe Photoshop"）。

3. 使用图片分析程序（如"Image J"，从 http:www.rsbweb.nih.gov/ij/ 网站可获得），利用恒定阈值和最小粒径大小，确定每个培养孔的二进制映像中矿化骨结节的数量和表面积。

3.6. 统计

我们通常使用单因素方差分析来分析实验结果，尽管常被忽视，但常常会用到不同干预组间多重比较的调整（如邦弗洛尼校正）（见注解 6）。

4. 注解

1. 颅骨细胞和长骨细胞的比较　尽管作为扁平骨的颅骨和管状骨的四肢骨经过不同的发生过程而产生，但不管来自哪种骨骼的成骨细胞，在增殖和矿化特性方面表现相似。

2. 年轻细胞和衰老细胞的比较　这里描述的大鼠成骨细胞培养可以成骨的一个重要原因就是初始的细胞群是从新生大鼠获得的，从而使得获得的细胞有很大的生长潜能。从成年动物（包括人捐献者）获得的细胞或许已经接近其"生命的极限"，因而不能快速扩增到真正成骨分化所需的较高的细胞密度。

3. β-甘油磷酸浓度　骨矿化过程需要钙和磷酸盐的供应，两者均为羟基磷灰石结晶形成所必需。骨内磷酸盐的主要来源是碱性磷酸酶。它能水解含磷酸盐的底物，包括腺苷三磷酸（adenosine triphosphate，ATP）和无机焦磷酸盐[6]。然而，ALP 促进矿化的另外一个重要机制是水解焦磷酸盐。焦磷酸盐是一种普遍存在的钙磷沉积的理化抑制剂。在体外形成矿化的骨结节，须要额外加入磷酸盐。尽管磷酸盐本身可以用来添加，但是最常用的磷酸盐来源是 β-甘油磷酸。图 3-3 描述了培养体系中 β-甘油磷酸浓度的重要性（也见参考文献 [6]，在无 β-甘油磷酸培养基培养成骨细胞，出现有机基质沉积但不发生矿化。用含 2 mM β-甘油磷酸的培养基培养成骨细胞可产生大量具有特征性"骨小梁"形态的骨结构。茜素红染色显示矿化灶局限于基质结构中。然而，用 5～10 mM β-甘油磷酸的培养基培养成骨细胞，产生广泛分布的营养不良性钙盐沉积，同时分化的成骨细胞开始产生大量 ALP，导致细胞自身发生矿化（图 3-3a）。这导致细胞活性受损（图 3-3b），结果只产生小的矿化结节（而不是像低浓度 β-甘油磷酸培养中产生的明显的骨小梁结构）。因此，在此次检测中，使用低浓度 β-甘油磷酸是非常重要的。

4. pH 的重要性　细胞外 pH 是调节骨矿化的重要因素[7]。酸中毒通过抑制 ALP 表达及其活性选择性地抑制基质矿化，同时增加矿物盐的溶解度[7]。例如，体外培养时 pH 从 7.43 降至 7.32，骨结节形成就减少 60%（图 3-4）。由于 DMEM 的碳酸氢盐浓度较高，与一些培养基（如最低必需培养基，MEM）相比它偏碱性，在 5% CO_2 的均衡环境中，其 pH 被缓冲至约 7.4。当细胞数目很多时，成骨细胞代谢活动会引起渐进性酸化，尤其是在最后矿化阶段的成熟的成骨细胞培养时更容易发生。此次检测过程中为了确保 pH 不会影响骨矿化，有时须要向培养基中添加小量 OH^-（即 6 M NaOH），以确保 pH 在 7.4 上下浮动。

5. pH 中位值的测定　须要准确测量哺乳动物成骨细胞培养基的 pH，这对不同实验室所得的结果进行有意义的比较是非常重要的。对 HCO_3^-/CO_2 缓冲介质而言，精确的 pH 测定只有通过标准化的血气分析仪来实现。我们使用的是 Radiometer ABL 705 血气分析仪（Radiometer，Crawley，UK）。它是使用多极管系统检测 200 μl 样品中的 pH、pCO_2 和 pO_2（周期约 2 min）。从培养箱内移去培养板后立刻测量，认为得到的 pCO_2 值和所有孔内的值是相等的。它反映了培养过程中真实的 pCO_2。应当注意，在实验过程中打开培养箱的门会干扰 CO_2 水平，这会影响 pH 和 pCO_2 的值。只有一个单独隔室的培养箱不可能避免此问题的发生，除非该隔室是密封的。

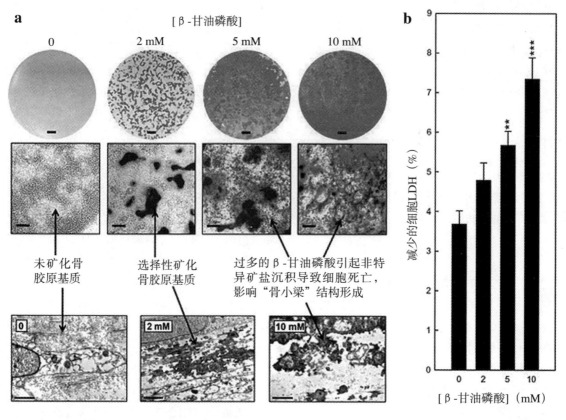

图3-3　体外培养基中β-甘油磷酸浓度对骨矿化和成骨细胞活性的影响。（a）对大鼠颅骨来源的成骨细胞培养14天，然后进行茜素红染色来确定矿化沉积。对大鼠长骨来源的成骨细胞培养28天后固定，行透射电镜（transmission electron microscopy，TEM）检测。缺乏β-甘油磷酸时，由于缺乏充足的无机磷酸盐而未发生骨矿化，其相称图像和TEM图像中有明显的分布广泛的未矿化的胶原基质。存在2 mM β-甘油磷酸时，骨形成表现为典型的"骨小梁"形状，矿化结构局限于基质结构中。存在5~10 mM β-甘油磷酸时，单层细胞表面出现广泛分布、非特异性（营养不良性）骨矿沉积，同时抑制正常的基质沉积，细胞内矿物质沉积引起细胞膜损害，细胞器损害亦非常明显。（b）从14天后释放到培养基中的乳酸脱氢酶（lactate dehydrogenase，LDH）的量分析结果发现，增加β-甘油磷酸浓度可降低成骨细胞活性。柱形图的值=平均数±均数的标准误（SEM）（n=6）。与对照组相比有明显差异，$***P<0.001$，$**P<0.01$；比例尺=0.1 cm（细胞培养孔扫描）、250 μm（相称图像）和1 μm（TEM）

6. 统计　由于不同的检测之间存在可变性，统计比较只能在一次测定实验所得的结果中进行，不应在不同检测之间进行。

致谢

项目资助：作者非常感谢Arthritis Research UK，the Biotechnology and Biological Sciences Research Council (UK) 以及 the European Union (Framework 7 programme) 提供的支持和帮助。

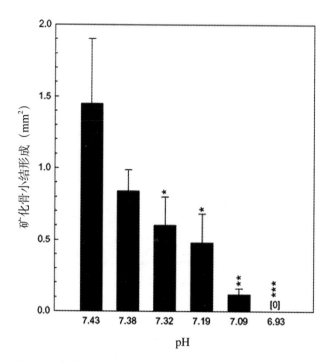

图3-4 大鼠成骨细胞时酸中毒对骨矿化的抑制效果。连续培养14天，茜素红染色显示pH逐渐降低，因此矿化结节的形成渐进性减少，pH降至6.93时矿化作用完全被抑制。值=平均数 ± 均数的标准误（SEM）（$n=6$），与对照组（pH=7.43）相比有明显差异，$**P < 0.001$，$*P < 0.05$

参考文献

1. Hausser, H. J., and Brenner, R. E. (2005) Phenotypic instability of SaOS-2 cells in longterm culture. *Biochem. Biophys. Res. Commun.* 333, 216-222.

2. Peck, W. A., Birge, S. J., Jr., and Fedak, S. A. (1964) Bone cells: biochemical and biological studies after enzymatic isolation. *Science* 146, 1476-1477.

3. Wong, G., and Cohn, D. V. (1974) Separation of parathyroid hormone and calcitonin-sensitive cells from non-responsive bone cells. *Nature* 52, 713-715.

4. Bellows, C. G., Aubin, J. E., Heersche, J. N., and Antosz, M. E. (1986) Mineralized bone nodules formed *in vitro* from enzymatically released rat calvaria cell populations. *Calcif. Tissue Int.* 38, 143-154.

5. Hoebertz, A., Mahendran, S., Burnstock, G., and Arnett, T. R. (2002) ATP and UTP at low concentrations strongly inhibit bone formation by osteoblasts: a novel role for the P2Y2 receptor in bone remodeling. *J. Cell Biochem.* 86, 413-419.

6. Orriss, I. R., Utting, J. C., Brandao-Burch, A., Colston, K., Grubb, B. R., Burnstock, G., and Arnett, T. R. (2007) Extracellular nucleotides block bone mineralization *in vitro*: evidence for dual inhibitory mechanisms involving both P2Y 2 receptors and pyrophosphate. *Endocrinology* 148, 4208-4216.

7. Brandao-Burch, A., Utting, J. C., Orriss, I. R., and Arnett, T. R. (2005) Acidosis inhibits bone formation by osteoblasts *in vitro* by preventing mineralization. *Calcif. Tissue Int.* 77, 167-174.

8. Utting, J. C., Robins, S. P., Brandao-Burch, A., Orriss, I. R., Behar, J., and Arnett, T. R. (2006) Hypoxia inhibits the growth, differentiation and bone-forming capacity of rat osteoblasts. *Exp. Cell Res.* 312, 1693-1702.

第 4 章

鸟类原代骨细胞分离

Cor M. Semeins, Astrid D. Bakker, Jenneke Klein-Nulend
张　稳、宋纯理 译

摘要

交替使用温和的 EDTA 和胶原酶消化鸡的颅骨可从中分离出骨细胞，得到的细胞群包含成骨细胞和骨细胞。纯正的骨细胞群可使用骨细胞特异性单克隆抗体 MAb OB7.3 通过免疫磁珠分选的方法获得。

关键词：骨细胞、成骨细胞、鸟类、MAb OB7.3、磷酸盐调节基因（Phex）、免疫磁珠分选。

1. 前言

骨细胞是骨内含量最多的细胞，尽管单个骨细胞被埋藏在骨基质中，它们之间以及与骨表面的细胞之间通过远距离细胞间作用而保持联系。这种远距离细胞间作用的运行借助于一种小管状结构，即微管。缝隙连接提供细胞内联系，在该处通过共用微管联络的两个骨细胞完成细胞间作用[1]。长期以来，骨细胞都不是骨研究的主流细胞。但随着对骨应力调节研究兴趣的深入，这种观点已经被逐渐改变。普遍认为骨细胞在骨内发挥着应力感受器和效应器的重要作用[2]。另外，人们越来越意识到骨细胞还可能在磷酸盐稳态[3]、矿物盐平衡[4]以及基质矿化[5-6]等过程中发挥着重要的作用。

骨细胞深埋于骨内的解剖位置对研究其在骨代谢中的作用造成了很大的障碍。骨细胞的活动和存活完全依赖于微管为其提供氧、激素和营养物质，并带走代谢废物。为了将充足的营养物质转运至骨细胞并将骨细胞产生的营养物质转运出来，骨组织块要求体积非常小，同时胎儿骨组织中骨细胞的数量非常少。因此，直接分离骨细胞成为研究骨细胞生理功能的一种可靠方法。然而，有三个主要问题有待解决：第一，如何从骨基质中分离出足够数量的有活性的骨细胞用于后续研究；第二，如何从其他类型的细胞中分离出骨细胞，并使其保持同质性；第三，由于骨细胞从其三维组织结构中分离出来后会趋向于丢失一些形态特征，培养时如何对其进行鉴定。

本章描述了从出生 18 天雏鸡的颅骨中分离骨细胞的方法。选用该年龄段的颅骨是因为此发育阶段的颅骨钙化程度还不是很高，使用胶原酶可以将基质包埋的细胞释放出来，使用温和 EDTA 与胶原酶交替处理有助于细胞分离。雏鸡颅骨的选择非常重要，因为雏鸡颅骨上下两侧的骨膜相对容易分离下来，这使得胶原酶分离出的细胞中不含骨膜细胞。另外，与小鼠和大鼠颅骨相比，雏鸡颅骨表面类骨质层面积更大。最后，使用特异性标记鸟类骨细胞的单克隆抗体（MAb），可以通过免疫磁珠分选的方法从混杂的细胞群中筛选出骨细胞，分选过程中使用的 MAb（MAb OB7.3）亦可用于培养过程中骨细胞的识别。

2. 材料

2.1. 受精的鸡蛋

将受精的鸡蛋在 38.5 ℃、湿润的空气环境中孵育 18 天。孵育箱应带有定期将鸡蛋旋转 180° 的装置。1 h 大约转 10 次。将受精的鸡蛋在放入孵育箱进行胚胎孵育前,在 14～16 ℃条件下可储存 2～3 周。

2.2. 培养基和溶液

1. Hank 平衡盐溶液（HBSS）。
2. 磷酸盐缓冲液（PBS）。
3. 隔离盐溶液（isolation salt solution，ISS）　100 mM NaCl、30 mM KCl、1 mM CaCl$_2$、10 mM NaHCO$_3$、25 mM 羟乙基哌嗪乙磺酸、5 mg/ml 葡萄糖、1 mg/ml 牛血清白蛋白（bovine serum albumin，BSA）和 7 μM N$^\alpha$- 对甲苯磺酰基 -L- 赖氨酰基 - 甲基氯盐酸盐（BDH Biochemicals）。在 37 ℃温度下调整 pH=7.4。

　　添加 N$^\alpha$- 对甲苯磺酰基 -L- 赖氨酰基 - 甲基氯盐酸盐是为了抑制蛋白酶,而非胶原酶[8]。
4. 胶原酶溶液　含 I 型胶原酶 1 mg/ml 的 ISS 溶液。
5. EDTA 溶液　含 4 mM EDTA 的 PBS 溶液,调整 pH=7.4。
6. 清洗液　含 10% 灭活鸡血清的 HBSS 液。血清灭活方法为将血清加热 56 ℃，30 min，离心 200 ×g，5 min。
7. 培养基　向 α-MEM 培养基中添加 2% 鸡血清、0.2 g/L 谷氨酰胺、0.05 g/L 抗坏血酸、0.05 g/L 庆大霉素和 1g/L 葡萄糖。
8. 胰蛋白酶 -EDTA 溶液　含 0.05% 胰蛋白酶和 0.27 mM EDTA 的 PBS 溶液。
9. 包被抗体的磁珠悬液　将结合 DNA 的磁珠（CELLection™ Pan Mouse IgG kit，Dynal）和 MAb OB7.3 IgG（见副标题 2.3）溶解于 PBS 中，最终浓度为 15 μg IgG/8×10^7 磁珠 /ml。40 个颅骨中骨细胞的分离需要该磁珠悬液 250 μl。在 4 ℃下过夜并轻摇悬液,使用之前在 4 ℃下保存。使用前用含 2% 灭活鸡血清的 PBS 清洗磁珠,方法为将盛磁珠悬液的管置于磁体（Dynal）旁。磁体将磁珠吸至管的一侧,这时将液体倒掉。最后,将 IgG 包被的磁珠重悬于 250 μl 含 2% 灭活鸡血清的 PBS 溶液中。
10. 细胞过滤器，40 μm。
11. 含锌固定剂　将 0.5% 氯化锌和 0.5% 醋酸锌溶解于含 0.1 M TRIS 的醋酸盐缓冲液中，pH=4.5。

2.3. 单克隆抗体 OB

　　MAb OB7.3 抗体的制备是将从出生 18 天雏鸡颅骨分离出的骨细胞注射至 BALB/c 小鼠体内而得到的[9]。在骨内,它只识别埋在类骨质或钙化基质中的骨细胞（图 4-1a 和 4-1b）。对通过酶解法从雏鸡颅骨中分离得到的细胞培养时，MAb OB7.3 只能使其中少部分细胞着色,阳性细胞在培养过程中表现出骨细胞样外形（图 4-1c、1d 和 4-2.）。抗体可从 J. Klein-Nulend 教授处获得（Dept. Oral Cell Biology, ACTA, University of Amsterdam and VU University Amsterdam, Research Institute MOVE, Amsterdam, The Netherlands; http://www.j. kleinnulend@acta.nl）。

3. 方法

3.1. 组织解剖

　　以下所有步骤均须在无菌条件下进行。
1. 孵育 18 天后将受精的鸡蛋从孵育箱中取出。将其中一个鸡蛋的含空气小室的钝头朝上放置。敲碎顶端蛋壳,用一对无菌镊子将蛋皮剥至空气小室边缘,将第二对镊子单脚置于白色壳膜和绒毛尿囊膜之下。闭合两只镊子,一次性地将膜撕下。
2. 用弯钳在头下部抓住胚胎,将其稍微提起至鸡蛋上方。在弯钳下方将头切下,胎体将落至蛋壳内。将头部转移至放于冰上含 HBSS 的培养皿中,将镊子和钳子浸入 100% 乙醇中,将乙醇点燃以重新消毒。
3. 用一小剪刀在颈背部做一切口。用镊子夹住嘴以固定头部,将皮肤朝鸡嘴方向撕下。沿颅骨边缘切下颅骨,将其沿中线切成两半。
4. 将半片颅骨置于一滴无菌 HBSS 溶液中,用小刀去除颅骨内外膜,将"裸露"的颅骨放入置于冰上的含 HBSS 的培养皿中。
5. 对所有的鸡蛋重复上述步骤。通常来讲,一次细胞分离需要 40 枚鸡蛋。鸡蛋数目过多会使解剖过程耗时太长。但若鸡蛋数目过少,分离过

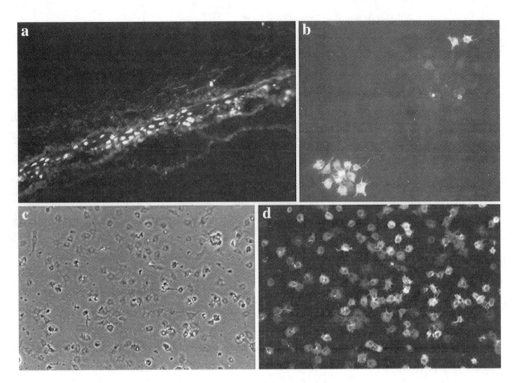

图4-1　颅骨冰冻切片（a），细胞培养风干图片（b-d），行MAb OB7.3染色（a、b和d：免疫荧光染色；（c）：相差显微镜图像）。（a）：出生18天雏鸡颅骨冰冻切片，注意只有骨基质中的骨细胞被染色。（b）：培养1天后成骨细胞和骨细胞混合生长，左下角显示一团骨细胞，其中有一个MAb OB7.3染色阴性细胞。右上角显示了一团成骨细胞，其中有两个MAb OB7.3染色阳性的骨细胞。（c、d）：纯化的骨细胞群，注意左上角有瘦长形成纤维样细胞污染。标尺=100 μm（Reproduced from see ref. 10 with permission of the American Society for Bone and Mineral Research）

程会变得低效，分离得到的骨细胞数量会相对减少。

3.2. 成骨细胞和骨细胞混合细胞群（OBmix cells）的分离

下述步骤中涉及孵育的步骤均须在摇晃的水浴锅内进行，温度37 ℃。

1. 将所有的半片颅骨放入含2.7 ml隔离盐溶液和300 μl胶原酶溶液的小培养皿中（胶原酶的最终浓度为0.1 mg/ml），孵育10 min，弃上清（弃去的上清液中的细胞成分主要是损坏细胞和红细胞）。

2. 重复步骤1。

3. 向颅骨中加入3 ml胶原酶溶液，孵育15 min，弃上清（主要细胞成分为成纤维细胞和部分成骨细胞）。用PBS清洗颅骨3遍，每次用PBS 2.5 ml，洗后将PBS弃去。

4. 向颅骨中加入4 ml EDTA溶液，孵育10 min，收集上清液。

5. 清洗颅骨3遍，第1次用2 ml PBS，后2次各用1 ml ISS。将清洗液加入到步骤4的上清液中。

6. 离心，4 ℃，600×g，10 min。将细胞团重悬于清洗液中。该细胞悬液称为第1部分。

7. 向颅骨中加入4 ml胶原酶工作液，孵育45 min，收集上清液。

8. 用1 ml PBS洗颅骨3次，将清洗液加入到步骤7的上清液中。

9. 4 ℃离心，600×g，10 min。将细胞团重悬于清洗液中。该细胞悬液称为第2部分。

10. 将第1和2部分悬液混合，4 ℃离心，600×g，10 min。将细胞团重悬于细胞培养基中。这些细胞是成骨细胞和骨细胞的混合细胞群。它含有成骨细胞、20%～30% 骨细胞和部分成纤维细胞（图 4-1c 和 4-1d）。

11. 用血细胞计数器进行细胞计数，确定细胞浓度。

12. 将（1～1.5）×10^6 个细胞接种于含 3.5 ml 培养基的小培养瓶中（25 cm^2）。一般来讲，40 个鸡蛋产生的细胞可接种于 4 个培养瓶中（共约 4×10^6 个细胞）。

13. 在 37 ℃、5% CO_2 的湿润环境中培养 24 h（见注解 1）。

3.3. 骨细胞分离

1. 孵育 16～24 h 后，弃去培养瓶中的培养基，用 PBS 漂洗细胞 3 次。向每个培养瓶中加入 3 ml TE 溶液，37 ℃孵育 5 min。向每个培养瓶中加入 0.3 ml 鸡血清终止胰蛋白酶消化。将含有细胞的培养瓶在实验台上震荡，使细胞团贴壁变得松弛。

2. 用移液器反复吹打瓶底的细胞表面以驱散细胞。

3. 用 40 μm 细胞过滤器过滤细胞悬液，以清除未分散的细胞团块。滤液离心 600×g，10 min，弃上清，将细胞团重悬于 125 μl 冷的含 2% 灭活鸡血清的 PBS 中（4 ℃）。须要过滤这一步是为了得到单细胞悬液。OBmix 细胞，尤其是骨细胞，有通过缝隙连接耦合形成团块的趋势，然而这些团块中不仅含有骨细胞，还含有成骨细胞。成骨细胞生长将很快超过不再分裂的骨细胞（见注解 2）。

4. 向细胞悬液中加入 125 μl 抗体包被过的磁珠悬液，在旋转器（每分钟转 60 次）中孵育 30 min，4 ℃。注意在该步骤中磁珠和细胞一直保持悬浮状态。

5. 通过磁体将磁珠结合的骨细胞和成骨细胞分开，用含 2% 灭活鸡血清的 PBS 清洗磁珠结合的骨细胞 4 次（利用磁体收集骨细胞），最终将骨细胞重悬于 200 μl 含 2% 灭活鸡血清的 PBS 溶液中。

6. 向含成有骨细胞的溶液中加入 125 μl 新的抗体包被的磁珠悬液，重复分选步骤。

7. 将以上两份磁珠结合的骨细胞溶液混合，利用磁体将细胞分离，并将其重悬于 100 μl 培养基中。计数每单位体积内的细胞数量。磁珠结合的骨细胞可直接用来接种和培养，也可以先将骨细胞和磁珠分离再进行培养（见注解 3）。

8. 为了立即去除磁珠，加入 4 μl 释放缓冲液。该缓冲液含 50 U DNase/μl（CELLection ™ Pan Mouse IgG kit）。在 37 ℃摇晃的水浴锅内孵育 15 min。

9. 利用磁体将磁珠和骨细胞分开。为了将磁珠中的骨细胞全部分离出来，用含 2% 灭活鸡血清的 PBS 清洗磁珠 2 遍。将清洗液加入已分离的骨细胞中，利用磁体将最后残留的磁珠去除。

10. 将细胞悬液离心，去上清，在培养基内重悬细胞团块。

11. 如果不着急使用分离得到的骨细胞，可简单地将与磁珠结合的骨细胞接种于含培养基的培养皿中。第 2 天,通过清洗细胞层就可将磁珠洗去，而无须 DNAse 处理。一般来讲，从 40 个颅骨分离出的骨细胞大约有 200 000 个（图 4-1c 和 4-1d）。

12. 用 TE 溶液短时间处理贴壁的骨细胞可使其松散、脱落。在清洗和接种传代后，骨细胞重获其典型的星形形态（见注解 4）。

4. 注解

1. 成骨细胞和骨细胞混合细胞群（OBmix cells）的分离优化。实验过程中实际进行的步骤主要取决于胶原酶的活性。如果使用新一批次的胶原酶，可能须调整步骤。例如，如果这一步分离得到了许多骨细胞，步骤 3 就可以进行简化；如果在第 1 部分悬液中仍含有大量的成纤维细胞，那么步骤 3 就得多重复几次；如果分离出的细胞数量过多，尤其是骨细胞，步骤 4 和 5 就得多重复几次。在子标题 3.2. 中讲到，从 40 个颅骨中分离出的 OBmix 细胞群数量一般为（3～4）×10^6 个。这其中 20% ～30% 为骨细胞（大约 10^6 个骨细胞）。然而，大部分 OBmix 细胞群以成骨细胞团、骨细胞团或两者混合团块的形式存在，试图从该混合细胞群分离出骨细胞的结果就是分离出的骨细胞团中常常含有具有高扩增活性的成骨细胞。将初始的 OBmix 细胞群过滤（子标题 3.2. 步骤 11）后行免疫磁珠分选，结果得到的骨细胞数量非常少。而将初始的 OBmix 细胞群培养 24 h，使团块中的细胞自发分离，因而使用胰蛋白酶 /EDTA 处理后增加了单细胞的数量，最终使得骨细胞的产量增高。

2. 减少污染细胞的数量 通常我们在培养基里添加 2% 以下的鸡血清。骨细胞为分裂后细胞，由于血清能刺激有丝分裂促进增殖，因而在含血清的情况下，分离的骨细胞会很快被污染的细胞长过（骨细胞生长慢，而污染的细胞生长快）。然而，血清浓度过低会导致细胞质量退变，我们建议骨细胞分离后尽快用于实验研究。

3. 骨细胞纯化 如果分离骨细胞是按常规步骤进行的，最好对骨细胞的纯度进行常规检测。为了确定分离的骨细胞是否被污染，可以向培养皿里接种少量的骨细胞悬液。待细胞贴壁牢靠后（4～6 h），用 MAb OB7.3 抗体进行免疫染色。注意，拿走磁珠不会将细胞表面的 MAb OB7.3 抗体一块带走！至少95% 的细胞应当是阳性的（图 4-1d）。

4. 骨细胞的表型特征 在骨内，位于骨基质内的细胞被认为是骨细胞，而对于分离的骨细胞，

须要其他标志物对其进行鉴定。

（1）星状形态：鸟类骨细胞分离后，在贴壁处重获骨细胞的星状形态[10]（图 4-2），鼠类骨细胞应该也具有该特性[11]。

（2）抗体：文献中报道了三种骨细胞特异性抗体：MAb OB7.3[9]、MAb OB37.11[12] 和 MAb SB5[13]。这三种抗体均能特异性地标记鸟类骨细胞，不与哺乳动物细胞发生交叉反应。本章中涉及的抗原仅对 MAb OB7.3 有反应。该抗原由与 X 染色体内切酶有同源性的磷酸盐基因调控[3]。目前用于骨细胞分离的抗体只有 MAb OB7.3 一种，其他类型的抗体有 E11 和丝素蛋白抗体。E11 是一种单克隆抗体，仅与大鼠骨组织切片中高度成熟的成骨细胞和骨细胞特异性结合[14]。丝素蛋白抗体是一种肌动蛋白结合蛋白，大量存在于骨细胞中[15]。OB7.3 抗原很容易被严酷的固定过程破坏，进行骨组织中骨细胞免疫染色时，建议使用未固定的、风干的冰冻切片（图 4-1a）。培养的细胞染色可将细胞与 MAb OB7.3 抗体在

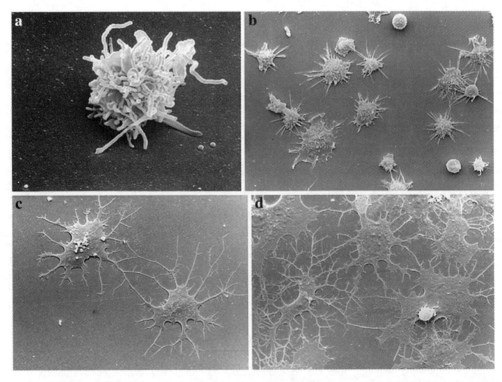

图4-2 分离得到的骨细胞的电镜扫描图片。(a)：接种骨细胞5 min后，骨细胞已贴壁并向各个方向形成指样突起。(b)：接种骨细胞后20 min，培养皿表面的细胞突起变长，而与培养皿平面垂直的突起消失，注意有2个磁珠。(c)：24 h后两个骨细胞间通过突起建立起联系。(d)：培养48 h后扁平的骨细胞通过更多的突起建立起密集的连接网络（Reproduced from see ref 10 with Permission of the American Society for Bone and Mineral Research）

HBSS 中室温孵育 30～60 min，或者用 HBSS 洗涤细胞后风干，再添加抗体孵育（图 4-1b）。另外，用 2%～4% 多聚甲醛短时间固定（10 min）后可以保留足够多的完整抗原，也可以用来行免疫染色。我们已成功地使用含锌的固定剂进行培养细胞的固定和免疫染色。含锌固定剂不会对 OB7.3 抗原造成损伤。另外，该固定剂的一大优点是细胞可以在固定剂中保存很长时间（几天）而不丢失抗原的免疫活性。

（3）蛋白质产品：有几种蛋白质，比如骨钙素和骨桥蛋白，已被证实在骨细胞内或在其周围表达量相对较高[16]。其他蛋白质如细胞外基质磷酸糖蛋白（matrix extracellular phosphoglycoprotein，MEPE）[17]、牙本质基质蛋白 1（dentin matrix protein 1，DMP1）[18] 和磷酸盐调节基因 Phex[19] 在骨细胞中的表达明显高于成骨细胞。在成骨细胞中不表达，但在骨细胞特异表达的蛋白质有骨硬化蛋白 sclerostin[20] 和 E11/gp38[21]。CD44 是一种在细胞与基质蛋白贴附时发挥作用的膜结合糖蛋白，在骨细胞中普遍高表达[22]，但在其他类型的骨细胞中亦有表达。碱性磷酸酶是一种细胞表面连接酶，一般在骨细胞中表达普遍较低，尤其是与成骨细胞相比时更为明显。有些蛋白质的表达及其表达量可能不是骨细胞特异的，但当与其他蛋白质结合时，它们可作为骨细胞鉴定的附加标记。

参考文献

1. Doty, S. B. (1981) Morphological evidence of gap junctions between bone cells. *Calcif. Tissue Int.* 33, 509–512.

2. Klein-Nulend, J., and Bonewald, L. F. (2008) The osteocyte, in *Principles of Bone Biology* (Bilezikian, J. P., Raisz, L. G., and Martin, T. J., eds.), Academic Press, San Diego, California, 153-174.

3. Westbroek, I., De Rooij, K. E., and Nijweide, P. J. (2002) Osteocyte-specific monoclonal antibody MAb OB7.3 is directed against Phex protein. *J. Bone Miner. Res.* 17, 845-853.

4. Inoue, K., Mikuni-Takagaki, Y., Oikawa, K., Itoh, T., Inada, M., Noguchi, T., Park, J. S., Onodera, T., Krane, S. M., Noda, M., and Itohara, S. (2006) A crucial role for matrix metalloproteinase 2 in osteocytic canalicular formation and bone metabolism. *J. Biol. Chem.* 281, 33814-33824.

5. David, V., Martin, A., Hedge, A. M., and Rowe, P. S. N. (2009) Matrix extracellular phosphoglycoprotein (MEPE) is a new bone renal hormone and vascularization modulator. *Endocrinology* 150, 4012-4023.

6. Holmbeck, K., Bianco, P., Pidoux, I., Inoue, S., Billinghurst, R. C., Wu, W., Chrysovergis, K., Yamada, S., Birkedal-Hansen, H., and Poole, A. R. (2005) The metalloproteinase MT1-MMP is required for normal development and maintenance of osteocyte processes in bone. *J. Cell Sci.* 118, 147-156.

7. Van der Plas, A., Aarden, E. M., Feijen, J. H. M., de Boer, A. H., Wiltink, A., Alblas, M. J., de Leij, L., and Nijweide, P. J. (1994) Characteristics and properties of osteocytes in culture. *J. Bone Miner. Res.* 9, 1697-1704.

8. Hefley, T. J. (1987) Utilization of FPLCpurified bacterial collagenase for the isolation of cells from bone. *J. Bone Miner. Res.* 2, 505-516.

9. Nijweide, P. J., and Mulder, R. J. P. (1986) Identification of osteocytes in osteoblast-like cell cultures using a monoclonal antibody specifically directed against osteocytes. *Histochemistry* 84, 342-347.

10. Van der Plas, A., and Nijweide, P. J. (1992) Isolation and purification of osteocytes. *J. Bone Miner. Res.* 7, 389-396.

11. Mikuni-Takagaki, Y., Kakai, Y., Satoyoshi, M., Kawano, E., Suxzuki, Y., Kawase, T., and Saito, S. (1995) Matrix mineralization and the differentiation of osteocyte-like cells in culture. *J. Bone Miner. Res.* 10, 231-242.

12. Nijweide, P. J., van der Plas, A., and Olthof, A. A. (1988) Osteoblastic differentiation, in *Cell and Molecular Biology of Vertebrate Hard Tissues. Ciba Foundation Symposium 136* (Evered, D. and Harnett, S., eds.), John Wiley & Sons, Chichester, UK, pp. 61-77.

13. Bruder, S. P., and Caplan, A. I. (1990) Terminal differentiation of osteogenic cells in the embryonic chick tibia is revealed by a monoclonal antibody against osteocytes. *Bone* 11, 189-198.

14. Wetterwald, A., Hoffstetter, W., Cecchini, M. G., Lanske, B., Wagner, C., Fleisch, H., and Atkinson, M. (1996) Characterization and cloning of the E11 antigen, a marker expressed by rat osteoblasts and osteocytes. *Bone* 18, 125-132.

15. Tanaka-Kamioka, K., Kamioka, H., Ris, H., and Lim, S. S. (1998) Osteocyte shape is dependent on actin filaments and osteocyte processes are unique actin-rich projections. *J. Bone Miner. Res.* 13, 1555-1568.

16. Aarden, E. M., Wassenaar, A. M., Alblas, M. J., and Nijweide, P. J. (1996) Immunocytochemical demonstration of extracellular matrix proteins in isolated osteocytes. *Histochem. Cell Biol.* 106, 495-501.

17. Petersen, D. N., Tkalcevic, G. T., Mansolf, A. L., Rivera-Gonzalez, R., and Brown, T. A. (2000) Identification of osteoblast/osteocyte factor 45 (OF45), a bone-specific cDNA encoding an RGD-containing protein that is highly expressed in osteoblasts and osteocytes. *J. Biol. Chem.* 17, 36172-36180.

18. Toyosawa, S., Shintani, S., Fujiwara, T., Ooshima, T., Sato, A., Ijuhin, N., and Komori, T. (2001) Dentin matrix protein 1 is predominantly expressed in chicken and rat osteocytes but not in

osteoblasts. *J. Bone Miner. Res.* 16, 2017-2026.

19. Ruchon, A. F., Tenenhouse, H. S., Marcinkiewicz, M., Siegfried, G., Aubin, J. E., DesGroseillers, L., Crine, P., and Boileau, G. (2000) Developmental expression and tissue distribution of Phex protein: effect of the Hyp mutation and relationship to bone markers. *J. Bone Miner. Res.* 15, 1440-1450.

20. Poole, K. E., van Bezooijen, R. L., Loveridge, N., Hamersma, H., Papapoulos, S. E., Löwik, C. W., and Reeve, J. (2005) Sclerostin is a delayed secreted product of osteocytes that inhibits bone formation. *FASEB J.* 19, 1842-1844.

21. Zhang, K., Barragan-Adjemian, C., Ye, L., Kotha, S., Dallas, M., Lu, Y., Zhao, S., Harris M., Harris, S. E., Feng, J. Q., and Bonewald, L. F. (2006) E11/gp38 selective expression in osteocytes: regulation by mechanical strain and role in dendrite elongation. *Mol. Cell Biol.* 26, 4539-4552.

22. Nakamura, H., and Ozawa, H. (1996) Immunolocalization of CD44 and the ERM family in bone cells of mouse tibiae. *J. Bone Miner. Res.* 11, 1715-1722.

第 5 章

使用细胞分级分离技术的小鼠骨细胞基因表达分析

Christine Halleux, Ina Kramer, Cyril Allard, Michaela Kneissel 著
张　稳、宋纯理 译

摘要

　　骨细胞是成骨细胞被埋入矿化的骨基质后形成的终末分化细胞。它们在骨骼应力传导、矿物盐稳态以及磷稳态等方面发挥重要作用。另外，由于它们能分泌成骨抑制因子——骨硬化蛋白，因此在调控骨形成方面亦发挥作用。与位于骨表面的成骨细胞和破骨细胞相比，骨细胞位于坚硬的矿化骨基质中的独特位置导致很难分离和分析其细胞和分子特性。本章描述了从新生小鼠颅骨和成年小鼠长骨中分离骨细胞的方法，随后立即提取总 RNA，使用实时定量聚合酶链反应（quantitative real-time polymerase chain reaction，qPCR）选择性地研究骨细胞和成骨细胞基因表达的不同之处。通过该方法分离得到的富含骨细胞的细胞群，可利用选择性的表达骨细胞标识基因，如 *Dmp1* 和 *Sost*，使用流式细胞分选（fluorescence activated cell sorting，FACS）技术进行纯化。

　　关键词：骨细胞分离、DMP-1、基因表达、DMP-GFP 分选、FACS 分选。

1. 前言

　　骨细胞为终末分化的成骨细胞被埋入矿化的骨基质后形成的细胞。它们之间以及与骨表面的细胞之间通过长长的细胞树突进行联系。这种所谓的树突穿行于小的管状结构中，即微管，由此在整个矿化的骨基质中形成一个密集的微管网络。骨细胞在矿物盐和磷稳态调节方面发挥重要作用[1]，并且是骨应力传导的主要参与者[2]。另外，骨细胞能分泌由 *Sost* 基因编码的骨形成抑制因子——骨硬化蛋白，因而在调控骨形成方面亦发挥作用[3]。

　　与位于骨表面的成骨细胞和破骨细胞相比，骨细胞位于坚硬的矿化骨基质中的独特解剖位置导致很难分离和分析其细胞和分子功能。另外，即使能够分离出骨细胞，在细胞培养皿中培养的骨细胞可能不具有代表性，因为体内骨细胞位于三维的矿化骨基质结构中。从鸡的颅骨中分离培养骨细胞在之前已有报道[4-6]。最近，Gu 等在新生大鼠长骨中分离出了骨细胞[7]，Paic 等[8]使用流式细胞仪的荧光活化细胞分选方法技术从新生 DMP1-GFP 转基因小鼠[9]的颅骨中分离出了骨细胞。肿瘤患者在手术治疗后，Eisenberger 等用激光捕获技术对人类骨细胞进行了显微分离，分离出了 RNA[10]。在此，我们描述了一种从新生小鼠颅骨和成年小鼠长骨中分离骨细胞的方法，随后立即提取总 RNA，使用 qPCR 选择性地研究骨细胞和成骨细胞基因表达的不同之处。通过该方法分离得到的富含骨细胞的细胞群接下来可使用 FACS 进行纯化，选择性地表达骨细胞标识基因，如 *Dmp1* 和 *Sost*。

2. 材料

2.1. 骨分级分离和 FACS 分选 GFP 阳性骨细胞

2.1.1. 组织

分级分离骨细胞使用新生（围生期 5～6 天小鼠）野生型（C57BL/6J）小鼠、受牙本质蛋白 1（DMP1）控制的表达绿色荧光蛋白（green fluorescent protein，GFP）的 DMP1-GFP[9] 小鼠颅骨或者成年（4 月龄）野生型小鼠（C57BL/6J）长骨。对 DMP1-GFP 小鼠而言，在骨分级分离（详见子标题 3.1.4.）后行 FACS 分选。在利用新生小鼠颅骨分离骨细胞时，我们认为 5～6 天小鼠（P5 或 P6）最适合此处描述的分离方法（见注解 1）。

2.1.2. 仪器和耗材

1. 离心机（Multifuge 3S-R）。
2. 一次性锥形聚丙烯管（15 ml）。
3. 流式细胞仪（BD FACSDiva 6.0 或更高的版本）。
4. FastPrep FP120 匀浆器（BIO 101，Thermosavant）。
5. 倒置显微镜。
6. 针 0.6 mm × 30 mm。
7. 细胞计数板。
8. 聚丙烯管（1.5 ml）。
9. 培养皿（直径 6 cm 和 10 cm）。
10. 聚丙烯圆底试管（14 ml）。
11. 带螺帽的聚丙烯管。
12. 解剖器械（剪刀、镊子及弯镊）。
13. 振荡器 56EVC（Witec AG）。
14. 不锈钢钢珠 5 mm（Qiagen Cat#）。
15. 无菌滤网 0.2 μm，500 ml。
16. 无菌滤网 0.2 μm，50 ml。

2.1.3. 培养基和溶液

1. BD Accudrop 微球（BD Biosciences，Cat# 345249）。
2. BD 计数装置和示踪（CS & T）珠（BD Biosciences，Cat# 641319）。
3. 牛血清白蛋白，BSA。
4. 磷酸氢二钾，K_2HPO_4。

5. 牙本质蛋白 1（*Dmp1*）基因探针（Applied Biosystems，Cat# Mm00803833_g1）。
6. 氯化钙，$CaCl_2 \times 2H_2O$。
7. Ⅳ型胶原酶。
8. 乙二胺四乙酸，EDTA 0.5 M 溶液，pH=8.0。
9. 胎牛血清，FCS。
10. 葡萄糖。
11. 羟乙基哌嗪乙硫磺酸，HEPES（Sigma Cat# H7523）。
12. HEPES 1 M 溶液。
13. L- 谷氨酰胺。
14. MEM α 培养基。
15. 青霉素 / 链霉素。
16. 骨膜蛋白（*Postn*）基因探针（Applied Biosystems，Cat# Mm00450111_m1）。
17. 磷酸盐缓冲液，PBS，pH=7.4。
18. 不含钙镁的 PBS（Dulbecco's，1×）。
19. 氯化钾，KCl。
20. 碘化丙啶 1 mg/ml。
21. RNeasy MinElute Cleanup Kit（Qiagen Cat# 74204）。
22. 氯化钠，NaCl。
23. 碳酸氢钠，$NaHCO_3$。
24. 山梨醇。
25. 骨硬化蛋白（*Sost*）基因探针（Applied Biosystems，Cat# Mm00470479_m1）。
26. TROzol。
27. 超纯水。
28. 分离缓冲液 70 mM NaCl、10 mM $NaHCO_3$、60 mM 山梨醇、30 mM KCl、3 mM K_2HPO_4、1 mM $CaCl_2$、0.1% BSA、0.5% 葡萄糖和 25 mM HEPES。
29. 含 0.2% 胶原酶溶液的分离缓冲液 使用前配置，0.2 μm 滤网过滤，用前 4 ℃保存。
30. EDTA 溶液 含 5 mM EDTA 和 0.1% BSA 的 PBS 溶液，0.2 μm 滤网过滤，用前 4 ℃保存。
31. MEM 培养基 含 10% FCS、2 mM L- 谷氨酰胺、10 mM HEPES、100 U/(μg·ml) 盘尼西林 / 链霉素 MEM α 培养基。0.2 μm 滤网过滤，4 ℃最多保存 1 个月。

3. 方法

3.1. 骨分级分离和 FACS 分选 GFP 阳性骨细胞

3.1.1. 新生小鼠颅骨分离

1. 用剪刀将小鼠头部剪掉并置入 70% 乙醇中，然后转移到 PBS 溶液中。
2. 用剪刀自颅骨两侧剪开（虚线），起自眼睛，止于头基底部（图 5-1a）。
3. 翻转小鼠鼻子上方的皮肤。
4. 沿图中虚线分离颅骨，去掉表面薄层软组织（图 5-1b）。
5. 在行分级分选之前，将颅骨保存在 PBS 中，启动分级分选的步骤越早越好（图 5-2，见注解 2）。

3.1.2. 新生小鼠颅骨分级分选

1. 用含 5 ml 胶原酶溶液的一次性圆底试管在震动（700 rpm）、37 ℃条件下孵育颅骨（4~15 颅骨/管）20 min。
2. 用一次性锥形管收集消化液。

3. 用 PBS 润洗颅骨一次，将润洗液加入到含有初始消化液的锥形管中，离心，800×g，8 min，弃上清。将细胞重悬于 0.3 ml MEM 培养基中，细胞计数，冰上储存（第 1 部分，见注解 3）。
4. 向颅骨中加入 5 ml EDTA 溶液，震动（700 rpm）、37 ℃条件下孵育 15 min。
5. 用新的一次性锥形管收集消化液。
6. 用 PBS 润洗颅骨一次，收集消化液，与第 5 步中的消化液混合，离心，800×g，8 min，弃上清，将细胞重悬于 0.2 ml MEM 培养基中，细胞计数，冰上储存（第 2 部分，该部分细胞群富含成骨细胞）。
7. 向剩余颅骨中加入 5 ml 胶原蛋白溶液，震动（700 rpm）、37 ℃条件下孵育 20 min。
8. 用新的一次性锥形管收集消化液。
9. 用 PBS 润洗颅骨一次，收集消化液，与第 8 步中的消化液混合，离心，800×g，8 min，弃上清，将细胞重悬于 0.1 ml MEM 培养基中（第 3 部分）。
10. 重复步骤 7 — 9，重悬细胞于 0.06 ml MEM 培养基中（第 4 部分）。
11. 将剩余的颅骨用 5 ml EDTA 溶液在震动（700 rpm）、37 ℃条件下孵育 15 min。

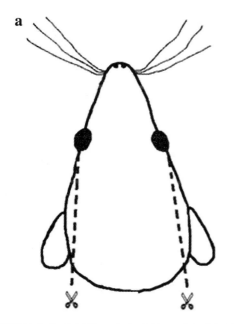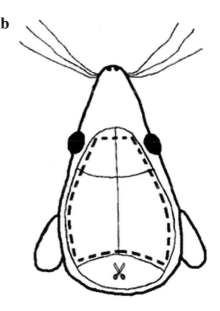

图5-1 新生小鼠颅骨分离示意图，（a）虚线显示皮肤切线；（b）示切下颅骨

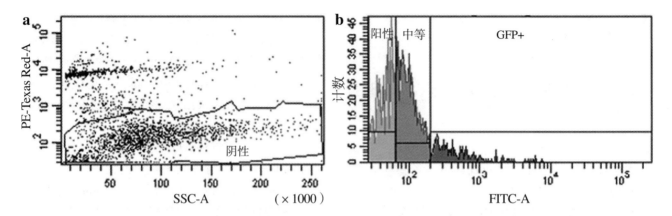

图5-2　对新生DMP1-GFP小鼠颅骨分离细胞行FACS分选。（a）用碘化丙啶排除死细胞，碘化丙啶（propidium iodine，Pi）是一种可以与细胞DNA和双链RNA结合的染料，可以穿透进入死细胞，但不能进入完整的细胞（如活细胞）。Pi阳性细胞在分选过程中被排除在外。（b）DMP1-GFP 小鼠骨细胞表达绿色荧光蛋白（GFP）。进行FACS细胞分选时根据GFP的表达水平进行分选，即没有GFP表达（阴性），GFP阳性表达（GFP+），中度GFP表达（中等）

12. 用新的一次性锥形管收集消化液。

13. 用 PBS 润洗颅骨一次，收集消化液，与第 12 步中的消化液混合，离心，800×g，8 min，弃上清。将细胞重悬于 0.06 ml MEM 培养基中（第 5 部分，该部分细胞群富含骨细胞）。

14. 将剩余的颅骨用 5 ml 胶原酶溶液在震动（700 rpm）、37 ℃条件下孵育 15 min。

15. 用新的一次性锥形管收集消化液。

16. 用 PBS 润洗颅骨一次，收集消化液，与第 15 步中的消化液混合，离心，800×g，8 min，弃上清，将细胞重悬于 0.06 ml MEM 培养基中（第 6 部分，该部分细胞群富含骨细胞）。

17. 重复步骤 14 — 16 2 次，得到第 7 和 8 部分（见注解 4）。

3.1.3. 成年小鼠长骨分级分选

1. 用 CO_2 对小鼠行安乐死。

2. 用剪刀切掉头部。

3. 解剖股骨，尽快去除股骨表面的皮肤和肌肉。

4. 切掉股骨两端，用针插入股骨，用 PBS 将骨髓冲出。

5. 将股骨转移到含有 5 ml 胶原酶溶液的圆底试管中（我们推荐 2~12 股骨 /管），在震动（700 rpm）、37 ℃条件下孵育 20 min（30 min 也合适）。

6. 用新的一次性锥形管收集消化液。

7. 用 PBS 润洗股骨一次，收集消化液，与第 6 步中的消化液混合。

8. 离心，800×g，8 min，弃上清，如果须要行细胞计数，将细胞重悬于 1 ml MEM 培养基中（第 1 部分）。冰上储存（如果无须行细胞计数，则越过步骤 8 直接进行步骤 9，见注解 3）。

9. 离心，800×g，8 min，弃上清，将细胞重悬于 1 ml TRIzol，-80 ℃保存用于之后 RNA 提取。

10. 向剩余股骨加入 5 ml EDTA溶液，在震动（700 rpm）、37 ℃条件下孵育 20 min（30 min 也合适）。

11. 用新的一次性锥形管收集消化液。

12. 用 PBS 润洗剩余股骨一次，收集润洗液，与第 11 步中的消化液混合。离心，800×g，8 min，弃上清，将细胞重悬于 1 ml TRIzol（除非须行细胞计数），-80 ℃保存用于之后 RNA 提取（第 2 部分）。

13. 向剩余股骨加入 5 ml 胶原酶溶液，在震动（700 rpm）、37 ℃条件下孵育 1 h。重复步骤 11 和 12 得到第 3 部分（该部分细胞群富含成骨细胞）。

14. 重复步骤 13 得到第 4 部分。

15. 用 5 ml EDTA 溶液消化剩余股骨，在震动（700 rpm）、37 ℃条件下孵育 45 min，重复步骤 11 和 12 得到第 5 部分。

16. 将剩余的每个颅骨分别转移到含 1 ml TRIzol（每根股骨）和一个不锈钢钢珠的 2 ml 带螺帽的聚

丙烯管中,用匀浆器粉碎股骨,速度 Nb.5, 30 s。

17. 冰上孵育 10 min,将匀浆转移到 1.5 ml 聚丙烯管中,-80 ℃下保存用于之后 RNA 提取(第 2 部分,该部分富含骨细胞)。

3.1.4. FACS 分选新生 DMP1-GFP 小鼠颅骨分离细胞

1. 使用 CS & T 和 Accudrop beads 准备并设置 FACS 细胞分选仪为四通道高速分选模式(70 μm 喷嘴,70 psi)(BD FACSDiva 6.0 或更高版本)。使用无菌滤网过滤的 PBS(1×)代替标准 BD 鞘液用于分选过程。

2. 将注射室冷却,稳定调为 4 ℃,打开连接于用于细胞分选的试管固定器上的冷却设备。

3. 将 4 个各含 1 ml 低温培养基的 5 ml 收集管置于冷却固定器上。

4. 用超纯水稀释碘化丙啶(Pi)至 80 μg/ml,将 Pi 溶液加入到含有颅骨消化细胞的试管中,最终浓度为 400 ng/ml(1:200 稀释),4 ℃避光孵育 20 min,使细胞染色。

5. 用 PBS(1×)稀释含 Pi 的细胞悬液(至少 1 : 4 稀释),以降低行 FACS 分选时的血清浓度,并调整细胞浓度约为 3×10^6/ml。

6. 设置分选门以去除 Pi 阳性细胞(死细胞 / 杂质,PE-Texas-Red 通道,过滤器 616/23)(图 5-2a)。

7. 使用 FSCH/FSCW 和 SSCH/SSCW 可通过电子对排斥增加分选的纯度,但会降低最终得到的细胞数目。

8. 分选 GFP 阴性(neg)、中度(med)和阳性(GFP+)表达的细胞群(FITC 通道,滤过器 530/30),使用四通道纯净分选模式(纯度掩膜 32)。

9. 分选结束后,轻旋收集管,使收集在管内壁上小的细胞团脱落,然后将每个收集管离心,500×g,5 min,立即将细胞重悬于 1 ml TRIzol 中,立即将样品置于 -80 ℃冻存。

10. 将第 1~8 部分的细胞悬液分选得到的细胞混合,称为富含骨细胞的细胞群(Ot),用于 RNA 提取。同样,将第 2~3 部分分选得到的 GFP 阴性的细胞混合后组成富含成骨细胞的细胞群(Ob)(图 5-2b)。

3.1.5. 提取 RNA

根据说明书使用 TRIzol 试剂提取每一部分或混合所有部分细胞群的总 RNA,用 DNA 酶去除污染的基因组 DNA,使用 MinElute Cleanup Kit 对 RNA 进行进一步洗脱。另外,对洗脱的 RNA 再次使用其 RNaesy MinElute 核酸纯化柱进行纯化,高速离心 1 min 以促使总 RNA 复苏,接下来进行逆转录反应和实时 PCR 对入选的成骨细胞和骨细胞标识基因 mRNA 水平进行定量。

3.1.6. 骨细胞和成骨细胞基因表达对比

对从野生型和 DMP1-GFP 小鼠以及成年小鼠股骨得到的 RNA 进行分析(图 5-3),按 Keller 和 Kneissel[10] 描述的实时定量 PCR 方法,使用 5 ng cDNA。正如所料,检测的样本中骨细胞 *Sost* 和 *Dmp1* 基因表达水平显著高于成骨细胞的表达。已有报道称骨膜蛋白在小鼠骨细胞和成骨细胞系中的表达水平有差异:Kato 等的研究展示了骨膜蛋白在原代成骨细胞以及几种成骨细胞系和早期骨细胞中的表达。不同的是,更加成熟的 MLO-Y4 骨细胞系不表达骨膜蛋白 *Postn*[11]。在该实验中,*Postn* 在新生小鼠颅骨分离得到的成骨细胞和骨细胞中均高表达,然而其在成年小鼠长骨中表达水平下降,并且其在成骨细胞中的表达高于骨细胞。这些数据肯定了本章描述的分级分离方法的稳定性和有效性。有意思的是,通过 FACS 分离得到的细胞,来自野生型小鼠细胞的所有目的基因的 Ct 值都略小于 DMP1-GFP 小鼠。对该现象可能的解释就是 FACS 过程中增加的操作时间导致 RNA 部分降解。另外,由于骨骼边缘切口的存在,有些骨细胞在第一次 EDTA 消化时就已被分离出来。这导致野生型小鼠骨骼提取的成骨细胞悬液被骨细胞污染,而接下来没有进行额外的 FACS 分选步骤以去除 DMP1 阳性的骨细胞。该解释与来自野生型和 FACS 分选的 DMP1-GFP 小鼠颅骨得到的富含成骨细胞和骨细胞的细胞群中骨细胞标识基因的表达存在细微差异是一致的。另外,使用 FACS 时我们发现在较早分离出来的细胞悬液中确实存在 GFP 阳性的骨细胞(见注解 4)。最后,来自成年野生型小鼠股骨的富含成骨细胞和骨细胞的细胞群之间骨细胞标识基因表达水平差异更大。这反映了骨细胞标识基因表达可能存在空间和时间上的差异。这意味着成年小鼠股骨

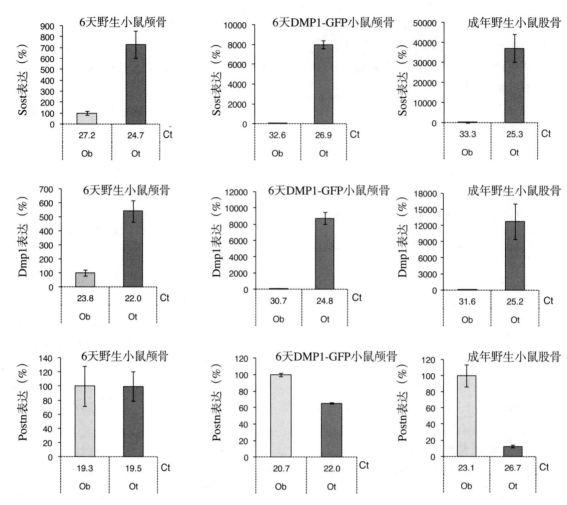

图5-3　新生小鼠颅骨和成年小鼠股骨中的基因表达。比较了从6天龄野生型小鼠颅骨（P6 wt calvaria）、6天龄DMP1-GFP小鼠颅骨（P6 DMP1-GFP calvaria）和4月龄野生型小鼠股骨（Adult wt femur）来源的细胞群的基因表达。只对DMP1-GFP小鼠来源的细胞群进行了FACS分选。Ob：富含成骨细胞的细胞群；Ot：富含骨细胞的细胞群。数据以18 S为标准，表示占Ob细胞表达的百分比，平均值 ± SD（重复3次）。*x*轴为Ct值

中骨细胞标识基因表达高于新生小鼠颅骨。

4. 注解

1. 我们比较了3天、6天和9天新生小鼠颅骨分离得到的细胞。根据我们对多种不同基因表达分析的经验，选用完全相同年龄的小鼠对骨骼进行分级分离是非常重要的。另外，6天龄小鼠比3天和9天龄小鼠更适合本章描述的实验方法（图5-4）。由于骨骼结构和厚度的改变，对每个

年龄段小鼠骨骼行分级分离所需要的时间须要仔细调整。

2. 细胞在TRIzol中裂解后，分级分离步骤以及后续FACS分选进行得越快越好。这样能减少由于分离条件的改变（如细胞应力和凋亡等）导致的基因特征改变。

3. 如果无须进行FACS分选或细胞计数，对每一部分细胞可不用重悬于MEM培养基中，而是直接重悬于1 ml TRIzol中。直接将FACS分选得到的细胞放入TRIzol不能得到高质量RNA。

4. 分离步骤通常在得到第7部分细胞后即可终止，因为只有很少的细胞（骨细胞）可以继续被分

离出来，得到的第 8 部分悬液中含有极少量的细胞（图 5-5）。如果新生小鼠每部分细胞中的细胞数量都偏少，最好在 FACS 分选后、RNA 提取前将几份细胞混合。例如，从第 2 和 3 部分悬液得到的 GFP 阴性细胞为富含成骨细胞的细胞群，两者可以混合。同样，从第 1～7 部分悬液得到的 GFP 阳性细胞为富含骨细胞的细胞群，也可以混合在一起。

致谢

我们非常感谢 T. Grabenstaetter 和 G. Guiglia 精湛的实验技术，以及 Dr. Raulf（Novartis Institutes for BioMedical Research, Basel, Switzerland）为我们提供 FACS 设备并提供有价值的建议。我们还要感谢 Profs. D. W. Rowe 和 I. Kalajzic（University of Connecticut Health Center, Farmington, CT, USA）与我们共享 DMP1-GFP 转基因小鼠。

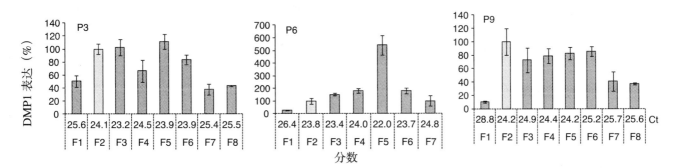

图5-4　DMP1基因表达。从3天龄（P3）、6天龄（P6）和9天龄（P9）小鼠颅骨分离得到的细胞中DMP1的表达水平。数据以18 S为标准，表示为占F2细胞表达的百分比，值=平均值 ± SD（*n*=3，重复3次）

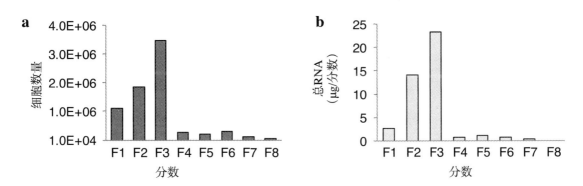

图5-5　每一部分悬液细胞和RNA复苏。在一次代表性实验中从新生小鼠颅骨得到的多部分细胞悬液中的细胞数量（a）和提取的总RNA（b）

参考文献

1. Feng, J. Q., Ye, L., and Schiavi, S. (2009) Do osteocytes contribute to phosphate homeostasis? *Curr. Opin. Nephrol. Hypertens.* 18, 285-291.

2. Bonewald, L. F., and Johnson, M. L. (2008) Osteocytes, mechanosensing and Wnt signaling. *Bone* 42, 606-615.

3. van Bezooijen, R. L., ten Dijke, P., Papapoulos, S. E., and Löwik, C. W. (2005) *SOST*/sclerostin, an osteocyte-derived negative regulator of bone formation. *Cytokine Growth Factor Rev.* 16, 319-327.

4. van der Plas, A., and Nijweide, P. J. (1992) Isolation and purification of osteocytes. *J. Bone Miner. Res.* 7, 389-396.

5. Tanaka-Kamioka, K., Kamioka, H., Ris, H., and Lim, S. S. (1998) Osteocyte shape is dependent on actin filaments and osteocyte processes are unique actin-rich projections. *J. Bone Miner. Res.* 13, 1555-1567.

6. Kamioka, H., Ishihara, Y., Ris, H., Murshid, S. A., Sugawara, Y., Takano-Yamamoto T., and Lim, S. S. (2007) Primary cultures of chick osteocytes retain functional gap junctions between osteocytes and between osteocytes and osteoblasts. *Microsc. Microanal.* 13, 108-117.

7. Gu, G., Nars, M., Hentunen, T. A., Metsikkö, K., and Väänänen, H. K. (2006) Isolated primary osteocytes express functional gap junctions in vitro. *Cell Tissue Res.* 323, 263-271.

8. Paic, F., Igwe, J. C., Nori, R. , Kronenberg, M. S., Franceschetti, T., Harrington, P., Kuo, L., Shin, D. G., Rowe, D W., Harris, S. E., and Kalajzic, I. (2009) Identification of differen- tially expressed genes between osteoblasts and osteocytes. *Bone* 45, 682-692.

9. Kalajzic, I., Braut, A., Guo, D., Jiang, X. Kronenberg, M. S., Mina, M., Harris, M. A., Harris, S. E., and Rowe, D. W. (2004) Dentin matrix protein 1 expression during osteoblastic differentiation, generation of an osteocyte GFP-transgene. *Bone* 35, 74-82.

10. Keller, H., and Kneissel, M. (2005) SOST is a target gene for PTH in bone. *Bone* 37, 148-158.

11. Kato, Y., Boskey, A., Spevak, L., Dallas, M., Hori, M., and Bonewald, L. F. (2001) Establishment of an osteoid preosteocyte-like cell MLO-A5 that spontaneously mineralizes in culture. *J. Bone Miner. Res.* 16, 1622-1633.

第 6 章

使用 MLO-Y4 和 MLO-Y5 细胞系研究骨细胞功能

Jennifer Rosser, Lynda F. Bonewald 著

张　稳、宋纯理 译

摘要

本章主要描述了采用 MLO-Y4 细胞系培养方法进行基因表达、对液体流动的反应和树突状生长的研究。我们还描述了如何使用 MLO-A5 细胞作为从成骨细胞向骨细胞分化的模型并研究其矿化过程。这些研究将成为研究骨细胞功能及其分子机制的一个起点。

关键词： 骨细胞、矿化、树突状、E11、流体、MLO-Y4、MLO-A5。

1. 前言

最初骨细胞主要是根据其骨内的解剖位置和树突状形态来识别的。后来，在 1995 年，确定了其分子标志物，即低表达碱性磷酸酶、高表达骨钙素和酪蛋白激酶 Ⅱ[1]。在过去的 20 年中，经挑选后确定的骨细胞标志物包括用于早期的 E11/gp38/podoplanin，以及后期的用于成熟骨细胞鉴定的 Sost/sclerostin。另外，有几种蛋白在磷酸盐稳态的调控中发挥重要作用，包括 X 染色体内肽酶同源性调磷基因（PHEX）、细胞外基质磷酸糖蛋白（matrix extracellar phosphoglycoprotein，MEPE）、牙本质基质蛋白 1（dentin matrix protein1，DMP1）和成纤维生长因子 -23（fibroblast growth factor-23，FGF-23）。这些被认为是骨细胞选择性表达的重要基因。

骨细胞含有几种在细胞骨架功能方面发挥重要作用的蛋白，包括解聚蛋白 destrin、CapG、cdc42 和 E11/gp38，还含有参与肌肉收缩功能的大量分子，包括肌球蛋白的重链和轻链、α - 肌动蛋白、肌钙蛋白、原肌球蛋白、α - 辅肌动蛋白和肌动蛋白结合蛋白 Capzb[2]。

骨细胞选择性标志物具有不同的功能，E11/gp38 参与骨细胞的树突状生长。这对于骨细胞在骨内建立其联系网络是必需的。骨硬化素是骨形成的负性调控因子。人类 SOST 基因（Sclerostin 的编码）发生变异导致骨量增加，小鼠 SOST 基因敲除亦导致骨量增高。Phex 特异性表达在鸟类骨细胞中，但在哺乳动物晚期成骨细胞和骨细胞中亦有表达。Dmp1 和 MEPE 在骨细胞内的表达明显高于成骨细胞和其他类型细胞。敲除 Dmp1 或 Phex 基因，或者发生基因变异都会引起低磷酸盐血症性佝偻病，这与骨细胞内 FGF23 的大量表达相关[2-5]。

分离原代骨细胞非常困难。随着骨矿化程度和骨龄的增加，分离得到的骨细胞数量减少，这导致难以获得足够多的骨细胞用于实验研究。因此，我们构建了 MLO-Y4 和 MLO-A5 细胞系，用于研究骨细胞功能[6,7]。这两种细胞系均来源于转基因小鼠，通过控制骨钙素启动子使该转基因小鼠终生表达 T 抗原。MLO-Y4 表达骨细胞的特性，包括骨钙素高表达、碱性磷酸酶低表达、连接蛋白 43 和抗原 E11 高表达，并且保留树突状外形，与原代骨细胞培养得到的细胞类似。该细胞系已被证明对研究流体力学和底物拉伸对骨细胞特异性信号通路激活以及信号分子释放的影响是有用的，尤其是前列腺素、一氧化氮、ATP 和钙。其他研究报道概括了纤毛、

缝隙连接、半通道、树突状外形、凋亡、自噬、低氧、激素反应、破骨细胞形成和激活的调控的作用以及对成骨细胞和间充质干细胞的影响。不像其他已知的成纤维细胞和成骨细胞系那样，该细胞系对流体剪切应力极其敏感[2-5]。

MLO-A5 细胞系具有晚期成骨细胞/前体骨细胞的特征。该细胞系的细胞个体较大，超过 100 μm，表达晚期成骨细胞的标志物，如极高的碱性磷酸酶、骨涎蛋白、PTH 1 型受体和骨钙素，可以发生快速的片状钙化，而非结节状钙化[7]。在培养过程中，这些细胞长出细胞突起时就开始表达成熟骨细胞的标志物，如 E11/gp38/pdpn[8]。PTH 和机械应力可以降低这些细胞骨硬化蛋白的表达[9]，而 BMP 可以增加其表达[10]。MLO-A5 细胞系已被用于研究成骨细胞向骨细胞的分化过程[11]、矿化过程[8]以及机械应力对生物矿化作用的影响[12]。

无论是哪种细胞系，都须要使用细胞的主要特征来监测细胞表型的稳定性。对 MLO-Y4 细胞系而言，其主要特征包括产生树突状突起、高表达 E11、高骨钙素以及低表达碱性磷酸酶。而对于 MLO-A5 细胞系而言，其主要特征为培养 7~9 天时形成的"蜂巢状"矿化基质。

在本章中，我们将描述如何培养 MLO-Y4 和 A5 细胞系，其形态特征，如何利用流体剪切应力，如何测量树突延伸率，siRNA 转染研究，以及矿化检测。

2. 材料

2.1. 组织培养用试剂

1. 培养基　含 Earle 盐、L- 谷氨酰胺、核糖核苷酸和脱氧核糖核酸的 α-MEM，加入青霉素/链霉素 100 U/ml。

2. 胎牛血清（fetal bovine serum，FBS）和小牛血清（calf serum，CS）(defined & iron-supplemented)。对两者热灭活（Hyclone）（见注解 1）。

3. 不含钙和镁的磷酸盐缓冲液（DPBS），pH 7.4。

4. 传代用的 0.05% 胰蛋白酶 /0.53 mM EDTA 溶液。

5. 大鼠尾巴 I 型胶原蛋白溶液（Becton Dickson

Bioscience，Cat. # 354236）用于培养板包被，或者购买包被好的培养板。

6. 0.02 M 抗坏血酸用于稀释胶原。

7. 二甲基亚砜（dimethyl sulfoxide，DMSO）用于细胞冻存。

8. 抗坏血酸，用于成骨细胞矿化培养。

9. β- 甘油磷酸，用于成骨细胞矿化培养。

10. 组织培养皿（100 mm 和 150 mm）。

2.2. 流体流动实验用试剂

1. Flexcell® Streamer®剪切应力设备（Flexcell）泵、带六角螺栓和六角扳手的流体流动小室、玻璃瓶、脉冲阻尼器、乳胶管和快速断开装置。

2. 胶原包被的显微镜载玻片，如 Thermo Scientific Colorfrost* Plus Slides（6776214），25 mm × 75 mm × 1 mm，或者使用 Flexcell 的"培养玻片"（见注解 2）。

3. 无菌手术钳，用于操控载玻片。

4. 可以盛三个载玻片的方形培养皿。

5. 细胞培养基，用于培养细胞并实施流体流动实验。

6. 70% 乙醇和无菌 PBS，分别用于消毒和润洗设备。

7. 去离子水和 70% 乙醇用于设备清理。

2.3. 树突定量用试剂

1. 10% 福尔马林缓冲液。

2. 0.1% 结晶紫。

2.4. siRNA 转染用试剂

1. 无血清的 Opti-MEM®I 无血清培养基（Invitrogen）。

2. 脂质体（Invitrogen）（见注解 8）。

3. Risc-Free siRNA，作为阴性对照。

4. 作用于 E11 三个区域的 siRNA，各含 21 个碱基，用于瞬时转染。根据人 E11 siRNA 序列设计"A"和"B"[13]，"C"由 Ambion（Austin，TX）使用 Cenix 运算法则设计而成。

A = +165 ACTGGAGGGCTTAATGAATCT +185

B = +397 AAGATGGCTTGCCAGTAGTCA +417
C = +66 AGGGACTATAGGCGTGAATGA +86

2.5. E11 Western Blotting 用试剂

1. 一抗　从杂交瘤条件培养基获得的仓鼠单克隆抗体 8.1.1，由华盛顿大学 Dr. Andrew Farr 馈赠。Dr. Farr 已将此单克隆抗体和相应的杂交瘤存储在 Developmental Studies Hybridoma Bank (http://www.uiowa.edu/~dshbwww/)，8.1.1 (anti-murine GP38; T1alpha; podoplanin)，可向该公司申请使用。
2. 二抗　过氧化物酶共轭的羊抗仓鼠 IgG (Immuno Research Laboratories Inc)。

3. 方法

3.1. MLO-Y4 骨细胞样细胞系的一般维护方法

　　所有的细胞培养步骤均须使用无菌器械，并在无菌条件下完成，图 6-1 展示了细胞的典型外貌。

1. 用含 2.5% FBS 和 2.5% CS 的 α-MEM 培养基将细胞在胶原包被的培养板上维持培养（详见子标题 3.2），在 37℃、5% CO_2 的湿润培养箱中进行（见注解 3）。
2. 每 3~4 天按 1:5 的比例传代（最大 1:7）（见注解 4）。
3. 用含 60% α-MEM、30% FBS 及 10% DMSO 按照 1×10^6/(ml·冻存管) 冻存细胞。
4. 解冻细胞时，将细胞冻存管置于 37 ℃水浴内，将细胞悬液转移到含 9 ml 培养基和血清的 15 ml 的锥形管内，颠倒混匀。
5. 离心，1000 rpm，5~10 min。弃上清，用含 5% FBS 和 5% CS 的培养基重悬细胞团。这里使用的是总达 10% 的高浓度血清，可以给细胞一个额外的刺激。第 2 天检查细胞活性。如果有较多的漂浮死细胞，则更换培养基。这时可以更换为之前使用的含 2.5% FBS 和 2.5% CS 血清的培养基。

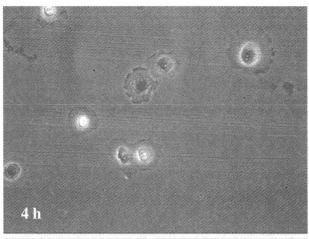
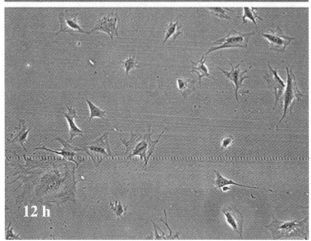

图6-1　接种 4 h 和 12 h 后 MLO-Y4 细胞外形。接种后 4 h 细胞贴壁，12 h 已长出树突状突起

3.2. 胶原包被组织培养皿

　　操作在无菌条件下进行，在无菌装置中使培养皿干燥。

1. 预先用滤网过滤 0.02 M 抗坏血酸灭菌，使用冷冻的枪头将浓缩的无菌胶原溶液加入其中。胶原的终浓度为 0.15 mg/ml（稀释工作液）。10 cm 和 15 cm 培养皿分别用稀释工作液 8 ml 和 14 ml。
2. 包被过程在室温下持续 1 h，然后以一定的角度倾斜培养皿，保持数分钟，吸出工作液。该工作液可重复使用大约 6 次，须在冰箱内保存。
3. 如须即刻使用培养皿，则用 PBS 润洗培养皿，除去残留的抗坏血酸。另外，培养皿可以保存，打开培养皿盖子使其彻底干燥（>1 h），然后将盖子盖在干燥的培养皿上，外面包裹塑料，在 4 ℃下可保存 1 ~ 2 m。使用之前用 PBS 润洗。

3.3. 使用 Flexcell® Streamer® 剪切应力设备行流体流动实验

1. 在每张胶原包被的载玻片上放置（2 ~ 4）× 10⁵ 个细胞。
2. 次日（d1），将培养基更换为检测混合物或者行 siRNA 转染（见子标题 3.5.）。
3. 第 2 天，细胞达到 70% ~ 80% 融合，可以用来做流体流动试验（见注解 5）。

　　在安装流体流动实验设备前洗净双手，小心转运所有的管、设备部件和移液管，避免接触实验室表面或皮肤。当进行无菌步骤，向系统内加入培养基时，启动泵可通过机器上的开关或者使用软件选择手动模式，推荐使用后者。

3.3.1. 计算机系统设置

1. 打开电脑。
2. 打开 Stream Gold v1，由电脑控制水流，显示为 PO1。
3. 选择 "Operate" 菜单，点击 "Add User" 键入自己的名字，点击 "Return"。
4. 再次点击 "Operate" 菜单，选择 "Configure Regimes"，在新的对话框中键入各步骤的参数以创建程序，点击 "Save Step" 保存每一步骤设置，然后点击 "Save Regime" 保存整个程序，点击 "Test Profile" 中的 "Visualization"，检查程序设置是否与预期的一样。通常我们创建程序时达到预期流体强度的时间为 1 min，然后在整个流体流动实验中保持该强度，最后用 1 min 的时间将强度降为零，这样能避免细胞遭受不必要的震荡。
5. 在主页面中，选择 "System 1" 按钮，点击 "Configure"，将打开一个新的界面，选择合适的用户名和程序，点击 "Update"，然后可准备启动改程序。

3.3.2. 设置流体环路

1. 组装好的水流装置消毒　将 300 ml 70% 乙醇加入到玻璃瓶中。打开泵，将其泵入系统中持续

0 min，检测是否有漏液。如果有漏液，更换管连接处的橡胶密封塞。

2. 收集反流回来的乙醇，将其置入到已用乙醇收纳装置中。
3. 用 300 ~ 400 ml 无菌 PBS 润洗系统，将其泵入到系统中至少持续 5 min，并将其收集到废液收纳瓶中。
4. 重复步骤 3。
5. 将盛有培养基（约 500 ml）的瓶子置于流体系统旁边的 FF 孵育箱内。松开瓶盖，打开装有管道部件的空瓶瓶盖，小心地将其内部的管道部件置入到装有培养基的玻璃瓶中。不要接触其周围的任何东西，保持最佳的无菌状态。
6. 开始将培养基泵入到系统中，将残留的 PBS 推出流体环路。当培养基通过管道到达滴管尖端流入到瓶中时，已将大部分 PBS 从系统中清除，停止泵，弃去 PBS。
7. 添加剩余的培养基至大约 500 ml，再次盖好瓶盖并确保其拧紧。
8. 将剩余的培养基泵入系统（见注解 6）。为了避免空气进入系统，倾斜每一个脉冲阻尼器使其垂直于水流，将其内部填满培养基，然后在阻尼器处收集系统中的培养基。收集时从靠近泵的脉冲阻尼器开始，然后换另一个。培养基液面须高出管道入口 1 ~ 1.5 英寸。检测管道内是否残留气泡。如果有气泡，须将其去除。须注意，在流体小室内有一个孔隙可能有气泡存在。须倾斜小室，将此孔隙填满。这是最后一次可以检查是否有气泡或者漏液的机会。
9. 断开流体小室入口和出口处的管道，小心地将该系统移到组织培养柜内。
10. 松开螺丝，打开小室顶部。
11. 使用无菌手术钳和无菌手套（喷涂 70% 乙醇），夹起载有细胞的载玻片并将其插入到流体设备的插槽内。确保载玻片上有细胞的那一面朝向较小的插槽。这是小室内流体到达的区域。轻轻地将其滑入到槽内，不要用力将其推入或者用玻璃刮擦小室的那一侧。所有的六个插槽均须植入载玻片以确保合适、一致的水流。如果实验用载玻片少于 6 个，则用无菌的空载玻片将其余插槽填满。
12. 关闭小室，手动拧紧螺栓，然后用六角螺纹扳

手拧紧。

13. 将小室运回培养箱内，重新连接其入口和出口管道。

14. 点击软件上的开始键，程序资料已经装载，这时会出现"save as"界面，点击"cancel"，水流启动。

15. 由于水流强度是缓慢上升的，倾斜小室，以使其内部缝隙处的气泡得以清除。该步骤须持续几秒。

16. 这时在软件上可以看到实时的剪切应力图像，定期检测水流系统是否有漏液或气泡出现。

17. 当程序结束后，将小室从培养箱内取出，并将其转移到组织培养柜内。打开小室，将载玻片取出用于即刻实验处理或返回到无菌培养条件下继续培养。对载玻片上的细胞可以行蛋白质印迹法（见注解 7）、提取 RNA 或者分析树突长度（详见子标题 3.4.）等实验。

18. 收集细胞步骤完成后，将小室装回流体系统，连接入口和出口管道，启动逆向水流，用另外一个容器收集培养基。

19. 用去离子水清洗系统 10 min，收集废水，弃掉。

20. 重复步骤 19 两次。

21. 用 300 ml 70% 乙醇清洗系统 10 min，收集乙醇，弃掉。

22. 断开管道、瓶、小室和阻尼器。打开小室，用水和乙醇清洗，确保培养基在上述部件中没有残留，残留的培养基会腐蚀系统。

23. 风干系统待下次使用。

3.4. 染色和树突长度定量分析

结晶紫染色是增强树突和胞体对比度的有效方法，图 6-2 是该方法的示意图。

1. 用 10% 福尔马林缓冲液固定细胞 10 min，用 H$_2$O 清洗。

2. 用 0.1% 结晶紫染色 10 min，吸取并保存染液。

3. 用 H$_2$O 轻柔地润洗细胞数次，直至染液清除干净。

4. 拍照前倾斜载玻片使其控干，或者上下抖动载玻片使其风干。

使用 AnalySIS Image Software 软件定量分析树突的长度。

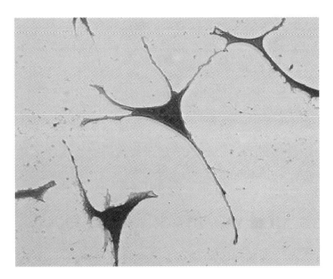

图6-2 结晶紫染色，红线显示细胞体的轮廓，绿线显示细胞突起。使用该方法，可以定量分析胞体的面积、树突的长度和数量

1. 使用 AnalySIS Image Software 打开须要定量分析的图片。

2. 原始图片打开后放大倍率选择"M"，确保单位为"μm"非常重要，即使系统已自动勾选"√"，点击取消"√"，然后再重新点击出现"√"。每打开一张新的图片时都要重复此步骤，这样才能确保树突的测量单位为"μm"，而非像素。

3. 从工具栏中选择"Measure → Arbitrary area"，用光标画出胞体的轮廓（按鼠标左键），双击鼠标右键结束测量，软件会自动产生胞体面积的数据图表并在"A"栏中记录第一组数据。

4. 用光标画出同一个细胞树突的轮廓（选择"Measure → Polygon length"），起始方法同胞体轮廓画法，双击鼠标右键结束测量该细胞的所有树突。程序将为树突长度测量结果产生一个单独的数据表格，也将其数据记录在"A"栏。再次检查，以确保数据测量单位为"μm"。

5. 开始测量第 2 个细胞时，在数据表上选择"B"栏，否则程序将覆盖或者添加新的数据至之前的测量结果。对每一个细胞都应有单独的一栏记录数据，但胞体和树突测量结果对应的每栏的字母应一样（例如第三个细胞用"C"，第四个细胞用"D"等）。

6. 如想擦除或重新画，双击右键终止当前操作，手动删除数据表中的数据，然后点击画面上擦除按钮"X"，之前所画的痕迹将被删除。

7. 获得每个细胞树突长度的平均值，点击多边形长度数据表，选择"Measure → Define Statistics → Mean"，然后选择"Measure → Statistics"。

将每一个细胞树突长度平均值导入统计软件，得到一个标本中众多细胞树突长度的总体平均值和标准差。

3.5. MLO-Y4 细胞系 E11 siRNA 转染

1. 在行细胞转染的前一天，在胶原包被的 48 孔板的每一孔中置入 0.5 ml 不含抗生素的培养基，内含 4×10^4 个细胞，待转染时细胞可达到 50% 融合。

2. 对每一个样本，按以下步骤准备 siRNA- 脂质体复合物。

（1）将 3 条 siRNA 各取 25 nM 用 40 μl 不含血清的 OptiMEM® I 无血清培养基稀释（或者使用不含血清的其他培养基），轻柔混匀（见注解 10）。

（2）使用前轻柔地混匀脂质体，然后取 1 μl 用 9 μl Opti-MEM® I Medium 稀释（或者使用不含血清的其他培养基）（见注解 8）。轻柔混匀，室温孵育 5 min。

（3）孵育 5 min 后，将稀释的 siRNA 和脂质体混合（总体积为 50 μl），轻柔混匀，室温孵育 20 min，形成 siRNA- 脂质体复合物。

3. 向每孔中加入 50 μl siRNA- 脂质体复合物，前后轻柔摇动含 200 μl 无血清培养基的培养板使其混匀。

4. 将细胞在 37 ℃的 CO_2 孵育箱内培养 24 h 用于基因敲减率检测，通常无须移除复合物，4~6 h 后添加生长培养基（1, 2.5, 或 5% 50:50 FBS:CS）不会影响转染活性，低浓度血清反而会增强 siRNA 的转染效果（图 6-3）。

5. 为了在 siRNA 转染的细胞上实施流体流动实验，将细胞接种在胶原包被的载玻片上，24 h 后行 siRNA 转染，孵育 24 h 后再行流体实验。

在 FF 培养箱内以 16 达因 /cm² 的流体强度孵育 2 h 后，将载玻片转移到含 2.5% FBS 和 2.5% CS 培养基的培养皿中，将载玻片孵育 24 h 后，用于测量树突长度和（或）蛋白质表达水平。

结果：对 E11 行 siRNA 转染可抑制因流体剪切应力诱导的树突长度增长。虽然转染对静置条件下培养的细胞树突长度无明显影响，但接下来 E11 蛋白质印迹法结果显示蛋白质表达显著降低[14]。这些实验可用来确定 E11 或树突是否在骨细胞功能中发挥作用，如缝隙连接、半通道功能、细胞信号通路或骨细胞凋亡，同样的 siRNA 转染方法发现 β-catenin 在骨细胞凋亡和细胞活性中发挥重要作用[15]。

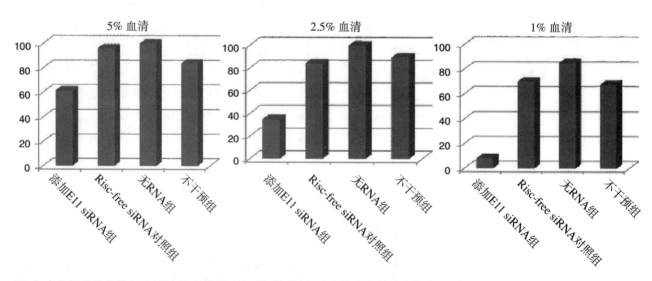

图6-3 降低培养基中的血清浓度可增强siRNA转染效果，图形顶端为血清浓度，Y轴为蛋白质表达降低的百分比

3.6. 晚期成骨细胞 / 早期骨细胞样 MLO-A5 细胞系的冻存

所有的细胞培养操作步骤应在无菌的组织培养器中进行，使用无菌器械。

1. 在胶原包被的培养板内用含 5% FBS 和 5% CS 的 α-MEM 培养基维持细胞培养直至细胞接近融合（85%～90%）。培养条件：加湿培养箱，37 ℃，5% CO$_2$。

2. 每 3～4 天按 1:15～1:20 比例传代。

3. 用含 60% α-MEM、30% FBS 及 10% DMSO 的冻存液，按每个冷冻管 1×10^6 细胞 / 毫升的密度冻存细胞。

3.7. MLO-A5 细胞矿化检测

请注意，MLO-A5 细胞的矿化形式不同于其他章节描述的矿化形式（如本卷第 3 章），其矿化结构呈片状，而非结节状。

1. 为了保持一致性，进行实验时解冻的细胞代数差别应控制在 3～4 代以内。

2. 将细胞按 3.5×10^4/cm^2 的密度接种于胶原包被的培养孔内，使其在第 2 天达到 100% 融合，使用含 5% FBS 和 5% CS 的 α-MEM 培养基。

3. 细胞融合后（记为 d 0），将培养基更换为矿化培养基：含 α-MEM、10% FBS、100 μg/ml 抗坏血酸和 4～5 mM β-甘油磷酸盐（见注解 9）。

4. 每 2～3 天更换培养基，使用无菌、带斜坡的枪头吸掉旧培养基，不要碰到细胞层。如果残留少量旧培养基（残留约 100 μl 可接受），确保每孔残留量应一致。一次操作四个培养孔，这样培养孔不会干透。

5. 第 4 — 6 天，胶原纤维开始形成旋涡状或蜂窝状结构。当开始矿化时，该结构表现为闪亮的可折射的外貌特征。

6. 最佳矿化结构形成通常在第 10～12 天。

7. 为了使获得培养的细胞用于蛋白质印迹检测，须使用带 23 号针头的注射器猛力地混合细胞裂解产物（10～20 次），以破坏矿化的基质。蛋白质印迹法详见第 15 章。

8. 为了获得培养的细胞用于矿化研究，将细胞用 10% 福尔马林缓冲液固定 10 min，然后用 H$_2$O

清洗，然后行硝酸银 Von Kossa 染色或茜素红染色。也可以用 95% 乙醇固定细胞，然后行免疫荧光染色。

---

4. 注解

1. 用含有两种血清的培养基培养细胞非常重要，CS 用于维持细胞扩增，FBS 维持细胞分化。换用新批次的血清，尤其是 FBS，会导致细胞形态和表型发生变化。我们建议试用几个新批次的血清，以确保细胞表型和之前使用的血清批次培养的细胞相同。我们建议检测细胞扩增、细胞形态、树突长度、基因和（或）蛋白质表达水平。如果可能的话，检测其矿化能力。关于热灭活的相关信息，请咨询 Hyclone 网站。

2. 在流体实验中，使用带正电荷、胶原包被的玻璃载玻片（Thermo Shandon Colorfrost* Plus Slides cat#6776214），确保细胞在玻璃载玻片上的最佳贴附。由于玻璃载玻片的尺寸略微存在差异，须要在流体小室内检测每个载玻片是否可用。如果遇到阻力，不要往里硬塞，否则会损坏或阻塞流体小室。胶原包被玻璃载玻片前在 70% 乙醇或 100% 异丙醇内浸泡至少 30 min 以达到消毒目的，使用前风干或用 PBS 润洗（消毒亦可将载玻片包好后行高压灭菌消毒）。将载玻片放置在无菌组织培养皿或其他无菌容器内用于胶原包被。胶原包被的步骤参照子标题 3.2.。包被完成后，用无菌镊子将载玻片转移到无菌的方形培养皿内，将载玻片斜立在培养皿的一个边上直至干燥，然后将其平放于培养皿内。否则它们会紧紧地黏附在培养皿底上，不便于后面对其行移动操作。

3. MLO-Y4 骨样细胞的生长速度较成骨细胞样细胞系慢，通过树突而非胞体进行细胞间联系。如果细胞过度融合，会影响其树突状结构，细胞会发生分离。由于细胞不产生自己的细胞外基质，须将细胞接种于胶原包被的培养板上，以帮助其维持树突状形态。

4. 为了减少培养基的更换次数，传代时添加足够的培养基使其维持 3～4 天，使用培养基的量为

12 ml/100 mm 或 30 ml/150 mm 培养皿。我们建议这么做有两个方面的原因：①细胞更喜欢"条件培养基"，可以长出更多的树突。②在之前培养过程中，我们发现频繁更换培养基会引起细胞形态发生改变。这对于须要测量胞体面积或树突长度的实验而言尤为重要。

5. 进行流体实验前，我们建议细胞贴附玻璃载玻片的时间为 48 h（而不是比该时间更长）。您须要根据实验目的和实验终点来更换细胞的初始接种密度。如果实验终点是要测量树突长度，您会希望细胞之间有充分的空间，以使树突有充足的空间进行延伸。

6. 灌注流体系统时小心操作非常重要。须要向两个塑料阻尼器（脉冲阻尼器）填充 2/3 体积的液体。这对保持泵的振动和分散细胞的气泡至关重要的。如果不能充分地填充该阻尼器，那么就意味着实验很可能会失败，因为空气气泡会使细胞从载玻片上发生移位。

7. 蛋白质印迹法使用的是第 15 章列举的通用步骤。为了检测骨细胞特异性标志物 E11，我们使用的是杂交瘤条件培养基来源的仓鼠单克隆抗体 8.1.1，由华盛顿大学 Dr. Andrew Farr 馈赠。Dr. Farr 已将此单克隆抗体和相应的杂交瘤存储在 Developmental Studies Hybridoma Bank (http://www. uiowa.edu/~dshbwww/)，8.1.1 (anti-murine GP38; T1alpha; podoplanin)，可向该公司申请使用。该抗体与过氧化物酶连接的羊抗仓鼠 IgG（ImmunoResearch Laboratories Inc）联合使用时效果较好。

8. 脂质体 Oligofectamine 是较理想的转染试剂，Lipofectamine 2000、Lipofectamine Plus（Invitrogen,Carlsbad, CA）和 TransITTKO Transfection reagent（Mirus, Madison, WI）会影响细胞形态。

9. 第一次添加培养基时就向其中加入抗坏血酸和β- 甘油磷酸盐。用无血清的培养基制备 100×的储存液。用过滤器过滤消毒，分装成小份，用锡纸包裹后在 –20 ℃下冻存备用，其稳定状态可持续数月。由于抗坏血酸是光敏感的，每使用完一小份解冻的储存液后就将其弃掉，解冻的小份 β- 甘油酸磷酸盐可在 4 ℃保存，使用 1 周。

10. 在该实验中，siRNA 复合物的初始稀释浓度为 5× 溶液（125 nM），所以当将 50 µl 复合物加入到 200 µl 生长培养基后，siRNA 的终浓度为 25 nM。

参考文献

1. Mikuni-Takagaki, Y., Kakai, Y., Satoyoshi, M., Kawano, E., Suzuki, Y., Kawase, T., and Saito, S. (1995) Matrix mineralization and the differentiation of osteocyte-like cells in culture. *J. Bone Miner. Res.* 10, 231-242.

2. Bonewald, L. F. (2007) Osteocytes, In *Osteoporosis* (R. Marcus, D. Feldman, D. Nelson, C. Rosen, Ed.) 3 rd ed., pp 169-190, Elsevier.

3. Bonewald, L. F., Johnson, M. L. (2008) Osteocytes, Mechanosensing, and Wnt Signaling. *Bone* 42, 606-615.

4. Dallas, S. L., Bonewald, L. F. (2010) Dynamics of the Transition from Osteoblast to Osteocyte, *Ann. N Y Acad. Sci* 1192, 434-437.

5. Klein-Nulend, J., Bonewald, L. F. (2008) The Osteocyte, In *Principles of Bone Biology* (Bilezikian, J. P., Raisz, L.G., Ed.), Academic Press.

6. Kato, Y., Windle, J. J., Koop, B. A., Mundy, G. R., and Bonewald, L. F. (1997) Establishment of an osteocyte-like cell line, MLO-Y4, *J. Bone Miner. Res.* 12, 2014-2023.

7. Kato, Y., Boskey, A., Spevak, L., Dallas, M., Hori, M., and Bonewald, L. F. (2001) Establishment of an osteoid preosteocyte-like cell MLO-A5 that spontaneously mineralizes in culture. *J. Bone Miner. Res.* 16, 1622-1633.

8. Barragan-Adjemian, C., Nicolella, D., Dusevich, V., Dallas, M. R., Eick, J. D., and Bonewald, L. F. (2006) Mechanism by which MLO-A5 late osteoblasts/early osteocytes mineralize in culture: similarities with mineralization of lamellar bone. *Calcif. Tissue In.* 79, 340-353.

9. Bellido, T., Ali, A. A., Gubrij, I., Plotkin, L. I., Fu, Q., O Brien, C. A., Manolagas, S. C., and Jilka, R. L. (2005) Chronic elevation of parathyroid hormone in mice reduces expression of sclerostin by osteocytes: a novel mechanism for hormonal control of osteoblastogenesis. *Endocrinology* 146, 4577-4583.

10. Papanicolaou, S. E., Phipps, R. J., Fyhrie, D. P., and Genetos, D. C. (2009) Modulation of sclerostin expression by mechanical loading and bone morphogenetic proteins in osteogenic cells. *Biorheology* 46, 389-399.

11. Dallas, S. L., Veno, P. A., Rosser, J. L., Barragan-Adjemian, C., Rowe, D. W., Kalajzic, I., and Bonewald, L. F. (2009) Time lapse imaging techniques for comparison of mineralization dynamics in primary murine osteoblasts and the late osteoblast/early osteocyte-like cell line MLO-A5. *Cells, tissues, organs* 189, 6-11.

12. Sittichockechaiwut, A., Scutt, A. M., Ryan, A. J., Bonewald, L. F., and Reilly, G. C. (2009) Use of rapidly mineralising osteoblasts

and short periods of mechanical loading to accelerate matrix maturation in 3D scaffolds. *Bone* 44, 822-829.

13. Schacht, V., Ramirez, M. I., Hong, Y. K., Hirakawa, S., Feng, D., Harvey, N., Williams, M., Dvorak, A. M., Dvorak, H. F., Oliver, G., and Detmar, M. (2003) T1alpha/podoplanin deficiency disrupts normal lymphatic vasculature formation and causes lymphedema. *EMBO J.* 22, 3546-3556.

14. Zhang, K., Barragan-Adjemian, C., Ye, L., Kotha, K., Dallas, M., Lu, Y., Zhao, S., Harris, M., Harris, S. E., Feng, J. Q., and Bonewald, L. F. (2006) E11/gp38 Selective Expression in osteocytes: regulation by mechanical strain and role in dendrite elongation. *Mol. Biol Cell*. 26, 4539-4552.

15. Kitase, Y., Barragan, L., Qing, H., Kondoh, S., Jiang, J., Johnson, M. L., Bonewald, L. F. (2010) Mechanical induction of PGE2 in osteocytes blocks glucocorticoid induced apoptosis through both the b-Catenin and PKA pathways. *J. Bone Min. Res.* 25, 2657-2668.

第 7 章

人骨髓来源干细胞的分离、分化及其特征

Rahul S. Tare, Peter D. Mitchell, Janos Kanczler, Richard O.C. Oreffo 著

张　稳、宋纯理 译

摘要

在本章将我们描述从人骨髓中分离及鉴定骨骼干细胞的技术方法。使用磁珠分选技术分选出 STRO-1 阳性细胞，描述用这些细胞建立成骨、成脂和成软骨培养体系并对其进行鉴定的方法。最后，我们将介绍在小鼠皮下埋置扩散盒，检测这些细胞的体内成骨能力的方法。

关键词：干细胞、成骨细胞、脂肪细胞、软骨细胞、骨髓和扩散盒。

1. 前言

成人骨髓基质组织中含有骨干细胞（通常称为间充质干细胞）的多潜能前体细胞可以分化为成骨细胞、软骨细胞、脂肪细胞和肌细胞。间充质干细胞之所以可以被识别，是由于它们表达可被特异抗体识别的多种细胞表面标志物。最常使用的是单克隆抗体 STRO-1。它可以识别细胞表面抗胰蛋白酶抗原。该抗原表达在骨髓基质细胞的亚群细胞上，基本上包括所有的附着的具有高生长潜力的克隆祖细胞或成纤维细胞集落形成单位 CFU-F[1]。本章提供了一种通过免疫标记后行磁珠分选进行分离、富集骨髓 STRO-1 阳性干细胞的改进方法。我们还将描述将这些细胞体外培养使其分化为具有成骨、成软骨和成脂性能的细胞系的方法，以及可用来鉴定这些分化细胞的技术。最后，我们介绍了在裸鼠体内使用扩散盒对这些干细胞进行体内分析的方法。

2. 材料

2.1. 组织培养和基质细胞分离器材

1. Ⅱ级组织培养柜。
2. 显微镜。
3. 孵育箱。
4. 离心机。
5. 激光（LS）分选柱（Miltenyi Biotec）。
6. 免疫磁珠分选装置（Miltenyi Biotec）。

2.2. 体内扩散盒实验器材

1. 暖垫和无菌敷料。
2. 复苏培养箱（温度 28 ℃）。
3. 米歇尔夹（使表面伤口封闭的金属夹）和夹订书机。
4. 无菌镊子、10# 手术刀片、手术刀柄、钝性解剖剪和动脉夹。
5. 扩散盒　外径 14 mm，内径 10 mm × 2 mm（Millipore）。
6. 混合纤维素酯膜　直径 13 mm，孔径 0.45 μm（Millipore）。
7. 水泥固定剂（Millipore）。

2.3. 基质细胞分离和培养

1. α-MEM。
2. 磷酸盐缓冲液（PBS）。
3. 淋巴细胞分离液。
4. 胎牛血清（FCS）。
5. 胰蛋白酶/EDTA　0.05% 胰蛋白酶/0.02% EDTA。
6. 含 2%（w/v）Ⅳ型胶原酶的 α-MEM。
7. 正常人 AB 血型血清。
8. 含 10 mM HEPES 的 Hank 平衡盐缓冲液（HBSS），pH 7.4。
9. 封闭液（含 10 mM HEPES、10% 正常人 AB 血清、5% FCS 和 1% 牛血清白蛋白的 HBSS）（见注解 1）。
10. 磁珠分选缓冲液［含 2 mM EDTA 和 5%（w/v）牛血清白蛋白的 PBS］（见注解 2）。
11. 抗人 STRO-1 单克隆抗体（R & D Systems）。
12. 兔抗小鼠 IgM 包被磁珠（Miltenyi Biotec）。

2.4. 基质细胞分化

1. 胰岛素、转铁蛋白、亚硝酸钠（ITS）培养基添加剂。
2. 3-异丁基 -1-1- 甲基黄嘌呤（IBMX）（Sigma）。
3. 人重组 TGF-β3（Calbiochem）。
4. 成骨培养基　含 10% FCS、100 μM 抗坏血酸磷酸盐、25 nM 活性维生素 D_3 和 1.8 mM 磷酸二氢钾的 α-MEM。
5. 成软骨培养基　含 100 μM 抗坏血酸磷酸盐、10 nM 地塞米松、1% ITS 培养基添加剂和 10 ng/ml TGF-β3 的 α-MEM。
6. 成脂培养基　含 3 g/LD⁺ 葡萄糖、10% FCS、1% ITS、1 μM 地塞米松、0.5 mM IBMX 和 100 μM 吲哚美辛的 α-MEM。
7. 只含胰岛素的成脂培养基　含 3 g/LD⁺ 葡萄糖、10% FCS 和 1% ITS 的 α-MEM。

2.5. 碱性磷酸酶染色

1. 90% 乙醇。
2. 碱性磷酸酶染色溶液［4%（v/v）萘酚 AS-MX 溶液，含 0.024%（w/v）坚牢紫盐］（见注解 3）。

2.6. 碱性磷酸酶活性检测

1. 测定液（含 0.2% Igepal CA-630 的 33% 2-AMP 碱性缓冲溶液）。
2. 测定底物　含 3.6 mM 硝基苯基磷酸二钠盐的 33% 2-AMP 碱性缓冲溶液。
3. 1 M NaOH。
4. 4- 硝基酚。
5. 含 0.05%（v/v）Triton X-100 的蒸馏水。

2.7. DNA 定量

1. 10 mg/ml DNA stock（BDH 实验室）。
2. 1×Tris/EDTA。
3. 含 0.5% PicoGreen® 溶液的 1×Tris/EDTA。

2.8. Von Kossa 染色

1. 含 1%（w/v）硝酸银的蒸馏水。
2. 含 2.5%（w/v）硫代硫酸钠的蒸馏水。
3. Van Gieson 染色　［含 0.09%（w/v）酸性品红的 50%（v/v）苦味酸］。

2.9. 番红 O 染色

1. Weigert 铁苏木素　溶液 A：含 1%（w/v）苏木素的甲醇溶液；溶液 B：含 1.2%（w/v）三氯化铁的 1%（v/v）浓盐酸溶液。使用前将溶液 A 和 B 等体积混匀。
2. 酸性乙醇　含 1%（v/v）浓盐酸的甲醇溶液。
3. 0.001%（w/v）的坚牢绿液。
4. 1%（v/v）乙酸。
5. 0.1%（w/v）番红 O。

2.10. Ⅱ型胶原和 SOX-9 免疫染色

1. 兔抗人 SOX-9 一抗（Chemicon AB5535）。
2. 兔抗啮齿类/人Ⅱ型胶原一抗（Calbiochem 234187）。
3. 生物素化的羊抗兔二抗（DakoCytomation

E0432 ）。

4. 0.01 M 柠檬酸钠缓冲液，pH 6.0。

5. 透明质酸酶溶液　含 0.08%（w/v）透明质酸酶和 1%（w/v）BSA 的 PBS 溶液。

6. 含 1%（w/v）BSA 的 PBS 溶液。

7. 3% 过氧化氢。

8. 30% 过氧化氢。

9. 冰醋酸。

10. 脱蜡剂。

11. 组织学梯度甲醇。

12. 高浓度盐溶液　含 400 mM NaCl、50 mM Tris、0.05% 吐温 -20（v/v）的蒸馏水溶液，将 pH 调至 8.5。

13. 低浓度盐溶液　含 150 mM NaCl、50 mM Tris、0.05% 吐温 -20（v/v）的蒸馏水溶液，将 pH 调至 8.5。

14. Tris 缓冲液　含 100 mM Tris、0.05% 吐温 -20（v/v）的蒸馏水溶液，将 pH 调至 8.5。

15. ExtrAvidin 过氧化物酶溶液　含 2%（v/v）ExtrAvidin 过氧化物酶和 1%（w/v）BSA 的 PBS 溶液。

16. 底物混合物　含 50 mM AEC（3- 氨基 -9- 乙基 - 咔唑）的二甲基甲酰胺溶液，在冰箱内可储存 1 周。

17. 工作底物　将 0.5 ml 底物混合物用 9.5 ml 50 mM 的醋酸盐缓冲液（pH 5.0）稀释，并向其内加入 5 μl 30% 过氧化氢溶液。

18. 亮绿染液　将 2.5 mM 亮绿溶解于 2 mM 醋酸中，搅拌均匀，使用前用滤网过滤。

19. 阿新蓝染液　将 4 mM 阿新蓝 8GX 溶解于 10 mM 醋酸中，搅拌均匀，使用前滤网过滤，该染液可使用 1 周左右。

20. Crystal mount 封片剂。

2.11. 油红 O 染色

1. 60% 异丙醇。

2. 含 1%（v/v）饱和油红 O 的异丙醇溶液。

3. 油红 O 工作液（见注解 4）。

4. 福尔马林钙溶液　11%（v/v）福尔马林和 1% 氯化钙的混合溶液。

2.12. 组织移植模型

1. 裸鼠（MF-1 $^{nu/nu}$ strain）。

2. 1 级层流小环境饲养。

3. 注射用麻药（用无菌水将芬太尼和咪达唑仑 1 : 1 混合）。

3. 方法

3.1. 骨髓单核细胞分离

　　该步骤是基于 Stewart 等 [2] 描述的免疫磁珠分选方法。将分选柱放置在 MACS 分选器内的磁场环境中，它可以从整群骨髓单核细胞中分离出 STRO-1 阳性细胞。在磁场的影响下，磁珠标记的 STRO-1 阳性细胞残留在分选柱内，未标记的 STRO-1 阴性细胞被冲走。将分选柱从磁场环境中移出后，磁性标记的 STRO-1 阳性细胞被洗脱下来，形成富含 STRO-1 阳性细胞的细胞群。这些细胞可直接用来培养，通过免疫染色的方法行基质细胞或干细胞标志物的检测（图 7-1），或者分化为成骨性细胞系（详见子标题 3.4.）、成软骨细胞系（详见子标题 3.5.）或成脂细胞系（详见子标题 3.6.）（图 7-6）。不管实验者做哪种选择，这些步骤均须在 II 级层流安全柜内进行。

1. 获取适量的含有块状松质骨的人骨髓组织（见注解 5），将其转移到 50 ml 离心管内，加入 5 ml α -MEM，剧烈震荡数分钟。

2. 静置 1 min，将上层细胞悬液倒入另一个 50 ml 离心管内（见注解 6）。

3. 重复该步骤 3 ~ 4 次，直至大部分细胞从骨髓组织中释放出来，松质骨碎片从骨髓组织中分离出来。

4. 向细胞悬液添加 α -MEM 直至 50 ml，离心 250×g，5 min，4 ℃。

5. 弃上清，注意不要使离心管底部的细胞团发生移位（见注解 7）。

6. 用 10 ~ 15 ml α -MEM 重悬细胞团块，用 70 ~

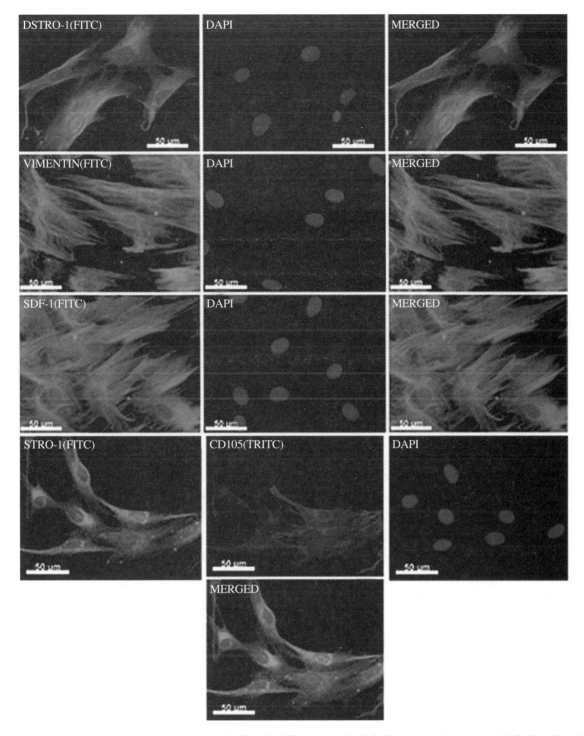

图7-1　人骨髓来源STRO-1阳性干细胞在基础培养基培养第6天。免疫染色结果显示对STRO-1、抗波形蛋白（初始间充质干细胞标志物）及抗SDF-1/基质细胞衍生因子-1（基质细胞标志物）抗体表现出很强的免疫活性。除了STRO-1抗原外，培养6天的细胞还表达CD105抗原（已确定的骨祖细胞标志物）。比例尺：50 μm

成骨特性
碱性磷酸酶　　　　　　　　成软骨特性
番红O　　　　　　　　成脂肪特性
脂肪细胞

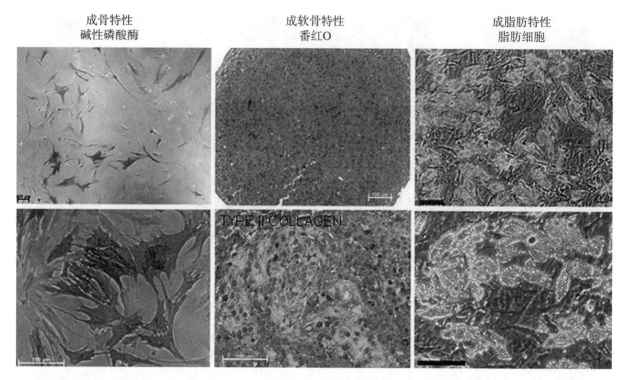

图7-2 成人骨髓来源的STRO-1+骨干细胞多向分化潜能：在成骨培养基中表达碱性磷酸酶；在成软骨培养基中形成3-D细胞球，可合成大量的蛋白多糖（番红O染色）和Ⅱ型胶原；在成脂培养基中分化成的脂肪细胞含有脂滴成分。比例尺：100 μm

75 μm滤网将细胞悬液过滤到新的50 ml离心管中（见注解8）。

7. 向滤过的细胞悬液中加入α-MEM至25 ml，然后将其缓慢地加入到预热至室温的25 ml淋巴细胞分离液中（见注解9）。

8. 离心，800×g、40 min、18 ℃，将离心机手闸关闭。

9. 用无菌枪头将中间的单核细胞小心吸出，转移到另一个50 ml离心管中，加入25 ml新鲜α-MEM重悬细胞，离心，250×g、10 min、4 ℃，移除残留的淋巴细胞分离液。

10. 用25 ml α-MEM重悬细胞团，行细胞计数（见注解10）。

11. 离心，250×g，10 min，4 ℃，得到细胞团块。

3.2. 抗体标记STRO-1阳性细胞

1. 将子标题3.1.中步骤11得到的细胞团用10 ml封闭液重悬。

2. 4 ℃孵育30 min，注意每隔10 min晃动离心管一次，以免细胞聚集以及沉淀在离心管底部（见

注解11）。

3. 离心，250×g、5 min、4 ℃，用1 ml含10 μg/ml STRO-1抗体的溶液重悬细胞团（见注解12）。

4. 将细胞悬液/抗体溶液在4 ℃条件下孵育30 min。注意每隔10 min晃动离心管一次，以免细胞聚集以及沉淀在离心管底部（见注解11）。

5. 离心，250×g、5 min、4 ℃。

6. 弃上清，用50 ml预冷至4℃的磁珠分选MACS缓冲液重悬细胞，离心，250×g、5 min、4 ℃。

7. 重复步骤6。

8. 用800 μl新鲜的磁珠分选缓冲液重悬细胞，加入200 μl兔抗小鼠IgM磁珠，用移液器轻柔地吹打，使其充分混匀。

9. 用二抗溶液在4 ℃条件下孵育细胞30 min，注意每隔10 min晃动离心管一次，以免细胞聚集以及沉淀在离心管底部（见注解11）。

10. 离心，250×g、5 min、4 ℃。

11. 弃上清，按步骤6用预冷的磁珠分选缓冲液洗细胞。

12. 用3 ml磁珠分选缓冲液重悬细胞团，进行细胞

计数。

3.3. 磁珠分选 STRO-1 阳性细胞

1. 将 LS 分选柱放入 VarioMACS 的磁场中，在下面放一个 15 ml 收集管。

2. 用 3 ml 磁珠分选缓冲液冲洗分选柱。

3. 向分选柱中加入 3 ml 免疫标记的细胞悬液，等待细胞悬液穿过分选柱至收集管中。

4. 用 3 ml 磁珠分选缓冲液重悬分选柱，重复 3 次。

5. 将分选柱从 VarioMACS 装置中取出，将其置入到一个新的收集管中。加入 5 ml 磁珠分选缓冲液，用分选柱配套的活塞将 STRO-1 阳性细胞彻底冲下来，将洗脱下来的细胞重悬于 10 ml 新鲜的磁珠分选 MACS 缓冲液中。

6. 将 STRO-1 阳性细胞悬液离心，$250 \times g$、5 min、4℃，用含 10% FCS 的 α-MEM 重悬细胞团。

7. 用含 10% FCS 的 α-MEM 培养细胞，如子标题 3.4. — 3.6. 所描述，用于表型鉴定和（或）分化培养。

3.4. STRO-1 阳性细胞的成骨分化

1. 将子标题 3.3. 中得到的 STRO-1 阳性细胞按 2×10^6 的密度接种于 25 cm³ 的组织培养皿。

2. 将细胞用含 10% FCS 的 α-MEM 持续培养细胞 9 ~ 12 天，直至达到 50% ~ 80% 融合。

3. 吸取培养基，更换为成骨培养基（详见子标题 2.4.）。

4. 培养持续至 28 天，每 3 天更换一次培养基。

5. 按子标题 3.7. — 3.11. 所描述，终止培养，细胞用于检测成骨细胞分化的证据（碱性磷酸酶活性，骨结节形成）。

3.5. STRO-1 阳性细胞的成软骨分化

1. 将子标题 3.3. 中得到的 STRO-1 阳性细胞按 2×10^6 的密度接种于 25 cm³ 的组织培养皿中，用含 10% FCS 的 α-MEM 培养细胞直至达到 90% 融合。

2. 弃掉培养基，用 PBS 润洗细胞，加入胰蛋白酶/EDTA 消化细胞层（见注解 13）。

3. 离心，$250 \times g$、5 min、4℃，用 5 ml α-MEM 重悬细胞团，进行细胞计数。调整悬液体积，使细胞浓度为 5×10^5 个 /ml。

4. 吸取 1 ml 细胞悬液，将其加入到 25 ml 无菌聚碳酸酯通用离心管中。

5. 离心，$250 \times g$、10 min、4℃，得到细胞团。

6. 小心吸掉上清，注意不要碰到细胞团，向每个离心管中加入 1 ml 成软骨培养基（详见子标题 2.4.）。

7. 将离心管盖稍微打开，置于湿润的 CO_2 孵育箱中，37℃ 孵育 21 ~ 28 天，每 2 天更换一次培养基。

8. 按子标题 3.12. 和 3.13. 所描述，终止培养，将细胞用于检测成软骨分化的证据。

3.6. STRO-1 阳性细胞的成脂分化

该方法通过交替使用成脂培养基和仅含胰岛素的培养基使 STRO-1 阳性细胞分化成脂肪细胞。

1. 将子标题 3.3. 中得到的 STRO-1 阳性细胞按 2×10^6 的密度接种于 25 cm³ 的组织培养皿中，用含 10% FCS 的 α-MEM 培养细胞直至达到几乎融合。

2. 用成脂培养基（详见子标题 2.4.）培养 3 天，用 PBS 漂洗细胞。

3. 用仅含胰岛素的培养基（如子标题 2.4. — 2.12. 所描述）培养 1 天，用 PBS 润洗细胞。

4. 重复步骤 2 和 3 两次。

5. 用仅含胰岛素的培养基继续培养细胞，每 3 天更换一次培养基，直至在培养皿中发现有脂肪细胞（见注解 14）。

6. 按子标题 3.14. 所描述，终止培养，分析培养细胞，作为检测成脂分化的证据。

3.7. 碱性磷酸酶活性染色

1. 用 PBS 润洗组织培养皿，用 90% 乙醇固定 15 min。

2. 移去乙醇，风干培养皿。

3. 加入充足的 ALP 染液，以覆盖每个培养皿（一个 25 cm³ 培养皿约需 3 ml）。

4. 在 37℃ 环境孵育直至细胞中出现红色染色。

3.8. 细胞裂解物中碱性磷酸酶活性分析

1. 用 PBS 漂洗组织培养皿或培养板，加入充足的 90% 乙醇覆盖细胞层，孵育 15 min。
2. 移去乙醇，风干样本。
3. 加入充足的 0.05% Triton-X-100 溶液，以覆盖培养板的每一个孔。
4. 使用细胞刮刀使细胞层分散均匀。
5. 将培养板放入 –20 ℃ 冻存 30 min，37 ℃ 解冻 5 min。
6. 重复步骤 5 三次，每重复一次后均用细胞刮刀使细胞分散均匀。
7. 按子标题 3.9. 和 3.10. 所描述，检测 ALP 活性和 DNA 浓度。

3.9. 碱性磷酸酶活性测定

1. 制备标准曲线，向 96 孔板内加入 100 μl 4- 硝基酚，做 3 个复孔，浓度范围为 0 ~ 200 nmol/ml。
2. 向 96 孔板的每孔中加入 10 μl 细胞裂解物，做 3 个复孔。
3. 向每个含有裂解物的孔内加入 90 μl 4- 硝基酚（不要向标准孔内添加）。
4. 注意时间，将培养板在 37 ℃ 环境中孵育，直至样品孔的颜色开始变黄。
5. 向所有孔内加入 100 μl 1 M NaOH 终止反应，记录经过时间。
6. 将培养板置入比色计中，在 410 nm 处读取吸光度值。
7. 参照标准曲线，计算的碱性磷酸酶活性为每分钟转换的底物量。
8. 如子标题 3.10. 所描述，将碱性磷酸酶活性表示为 DNA 浓度函数的样式。

3.10. 细胞裂解物中 DNA 浓度测定

1. 制备 DNA 标准曲线，浓度范围为 0 ~ 1000 ng，向 96 孔细胞荧光板的每孔内加入 100 μl 标准品，做 2 个复孔。
2. 向每孔中加入 10 μl 细胞裂解物。做 2 个复孔，并向每个含裂解物的孔内加入 90 μl Tris/EDTA 溶液。

3. 向所有孔内的每孔加入 100 μl 0.5% PicoGreen 溶液。
4. 用荧光计在 485 nm 激发光和 530 nm 发射光处读取 OD 值。
5. 通过与标准曲线比对，计算出每个样品孔内的 DNA 浓度。

3.11. 骨结节和类骨质的 Von Kossa 染色

该方法用来显示矿化的骨结节和类骨质，矿化骨被染成黑色，类骨质被染成红色。

1. 向每个 25 cm³ 培养皿加入 3 ml 硝酸银。
2. 在紫外灯下放置 20 min。
3. 用超纯水彻底清洗。
4. 向每个培养皿中加入 3 ml 硫代硫酸钠，室温孵育 8 min。
5. 用超纯水彻底清洗。
6. 加入 3 ml van Gieson 染液，室温孵育 5 min。
7. 用超纯水轻柔润洗培养皿，洗掉多余的 van Gieson 染液。

3.12. 软骨细胞番红 O 染色

该方法用于研究子标题 3.5. 中描述的软骨细胞培养中软骨氨基葡萄糖的产量。氨基葡萄糖被染成橙色，细胞质被染成绿色，核被染成黑色。

1. 用 90% 乙醇或 4% 多聚甲醛固定成软骨细胞团块，在 4 ℃ 下过夜。
2. 将细胞团块用梯度甲醇和氯仿溶液处理，石蜡包埋，切片机制备 7 μm 切片。
3. 将切片浸入脱蜡剂中 7 min 行脱蜡处理，重复一次。
4. 将切片浸入 100% 甲醇 2 min，重复一次。
5. 用 90% 甲醇重复步骤 3。
6. 用 50% 甲醇重复步骤 4。
7. 用水重复步骤 5。
8. 向切片上添加 Weigert 铁苏木精溶液，孵育 10 min。
9. 用流水冲洗切片 10 min。
10. 在酸乙醇中蘸 3 次以清理切片。
11. 用流水冲洗切片 10 min。
12. 用坚牢绿染色 5 min。

13. 用 1% 醋酸快速润洗，不超过 10 ~ 15 s。
14. 用 0.1% 番红 O 染液染色 5 min。
15. 浸入 100% 甲醇溶液 30 s，重复一次。
16. 浸入 90% 甲醇溶液 30 s，重复一次。
17. 浸入 50% 甲醇溶液 30 s，重复一次。
18. 浸入脱蜡剂中 30 s，重复一次。
19. 计数，向每张切片滴一滴 DPX，轻轻放一张盖玻片，注意不要产生气泡。

3.13. 软骨细胞内 SOX-9 和 Ⅱ 型胶原免疫定位

　　该方法用来研究 3.5 中描述的软骨细胞培养中软骨细胞特异性标志物 SOX-9 和 Ⅱ 型胶原的产量。对 SOX-9 免疫染色而言，添加一抗前须要进行微波抗原修复，而对 Ⅱ 型胶原染色而言，在这一步须行透明质酸酶孵育。

1. 用 90% 乙醇或 4% 多聚甲醛固定成软骨细胞团块，在 4℃ 下过夜。将细胞团块用梯度甲醇和氯仿溶液处理，石蜡包埋，用切片机制备 7 μm 切片。
2. 脱蜡处理，将切片浸入脱蜡剂中 2×7 min。
3. 脱水，将切片浸入 100% 甲醇 2×2 min，然后是 90% 甲醇、50% 甲醇、蒸馏水，各 2 min。
4. 如果切片行 SOX-9 染色，参照步骤 4.1。如果行 Ⅱ 型胶原染色，参照步骤 4.2。
   （1）（仅用于 SOX-9 染色）将载玻片浸入 0.01 M 柠檬酸钠缓冲液的带盖容器中，将其放入微波炉中，满功率加热 5 min，用蒸馏水洗载玻片 2 min，然后进行步骤 5。
   （2）（仅用于 Ⅱ 型胶原染色）添加充足的透明质酸酶溶液以覆盖载玻片，37 ℃ 孵育 20 min，用流水冲洗载玻片，然后进行步骤 5。
5. 将载玻片放在保湿盒上，用 3% 过氧化氢覆盖载玻片，孵育 5 min，用流水短暂冲洗。
6. 向每个载玻片上滴一滴含 1% BSA 的 PBS，孵育 15 min。
7. 用含 1% BSA 的 PBS 稀释一抗，SOX-9（1 : 150），Ⅱ 型胶原（1:500），将充足的一抗溶液滴加到载玻片上（见注解 15）。
8. 盖上保湿盒盖子，于室温孵育载玻片 1 ~ 3 h 或 4℃ 下过夜（见注解 16）。
9. 用流水轻柔地漂洗载玻片，将载玻片依次浸入

到高浓度盐溶液、低浓度盐溶液和 Tris 缓冲液中，各 5 min。
10. 控干载玻片，添加充足的稀释的生物素标记的二抗（1:100），盖上保湿盒盖子，室温孵育 1 ~ 2 h。
11. 重复步骤 9。
12. 控干载玻片，滴加 ExtrAvidin 过氧化物酶溶液，孵育 30 min。
13. 重复步骤 9。
14. 滴加充足的 AEC 底物缓冲液覆盖载玻片。观察载玻片的颜色变成棕色（最多孵育 10 min）。
15. 将载玻片置于染色架上，用流水冲洗终止反应。
16. 向载玻片上滴加淡绿色溶液复染，孵育 80 s（见注解 17）。
17. 在水浴锅内润洗载玻片，用棉纸轻轻地擦掉多余的水滴。
18. 向载玻片上滴加几滴 crystal mount，37 ℃ 孵育直至凝固（1 ~ 2 h），不要添加盖玻片。

3.14. 油红 O 染色

　　油红 O 染色用来显示脂肪细胞中的脂滴，脂滴被染成亮红色。

1. 固定，加入充足的福尔马林钙溶液以覆盖细胞层。
2. 用 60% 异丙醇漂洗细胞。
3. 向每孔中加入 1 ml 油红 O 工作液或足够覆盖培养皿底部，染色持续 15 min。
4. 用过量蒸馏水润洗 3 次，以移除从细胞中溢出的脂滴，然后向每孔中加入 1 ml 蒸馏水或 PBS，以便在光学显微镜下观察。注意不要用枪头向细胞层喷水以免对其产生损害。
5. 1 h 内拍照。

3.15. 皮下移植物检测和扩散盒（diffusion chamber）检测

　　该方法通过向裸鼠皮下植入含有骨干细胞的扩散盒或直接植入骨组织来产生骨组织（见注解 18）[3,4]。产生的骨组织可通过多种技术进行分析，如影像学、组织学和免疫组织化学 [5,6]。所有步骤均在无菌屋内或 Ⅰ 级组织培养柜内进行。

1. 将单个的扩散盒盖环部件用紫外灯过夜消毒。

2. 组装扩散盒组件，使用水泥固定剂将盖环和滤膜黏附在一起（图 7-3）。

3. 将细胞、细胞团或者骨组织加入到扩散盒中。使用水泥固定剂将另一个盖环和滤膜黏附在一起，盖在扩散盒上（图 7-3）。

4. 将扩散盒浸没在组织培养基里，37 ℃、5% CO_2 或者稳定空气条件下孵育，直至用于体内植入。

5. 麻醉小鼠，用 25 G 针头和 1 ml 注射器按 10 ml/kg 的麻药剂量腹腔内注射。

6. 将小鼠放在暖垫上，用乙醇擦拭背部，用 N° 10 手术刀片沿脊柱一侧做一长 1~2 cm 的纵行切口。

7. 用钝性解剖剪在脊柱一侧造一皮下空腔，大小须满足含骨细胞的移植物或实验用的扩散盒的包埋。

8. 用无菌镊子轻轻地将骨细胞支架或扩散盒（含细胞）填入到皮下空腔中（见注解 19）。

9. 使用米歇尔回形针（皮钉）关闭切口。

10. 将小鼠转移到复苏用孵育箱内直至麻醉苏醒，然后将其放入合适的笼子内（见注解 20）。

11. 将实验进行 28 天。

12. 使用被认可的方法处死小鼠，取出皮下植入的组织移植物或扩散盒。

13. 对取出的组织进行细胞学、组织学、免疫组织化学或显微 CT 扫描进行检测分析（图 7-4）。

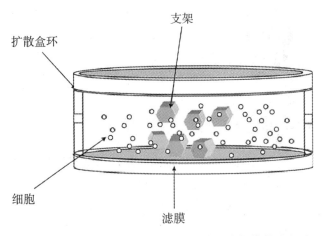

图7-3　扩散盒示意图，用于皮下移植骨支架结构和细胞

4. 注解

1. 每个实验用到的封闭缓冲液都须新鲜配制。

2. 对磁珠分选缓冲液进行排气操作以及重悬细胞时减少气泡的引入非常重要，因为样品中的气泡可能会阻塞分选柱。

3. 在使用前将坚审蓝加入到萘酚 AS-MX 溶液中。

4. 在准备饱和油红 O 溶液时须将其用滤纸过滤 2 遍，将 3 ml 过滤后的油红 O 溶液加入到 2 ml 水

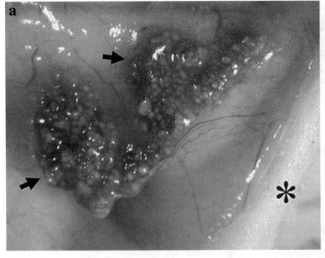
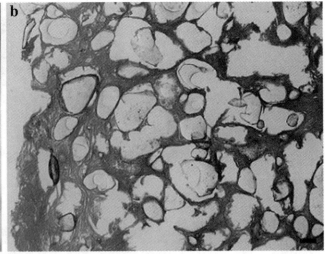

图7-4　（a）通过选择性激光烧结支架（箭头）来接种胎儿股骨来源的细胞皮下移植到 MF-1$^{nu/nu}$ 小鼠后 28 天，星号代表皮肤。（b）对移植 28 天的搭载人胎儿股骨来源细胞的选择性激光烧结支架切片行阿新蓝（蛋白多糖）和天狼星红（胶原）组织学染色。比例尺，100 μm

中，静置至少 1 h。将工作液去除沉淀物后呈暗红色。如果溶液仍浑浊，使用 0.22 μm 过滤器过滤。

5. 我们使用的是常规骨科手术过程中取下的将要丢弃的骨组织。骨组织的使用须征得患者的同意并且得到当地伦理委员会的批准。如果使用胎儿的组织，最好在将股骨从胎儿体内取出后就立即对其进行处理。如果不能立即处理，就将标本放入培养基内，在 37 ℃、5% CO_2 孵育条件下，最多保存 48 h。

6. 该操作有助于细胞从骨髓标本中释放出来，还能去除不需要的松质骨碎片以及组织碎片。

7. 上清中也含有脂肪。

8. 通过过滤可去除残留的小骨块和碎片。该步骤是必需的，在这一阶段可进行细胞计数，但不是必需的。

9. 将淋巴细胞分离液预热至室温非常重要。因为淋巴细胞分离液将红细胞和骨髓单核细胞分离须在室温条件下进行。

10. 细胞计数的理想值应在 10^8 个左右或更高。细胞总数越高，得到的 STRO-1 阳性细胞就越多。

11. 或者将含有细胞悬液的离心管放在 MACSmix™ 旋转器上（Miltenyi Biotec）。

12. 如果得到的细胞数远大于 1×10^8，须要将标本劈开。这样在处理 10^8 个细胞的过程中加入 1 ml STRO-1 上清液或 1 ml 抗体溶液就够用。

13. 消化细胞时也可以先用 2% Ⅳ 型胶原酶溶液在 37 ℃ 条件下孵育 20 min，然后使用胰蛋白酶 -EDTA 孵育 5 min。这样能防止细胞层整体地从组织培养瓶底部漂浮起来。

14. 对于脂肪细胞，可通过相位对比显微镜下观察到的细胞质内积聚的脂滴呈黄色来识别。

15. 注意不要使切片发生干片。

16. 每张切片通常需要 60～75 μl 抗体溶液。

17. 对切片亦可以使用阿新蓝进行复染。在该步骤中，用阿新蓝覆盖切片须持续 45 s 后再进行下一步操作。

18. 使用皮下移植方法时宿主和移植组织的区分可能是一个问题，但扩散盒模型的使用避免了这一问题。

19. 可以使用双侧移植的方法，将扩散盒和组织移植物分别植入到椎体一侧，这样就可以减少动物的使用数量。

20. 麻醉持续时间通常为 30～40 min，复苏时间通常为 120～240 min。

参考文献

1. Simmons, P., and Torok-Storb, B. (1991) Identification of stromal cell precursors in human bone marrow by a novel monoclonal antibody, STRO-1. *Blood* 78, 55-62.
2. Stewart, K., Walsh, S., Screen, J., Jefferiss, C. M., Chainey, J., Jordan, G. R., and Beresford, J. N. (1999) Further characterisation of cells expressing STRO-1in cultures of adult human bone marrow stromal cells. *J. Bone Miner. Res.* 14, 1345-1356.
3. Gundle, R., Joyner, C. J., and Triffitt, J. T. (1995) Human bone tissue formation in diffusion chamber culture in vivo by bone-derived cells and marrow stromal fibroblastic cells. *Bone* 16, 597-601.
4. Oreffo, R. O., and Triffitt, J. T. (1999) In vitro and in vivo methods to determine the interactions of osteogenic cells with biomaterials. *J. Mater. Sci. Mater. Med.* 10, 607-611.
5. Bolland, B. J., Kanczler, J. M., Dunlop, D. G., and Oreffo, R. O. (2008) Development of in vivo mCT evaluation of neovascularisation in tissue engineered bone constructs. *Bone* 43, 195-202.
6. Bolland, B. J., Kanczler, J. M., Ginty, P. J., Howdle, S. M., Shakesheff, K. M., Dunlop, D. G., and Oreffo, R. O. (2008) The application of human bone marrow stromal cells and poly(dl-lactic acid) as a biological bone graft extender in impaction bone grafting. *Biomaterials* 29, 3221-3227.

第二部分

破骨细胞培养

第 8 章

啮齿目动物破骨细胞培养

Isabel R. Orriss, Timothy R. Arnett 著

刘　灿、宋纯理 译

摘要

本章描述了在牙质、骨类及可吸收基质中分离和培养啮齿目动物破骨细胞的计量方法。这些技术手段所生成的破骨细胞数量相对较多，并允许对破骨细胞形成和活化的关键过程进行独立研究。此外，我们将会特别地关注细胞外 pH，这是控制破骨细胞功能的关键因素。

关键词：破骨细胞、吸收、pH、骨、牙本质。

1. 前言

破骨细胞是负责吸收骨和牙釉质、牙本质及牙骨质等矿化组织的细胞。这些形态较大的多核细胞起源于单核 / 巨噬细胞系。破骨细胞是目前已知的唯一能吸收矿物质和有机基质的细胞，产生特征性的扇形陷窝和边界清晰的痕迹。与其他骨细胞相比，破骨细胞数量相对较少，尤其是在成熟骨。对普通细胞的两种体外培养模式的发展大大地帮助了我们对破骨细胞生物学的理解。值得注意的是，目前并没有永生细胞系能分化为真正的具有形成吸收陷窝的破骨细胞。

1984 年由 Boyde 等[1] 和 Chambers 等[2] 开发的一种"分解"破骨细胞吸收培养方式是第一大步骤。这种方法依赖于新生动物骨中有相对充足的成熟破骨细胞（反映了在生长期对快速骨重建的需求），通过在合适的液体培养基中分解和震荡骨组织来释放破骨细胞。悬浮的破骨细胞随着其他类型的细胞（包括成骨细胞、成纤维细胞、基质细胞和其他骨髓细胞）被沉积在骨组织或者牙骨质薄片上，从而形成典型的吸收小窝。各种各样的基于这些简单实验的方法被大家用来定量从新生大鼠骨[3,4] 或者鸡骨组织[5] 中分离的破骨细胞功能。

第二大关键步骤是利用骨髓来源的造血祖细胞进行长时间的破骨细胞形成培养[6]。这个培养系统最开始须要附加的营养因子有 1α, 25- 二羟维生素 D_3、甲状旁腺激素（PTH）和前列腺素 E_2（PGE_2）[6,7]。这些因子通过培养液中存在的成骨细胞 / 间质细胞来刺激破骨细胞的分化[8]。作为破骨细胞生成的关键细胞因子，巨噬细胞集落刺激因子（macrophage colony stimulating factor，M-CSF）[9] 和核因子 -κB 受体活化因子配体（receptor activator for nuclear factor κB ligand，RANKL）[10,11] 的发现取代了上述培养方式。现在 M-CSF 和 RANKL 已经商品化了（见注解 1），并且被用来直接刺激培养基中的初始非黏附单核细胞向破骨细胞形成。这些单核细胞是从骨髓、脾或者外周血中提取而来的。迄今为止，体外研究破骨细胞功能使用最广泛的就是这些方法。该方法有几大重要的优势：①可以获得相对较多数量的破骨细胞（例如用于生化分析）。②可以独立地研究破骨细胞形成和激活的关键步骤。③培养基中破骨细胞生成这一过程相对受到间质细胞 / 前成骨细胞的影响较少。

本章将介绍研究啮齿目动物中破骨细胞的功能和形成的定量方法。控制破骨细胞功能的关键因素——细胞外 pH，也将是一个特别关注的点（见

注解 2)。

2. 材料

所有的溶液、器具和组织培养器皿均须要消毒灭菌。

1. 动物　使用动物的数量取决于实验设计中治疗组的数量。我们必须牢记，在治疗组中破骨细胞成熟和吸收实验存在相当高的变异波动。因此，对于每一个治疗组，需要至少 7~8 个重复的牙本质片。

   (1) 小鼠破骨细胞形成实验：一般来说，2 只 6~8 周龄的小鼠能产生大约 9 个治疗组，每一组包含 8 个重复。

   (2) 大鼠破骨细胞骨吸收实验：6 个治疗组需要 4 只 2~4 天龄的幼崽大鼠，而 7~8 组则需要 5 只动物。不建议使用超过 5 只动物，因为收集分离下来的骨须要迅速切碎（详见子标题 3.2.）。

2. 最低基础培养基（minimum essential medium，MEM）　添加 10% 胎牛血清（foetal calf serum，FCS）、2 mM 左旋 - 谷氨酰胺和 100 U/ml 青霉素、100 μg/ml 链霉素、0.25 μg/ml 两性霉素（常见的抗生素 / 抗真菌或者 AB/AM 混合物）。

3. 步骤 1 MEM（S1MEM）　向 MEM 添加 10^{-7}M 前列腺素 E_2（PGE_2），和 2.5 ng/ml M-CSF（见注解 1)。

4. 步骤 2 MEM（S2MEM）　向 MEM 添加 10^{-7}M 前列腺素 E_2（PGE_2）、10ng/ml M-CSF（R&D Systems, Abingdon, UK; cat. no. 416-ML) 和 3 ng/ml 小鼠 RANKL (*Escherichia coli* expressed; R&D Systems; cat. no. 462-TEC) (见注解 1 和 2)。

5. 酸化的 MEM　为了达到一个基本吸收水平，须要添加大约 10 mEq/L 的氢离子来酸化培养基。每 100 ml 培养基添加 85 μl 浓盐酸(HCl)即可[12]（见注解 3)。在小鼠破骨细胞形成实验中，通过向 S2MEM 中添加酸来形成酸化的培养基用于实验的最后 48 h。在大鼠破骨细胞培养过程中使用基本的 MEM 即可。

6. 磷酸盐缓冲液（PBS）　用于在组织使用前的储存和除去牙本质片中的非黏附细胞。

7. 盐酸（HCl）　浓盐酸（11.5 M），用于改变培养基的 pH。

8. 氢氧化钠（NaOH）　6 M NaOH，用于改变培养基的 pH。

9. 金刚锯条　比如 Buehler Isomet，用于切割牙本质片。

10. 牙本质片　破骨细胞培养底物。

    (1) 通过使用 60% 的最大转速操作金刚石锯，用中等重量的刀片从牙本质块切割 250 μm 厚的薄片（见注解 4）来制备牙本质切片。

    (2) 将切片在蒸馏水中浸泡 2 h，以降低脆性。使用标准打孔器从湿晶片切割 5 mm 直径的小圆片。将这些小圆片整齐地装入 96 孔板中。

    (3) 通过多次更换蒸馏水进行超声波清洗，并在室温下干燥储存。

    (4) 使用前用石墨铅笔对小圆片进行编号，以便在 100% 乙醇浸泡 1 min 灭菌后帮助识别。

    (5) 让小圆片在组织培养流动室（>30 min）内风干，用无菌 PBS 冲洗。

11. 固定剂　以 PBS 配制的 2.5%（v/v)戊二醛溶液，现配现用。

12. 抗酒石酸酸性磷酸酶（tartrate-resistant acid phosphatase，TRAP）染色　白细胞酸性磷酸酶试剂盒（Sigma Kit 387-A）。

13. 细胞清除液　0.25 M 氢氧化铵。

14. 吸收陷窝染色溶液　1%(w/v)硼酸钠配制的 1%（w/v）甲苯胺蓝溶液。

15. 显微镜　透射光显微镜用于计数 TRAP 阳性的破骨细胞和细胞总数。使用反射光显微镜明场测定破骨细胞吸收陷窝的数量和（或）面积[13,14]。我们使用尼康 Labophot 2A 显微镜、100 W EPI 照明和金相物镜。

16. 组织培养物品　大培养皿（100 mm）、5 ml 平底管、15 ml 和 50 ml 离心管、75 cm² 组织培养瓶和 6 孔组织培养板。这些物品可以从许多不同的供应商（例如 BD Falcon, Nunc, Corning）获得。我们发现供应商的选择并不影响破骨细胞的形成。

17. 解剖工具　手术刀和刀片（20 号）、镊子和剪刀。

3. 方法

为了防止细胞培养的污染，严格按照无菌操作技术（通风橱中使用无菌培养基和器械）。

3.1. 小鼠破骨细胞形成实验

1. 第 1 天　通过脱颈处死 2 只 6 ~ 8 周龄小鼠，并用 70% 乙醇灭菌。将每个尸体放在一个较大的培养皿中。

2. 通过在最靠近身体的点用锋利的剪刀剪下肢体，尽可能多地保留肢体。

3. 用手术刀切断爪子，在关节处将肢体离断两半。

4. 去除皮肤并刮除肢体骨上的软组织。

5. 切除骨骺并使用 25 号针以 PBS 冲洗骨髓。

6. 收集骨髓至 50 ml 离心管中，室温下离心，$300 \times g$，5 min，使细胞沉淀。

7. 弃去上清液，并将细胞重悬于 2 ml 的 S1MEM 中。将 14 ml 的 S1MEM 放入 2 个 $75 \ cm^2$ 烧瓶中。向每个烧瓶中加入 1 ml 细胞悬浮液。

8. 在 37 ℃、5% CO_2 的潮湿培养箱中孵育细胞 24 h，以允许基质细胞黏附。

9. 第 2 天　将无菌牙本质小圆片放入 96 孔板中，有编号的面朝下。从每个 $75 cm^2$ 烧瓶中收集非贴壁细胞。室温下离心，以 $300 \times g$，5 min。

10. 弃去上清液，并在 S2MEM 中以 5×10^6 细胞 /ml 浓度重悬细胞。

11. 向牙本质小圆片中加入 200 μl 细胞悬浮液（10^6 细胞 / 小圆片），并在 37 ℃、5% CO_2 的培养箱中孵育过夜，使破骨细胞前体细胞附着于小圆片上（见注解 5）。

12. 第 3 天　将牙本质小圆片转移到六孔板（4 ~ 5 个小圆片 / 孔，每孔含有 3 ml 的 S2MEM）。根据须要添加相应的检测物质。

13. 应每 2 ~ 3 天更换一半的培养基。在每次更换培养基时监测 pH（见注解 6），并通过加入 6 M NaOH 使 pH 维持在约 7.3 左右（见注解 3）。

14. 第 7 天　向完全培养基中加入 11.5 M HCl 酸化的 S2MEM，使其 pH 酸化至 7.0（见注解 3 和 7）。

这将"开启"骨吸收陷窝形成。

15. 在培养基酸化后 48 h 终止培养（见子标题 3.3.）。

3.2. 从新生兔的长骨中分离成熟破骨细胞

1. 在开始分离细胞之前，将无菌的牙本质小圆片置于 96 孔板中，编号侧朝下，并向每个孔中加入 50 μl 培养基（MEM 酸化至 pH7.0）。37 ℃孵育 30 min。

2. 为每组制备含有测试和对照物质的 5 ml MEM（酸化至 pH 7.0），并加入六孔板中。在 37 ℃、5% CO_2 的培养箱中孵育至少 30 min。

3. 脱颈处死或断头处死新生（2 ~ 4 天）大鼠幼仔。切断四肢，解剖分离出不带肌肉、结缔组织和软骨的长骨。

4. 将长骨转移到含有 3 ml MEM 的 35 mm 直径培养皿中。用手术刀片快速切碎骨头，使用细镊子固定住骨骼。

5. 利用开口约 5 mm 的聚乙烯 3 ml 移液管反复吹洗切碎的骨骼 10 ~ 20 次以形成细胞悬浮液。

6. 将悬浮液（包括剩余的小骨块）转移到 15 ml 离心管，并震荡 20 ~ 30 s。

7. 将混合物静置几秒，再使用 1 ml 聚乙烯移液管将上清液转移到新的 15 ml 管中，注意避免吸到骨碎片。

8. 用 2 ml 培养基洗涤培养皿和剩余的骨碎片，再次涡旋震荡。吸出上清液，并加入自步骤 7 中所得的细胞悬液中。

9. 快速向 96 孔板加入 100 μl/ 每孔细胞悬液，并在 37 ℃、5% CO_2 条件下静置 45 min（见注解 8）。

10. 使用精细的镊子或 19 号针小心地从 96 孔板中取出小圆片（含有黏附细胞），并通过两次更换的无菌 PBS 进行冲洗。

11. 在六孔板（将 5 ~ 6 个小圆片置于 5 ml / 孔）中将其转移到预平衡的含有干预因子或载体的 MEM 中。

12. 在 37 ℃、5 % CO_2、95 % 湿润空气中孵育 24 ~ 28 h。

13. 实验结束时，使用临床血气分析仪测量培养基 pH 和 pCO_2，以预防 CO_2 的丢失（见注解 6）。

3.3. 固定和染色

1. 在实验终止时，用 PBS 清洗牙本质小圆片 2 次。
2. 将小圆片转移至 2.5% 戊二醛固定 5 min，用 PBS 洗 2 次。
3. 按照试剂盒中的说明进行 TRAP 染色。根据需要计数破骨细胞 / 破骨细胞核（见注解 9）。

3.4. 破骨细胞骨吸收活性定量分析

1. 通过反射光显微镜在不去除细胞的情况下也比较容易地观察到骨吸收陷窝（TRAP 染色）。建议不要去除细胞，因为牙本质小圆片可以永久保存（在室温下），以提供永久的记录。根据需要，可以在以后的时间进行进一步分析（例如，每个细胞的细胞核数目）。我们常规不进行细胞核染色。如果 TRAP 染色较淡，可以清楚地看到破骨细胞中的细胞核（见注解 9）。
2. 如果须要从牙本质片上去除细胞，可以在 0.25 M 氢氧化铵中超声处理 5 min（见注解 10）。然后，牙本质片可能须要在额外的甲苯胺蓝溶液中染色 2 min（随后在水中漂洗和空气干燥），以提高吸收陷窝的可见性（见注解 11）。
3. 通过使用反射光显微镜在 10× 物镜下观察每个牙本质片的整个表面来计数吸收陷窝 / 测量骨吸收陷窝的表面积（见注解 11）。
4. 结果以骨吸收陷窝数 / 破骨细胞，或骨吸收区域面积 / 破骨细胞，骨吸收陷凹数量 / 牙本质片或骨吸收陷窝面积 / 牙本质片来表示。通常以吸收陷窝与破骨细胞数目的比值来进行标准化的表示，因为破骨细胞数目可以在治疗组内和治疗组之间产生较大的差异（见注解 12）。

3.5. 统计

对于所得数据，我们常规使用单因素方差分析（ANOVA）或非参数检验（Mann-Whitney）来分析。尽管常常被忽略，但是常常须要对治疗组之间进行多重比较（例如，Bonferroni 校正）（见注解 13）。

4. 注解

1. 不同批次的细胞因子测试　为了使小鼠破骨细胞形成实验能顺利进行，须使用高质量的细胞因子。破骨细胞培养的失败通常是因无活性的 M-CSF 和（或）RANKL 引起的。M-CSF 和 RANKL 均可从供应商（如 Invitrogen，R & D systems，Peprotech）购买获得。然而，两个公司和批次之间细胞因子的效力和质量是不同的。使用 M-CSF 和来自 R & D Systems 的高效大肠埃希菌表达的小鼠 RANKL（The *E. coli*-expressed mouse RANKL）以及本文提供的使用浓度对于我们的培养系统是最优的。来自 R & D Systems 的大肠埃希菌表达的小鼠 RANKL（The *E. coli*-expressed mouse RANKL）是我们在小鼠和人破骨细胞形成系统实验中发现的最高效力的 RANKL。当进行这个实验时，我们建议建立一个剂量 - 反应曲线，以确定细胞因子的最佳使用浓度。每当从新供应商获得细胞因子或不同批次时，应重复该过程。

2. 缺氧　尽管仍需要一定浓度的 RANKL 和 M-CSF，但破骨细胞形成随着缺氧而明显增加[15]。如果须要更大量的破骨细胞（如用于生物化学分析），可以在 2%~5% O_2/5% CO_2/ 平衡 N_2 的环境中温育培养。这种方法也可以节省细胞因子的用量。

3. pH 的重要性　细胞外 pH 是所有破骨细胞形成和骨吸收实验中的关键因素。大鼠破骨细胞在 pH 约为 6.9 时被最大化地激活来形成吸收陷窝，并且吸收活性在 pH 约为 7.2 以上时基本处于"关闭"状态（图 8-1）[3,14]。迄今为止，在使用来自白鼠、禽或人源的细胞或组织的骨吸收实验中，均观察到了对细胞外酸化的类似反应（图 8-1）[16,17]。许多调节骨吸收的试剂，包括 RANKL（图 8-2a）[18]、甲状旁腺激素（图 8-2b）[3]、1,25-$(OH)_2$- 维生素 D_3[19]、细胞外核苷酸如 ATP[19] 和 ADP[20]，通过酸化环境来增强破骨细胞的吸收活性。这些结果表明，低 pH 是破骨细胞活化过程的基本要求。一旦启动这种活化，可以进一步激活大量的骨吸收试剂。

大多数组织培养基（包括 MEM）在 5%

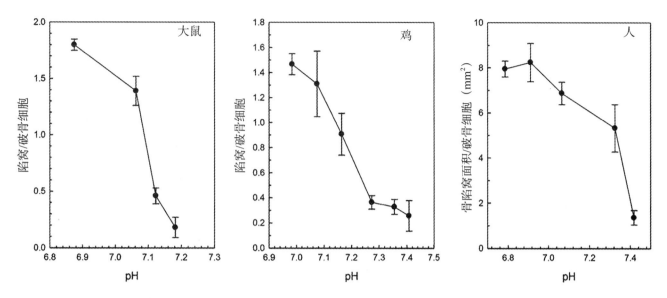

图8-1　酸性环境活化在牙本质上培养的破骨细胞。通过加入HCl或NaOH来调节培养基的pH。直接从新生大鼠儿骨分离的破骨细胞在pH 7.2以上时处于基本"关闭"状态。由小鼠骨髓分离培养的破骨细胞也有类似的表现（数据未显示）。来自胚胎鸡骨的破骨细胞在pH为7.4时能保持一些吸收活性。由人外周血单核细胞形成的破骨细胞在pH 7.4的环境中用M-CSF和RANKL培养14天，然后在指定的pH下再继续培养48 h。这些细胞在pH 7.4时也能保留一些吸收活性。最大化刺激破骨细胞的酸性环境为pH 6.9。值为平均值 ± SEM（*n*=5）

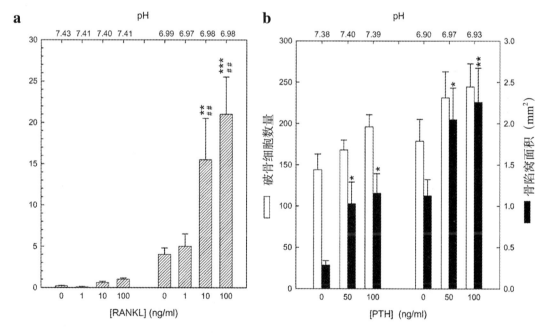

图8-2　通过低的pH联合RANKL或PTH两步法刺激破骨细胞吸收活性。（a）直接从新生大鼠骨骼分离的成熟破骨细胞，培养26 h。在"生理"pH（约7.4）下，基础吸收性非常低，RANKL也仅仅发挥了很小的刺激作用。用RANKL和低pH的组合能协同增加破骨细胞的吸收活性（由N Zanellato，UCL提供）。与相同pH的对照组相比有显著差异：**P<0.01，***P<0.001。与pH 7.4下相同RANKL浓度相比有显著差异：## P<0.01。（b）由人外周血单核细胞形成的破骨细胞，在pH 7.4下用MCSF和RANKL培养14天。将细胞在含或者不含PTH的情况下在pH 7.4或酸化至pH 6.9的培养基中再培养48 h。PTH在pH 7.4和6.9下都增加了破骨细胞的吸收活性，在较低的pH下具有更为明显的刺激效应。注意，在pH 7.4下，人破骨细胞的吸收活性不完全"关闭"（图8-1）（由A Brandao-Burch，UCL提供）。在相同pH组中与对照组相比有显著差异：*P<0.05，**P<0.01。值为平均值 ± SEM（*n* = 5～6）

CO_2 达到完全平衡时被缓冲至 pH 约为 7.20。这个值与正常的细胞间质 pH 相对应，并且比血液 pH（7.35、7.40）要低。在培养基中培养的细胞进行代谢后将进一步降低 pH。当细胞数相对于培养基体积较高时（例如，在 96 孔板中培养牙本质小圆片），这足以使培养基迅速酸化，从而激活骨吸收陷窝形成这一过程。为了以更可控的方式激活吸收活性，应使用相对大体积（≥ 0.5 ml/ 牙本质片 /24 h）的预酸化培养基进行培养。MEM 可以通过直接加入少量的浓盐酸来酸化，这也具有自我消毒的优点[12,14]。同时能够降低 HCO_3^- 浓度（即"代谢酸"），在 5% CO_2 培养环境中产生的工作 pH 接近 6.95 的效果（图 8-3）。这对于骨吸收陷窝的形成是最佳的[14]。在 CO_2/HCO_3^- 缓冲介质中进一步酸化培养基并不能明显增强破骨细胞的吸收活性，并且可能最终降低细胞存活率。加入 HCl 也具有稍微增加培养基氯化物浓度的作用，但这似乎并不影响破骨细胞的功能。

对于小鼠破骨细胞形成实验（见子标题 3.1.），在培养的前 6 ~ 7 天可加入大约 7.5 mEq/L NaOH 到 S2MEM 中，以使培养基 pH 碱化至约为 7.3 时能获得最佳结果。这使得在破骨细胞形成过程中不会或者很少出现骨吸收陷窝的情况。在细胞培养的最后 2 天，用酸化至 pH 约为

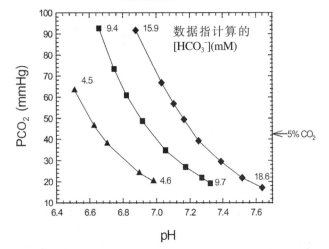

- ◆ MEM/Earle平衡盐溶液/10%FCS
- ■ MEM/Earle平衡盐溶液/10%FCS+10 mEq/H⁺（如HCL）
- ▲ 199/Hank平衡盐溶液/10%FCS

图8-3 组织培养基中pH、pCO_2 和 HCO_3^- 之间的关系。数据为血气分析仪所获得

6.95 的 S2MEM 替换旧的培养基，以激活破骨细胞的骨吸收活性。须要注意的是，如果在破骨细胞形成实验期间 S2MEM 的 pH 维持在 7.4，则破骨细胞会非常大（>30 个细胞核），并且有时是空泡化的（图 8-4）。相反，如果在这个阶段培养基被酸化（例如至 pH 7.0），则破骨细胞形成将减少。然而，破骨细胞的吸收活性仍然相对较高，因为破骨细胞的吸收活性在形成时就被激活了。

4. 牙本质片的来源　可以是来自海关、渔业或野生动物机构（例如在英国或美国）没收的象牙或鲸鱼牙齿。牙本质片是一种方便用于破骨细胞培养的基质。因为它的一致性好，易于切割，缺乏哈弗管系统，并且没有使吸收活性量化困难的破骨细胞。如果使用骨切片，它们应当以脱脂和清洗的牛股骨皮质骨来制备。应将切片横向切割，以减少体外吸收实验与内源性吸收特性之间的混淆。我们发现皮质骨通常太脆，不能使用打孔器制造统一的骨小圆片。

5. 其他培养底物　在塑料培养皿中进行培养生长的小鼠骨髓破骨细胞是一种非常大的扁平圆形多核细胞，而且与在牙本质或骨上形成的多核破骨细胞相比，其 TRAP 染色强度更低（图 8-4）。与直接从啮齿动物骨骼分离的典型成熟破骨细胞相比，这些细胞还表现出更少的运动活性。许多薄层的合成培养基底物也是可得到的。可以使用商业化的高温下烧结到二氧化硅片上的羟基磷灰石培养底物。它们具有半透明（例如用于电生理学或细胞荧光检测）的优点，但是以我们的经验发现这可能会降低破骨细胞存活率。或者，可以使用 Lees 等的方法来制备更廉价的矿化胶原膜[21]。但对于合成的矿化膜，存在当培养基酸化 pH 至 7.1 或更低时使得培养基分散和脆化的缺点。

6. 检测 pH　准确测量哺乳动物破骨细胞培养基中的工作 pH，对于比较来自不同实验室的结果是非常有必要的。对于 HCO_3^-/CO_2 缓冲培养基，只能通过使用正确标准化的血气分析仪来实现准确的 pH 测量。我们使用的是辐射计 ABL 705 血气分析仪（Radiometer，Crawley，UK）。血气分析仪使用多电极系统在 200 μl 注射样品中测量其 pH、pCO_2 和 pO_2（循环时间为 2 min）。

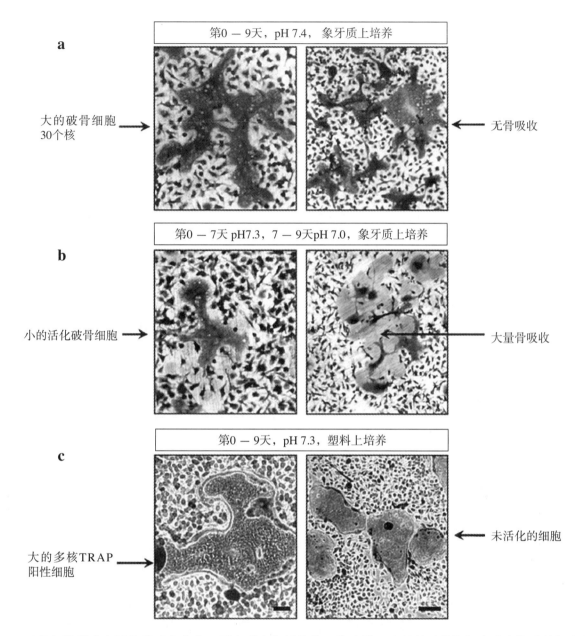

第0－9天，pH 7.4，象牙质上培养

大的破骨细胞30个核

无骨吸收

第0－7天 pH7.3，7－9天pH 7.0，象牙质上培养

小的活化破骨细胞

大量骨吸收

第0－9天，pH 7.3，塑料上培养

大的多核TRAP阳性细胞

未活化的细胞

图8-4　破骨细胞形成和活化的动态变化：牙本质和塑料培养皿的比较。小鼠骨髓单核细胞形成的破骨细胞在含有RANKL和M-CSF的牙本质上培养，染色显示抗酒石酸酸性磷酸酶活性，并通过透射光显微镜观察。（a）在"生理"pH（7.4）条件下培养形成大的、无活性的多核细胞。（b）最后2天培养基酸化显著刺激骨吸收陷窝形成，但也阻止了其进一步分化为多核破骨细胞。须要注意的是，TRAP染色后用透射光显微镜可直接观察破骨细胞（及其单核前体）以及吸收陷窝（褐色区域）。（c）在塑料培养皿中培养的破骨细胞形成大而无活性的多核TRAP阳性细胞。比例尺=10 μm（左图）和50 μm（右图）

在从培养箱中取出培养板后立即对培养基进行测量，并假定为所有的培养孔提供了相同的pCO_2值。这也反映了培养期间的 24 h 的实际pCO_2值（须要注意的是，在实验过程中打开培养箱的门可能会扰乱 CO_2 的水平，从而影响测量的 pH 和 pCO_2 值以及破骨细胞功能）。对多孔板的每个孔取样并进行 pCO_2 值测量，会使pH 相应地上升。所以，每测量一个孔后，应返回校正（将先前对具有不同碳酸氢盐浓度的培养基测量的校准曲线与初始测量的 pCO_2 值相关的 pH 校正）（图 8-3）。

7. 培养时间　小鼠培养基中破骨细胞形成的速率

取决于所用 M-CSF 和 RANKL 的质量和效力。具有高生物活性的细胞因子将在 7 天或更短的时间内产生成熟的破骨细胞（从骨髓分离而来）。为了确定培养的最佳时间，我们最初建议每隔一天终止培养并且进行 TRAP 染色（图 8-5）。重要的是，这些培养基不能维持太长（最多 12 天）。否则产生的破骨细胞可能开始死亡。须要注意的是，从人外周血产生的破骨细胞通常可以在培养基中存活更长时间（参见第 11 章）。

8. 细胞重悬再接种技术 自动化的 2.5 ml 多分散移液管（Gilson）是重悬细胞接种的理想选择。如果细胞接种时间延长将会出现问题，除非连续搅拌细胞悬浮液，不然细胞会在悬浮液中迅速沉淀。还应当注意确保牙本质小片附着在培养孔的底部而不漂浮。为了减少接种的错误，应当将细胞悬浮液按照顺序接种到治疗组，而不是反顺序接种。

9. 鉴定和计数破骨细胞 TRAP 染色是一种方便、廉价的观察破骨细胞的染色方法。然而，它不是完全特异性的，因为造血谱系的其他细胞也表达这种酶[22]。此外，由于在人培养基中观察到了单核破骨细胞，破骨细胞最好被定义为具有两个或更多个核和（或）吸收小凹的 TRAP 阳性细胞。对于破骨细胞的数目应该使用透射光显微镜在 10× 物镜下以盲法进行评估。在

TRAP 染色期间，应仔细观察牙本质小圆片，以避免过度染色（这将遮蔽细胞内结构，例如细胞核）（图 8-4 和 8-5）。最佳的浅染色时间为 25～60 min。

10. 去除细胞 超声可以去除石墨铅笔的标记。鉴于此，应当以已知的顺序对小圆片进行超声处理，使得可以在小圆片上重写标记号码。

11. 观察并定量分析吸收陷窝 尽管未进行染色的样本在反射光显微镜下也能观察到足够数量的吸收陷窝图像，但是通过染色（因为这具有增加反射率的效果）能使得图像质量大大提高。根据所使用的显微镜系统，使用明场或暗场模式可获得最佳反射光图像。为了测定吸收陷窝的面积，我们通常使用简单的点计数形态测量系统：通过标准彩色摄像机从反射光显微镜输出图像至显示器上，叠加在带有网格点的醋酸纤维片上。网格点可以通过使用已经影印到所需放大倍数的图纸上来创建。使用扫描电镜或激光共聚焦显微镜[23]可以测量吸收陷窝的体积，但是这需要专门的昂贵设备。还可以通过使用反射光显微镜（微聚焦控制通常以微米为单位）测量吸收陷窝的深度和面积，并假设吸收陷凹近似为半球，从而来估算吸收陷窝的体积。该方法不适于要求精度非常高的单个吸收陷窝体积的测定，但是当测量多个吸收陷窝时

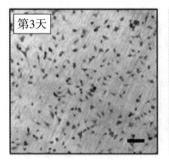 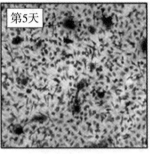 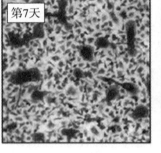 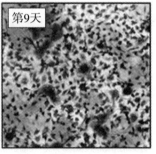

| 第3天 | 第5天 | 第7天 | 第9天 |

破骨细胞前体细胞　　　　　早期破骨细胞　　　　　成熟的破骨细胞　　　成熟的骨吸收的破骨细胞

pH 7.3 ————————————————→　　pH 7.0 ———→

图8-5 在牙本质上培养的小鼠破骨细胞形成和活化的时相变化。 将原代破骨细胞在牙本质片上培养9天。最后2天将组织培养基酸化至pH 6.9，以活化破骨吸收活性。 这些光学显微镜图像代表在培养2、5、7和9天后培养基中的细胞。在第2天，细胞都是单核细胞/巨噬细胞前体。到第5天明显表现为TRAP阳性的单核细胞。在第7天，表现为大量成熟但无活性的破骨细胞。 酸化培养基导致破骨细胞吸收活性大量激活，如在第9天所见。比例尺=50 μm

能提供有用的相对数据。当吸收活性很高（例如 >25% 的表面积）时，可以使用低分辨率的立体显微镜通过反射光观察到的吸收陷窝进行自动化的图像分析。对于使用低倍反射光显微镜的自动化定量方法，参见本书第 12 章。

12. 实验波动差异性　在大鼠成熟破骨细胞实验中（小鼠破骨细胞形成实验的差异性程度稍低）最严重的一个问题是实验之间的差异性较大。首先，即使准确遵循该操作流程，一些培养基中的破骨细胞数量也还是很低。其次，破骨细胞基础的吸收活性可能随实验而变化。这可能反映了在培养基中不同浓度的影响骨吸收的试剂，如生长因子和核苷酸。因此，应当尽量保持培养条件相同（即培养基的新鲜度和 pH；细胞因子和血清批次；培养箱的 CO_2 浓度；牙本质的来源、洗涤和灭菌）。

13. 统计　由于不同实验之间的变异性，统计比较应仅在同一批次的实验中进行。当细胞数量较低时，同一实验中的变异性也可能很高。破骨细胞吸收实验中固有的"噪声"意味着它们更适合于研究样本量大的、效果确切的实验。

致谢

作者衷心感谢英国和欧盟关节炎研究所（Arthritis Research Uk and the European Union, Framework 7 Programme）的支持。

参考文献

1. Boyde, A., Ali, N. N., and Jones, S. J. (1984) Resorption of dentine by isolated osteoclasts *in vitro*. *Br. Dent. J.* 156, 216-220.

2. Chambers, T. J., Revell, P. A., Fuller, K., and Athanasou, N. A. (1984) Resorption of bone by isolated rabbit osteoclasts. *J. Cell Sci.* 66, 383-399.

3. Arnett, T. R., and Dempster, D. W. (1986) Effect of pH on bone resorption by rat osteo- clasts *in vitro*. *Endocrinology* 119, 119-124.

4. McSheehy, P. M., and Chambers, T. J. (1986) Osteoblast-like cells in the presence of parathy- roid hormone release soluble factor that stimu- lates osteoclastic bone resorption. *Endocrinology* 119, 1654-1659.

5. Arnett, T. R., and Dempster, D. W. (1987) A comparative study of disaggregated chick and rat osteoclasts *in vitro*: effects of calcitonin and prostaglandins. *Endocrinology* 120, 602-608.

6. Takahashi, N., Yamana, H., Yoshiki, S., Roodman, G. D., Mundy, G. R., Jones, S. J., Boyde, A., and Suda, T. (1988) Osteoclast-like cell formation and its regulation by osteotropic hormones in mouse bone marrow cultures. *Endocrinology* 122, 1373-1382.

7. Suda, T., Takahashi, N., and Martin, T. J. (1992) Modulation of osteoclast differentia- tion. *Endocr. Rev.* 13, 66-80.

8. Takahashi, N., Akatsu, T., Udagawa, N., Sasaki, T., Yamaguchi, A., Moseley, J. M., Martin, T. J., and Suda, T. (1988) Osteoblastic cells are involved in osteoclast formation. *Endocrinology* 123, 2600-2602.

9. Yoshida, H., Hayashi, S., Kunisada, T., Ogawa, M., Nishikawa, S., Okamura, H., Sudo, T., Shultz, L. D., and Nishikawa, S. (1990) The murine mutation osteopetrosis is in the coding region of the macrophage colony stimulating factor gene. *Nature* 345, 442-444.

10. Lacey, D. L., Timms, E., Tan, H. L., Kelley, M. J., Dunstan, C. R., Burgess, T., Elliott, R., Colombero, A., Elliott, G., Scully, S., Hsu, H., Sullivan, J., Hawkins, N., Davy, E., Capparelli, C., Eli, A., Qian, Y. X., Kaufman, S., Sarosi, I., Shalhoub, V., Senaldi, G., Guo, J., Delaney, J., and Boyle, W. J. (1998) Osteoprotegerin ligand is a cytokine that regulates osteoclast differentiation and activation. *Cell* 93, 165-176.

11. Yasuda, H., Shima, N., Nakagawa, N., Yamaguchi, K., Kinosaki, M., Mochizuki, S., Tomoyasu, A., Yano, K., Goto, M., Murakami, A., Tsuda, E., Morinaga, T., Higashio, K., Udagawa, N., Takahashi, N., and Suda, T. (1998) Osteoclast differentiation factor is a ligand for osteoprotegerin/osteoclastogenesis-inhibitory factor and is identical to TRANCE/ RANKL. *Proc. Natl. Acad. Sci. USA* 95, 3597-3602.

12. Goldhaber, P. and Rabadjija, L. (1987) H+ stimulation of cell-mediated bone resorption in tissue culture. *Am. J. Physiol* 253, E90-E98.

13. Walsh, C. A., Beresford, J. N., Birch, M. A., Boothroyd, B., and Gallagher, J. A. (1991) Application of reflected light microscopy to identify and quantitate resorption by isolated osteoclasts. *J. Bone Miner. Res.* 6, 661-671.

14. Arnett, T. R., and Spowage, M. (1996) Modulation of the resorptive activity of rat osteo- clasts by small changes in extracellular pH near the physiological range. *Bone* 18, 277-279.

15. Arnett, T. R., Gibbons, D. C., Utting, J. C., Orriss, I. R., Hoebertz, A., Rosendaal, M., and Meghji, S. (2003) Hypoxia is a major stimula- tor of osteoclast formation and bone resorp- tion. *J. Cell Physiol.* 196, 2-8.

16. Meghji, S., Morrison, M. S., Henderson, B., and Arnett, T. R. (2001) pH dependence of bone resorption: mouse calvarial osteoclasts are activated by acidosis. *Am. J. Physiol. Endocrinol. Metab.* 280, E112-E119.

17. Morrison, M. S. and Arnett, T. R. (1997) Effect of extracellular

pH on resorption pit for- mation by chick osteoclasts. *J. Bone Miner. Res.* 12, S290-S290.

18. Bushinsky, D. A. (1987) Net calcium influx from live bone during chronic metabolic, but not respiratory, acidosis. *Am. J. Physiol.* 256, F836-F842.

19. Morrison, M. S., Turin, L., King, B. F., Burnstock, G., and Arnett, T. R. (1998) ATP is a potent stimulator of the activation and forma- tion of rodent osteoclasts. *J. Physiol.* 511 (Pt 2), 495-500.

20. Hoebertz, A., Meghji, S., Burnstock, G., and Arnett, T. R. (2001) Extracellular ADP is a powerful osteolytic agent: evidence for signal-ing through the P2Y1 receptor on bone cells. *FASEB J.* 15, 1139-1148.

21. Lees, R. L., Sabharwal, V. K., and Heersche, J. N. (2001) Resorptive state and cell size influence intracellular pH regulation in rabbit osteoclasts cultured on collagen-hydroxyapatite films. Bone 28, 187-194.

22. Walsh, N. C., Cahill, M., Carninci, P., Kawai, J., Okazaki, Y., Hayashizaki, Y., Hume, D. A., and Cassady, A. I. (2003) Multiple tissue-specific promoters control expression of the murine tartrate-resistant acid phosphatase gene. Gene 307, 111-123.

23. Boyde, A., and Jones, S. J. (1991) Pitfallsinpit measurement. Calcif. Tissue Int. 49, 65-70.

第9章

原代鸡破骨细胞的分离和培养

Patricia Collin-Osdoby, Philip Osdoby 著
刘 灿、宋纯理 译

摘要

破骨细胞来源于能够分化为特定多核细胞的造血髓系祖细胞,在生理和病理条件下吸收骨组织。骨组织在炎症或者肿瘤状态下,破骨细胞数量和骨吸收活性大大增加,从而导致骨丢失,进而使得骨强度降低,增加骨折发生率,并且干扰骨髓的正常功能。利用低钙饮食来增强鸡的破骨细胞形成、增强骨吸收而从其骨骼分离的破骨细胞,使我们获得了许多有价值的见解。与直接从其他物种获得的破骨细胞相比,通过这个体系所分离的鸡的破骨细胞数量更多,并且有很高的骨吸收活性。获得的骨组织经酶消化后,通过密度梯度离心法、骨基质附着贴壁筛选法和免疫磁珠法可以部分纯化破骨细胞。之后,对破骨细胞进行分析,要么直接或者经过一段时间培养,来研究它们的特性(生化、免疫、分子及细胞生物)、吸收功能以及对各种刺激的调节应答能力。在此,我们提供了一个常见的用于分离、培养和研究鸡破骨细胞的实验方案。

关键词:破骨细胞分离、破骨细胞培养、破骨细胞抗原、骨吸收、鸡、鸟类。

1. 前言

骨是一种不断变化的动态组织,通过破骨细胞(osteoclast,OC)的骨吸收和成骨细胞的骨形成协同作用不断地进行骨重塑。成骨细胞来源于间充质干细胞及其前体细胞,破骨细胞来源于骨髓和血液循环中的髓系造血祖细胞及其前体细胞。由成骨细胞、基质细胞或骨髓内的其他细胞提供的特定的激素或局部信号,特别是影响 OC 分化信号,如 NF-κB 配体(RANKL)的受体激动剂,刺激破骨细胞的前体细胞融合并分化成大的、多核细胞表达特征形态特征,如膜极化、黏附分子、离子泵、酶活性和抗原谱[1-3]。最重要的是,它们具有骨吸收形成骨陷窝的能力,这是 OC 的独特和定义功能属性。骨吸收和骨形成通常在成年人是平衡稳态的过程。然而,在各种病理中可出现不平衡,使得破骨细胞的数量、起始骨吸收陷窝的数量和(或)重塑的速率发生改变,从而导致过多或过少的骨转换。过度骨丢失发生在许多疾病中,包括绝经后骨质疏松症、风湿性关节炎、牙周病、肿瘤相关性骨质溶解和骨科内植物的松动[4-7]。因此,破译控制破骨细胞骨吸收的复杂信号,对于我们加深对骨重建的认识,并为设计新的对抗骨丢失的治疗或预防策略提供理论基础。在这方面,体内形成破骨细胞的原代培养已被证明是用于研究破骨细胞的特征、功能和调节的非常有价值的工具。许多有价值的发现是通过从低钙饮食的幼禽中分离大量的具有高骨吸收活性的禽类破骨细胞研究中获得的[8]。在经过酶消化骨组织后,利用破骨细胞体积大的特点而通过密度梯度沉降而部分纯化,并且通过短暂沉积到骨片上进一步富集,或通过与特异性识别破骨细胞的抗体预偶联的磁珠快速捕获[9]。可以培养通过这些程序分离的破骨细胞,并分析其生物化学、免疫学、生理学和功能性质以及调节剂反应。本文介绍了一

些最常用的测定方法。

2. 材料

2.1. 组织培养基、溶液和用品

所有的培养基和溶液应用蒸馏水配制并灭菌。

1. 培养基　含 5% 胎牛血清（FBS, Invitrogen-Gibco）和 2.5% 抗生素 / 抗真菌剂（a/a, Invitrogen-Gibco）的 α-MEM。储存在 4 ℃，使用前预热至 37 ℃。

2. Hanks 平衡盐溶液，pH 7.2（HBSS）。

3. Moscona 的低碳酸氢盐 -EDTA（MLB）　8 g NaCl、0.2 g KCl、50 mg NaH$_2$PO$_4$、0.2 g NaHCO$_3$、2 g 葡萄糖、10 ml a/a、990 ml 水，调定 pH 为 7.2，并进行无菌过滤。

4. Moscona 的低碳酸氢盐 -EDTA（MLBE）　将 1 g EDTA 溶解在 15 ml 的 1% KOH 中，加入 1 L MLB，确定 pH 为 7.2，并进行无菌过滤。

5. 磷酸盐缓冲盐水，pH 7.2（PBS）。

6. 胶原酶　在 HBSS 中制备 0.5 mg/ml 母液，等份分装后储存在 -20 ℃，并用一份 MLB 稀释两份解冻的储备溶液以备使用。

7. 胰蛋白酶　以 MLB 配制的 1% 母液（1g/100ml），等份分装后储存在 -20 ℃，并用 37.5 ml MLBE 和 201.5 ml MLB 稀释 11.25 ml 储备液以供使用。

8. 用 Percoll 原液配制 35% Percoll 液　将 65 ml HBSS 与 35ml Percoll（GE Healthcare Life Sciences）混合；配制 6% Percoll，将 83 ml HBSS 溶液与 17 ml 35% Percoll/HBSS 混合。将两种溶液的 pH 调节至 7.2，无菌过滤，4 ℃储存。

9. 肝素　1000 U/ml，GE Healthcare Life Sciences，4 ℃储存。

10. 台盼蓝　将 0.4 g 台盼蓝染料融于 100 ml 水中。

11. 用 HBSS 配制的 1% 多聚甲醛（PF-HBSS）　将 Pyrex 烧杯中的 100 ml HBSS 在热板上预热至 60 ℃（使用温度计监测）。将烧杯移至搅拌板，加入 1 g 多聚甲醛，用铝箔覆盖以容纳蒸汽（保持温度计在适当位置，如温度降至 50 ℃ 以下则将烧杯快速移回热板）。用磁力搅拌棒缓慢搅拌，并加入 3 ～ 4 滴 10 N NaOH 使其溶解。放凉，通过 Whatman # 1 过滤进入棕色玻璃瓶，4 ℃ 存储。

12. 用于细胞沉淀储存的蛋白酶抑制剂混合物　将亮抑酶肽、糜蛋白酶素、抗蛋白酶和胃酶抑素 A 各 10 mg 溶解在 1 ml 二甲基亚砜中，并加入 400 单位的胰蛋白酶抑制抑肽酶。将这种 1 000× 鸡尾蛋白酶抑制剂混合液以 0.1 ml 每份分装并置于 -20 ℃ 下。用 10 μl 乙醇（室温储存）配置的 1% 苯甲磺酰氟（phenyl methyl sulfonyl fluoride，PMSF）与 10 μl 蛋白酶抑制剂储备溶液 A 相混合，添加 1.25 mg N- 乙基马来酰亚胺（N-ethylmalei mide，NEM），1.56 mg 苯甲脒和 10 ml HBSS 混合，配制成抑制剂储备液 B。将其储存在 -80 ℃，并在每个细胞沉淀物的顶部覆盖一滴（约 50 μl）以冷冻储存。

13. 350 μm 和 110 μm 的 Nitex 过滤器　将 Nitex（Tetko，Kansas City，MO）过滤网片切成比烧杯的开口更大（约 50%）的正方形。将过滤网片展开平铺在烧杯口，并且通过装配在下部 3/4 部分已经被切掉的第二个塑料可堆叠烧杯制成的环（约 1 英寸深）上而将过滤器牢固地固定。对过滤网片可以清洗和重复使用。

2.2. 抗体磁性微球制备

1. 磁性聚苯乙烯珠　直径 0.45 μm，与亲和纯化的绵羊抗小鼠 IgG（Invitrogen-Dynal Inc，在 4 ℃ 下储存）共价结合。

2. 小鼠 Mab 对 OC- 特异性抗原　见注解 1。

3. 旋转混合器　安装微量离心管。

4. 磁珠　Invitrogen-Dynal Inc. 或其他 20 磅拉磁珠。

2.3. 固定和抗酒石酸酸性磷酸酶（TRAP）染色

虽然对 OC 没有完全特异性，但较高的抗酒石酸酸性磷酸酶（tartrate resistant acid phosphatase，TRAP）活性在破骨细胞的骨吸收过程中起着重要作用，并且在骨吸收过程中 TRAP 表达上调，对于 OC 在发展过程中的测量也为方便 [10]。

1. 以 HBSS 配制的 1% 多聚甲醛　参见子标题 2.1.，项目 11。
2. TRAP 染色　准备以下储备溶液，并在使用前混合 [或购买 Sigma 的染色试剂盒（cat. no.386），并按照说明书的要求，参见注解 2]。

　　溶液 A：以二甲基甲酰胺（-20 ℃储存）配制的萘酚 AS-BI 磷酸（12.5 mg/ml）溶液。

　　溶液 B：2.5 M 乙酸盐缓冲液，pH 5.2，4 ℃储存。

　　溶液 C：0.67 M 酒石酸盐溶液，pH 5.2，4 ℃储存。

   （a）在 50 ml 聚丙烯管中混合 0.4 ml 溶液 A、0.4 ml 溶液 B，0.4 ml 溶液 C 和 8.8 ml 去离子水（预热至 37 ℃）。混悬，并用铝箔纸将管包裹。

   （b）加入 3 mg Fast Garnet GBC 盐，利用快速涡旋器均匀混合，并通过 Whatman # 1 滤纸将溶液过滤到新的铝箔纸包装的 50 ml 聚丙烯管中。现配现用。

3. 常规染色　根据制造商的推荐使用 Diff-Quik(伊红 Y，天青 A 和亚甲基蓝，Fisher Scientific)。

2.4. 固定和免疫染色

进行免疫染色时须要准备以下溶液：

1. 封闭液　1% 胎牛血清（bovine serum albumin，BSA）和 PBS 配制的 10% 马血清。
2. 单克隆（MAb）或者多克隆（PAb）抗体　针对 OC 抗原的抗体在使用前用封闭液稀释成适当浓度（通常为 1：100 到 1：500 的稀释比例）。
3. 生物素化的二抗　针对一抗的二抗，并在即将使用前用封闭溶液适当稀释（通常为 1：200 至 1：500，见注解 3）。
4. 甘油封片剂　例如，EM Sciences，以 PBS 配置的 80% 甘油，4 ℃储存。

进行免疫荧光染色：

5. 与荧光标记结合的的链霉亲和素 [异硫氰酸荧光素（FITC），德克萨斯红或类似物]　在使用前用 PBS（无血清）适当稀释（通常为 1：1000 或更多）。
6. DAPI（分子探针），在水中制备 100 μg/ ml 储备溶液，在 4 ℃下避光储存，用 HBSS 以 1：300 稀释后用于荧光细胞核染色。

进行比色免疫染色：

7. 与 β- 半乳糖苷酶结合的链霉亲和素　在缓冲液 A 中适当稀释（通常为 1：100）（参见项目 6）。
8. 缓冲液 A　含有 1.5 mM 氯化镁，2 mM β- 巯基乙醇和 0.05% 叠氮化钠的 0.1 M 磷酸钠溶液，pH 7.2。4 ℃下储存，并在使用前加热至室温。
9. 缓冲液 B　含有 150 mM 氯化钠、3 mM 铁氰化钾、3 mM 氰亚铁酸钾和 1 mM 氯化镁的 10 mM 磷酸钠溶液，pH 7.2。4 ℃下储存，并在使用前加热至室温。
10. 底物溶液（缓冲液 B 配制的浓度为 0.42 mg/ml 的 X-gal）以二甲基甲酰胺制备 X-gal（21 mg/ ml）的储备液，-20 ℃储存（例如在封口膜密封氯箔纸包裹的玻璃管），并用缓冲液 B 以 1:50 稀释成新的底物溶液。

2.5. 用于骨陷窝吸收研究的失活骨组织或者象牙片的准备

1. 象牙是通过从当地动物园或联邦的鱼类和野生动物服务部（在美国，或在另一个国家的类似来源）捐赠获得的。牛皮质骨来自当地屠宰场。将象牙和牛皮质骨的切片彻底清洗和洗涤（多次 HBSS 和 70% 乙醇漂洗）。切成小块，然后使用低速 Isomet 锯（Buehler，Lake Bluff，IL）将其切成 0.4 mm 厚的长方形小片。
2. 将小片用 70% 乙醇漂洗 3 次，并用 70% 乙醇孵育过夜，然后在 HBSS 中洗涤几小时，之后使用 5 mm 的打孔器切成直径 5 mm 的小圆片。
3. 将小圆片在 70% 乙醇的 50 ml 无菌管中反复浸泡（可以轻轻地倒出乙醇，因为圆片倾向于粘在管的侧面）。将浸泡在 70% 乙醇的小圆片于 -20 ℃储存。
4. 使用前用乙醇提前浸泡的镊子在无菌罩中从管中取出所需数量的小圆片。将小圆片转移到新的 50 ml 无菌聚丙烯管中，每次用 40 ml 无菌 HBSS 通过倒置和轻微摇动至少洗涤 3 次，并且在细胞铺板之前，在组织培养箱中使用无菌镊子将小圆片转移到培养板或含有无菌 HBSS 的培养皿中预培养 3～24 h。仅在接种 OC 之前立即吸走 HBSS，以防止培养皿干燥。

2.6. 制备用于细胞动力学研究的金涂层玻璃盖玻片（见注解 4）

此实验步骤是由 Owens 和 Chambers 的金涂层玻璃盖玻片动力实验改良而来的[11]。将玻璃盖玻片预涂一薄层明胶，以增强金涂层的附着和均匀覆盖。所有步骤都在无菌通风橱中进行。使用无菌试剂和耗材，须要准备比预期实验所需的更多涂层的盖玻片（10%～50%，取决于您的熟练程度）。

1. 在水浴中加热以去离子水配制的 2% 明胶溶液（在室温下储存）至 37 ℃，并在培养箱中加热两个 24 孔组织培养板。

2. 在无菌通风橱中装配玻璃盖玻片、无菌镊子以及一个或两个 100 mm 培养皿，并装上 Whatman 滤纸。

3. 用加热的 2% 凝胶溶液填充至预热的 24 孔板的培养孔。用无菌镊子一次将一个盖玻片浸入培养孔中，仅将盖玻片的一侧与凝胶接触浸润，然后将其明胶侧放置在 100 mm 培养皿的滤纸上，并在通风橱中干燥至少 2 h。

4. 在通风橱中，用镊子将每个盖玻片转移至无菌 24 孔培养板的培养孔中。

5. 制备金涂层溶液（19.0 ml） 在通风橱中，往 100 ml Pyrex 烧杯（铝箔纸覆盖和预灭菌）中加入 11.0 ml 无菌去离子水、4.44 ml 0.2% 氯化金（在无菌水中）和 3.36 ml 无菌的 65.2 nM 碳酸钠。在热板上（这可以在更换铝箔纸盖后在罩外部进行）将溶液加热至沸腾。

6. 将铝箔纸盖好的热烧杯移至无菌通风橱中，加入 1.8 ml 无菌的 0.1% 多聚甲醛的水溶液，并将金涂层溶液冷却至 60 ℃。用乙醇温度计监测温度（这对于实现良好的金涂层至关重要）。

7. 当金涂层溶液冷却至 60 ℃时，向每个预涂有明胶的盖玻片上滴加 1 ml 金溶液，并冷冻 24 孔培养板 1 h。

8. 除去多余的溶液，用 HBSS 轻轻冲洗盖玻片 2 次，在无菌通风橱中将每个盖玻片放置于 100 mm 培养皿中的滤纸上干燥（几小时至过夜）。

9. 重复第 5 - 8 步，以确保盖玻片上的金颗粒充分均匀覆盖。

10. 第二次金涂层后，在使用前几天将盖玻片存放在 100 mm 培养皿中的滤纸上。将一个或两个盖玻片置于含有 HBSS 的 24 孔培养皿中至少 1 h，以确认金涂层没有漂浮，足够暗，在显微镜下观察其能均匀地覆盖盖玻片（否则将很难评估 OC 运动示踪）。如果金涂层有漂浮的现象，请检查该批次的其他几块盖玻片。如果它们未通过该测试，则丢弃所有的盖玻片。如果金涂层太稀疏，第三次重复第 5 - 8 步。

11. 在细胞涂片当天使用前，将所有的盖玻片在 HBSS 中预孵育至少 1 h，并仅使用显示涂层坚牢、均匀和暗色涂层的那些盖玻片。

3. 方法

3.1. 从钙缺乏的鸡中分离破骨细胞

孵化后，将白色来雄鸡（Leghorn chicks）正常饮食饲喂 4～6 天，然后低钙饮食（0.15%～0.25% 钙，对饲料在从 Purina 运送来之前进行成分分析）至少 28 天[8]。通常每次 OC 分离须要使用 15 只小鸡，需要 3 个人来帮助解剖和初始的步骤以最小化细胞分离和接种之前的时间（甚至 1 个多小时就可以影响最终 OC 产率和存活率，见注解 6）。根据动物护理和使用委员会（Institutional Animal Care and Use Committee）和 NIH 实验动物指导方针（或对美国以外的国家的类似权威）批准的实验动物护理和使用指南的标准来处理和安乐死动物。

1. 在切开分离之前，将多个钳子、镊子和剪刀放入装有 70% 乙醇的烧杯中。将所有的缓冲液在冰上预冷，如果需要，随时重新调节 MLB 的 pH。

2. 准备几个装冰的冰盒，并在冰上放置两个含有 HBSS 的 100 mm 培养皿。

3. 戴好手套并用乙醇消毒，鸡在安乐死后迅速将其取出（不要拖延）。在解剖分离之前用乙醇喷洒鸡的翅膀和腿部，用乙醇浸泡的剪刀和镊子迅速分离胫骨和肱骨，清除外部软组织而不去除骨端（该部位含有大量 OC），并将骨头放入含有 HBSS 的培养皿中。对每只鸡重复上述分离操作步骤。

4. 当冰上的第一个培养皿中装有较多的骨头时，一人在无菌通风橱中利用该培养皿中的骨来提

取骨髓，而另外两人继续从剩余的鸡中解剖分
离骨骼并将其放置在第二个培养皿中。

5. 分离冲洗骨髓 在含有 MHB 的 100 mm 培养皿
上方用乙醇浸泡过的镊子夹住骨头，用 18 号针
头的 3 ml 注射器在骨的两个末端戳几个小孔，
用含有 MHB（从培养皿中）的注射器反复从骨
的一个末端冲洗（动作轻柔），使骨髓从另一末
端流出到下方的培养皿中。骨头正好位于培养
皿的正上方，而不与冲洗下来的骨髓液相接触。

6. 用镊子小心翻转夹住的骨头，重复步骤 5。用
MHB 从骨的一末端反复冲洗几次。将冲洗完后
的骨放回含有 HBSS 的原始（非骨髓）培养皿中。
之后的每个骨头均重复上述步骤来分离冲洗
骨髓。

7. 在对所有的骨髓分离冲洗之后，小心地除去骨骼
以外的任何组织，然后将骨放入 8 个装有 40 ml
HBSS 的 50 ml 离心管。用手轻轻摇动来洗涤骨
骼（约 30 s）。

8. 在冰上将骨放入两个新的含有 HBSS 的培养皿
中，在 HBSS 中使用无菌剪刀将骨骼纵向剖开。

9. 将剖开的骨骼转移到 8 个含有 40 ml HBSS 的
50 ml 的聚丙烯管中，剧烈振荡 30 s，在冰上
通过 350 μm 和 110 μm Nitex 过滤器将上清液
过滤（确保过滤器与烧杯紧密固定，使细胞悬
浮液不会漏到未过滤的底部烧杯中）。

10. 用 40 ml MLB 重新填充含有骨骼的 8 个离心管
管，震荡，以同样的方式进行过滤。

11. 在冰上，将最终过滤的溶液转移到 50 ml 离心
管中，并在 4 ℃下 210×g 离心 10 min。离心后
的沉淀中含有大部分无法生存的 OC（其细胞大
小比存活的 OC 大得多）和较小比例的有活性
OC。因为这些 OC 是用于 ELISA、SDS-PAGE、
蛋白质印迹法和其他生物化学测定的重要来源，
所以它通常用蛋白酶抑制剂混合物溶液 B 重悬
后在 –80 ℃下储存。

12. 为了获得用于细胞培养的有活性的 OC，用
HBSS-MLB 配置的含有 35 ml 的 0.333 mg/ml
胶原酶溶液，在 50ml 管中 37 ℃水浴培养骨骼
30 min。

13. 轻轻摇动试管，弃去溶液，向每管加入 35 ml
MLB 冲洗骨 15 min，然后用镊子将骨转移到含
有 35 ml 0.045% 胰蛋白酶的 MLB-MLBE 的 8 个

试管中。在 37 ℃水浴中孵育 30 min，以从骨表
面分离有活性的 OC。

14. 剧烈震荡离心管 3 min，在冰上将细胞悬浮液
通过 350 μm Nitex 过滤器过滤至含有 1 ml 肝
素（1000 U，抗凝）和 5 ml FBS 的塑料烧杯中（终
止胰蛋白酶作用）。

15. 立即加入 20 ml MLB，剧烈地震荡离心管 3 min，
然后通过相同的 350 μm Nitex 过滤器将该细胞
悬浮液过滤到含有来自步骤 14 的第一次震荡的
悬浮液烧杯中。重复该步骤一次。

16. 在冰上，通过单独的 110 μm Nitex 过滤器将滤液
对半过滤至烧杯中（推荐使用两个过滤器，因为
它们容易堵塞），并将滤液分配到 12 个 50 ml 离
心管中。

17. 4 ℃，300×g，离心细胞悬浮液 10 min。轻轻倒
出脂质垫和上清液，在摆正离心管前用干净的
薄纸擦拭粘在管一侧的脂肪和基质物质。使用
10 ml 大口径移液管，用 2~5 ml 冷的 MLB 重
悬细胞沉淀（见注解 7）。

18. 将 OC 悬浮液转移到 6 个新的 50 ml 管中，向每
个管中加入 0.1 ml 肝素，加入 50 ml 冷的 MLB，
并颠倒混合。重复步骤 17 以离心洗涤细胞。

19. 弃去上清液并重悬细胞沉淀（见子标题 3.1.1.）。
如果须要培养 OC，则应在此时开始无菌操作并
用 Percoll 进行分离纯化。

3.1.1. 利用 Percoll 液纯化破骨细胞

使用无菌溶液和无菌操作。

1. 分别重悬 6 个 OC 沉淀于 5 ml 冷的 35% Percoll
中，并合并到一个新的离心管中。加入 0.6 ml
肝素，低速震荡，并将细胞悬浮液分成 4 份至
50 ml 离心管中。

2. 向每管中添加 35% Percoll 至 10 ml，然后用
3.0 ml 冷的 HBSS 缓慢加入并覆盖在 35%
Percoll 上（不使界面变形）。

3. 以 440×g、4 ℃离心 20 min，然后小心地取出
管子而不影响溶液梯度。

4. 用移液管慢慢吸出交界面和上部 5~8 ml 的液
体（见注解 7）。在冰上将这些溶液转移到含有
25 ml HBSS 的 4 个新的 50 ml 管中，继续加入
冷的 HBSS 至 50 ml。弃去残留的沉淀。

5. 在 4 ℃下以 300×g 离心力离心 10 min，保留沉

淀，弃去上清液。

6. 使用 35% Percoll 分离纯化的 OC 可用于免疫磁珠的纯化（参见 3.1.2），或者如步骤 7 — 12 中所述通过 6% Percoll 来进一步纯化。

7. 在冰上放置含有 10 ml 6% Percoll 液的 4 个离心管。

8. 使用 10 ml 移液管将来自步骤 5 的 4 个 OC 沉淀分别重悬在 3 ml 冷的 HBSS 中，合并至一个新的离心管中，低速震荡（如果血凝块是个问题，则添加 0.12 ml 的 1000 U/ml 肝素）。

9. 将 3～3.5 ml 的悬浮液缓慢地加入并覆盖在 4 个管的 6% Percoll 液表面，并且使离心管在冰上静置 1 h，以允许 OC 渗透至 Percoll 液层中去。

10. 从每个管中吸去上部的 4 ml 液体并弃去。将下部的两部分液体合并，用冷的 HBSS 稀释至 50 ml。将细胞悬浮液在 4 ℃下以 300×g 离心力离心 10 min。

11. 分别将 2 个 OC 沉淀重悬于 5 ml α-MEM 培养基中，轻轻混合，吸取 0.1 ml 细胞悬液并与 0.1 ml 0.4% 台盼蓝混合后，在显微镜下通过细胞计数器来评估 OC 提取率、存活力（未染色细胞）和纯度。

12. 同时，在 4 ℃下以 300×g 离心力再次离心 OC 悬浮液 10 min。将 OC 沉淀物重悬于预热培养基中，并进一步分散到无菌培养皿或培养板中进行细胞培养。

通常，在 35% Percoll 液中分离纯化能实现每个 OC 至少有 40% 的富集率（在每个核的基础上 > 80%），在 6% Percoll 液分离纯化后能获得（100 万至 300 万）个 OC，并且有活性的 OC>85%。将 6% Percoll 液分离纯化后的 OC 群通过与骨组织或者象牙共培养 2.5～3 h，除去未黏附的细胞并将黏附的 OC 轻轻洗涤 1～2 次，与新鲜培养基进一步培养后可进一步纯化富集 OC。

3.1.2. 免疫磁珠法纯化破骨细胞（见注解 8）

通过 35% 或 6% Percoll 液分离纯化 OC 后，OC 可以通过免疫磁珠细胞分选法进一步富集纯化[9]。然而，采用 35% Percoll 液分离纯化后进行免疫磁珠细胞分选法获得的 OC 产率要优于 6% Percoll 液。免疫磁珠制备的最后步骤（下面的步骤 1–4）应当及时准备好，使得一旦 OC 已经在 35% Percoll 梯度上分离，就可以往里面添加免疫磁珠。对于免疫磁珠应该在所有的步骤中轻柔处理。

1. 在使用前，用于磁性分选的磁珠已经与抗 OC MAb 偶联并去除了 MAb 的耦联溶液，用 PBS（约 1 ml）重悬并洗涤磁珠 3 次，用 250 μl 无菌的 1% FBS 的 PBS 溶液孵育封闭 30 min，以阻断非特异性的磁珠附着在细胞上。

2. 用 PBS 洗涤磁珠 3 次，并重悬于 200 μl PBS 中，然后加入到分离纯化 OC 的 35% Percoll 液中。

3. 此时，在 50 ml 离心管中，将 35% Percoll 液分离纯化的 4 个 OC 沉淀（参见子标题 3.1.1.，步骤 5）重悬于 6 ml 冷的 HBSS 液中。

4. 加入来自步骤 2 的 MAb 偶联的磁珠（200 μl），轻轻旋转试管以快速混合细胞和磁珠（见注解 9）。将离心管以 45° 插入装满冰的冰桶中（从顶部清晰可见磁珠 - 细胞混合物），并将桶置于旋转振荡器上，以缓慢混合磁珠和细胞 30 min（见注解 9）。

5. 从振荡器上取下冰桶，将离心管直立在冰中，将磁铁向下推入冰中并紧紧贴住管的下部。放置大约 5 min，以吸附与磁珠结合的 OC，使用移液器缓慢移除未吸附（非磁珠）的细胞上清液，并转移到新的 50 ml 离心管中（之后可以继续分选任何丢失的与磁珠结合的细胞）。

6. 将离心管与磁铁分开，将与磁珠吸附的细胞重悬在 40 ml 冷的无菌 HBSS 中进行洗涤，轻轻颠倒几次混匀，然后将管放回至冰上的磁铁旁。静止孵育 5 min，以捕获与磁珠结合的 OC，并使用移液管转移上清液至另一个离心管（之后继续分选丢失的与磁珠结合的 OC）。

7. 重复步骤 6 至少 2 次，总共洗涤与 OC 耦合的磁珠 3 次。

8. 为了回收残留在未结合的细胞上清液（步骤 5）中或在洗涤步骤（步骤 6–7）期间损失的任何与磁珠结合的 OC，在冰上将每一个管与磁铁孵育 5 min，移除并丢弃上清液，并在小体积的 HBSS 中重悬与磁珠结合的 OC，并将这些样品回收至主样品中。

9. 将最终收集的与磁珠结合的细胞重悬在 2～5 ml HBSS 中。吸取 0.1 ml 细胞悬液与 0.1 ml 0.4% 台盼蓝混合，在显微镜下通过细胞计数器来评估 OC 的提取率、存活力（未染色细胞）和纯度。

10. 将剩余 2 ~ 5 ml 的 OC 重悬于培养基中用于培养，立即提取 RNA，制备蛋白质裂解物或根据需要来使用细胞。

通常，与 6% Percoll 液浓度梯度分离纯化相比，MAb 121F 免疫磁性亲和分选的 OC 纯度能提高 5 ~ 10 倍，每一个 OC 的富集率可达 90%，每个细胞核的富集率可高达 98%。

3.2. 破骨细胞培养

3.2.1. Percoll 纯化的 OC

1. 在 5 ml 培养基中重悬 6% Percoll 纯化的 OC，并立即：
   （1）在 24 孔板的 10 个孔中每孔滴加 0.5 ml 细胞悬液（约 100 000 个 OC）。在孔底放有或不放玻璃盖玻片和（或）每孔 2 ~ 4 个骨或象牙的无菌小圆片（参见子标题 2.5.）。
   （2）向 48 孔板中的 20 个孔中滴加 0.2 ml 细胞悬液（约 50 000 个 OC）。这些孔底放有或不放有骨或象牙的无菌小圆片（见注解 10）。
2. 为了进一步富集骨或象牙上的 OC，每 2 ~ 3 h 更换培养基，以选择性地捕获在骨或象牙基质上的 OC，也可以在此时往新鲜培养基中加入调节剂。否则，在培养 16 h 后更换培养基，并在新鲜培养基中加入调节剂。
3. 细胞培养的时间通常为 1 ~ 2 天（见注解 11）。

3.2.2. 免疫磁珠法纯化的 OC（见注解 8）

因为免疫磁珠法纯化后 OC 的产量低于 Percoll 液密度梯度分离法，但是进行细胞生化或者特异功能检测时，与 Percoll 液分选的 OC 相比免疫磁珠分选的高度纯化 OC 是最有价值的研究对象，因为实验结果可以直接归因于 OC 而不是由污染细胞所导致。

1. 在含或者不含调节剂的骨、象牙、玻璃或塑料板上培养免疫磁性纯化的 OC 几天，如上面子标题 3.2.1. 中所述。
2. 虽然在免疫捕获过程中温度始终保持在 4℃或以下，以防止 OC 吞噬结合到免疫磁珠的外表面，但一旦细胞暴露于较高的温度，这些细胞就会吞噬磁珠（见注解 12）。

3.3. 检测技术

3.3.1. 细胞形态和超微结构

用标准的检测方案评估分离的鸡 OC 的形态和超微结构特征。在光学显微镜下观察，鸡的 OC 显示为不同大小和形状的多核巨细胞，染色质颗粒细小，并且每个细胞通常有一个或多个伪足的延伸。免疫磁珠分离的鸡 OC 通常吸附有多个磁珠，并且表面完全地涂覆有 MAb 耦合的磁珠，类似于珠子上的小球（图 9-1a）。在骨、象牙、玻璃或塑料板上培养的免疫磁珠捕获的 OC，这些细胞扩散并内吞磁珠，而不是像非吞噬细胞那样脱落。

OC 的形态和超微结构可以通过透射电镜（TEM）或扫描电镜（SEM）分析，具体方法在本书其他章节中有详述。TEM 显示 OC 的特征包括多个聚集在细胞内的细胞核。各细胞之间的细胞核数目也不一样，有丰富的线粒体和多个囊泡，有大量空泡形成，发育良好的核周存在高尔基复合体，有大量粗糙的内质网。存在游离的多核糖体。可见细胞膜褶皱区和透亮区。通过 SEM 观察，在塑料板上培养的鸡 OC 通常表现为具有复杂形态的大细胞。其上具有许多细小的伪足突起，细胞表面上可见微绒毛和膜小泡，还可见胞质膜皱褶（图 9-1b）。当 OC 与骨或象牙共培养时，通过 SEM 观察可见鸡 OC 在积极参与形成吸收陷窝时为大圆顶细胞，而没有吸收活性的 OC 为具有运动表型和特征性前后膜结构域的细胞（图 9-2f）。形成吸收陷窝的 OC 在与胶原纤维暴露相接触部位的胞膜表现出皱褶（图 9-2f）。鸡 OC 共培养后形成的典型吸收陷窝成分叶挖掘状或形成长的吸收轨迹（也可以是多球形的），或者形成与有吸收活性的 OC 相邻的单球吸收腔（图 9-2f）。免疫磁珠法分离的 OC 显示出较少的吸收活性（图 9-1c）。在从骨或象牙质中（在金涂层步骤之前或在观察样品之后，然后用金再进行涂层以单独显现出吸收陷窝）除去 OC 后，可以通过 SEM 更彻底地检查吸收陷凹的形态。

3.3.2. 细胞化学染色

区分鸡 OC 中细胞核和细胞质快速、简单的方法是使用常规差异染色 Diff-Quik 染色，只须将固定好的鸡 OC 简单孵育几分钟，然后冲洗几次即可。然而，到目前为止，最常用的用于 OC 染色是基于

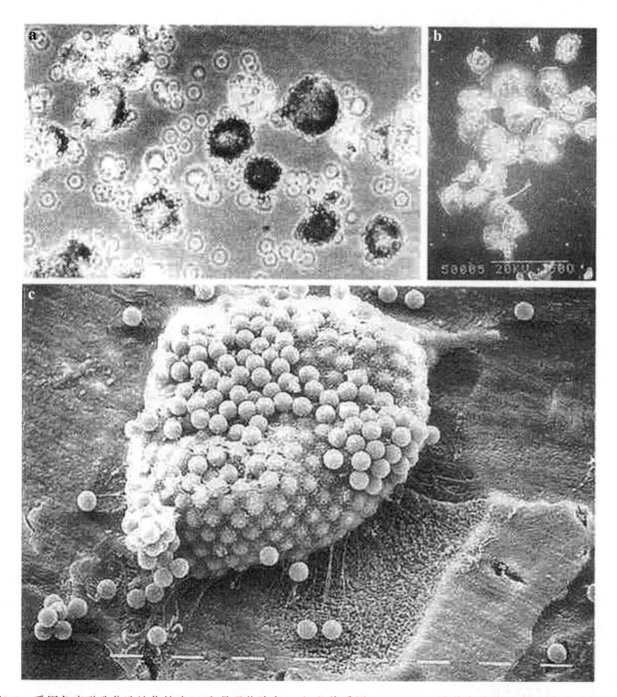

图9-1　采用免疫磁珠分选纯化的鸡OC和骨吸收陷窝。（a）将采用35% Percoll液分离的鸡OC进一步通过与MAb 121F耦联的磁珠纯化。相差显微镜显示大量附着并覆盖在OC表面的免疫磁珠。（b）在塑料板上培养的6% Percoll纯化的鸡OC的SEM外观。比例尺=50 μm。（c）SEM图像：用MAb 121F免疫磁珠分离的鸡OC与骨共培养期间形成的吸收陷窝。比例尺=10 μm

它们高水平的 TRAP 活性，其在 OC 形成早期就明显上调。尽管这种染色并不是单独对 OC 有特异性，但是该细胞化学染色容易识别骨组织切片中和离体培养的 OC（图 9-3a、c）。也可以通过微板酶法对细胞提取物中的 TRAP 活性进行定量分析（能标准

化细胞蛋白的提取）[12]。

使用新鲜制备的溶液进行 TRAP 活性染色（参见子标题 2.3. 和注解 2）：

1. 去除细胞培养中的培养基（丢弃或保存用于其他分析）。

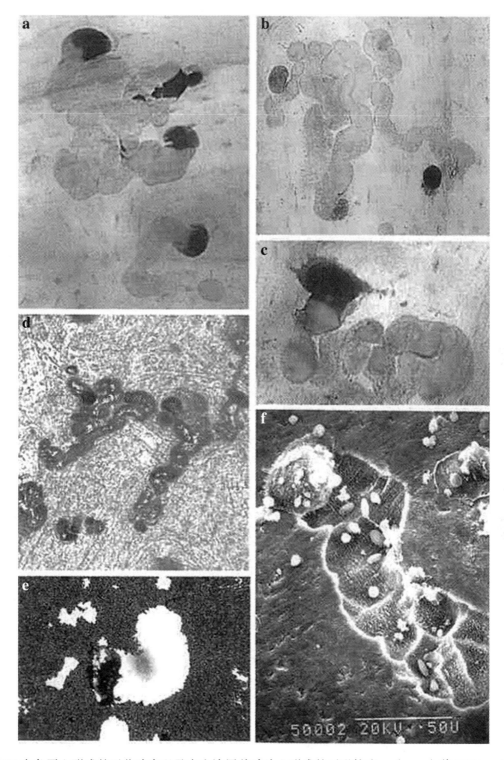

图9-2　鸡的OC在象牙上形成的吸收陷窝以及在金涂层盖玻片上形成的吞噬轨迹。（a—c）将6％Percoll液纯化的鸡OC在象牙上培养（2～3天），用TRAP染色和吸收陷窝分析。在光学显微镜下观察，OC形成多球形骨吸收轨迹，经常相互连接形成骨吸收陷窝。这些代表OC黏附和吸收陷窝形成的时期，随着OC移动到相邻的象牙区域并进一步进行再吸收。（d）在暗场显微镜下观察吸收陷窝，通过在同一视野下观察吸收陷窝的数量和面积来对OC的数目进行定量分析。（e）将6％Percoll液纯化的鸡OC在金涂层的盖玻片上培养16 h后进行TRAP活性染色。OC能吞噬金颗粒，因而它们在金涂层的盖玻片上移动时会留下清楚的运动轨迹。测量这种动力轨迹的数量和面积能间接代表OC的数量。（f）通过SEM观察6％Percoll液分离纯化的鸡OC。它参与象牙上的吸收陷窝。注意那些挖掘良好的吸收陷窝通常是由鸡OC吸收形成的。比例尺=50 μm

2. 用温热的 HBSS（倾斜培养皿，以轻轻地添加和去除溶液）快速洗涤细胞 3 次。在室温下加入 1% PF-HBSS 溶液（48 孔板每孔约 300 µl，24 孔板每孔约 500 µl）以固定细胞 15 min。除去固定液，用 HBSS 漂洗 3 次，再用去离子水洗涤 1 次，然后将样品空气干燥过夜或将其在 -20 ℃甲醇中孵育几分钟，然后用水冲洗以透化细胞。

3. 向培养孔中加入染色溶液以覆盖细胞，并将培养皿或板在 37 ℃下避光孵育 1 h。

4. 去除染色剂，用水冲洗样品数次，并将样品（在培养皿或象牙上）空气干燥或在载玻片上滴加甘油封片剂后用盖玻片封片（4 ℃存储，在显微镜观察之前重新放置至室温）。

5. 或者，使用商品化的染色试剂盒（Sigma 目录号 386）并按照说明书来进行操作（见注解 2）。

3.3.3. 抗原检测

鸡 OC 不仅有特定形态特征和高水平的 TRAP 活性，通常也检测其各种特征性表面标志物，因为它们不在相关的单核细胞、巨噬细胞或巨噬细胞多核体中表达（或表达水平较低）。这些抗原包括 $\alpha v \beta 3$ 整联蛋白（玻连蛋白受体）、H^+-ATPase 质子泵、碳酸酐酶 Ⅱ、降钙素受体、半乳凝素 -3 和一系列抗 OC 的 MAb，包括 121F（图 9-3b、d、f、g）。大多数或所有这些 OC 的标记在骨吸收功能和（或）OC 的存活中起重要作用。使用特异性的抗体，通过单独或结合 TRAP 染色以及与 F- 肌动蛋白细胞骨架染色（用罗丹明标记的鬼笔环肽）和（或）DAPI 核标记的免疫染色，可以检测到在骨、象牙、玻璃或塑料上的鸡 OC 表面标记（图 9-3 a — g）。这些蛋白质标志物的相对表面水平表达也可以在细胞固定后（作为完整细胞），在 96 孔微量滴定板中通过 ELISA 进行定量分析，如文献所报道的 [12]。对于鸡 OC 的总细胞提取物或膜裂解物，通过 ELISA、凝胶电泳（具有或不具有免疫沉淀）或免疫印迹法来检测这些标记。OC 细胞内还表达高水平的 pp60[c-src]。这是 OC 骨吸收所需要的关键信号分子。这种细胞骨架相关蛋白可以通过在透化细胞后进行免疫染色（例如，在封闭前在 0.1% Triton X-100 中孵育固定的 OC 30 min）或将细胞提取物电泳后以免疫印迹法来检测蛋白磷酸化状态（参见第 15 章）。类似的方法可用于检测许多其他细胞内的信号分子。

本文给出了 OC 免疫染色的一般方案（24 孔板的每一孔至少须要使用 250 µl 试剂）：

1. 在盖玻片、骨或象牙上培养的 OC，轻轻冲洗组织培养孔后，如 TRAP 染色那样固定细胞（参见子标题 3.3.2.，步骤 1-4）。

2. 及时处理样品以进行免疫染色，并且不允许样品的任何部分在随后的步骤（包括盖玻片或骨 / 象牙切片的边缘，因为这将产生假阳性染色）中变得干燥。

3. 在室温下与封闭溶液孵育 1 h，以封闭非特异性结合位点。

4. 在室温下用适当稀释的抗 OC 抗体孵育 1 h，同时以封闭溶液单独孵育或以非特异性染色的无关抗体孵育样品来做阴性对照。

5. 用 PBS 冲洗 3 次，每次 10 min。

6. 将二抗在室温下孵育 1 h。

7. 用 PBS 冲洗 3 次，每次 10 min。

8. 将 FITC（或 Texas 红）标记的链霉抗生物素避光孵育 30 min。

9. 用 PBS 冲洗 3 次，每次 10 min。

10. 用甘油封片剂（参见子标题 3.3.2.，步骤 5）封片，4 ℃避光储存，用显微镜观察之前须放置至室温。

11. 以 HBSS 配制的 DAPI（1:300 稀释）染液与 OC 避光孵育 1 min，来染细胞核（亮蓝色），然后在 HBSS 中漂洗 2 次，封片。在免疫染色封片之前也可以进行 TRAP 染色（在上述步骤 9 之后）。

普通免疫荧光染色较难检测黏附在骨或象牙上 OC 的抗原，除非使用共聚焦显微照相系统（见第 25 章）。组织化学检测方法可能更适合，对于在玻璃或塑料上培养的以进行免疫荧光染色的 OC 也适用。我们优选使用耦联 β- 半乳糖苷酶的抗体（其具有可忽略的背景问题，并且不需要特异性阻断），但是如果内源性酶活性被淬灭，使用其他酶（例如辣根过氧化物酶）也可具有良好的结果。

进行 β- 半乳糖苷酶的免疫染色时，执行本小标题前面给出方案中的步骤 1—7，然后继续如下操作：

1. 在缓冲液 A 中与 β- 半乳糖苷酶共轭的链霉亲和素孵育 30 min。

2. 用缓冲液 A 洗涤 5 次，总共 30 min。

3. 用底物溶液避光孵育 30 min（或更长时间，如

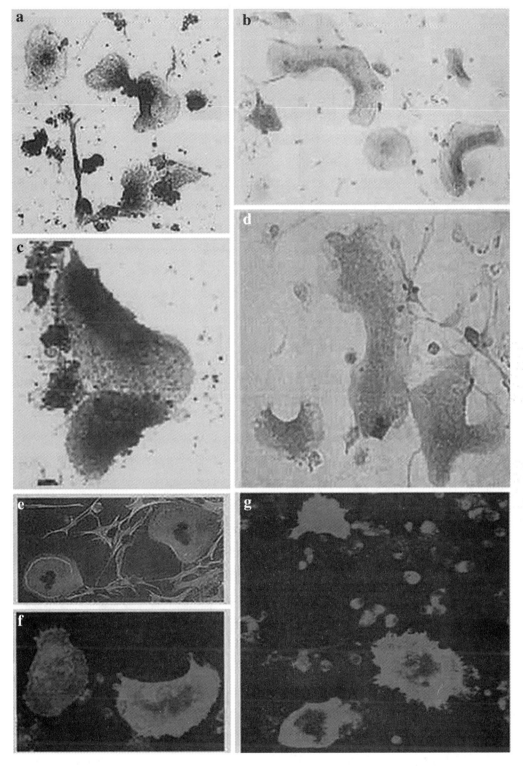

图9-3 利用6% Percoll液分离纯化的鸡OC的细胞化学和免疫染色。（a、c）在塑料培养皿中培养的鸡OC（1～2天），TRAP活性染色。（b、d）在塑料培养皿中培养的鸡OC，利用抗玻连蛋白受体，整联蛋白αvβ3（LM 609）的抗体和生物素-链霉亲和素β-半乳糖苷酶检测系统进行免疫染色。（e）在塑料培养皿中培养的鸡OC。固定和透化（Triton X-100）后，并且用罗丹明鬼笔环肽双染色以标记细胞质F-肌动蛋白（红色），用DAPI标记OC（蓝色）内的细胞核。注意观察成熟OC形成的特征性的外周肌动蛋白环。（f、g）在塑料培养皿中培养的鸡OC，利用FITC标记的生物素-链霉亲和素检测MAb 121F。OC在分化和形成具有骨吸收活性的多核细胞过程中，其细胞表面的αvβ3和121F抗原高度表达，并且这些抗原在OC骨吸收中有重要的功能

果必要）。

4. 用 PBS 冲洗 5 次，共 30 min。

5. 在观察之前使骨或象牙切片保持干燥。如本小标题前面的步骤 10 所述进行封片。

6. 通过该方法进行免疫染色的 OC（在骨、象牙、玻璃或塑料上）也可以进行 TRAP 的双重染色（见子标题 3.3.2.）。

3.3.4. 分子检测

用 Percoll 液分离纯化和免疫磁珠纯化的鸡 OC 是提取 RNA 的良好来源，其可用于分析 OC 的各种表型和功能标志物的相对基因表达水平，在新鲜分离的细胞中或在含或不含调节剂的培养皿、骨或象牙中培养的 OC 也是 RNA 提取的良好来源。OC 制剂能提供足够的 RNA 用于核糖核酸酶保护测定（ribonuclease protection assay, RPA）、RT-PCR 和其他应用 [13]。通常，接种在 24 孔培养板中（250 µl 培养基）培养的 200 000 个有活性的鸡 OC 能产生 2 ~ 5 µg 的总 RNA，其中每个 RT-PCR 使用 100 ng 至 1 µg，或者最多到 5 µg，用于单一的 RPA 测定。用于 PCR 扩增的鸡特异性引物也可用于一些其他的鸡 OC，并且其他的引物序列也可以基于针对人、小鼠或其他物种的 OC 基因报道的种间相似序列来得到。类似地，物种同源引物可以用于扩增鸡的特异性基因，并且将 PCR 产物克隆到用于制备 RPA 探针的合适载体中 [13]。用于分子分析的方法在本书的其他地方提到（见第 17 和 18 章）。

3.3.5. 细胞动力学研究

因为 OC 非常大，并且在尺寸（和细胞核数量）上变化相当大，所以难以通过多孔膜进行经典趋化/趋化性实验。然而，OC 的运动可以很容易地通过镀金盖玻片进行监检测，因为 OC 吞噬金，从而产生一个清晰的运动轨迹 [10]。为了进行该测定，使用 6% Percoll 液纯化的 OC（见子标题 3.1.1.）。

1. 将细胞重悬在 6 ~ 8 ml 培养基中，向含有冲洗和预湿的涂金盖玻片（见子标题 2.6.）的 24 孔板滴加 0.5 ml（约 100 000 个 OC）细胞培养液，培养 3 h，以让 OC 贴附在盖玻片上。

2. 去除非黏附细胞，加入含或不含调节剂的新鲜培养基，并培养细胞 16 ~ 24 h。

3. 用温热的 HBSS 轻轻冲洗 3 次，在室温下用 1% PF-HBSS 固定细胞 15 min，再用 HBSS 漂洗 3 次。

4. 对细胞进行 TRAP 活性染色（见子标题 3.3.2. 和注解 2）。

5. 使用装配有目镜的微观镜和连接到图像分析系统的计算机，确定在恒定数目的随机相邻视野内的 TRAP 染色阳性的 OC 数量、OC 吞噬后动力学轨迹的数量和每个轨迹的清除面积（图 9-2e）。计算平均轨道面积和金清除的总面积，并标准化数据，以确定每个 OC 的轨道数和每个 OC 清除的平均面积。

3.3.6. 骨吸收检测

OC 和其他吞噬细胞都可以在体外吸收（摄取和降解）非常小的骨颗粒或分泌溶解羟磷灰石的酸 [例如，在磷酸钙包被的培养皿上（Osteologic），BD Biosciences]。然而，只有 OC 可以在骨上产生吸收陷窝。因此，这是确定 OC 骨吸收功能的关键定义属性和最佳测定方式。因为 OC 启动的新吸收陷窝的数量和吸收速率是控制正常和病理状态下骨重建的主要参数，所以体外骨吸收陷窝测定已经成为非常有价值的研究工具。从该实验获得的数据揭示了关于干预因子是否改变骨或象牙上的 OC 数目（可能反映对整联蛋白介导的附着、细胞存活或发育的影响），形成的吸收陷窝数目（反映用于进行吸收 OC 的激活情况）以及骨或象牙吸收的区域（整体或每个吸收陷窝，反映 OC 的吸收量和速率）。

1. 在含或者不含干预因子的情况下，在骨或象牙上培养鸡 OC（6% Percoll 纯化）30 ~ 40 h（见注解 13）。

2. 如子标题 3.3.2. 所述冲洗、固定和进行 TRAP 活性染色。

3. 使用配备有目镜和计算机连接的图像分析系统的显微镜评估吸收能力（参见第 12 章的系统描述）（图 9-2a 至 c）。

4. 计数在每个骨切片的恒定数目的随机视野内的 TRAP 染色阳性的 OC 数量，通常从使用永久墨水进行点标记的芯片边缘上的任意起始位置来连续测量。选择用于分析视野中的每个骨片至少包含 100 ~ 300 个 OC（通常约为 20 个场或芯片的一半）。为了确保随后分析再吸收陷窝是在完全相同的视野，在网格表上标记或绘制已经进行评估的视野。

5. 在所有骨片分析完 OC 数量（确保所有的视野都有一定数量的 OC）后，通过将芯片在 0.2 M NH₄OH 中浸泡 1 min 来从骨表面除去 OC，用戴手套的手指擦拭整个芯片表面。重复该处理一次，然后在去离子水中漂洗芯片。

6. 使用反射光显微镜的暗场对步骤 4 中针对 OC 数量进行评估的视野内包含的每个吸收陷窝的数量和面积进行定量分析（图 9-2d）。

7. 作为每个实验条件的吸收陷窝测量，指标包括恒定数目的视野中 OC 的平均数、吸收陷窝的数目和吸收陷窝的总面积。将数据标准化，以分析每个 OC 形成的吸收陷凹数、陷窝面积和每个吸收陷窝面积（大小）。

8. 一般来说，应重复进行几次实验，对照组和治疗组各进行 4～6 次重复，以获得统计学显著的结果。

4. 注解

1. 可用于该目的的 OC- 特异性抗体包括 MAb 121F（可根据需要从我们这里得到）、整联蛋白 αvβ3 的抗体（例如 23 C6 或 LM609）和其他市售的抗体。

2. 使用新鲜制备的试剂或市售可得的染色试剂盒（Sigma 目录号 386）常规进行 TRAP 活性的细胞化学染色。因为用新鲜制备的试剂进行 TRAP 染色更明显，所以优先选用该方案，以观察 OC 的 TRAP 活性（在开发或对干预因子反应期间）的变化、进行吸收陷窝定量分析以区分 OC 以及用于免疫双染的 OC。

3. 二抗是可以与酶或荧光探针直接结合的，但是如果使用生物素化的二抗来扩增一级抗体信号，则能获得更高的灵敏度。

4. 用明胶预先包被后使金颗粒更可靠地黏附在盖玻片上。BSA 不能替代明胶，因为它干扰在金涂层盖玻片上的鸡 OC 的运动。应避免在镀金盖玻片上接种太多的 OC，因为轨迹重叠后将变得难以分析。类似地，孵育时间不应超过 16～24 h，因为吞噬作用轨迹可能变得太长和有太多褶皱（和重叠），干预因子引起的迁移差异可能减少，并

且当被摄入的金颗粒过多时，OC 可能停止移动。

5. 孵化后生长的幼鸡是高度丰富 OC 的来源，其数量通过维持低钙摄入饮食而进一步增加。然而，这种饲料中的钙水平不应低于 0.15%，否则幼雏的骨头会变得非常软弱以至于无法站立走路、饮食或饮水。饲料通过特殊订单（Purina）制备，并且可以在 4 ℃（保持干燥以避免真菌）下储存长达 12 个月。鸡应该可以自由获得自来水（鸡在低钙饲料饮食下饮用去离子水会使它们太脆弱）。从鸡骨中能获得数百万个 OC，而通常从小鼠、大鼠或兔骨制备物中分离出的 OC 是鸡骨中分离 OC 的千分之一，并且从来自大多数人骨组织中可获得的 OC 数量可忽略不计。与从其他物种获得的 OC 生态、表型和抗原性质以及大多数或所有的来自观察到的调节反应方面，鸡 OC 是骨吸收最活跃的物种。因此，鸡 OC 提供了特别灵敏的测定系统，以测量各种药物（其中许多药物是抑制性的，而不是刺激 OC 活性）对 OC 介导的骨吸收的调节作用。

随着人们发现 RANKL-RANK-OPG 调节途径控制 OC 的发展、吸收和存活，许多对来自其他物种的 OC 研究的早期限制已经不再存在，因为现在 OC 可以从体内产生的前体原代细胞制备物（例如，禽、小鼠或人骨髓或循环单核细胞）或细胞系（鼠 RAW 264.7 细胞）来获得。这种分离培养的方法在本书的其他部分给出。然而，在一些情况下，将在体外产生的 OC 与在体内分离的 OC 进行比较可能仍然是重要的，特别是如果特定的试剂不能在体内直接研究 OC 相关的作用的话。

6. OC 的存活率取决于从骨的解剖分离和加工直到用 6% Percoll 液分离纯化或免疫磁珠分离纯化得到 OC 并接种培养这个过程的总时间。这个时间不应超过 6～7 h，因为每增加 1 h 将对最终的 OC 活性产生不利影响。如果要从这些相同的鸡中提取骨髓（例如，用于 OC 前体研究和 RANKL 发育），一个人应该在无菌通风橱中从一组骨头中吹出骨髓，而其他人同时收获或清洁剩余的骨头，并且盘子应该来回传递，直到操作都完成。然后，一个人继续进行骨髓细胞的制备，这个过程独立于从骨髓剥离的骨进行分离 OC 的操作[12]。

7. 只使用大口径移液管或吸头进行隔离或操作，以避免 OC 这种大的多核细胞碎裂。此外，重悬、混合或离心 OC 操作须轻柔，并尽可能减少操作时间。

8. 免疫磁珠分离是一种从混合细胞群中纯化 OC 快速和高效的方法。与 121F MAb 耦联的磁珠不受物种限制，并且可以有效地从大鼠、兔、人和其他来源来分离纯化 OC。其他抗 OC 的 MAb 也可以耦联至磁珠，以通过本操作步骤来分离纯化 OC（见注解 1）。所有步骤在冰上进行，以防止 OC 吞噬磁珠。然而，由于 MAb 121F（双折叠或 Fab 片段）部分抑制 OC 的骨吸收活性[14]，并且与 Percoll 液分离纯化法相比，OC 的产量在免疫磁性中较低，因此认为免疫磁珠法分离的 OC 最适用于：①获得高度纯化的 OC 样品进行分子或生化分析。②确认用 Percoll 液分离纯化的 OC 在干预后观察到的反应是由于 OC 的特异性效应。

9. 为了优化免疫磁珠捕获 OC，应避免将与带有细胞的磁珠偶联的 MAb 搅拌得太快（可干扰附着）或太慢（由于混合不良而减少结合）。与其他粗分离 OC 方法相比，使用 35% 的 Percoll 液分离的 OC 作为免疫磁珠分离纯化是最好的，因为其他方法产生纯的 OC 群体较少，而且基质再组装也是一大问题。此外，与 35% Percoll 液分离纯化相比，用 6% Percoll 液分离纯化后进行免疫磁珠分离的 OC 产率更低。

10. 作为将 OC 接种到骨切片上的替代方案，可将 OC 接种在含有 2.5 ml 培养基的约 24 个平铺在 35 mm 培养皿底部的骨或象牙小片上。培养 OC 2.5 ～ 3 h 以使其选择性黏附。除去非黏附细胞，用培养基轻轻洗涤黏附的 OC，并用无菌镊子单独取出骨或象牙小片，将其置于 48 孔培养板的孔中并加入新鲜培养基（250 μl）。通常加入干预因子（在 50 μl 培养基中，终体积为 300 μl/ 孔），并且在收获细胞前培养 30 ～ 40 h。

11. 对于破骨细胞吸收实验，常规培养 OC 30 ～ 40 h，然后收获。对于组织化学、酶或免疫细胞化学分析，在分析前将 OC 培养 1 ～ 2 天。对于分子研究，可以直接从 Percoll 液分离纯化或免疫磁珠捕获的细胞中提取 RNA。或者在含或不含干预因子的情况下从骨、象牙或细胞培养皿中的 OC 来收

获 RNA，可以连续收获 3 天。如果细胞是在骨或象牙（由于整合素介导的细胞存活信号通路）而不是玻璃或塑料培养板上培养，则 OC 的存活率更高，因此，对于在后一条件下的实验应该局限在几天内。虽然一些研究表明 OC 在微酸性条件下有更好的吸收能力，但我们发现在添加 5% FBS 的 α-MEM 中，鸡（和人）的 OC 吸收活性更强。

12. 采用免疫磁珠法分离纯化的 OC 可以被培养并且可以在骨或象牙上形成吸收陷窝。但是因为它们在 37 ℃能快速吞噬磁珠，所以 OC 细胞表面的抗体和（或）磁珠接合可能影响它们的生理或再吸收功能（图 9-1a、c）。在 4 ℃下，通过物理（强烈涡旋）或生物化学（低 pH、蛋白酶消化）方法能从细胞外表面除去许多磁珠，虽然在这些操作过程中可能会引起一些细胞损伤[9]。

13. 因为乙醇抑制 OC 的骨吸收，所以必须将骨/象牙切片在 HBSS 中充分冲洗（并浸泡 >3 h），然后才能接种细胞。同样，乙醇浸泡的镊子在用于钳夹骨或象牙盘之前应该在空气中干燥。一般来说，对骨的吸收陷窝分析比对象牙的分析要更复杂，因为须要区分骨中的 Haversian 和 Volkmann 管是不是由培养的 OC 形成的。在我们使用骨和象牙的重复研究中，迄今为止在基础或干预因子引起的 OC 吸收活性中，没有观察到底物依赖性差异。因此，虽然象牙可能比牛骨更难获得，但是对于进行骨吸收陷窝的定量分析而言优先选用象牙。

致谢

这项工作由 NIH Grants AR32927，AG 15435 和 AR42715 支持。

参考文献

1. Hall, T. and Chambers, T. (1996) Molecular aspects of osteoclast function. *Inflamm. Res*. 45, 1-9.
2. Roodman, G. (1996) Advances in bone biol- ogy - the osteoclast. *Endocr. Rev*. 17, 308-332.
3. Suda, T., Udagawa, N., Nakamura, I., et al. (1995) Modulation

of osteoclast differentia- tion by local factors. *Bone* 17, S87-S91.

4. Kanis, J. (1995) Bone and cancer: pathophysi- ology and treatment of metastases. *Bone* 17, 101S-105S.

5. Mundy, G. (1993) Cytokines and growth factors in the regulation of bone remodeling. *J. Bone Miner. Res.* 8, S505-S510.

6. Wiebe, S., Hafezi, M., Sandhu, H., et al. (1996) Osteoclast activation in inflammatory periodontal diseases. *Oral Dis.* 2, 167-180.

7. Manolagas, S., Bellido, T., and Jilka, R. (1995) New insights into the cellular, biochemical, and molecular basis of postmenopausal and senile osteoporosis: roles of IL-6 and gp130. *Int. J. Immunopharmacol.* 17, 109-116.

8. Oursler, M., Collin-Osdoby, P., Anderson, F., et al. (1991) Isolation of avian osteoclasts: improved techniques to preferentially purify viable cells. *J. Bone Miner. Res.* 6, 375-385.

9. Collin-Osdoby, P., Oursler, M., Webber, D., et al. (1991) Osteoclast-specific monoclonal anti- bodies coupled to magnetic beads provide a rapid and efficient method of purifying avian osteoclasts. *J. Bone Miner. Res.* 6, 1353-1365.

10. Minkin, C. (1982) Bone acid phosphatase: tartrate-resistant acid phosphatase as a marker of osteoclast function. Calcif. Tissue Int. 34, 285-290.

11. Owens, J. and Chambers, T. (1993) Macrophage colony-stimulating factor (M-CSF) induces migration in osteoclasts in vitro. Biochem. Biophys. Res. Commun. 195, 1401-1407.

12. Collin-Osdoby, P., Oursler, M., Rothe, L., et al. (1995) Osteoclast 121F antigen expression during osteoblast conditioned medium induc- tion of osteoclast-like cells in vitro: relationship to calcitonin responsiveness, tartrate resistant acid phosphatase levels, and bone resorptive activity. J. Bone Miner. Res. 10, 45-58.

13. Sunyer, T., Rothe, L., Kirsch, D., et al. (1997) Ca2+ or phorbol ester but not inflammatory stimuli elevate inducible nitric oxide synthase messenger ribonucleic acid and nitric oxide (NO) release in avian osteoclasts: autocrine NO mediates Ca2+-inhibited bone resorption. Endocrinology 138, 2148-2162.

14. Collin-Osdoby, P., Li, L., Rothe, L., et al. (1998) Inhibition of osteoclast bone resorption by monoclonal antibody 121F: a mechanism involving the osteoclast free radical system. J. Bone Miner. Res. 13, 67-78.

第 10 章

兔破骨细胞的分离和培养

Fraser P. Coxon, Michael J.Rogers, Julie C.Crockett
刘　灿、宋纯理　译

摘要

　　新生兔是成熟破骨细胞有效且容易获得的来源之一。与其他啮齿动物相比，更易于从兔的长骨中直接分离出相对大量的破骨细胞。在可吸收底物上进行原代培养的兔破骨细胞，是在体研究破骨细胞行为学理想的体外模型。对于一些研究，例如在评估破骨细胞不依赖于破骨细胞形成对骨吸收影响的研究，就要优于在体外从骨髓培养物或从人外周血产生的破骨细胞样细胞。药物干预后在预定时间点利用免疫磁珠分离法分离破骨细胞（使用抗 $\alpha V\beta 3$ 抗体），从而在体评估干预药物对破骨细胞的影响。兔是一种特别适用的模型。由于破骨细胞在新生兔中含量丰富，因此有足够数量的破骨细胞可以使用这种方法进行分子和生化分析。

　　关键词：兔、破骨细胞、骨吸收、分化（polarisation）、玻连蛋白受体。

1. 前言

　　破骨细胞是出了名的不好研究，因为分离纯化获得大量破骨细胞来进行生化和分子生物学研究是比较困难的。与其他啮齿类动物（像小鼠和大鼠）不同，从兔中能获得相对较多数量的成熟破骨细胞，并且其纯化过程也比较简单。一些原代破骨细胞培养的研究可能更适用于从骨髓或者人外周血

分离培养而来的破骨细胞样细胞。兔分离培养的破骨细胞在体外能吸收矿化的培养底物，因此，对于评价药物干预对破骨细胞骨吸收的影响是很有价值的 [1-3]，而且不受破骨细胞形成这一过程的影响，因为使用小鼠或者人来源的破骨细胞就会有这种情况发生而干扰研究结果。此外，从兔直接分离的破骨细胞在矿化的培养底物上培养后，也是在体研究破骨细胞行为理想的体外模型 [4,5]。我们和其他人还从纯化的兔破骨细胞中提取蛋白质或 RNA，用于研究破骨细胞的代谢过程，或者使用蛋白质印迹法、酶学测定或 RT-PCR 进行破骨细胞的分子生物学研究 [3,6-9]。

　　我们参照 Tezuka 等最初描述的方法并加以改良后来从新生兔的长骨中分离破骨细胞 [10]（见子标题 3.1.）。分离的兔破骨细胞可以在塑料培养皿、玻璃培养皿或矿化基质（例如皮质骨、象牙或鲸鱼牙质或羟基磷灰石涂覆的表面）上培养。因为可以将盖玻片装载到载玻片上，使用正置显微镜可直接观察细胞，所以在玻璃盖玻片上（置于多孔板中）培养的破骨细胞可用于细胞免疫化学染色。

　　有一些情况，例如制备破骨细胞裂解物用于蛋白质印迹法分析，破骨细胞必须从复杂的骨髓细胞中进一步纯化。而这种方法可以通过用 PBS 进一步洗涤培养皿或使用链霉蛋白酶 -EDTA 溶液（见子标题 3.2.）除去其他的贴壁细胞来完成。这些方法能提供纯度 >95％、抗酒石酸酸性磷酸酶（tartrate-resistant acid phosphatase，TRAcP）阳性、多核的破骨细胞和单核的融合前破骨细胞（图 10-1a）。

　　通常从每只兔子能分离纯化出大约 5×10^4 个破骨细胞。参考 David 等的培养方法（见子标题 3.3.）[11]

并进行改良后，培养 10 天骨髓来源的细胞并向培养基中加入 1,25, 二羟基维生素 D_3，有可能产生更多数量的破骨细胞样细胞（每个兔最多达 16 个半融合度的 10cm 培养皿的 TRAcP 阳性多核细胞）（图10-2）。

对于体外应用，在培养皿上通过链霉蛋白酶 -EDTA 消化纯化的破骨细胞足以提供较纯的破骨细胞来用于生物化学研究。然而，无须事先在体外进行细胞培养，纯的破骨细胞群也可以直接从兔骨中分离出相对数量较多的破骨细胞。我们改良了Collin-Osdoby 等的细胞分离技术（见子标题 3.4.）[12]，其涉及使用免疫磁珠和 23C6 单克隆抗体从混合细胞悬液中分离破骨细胞（图 10-3）。23C6 单克隆抗体特异性识别 αVβ3 整联蛋白（也称为玻连蛋白受体），其在破骨细胞[13]上高度表达（图 10-1b）。这种技术特别适用于在体内测定药物对破骨细胞的作用。因为在体内进行药物干预后，破骨细胞可以在预期的时间点进行分离和纯化，之后可以通过显微镜或裂解后通过蛋白质印迹法或使用其他分子和生物化学技术来检测破骨细胞。这种方法已被用于测试双膦酸盐和膦酰基羧酸盐[14-16]和他汀类[17,18]等药物在体内抑制破骨细胞蛋白质异戊烯化、体内摄取双磷酸盐[16]的能力，也用于检测有毒代谢产物[14]和破骨细胞中甲羟戊酸途径的代谢物[19]。更重要的

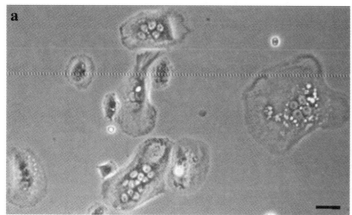
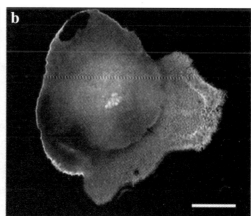

图10-1　（a）PBS（bar=25 μm）纯化后在塑料培养皿中培养的多核兔破骨细胞的镜下观察。（b）通过荧光免疫染色显示玻连蛋白受体表达的兔破骨细胞

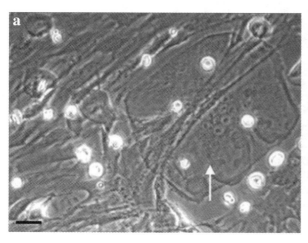
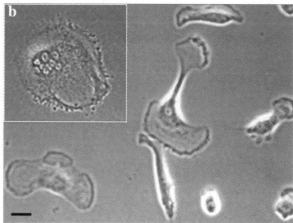

图10-2　兔子骨髓培养（a）7天后的镜下照片，可见在基质细胞层下面发育的多核破骨细胞样细胞（箭头）；（b）培养10天后纯化的破骨细胞样细胞（插图中显示多核细胞）。Bars=20 μm

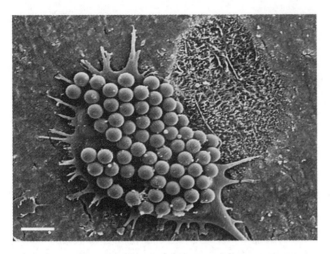

图10-3　在牙本质盘上培养的破骨细胞利用免疫磁珠法分离纯化后的扫面电镜图。破骨细胞形成了一个吸收陷窝，其表面还有磁珠附着。Bar=10 μm

是，破骨细胞与骨髓内的其他细胞的分离后就足以有效地确定所研究的药物是否特异性地作用于破骨细胞。

破骨细胞高度表达的一些标志物可以用来鉴定培养基中的兔破骨细胞，例如通过 TRAcP 染色 [20]（见子标题 3.5. 步骤 1）、免疫检测玻连蛋白受体及其他相关标志物（图 10-1b）（见子标题 3.5. 步骤 2）。进行 TRAcP 活性的染色对于计数培养物中破骨细胞的数目是很有用的 [21]，特别是当细胞在基质（如牙本质）上培养在光学显微镜下不容易观察时。

然而，应当注意的是，该酶并不是破骨细胞特异性的，也存在于其他细胞类型中，例如肺泡巨噬细胞。使用荧光显微镜观察玻连蛋白受体免疫荧光染色对于单细胞研究特别有用，因为其不仅能描绘出细胞膜，还能选择性地鉴定出破骨细胞。当在牙本质的矿化基质上培养兔破骨细胞时，可以通过 F- 肌动蛋白特征环（见子标题 3.5. 步骤 3）和它们在基质中挖掘吸收陷窝的能力来鉴定有吸收活性的破骨细胞（参见子标题 3.5. 步骤 4）（图 10-4）。

2. 材料

2.1. 一般试剂

1. 加有 100 U/ml 青霉素、100 μg/ml 链霉素和 1 mM 谷氨酰胺的 α-MEM。
2. 胎牛血清（FCS）。
3. 磷酸盐缓冲液（PBS）。
4. PBS 配制的 4% 甲醛。
5. Hank 缓冲盐溶液（HBSS）。

2.2. 分离和纯化兔破骨细胞

1. 锋利的剪刀。
2. 平头钳。

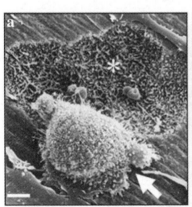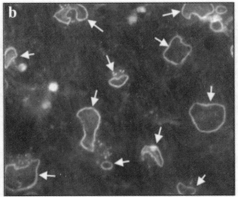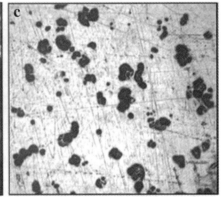

图10-4　在牙本质盘上培养的兔破骨细胞的吸收活性。（a）扫描电子显微照片，显示与吸收陷窝（星号）相邻的兔破骨细胞（箭头）。Bar=10 μm。（b）兔破骨细胞通过FCS梯度纯化并在牙本质上培养，然后用TRITC-鬼笔环肽染色并通过荧光表达量进行分析。特征性的F-肌动蛋白环是明显的，如箭头所示。（c）由兔破骨细胞形成的吸收陷窝在反射光显微镜下的图像（原始放大倍数×100）

3. 一次性手术刀（用于剔除组织）。

4. 高压消毒手术刀手柄和一次性手术刀片（用于绞碎骨头）。

5. 直径 10 cm 的玻璃培养皿。

6. 含有 0.001%（w/v）链霉蛋白酶和 0.002%（w/v）EDTA 的 PBS。使用前过滤灭菌（0.2 μm 过滤器）。链霉蛋白酶可用 PBS 制备为浓缩储备溶液，并分成几等份后在 -20 ℃储存，然后在使用前用 PBS/EDTA 中稀释。

7. HBSS（用于破骨细胞的血清梯度富集）。

2.3. 产生兔破骨细胞样细胞

1. 1,25 二羟基维生素 D_3（Sigma，Poole，UK）。

2.4. 免疫磁珠法分离兔破骨细胞

1. 抗 $\alpha_v\beta_3$mAb（clone 23 C6；Serotec，Oxford，UK）。

2. PBS 配制的 0.1%（w/v）牛血清白蛋白（BSA）。

3. 大鼠抗小鼠 IgG（例如，来自 Invitrogen，Oregon，USA 的 Dynabeads）结合的免疫磁珠。

4. 磁铁或磁性颗粒集中器。

2.5. 抗酒石酸酸性磷酸酶（TRAP）染色

1. 二甲基甲酰胺（在 4 ℃下稳定保存约 2 周）配制的 10 mg/ml 萘酚 -AS-BI- 磷酸盐底物。

2. 4%（w/v）亚硝酸钠。

3. 副品红　向 20 ml 去离子水中加入 1 g 副品红，然后加入 5 ml 浓 HCl。在通风橱中，在水浴中小心加热溶液并持续搅拌 30 min，冷却后过滤（在 4 ℃下稳定保存几个月）。

4. 巴比妥钠缓冲液　将 11.7 g/L 无水乙酸钠、29.4 g/L 巴比妥溶解在去离子水中（有毒溶液）（在 4℃下稳定保存几个月）。

5. 0.1 N 乙酸盐缓冲液，pH 5.2　将 0.82 g 无水乙酸钠溶于 100 ml dH_2O 中。向 0.6 ml 冰醋酸的溶液加入 dH_2O 至 100 ml，并将溶液的 pH 调节至 5.2（在 4 ℃下稳定保存几个月）。

6. 乙酸盐缓冲液加酒石酸盐　向 100 ml 乙酸盐缓冲液中加入 2.3 g 酒石酸钠，得到 100 mM 酒石

酸盐的储备溶液（在 4 ℃下稳定保存几个月）。

2.6. $\alpha_v\beta_3$ 整合素（玻连蛋白受体）的免疫染色

1. 抗玻连蛋白受体单克隆抗体（clone 23C6；Serotec，Oxford，UK）。

2. 荧光二抗（例如 Alexa Fluor 555 标记的山羊抗小鼠 IgG；Invitrogen，Oregon，USA）。

3. 核染色，0.5 μg/ml 4,6- 二脒基 -2- 苯基吲哚（DAPI）或 Sytox Green（Invitrogen）。

2.7. 检测 F- 肌动蛋白环（F-actin Rings）

1. PBS 配制的 0.5%（v/v）Triton X-100。

2. 异硫氰酸四甲基罗丹明红（TRITC）/ 异硫氰酸荧光素（FITC）- 鬼笔环肽（Sigma，Poole，UK）。

2.8. 骨吸收陷窝实验

1. 牙本质片　使用薄刀片的 Buehler 低速锯将 1 cm 大象的牙齿块切割成 200 ~ 400 μm 小切片。用研磨薄纸摩擦将切片的表面抛光，用纸张打孔器将切片切成小圆盘。在小圆盘的一侧用铅笔以非对称标识符进行编号标记，以便在处理时正确定向小圆盘，尤其是在从 96 孔板移除小圆盘至载玻片上时是很有用的。确保标记位于下表面，以便将细胞接种到未标记的一面上。在使用前，应将小圆盘灭菌并储存在 70% 乙醇中。

2. 20%（w/v）次氯酸钠溶液。

3. 方法

3.1. 分离和培养兔破骨细胞

1. 在氟烷下以安乐死的方式处死 2 ~ 4 日龄的兔子。

2. 完整地解剖分离兔子的四肢骨并去除皮肤，在冰上以 PBS 浸泡。

3. 在玻璃培养皿中，利用一次性手术刀从股骨、胫骨、桡骨和尺骨去除所有的附属组织，并迅速将其转移至 PBS 浸泡。

4. 使用手术刀将分离的骨头切碎，并用 α-MEM（约 20 ml）制成细胞混合悬液。通过血清密度梯度离心来部分纯化破骨细胞（参见子标题 3.2.）时，最好在 HBSS 中而不是在 α-MEM 中将细胞切碎。对于较大的骨骼，最好先纵向剖开，然后将骨髓和骨内膜刮除下来，最后切碎剩余的骨骼。尽可能快地完成上述操作步骤，因为破骨细胞容易沉淀并黏附在培养皿上。

5. 将细胞悬液和骨碎片转移到 50 ml 离心管中，并涡旋震荡 3 次，每次 10 s。静置 1 min，使骨碎片沉淀，然后将细胞悬液转移至一个新的离心管。如果通过血清密度梯度离心法来富集破骨细胞，参见下面的子标题 3.2.；否则，加入 FCS 配制的终浓度为 10%（v/v）的 α-MEM 25 ml 或 50 ml（表 10-1）。此细胞悬液总共应包含约 1×10^8 个细胞。

6. 参考表 1 中的指南，将混合细胞悬液接种到培养皿（见注解 1 和 2）或多孔培养板中。

7. 使用牙本质盘培养细胞时，接种破骨细胞 2 h 使其黏附在牙本质盘上后，再用 PBS 轻轻冲洗牙本质盘以除去非黏附细胞（见注解 3）。在这之后，可以向含有 10%（v/v）FCS 的新鲜 α-MEM 培养基中添加任何试剂（如药物或细胞因子）。

8. 在 37 ℃、5% CO_2 潮湿培养箱中孵育过夜，然后使用无菌的大口径巴斯德吸管用 PBS 轻轻地洗涤以去除非贴壁细胞。洗涤 3 次通常足以除去大多数非破骨细胞（见注解 4 和 5）。剩余的黏附细胞主要是破骨细胞、融合前单核细胞和基质细胞。

3.2. 胎牛血清密度梯度离心法富集破骨细胞

对于破骨细胞制备物可在接种之前通过血清密度梯度分级分离粗纯化，使用由 Collin-Osdoby 等描述的简化版本[22]。该程序可以改善重吸收表面上的细胞培养，通过去除大量污染细胞，干扰单细胞分析荧光显微镜，并增加破骨细胞在每个牙本质盘的数量。以下体积适用于从最多 5 只兔子分离的细胞。

1. 在单独的 50 ml 管中，在 HBSS（21 ml FCS 加 9 ml HBSS）和 30 ml 40% FCS 的 HBSS（12 ml FCS 加 19ml HBSS）中制备 30 ml 70% FCS。

2. 剧烈混合，然后转移 15 ml 70% FCS/HBSS 到新鲜的 50 ml 管中。

3. 非常小心地将 15 ml 40% FCS/HBSS 层压在每个管中的 70% FCS/HBSS 上，将管保持在 45° 以避免混合。

4. 在 4 ℃下以 100×g 离心分离的骨髓细胞 5 min。

5. 在 HBSS 中重悬细胞，待制备的每个梯度使用 15 ml。

6. 将细胞悬液非常小心地铺在 FCS 梯度上，再次将管保持在 45°，然后放在架子上，使细胞沉降 30 min（见注解 4）。

7. 取出上部馏分并丢弃。其中主要包含红细胞和单核细胞。

8. 中间部分应主要含有单核细胞和一些多核细胞，而较低部分应含有高得多的多核成骨细胞。因此，为了获得最高纯度，应只保留较低的馏分。为了获得最大产量，应保留中部和低部分。所需的级分应转移到新鲜试管，并在 100×g 离心 5 min。

9. 将沉淀重悬在 3 ml 补充的 α-MEM 中，并在血细胞计数器中检查纯度 / 计数。

10. 以高达每孔 500 个的数量将破骨细胞种植到牙质圆盘上。由于细胞数目少，细胞计数不准，因此我们通常使用 α-MEM 稀释细胞，每只兔子使用约 5 ml 培养基（如果中低部分合并，可使用 10 ml）。然后使用常用体积接种到培养板（如 100 μl 用于 96 孔板）。

表 10-1　制备兔破骨细胞培养时推荐使用的骨髓细胞密度

培养器具	细胞悬液总体积（ml）	每孔体积，ml（大约的细胞数量）
10cm 培养皿	50	16（3.2×10^7）
6 孔板	25	2（8×10^6）
24 孔板	25	0.5（2×10^6）
48 孔板	25	0.3（1.2×10^6）
96 孔板	25	0.125（0.5×10^6）

3.3. 在培养皿中纯化兔破骨细胞（见子标题 3.1.）

1. 如果用 PBS 冲洗后仍存在较多数量的污染细胞，则在用 PBS 配制的含 0.001%(w/v)链霉蛋白酶、0.002%（w/v）EDTA 溶液中 37 ℃孵育贴壁细胞 5 ~ 10 min（或直到非破骨细胞释放）。

2. 用 PBS 洗涤培养板 4 次，并在添有 10%（v/v）FCS 的 α-MEM 中继续培养纯化的破骨细胞（通常纯度 > 95%）和融合单核细胞。纯化的破骨细胞培养物通常含量为 10% ~ 20%（如果通过 FCS 梯度纯化则更高），并且每个 10 cm 直径规格的培养皿通常能产生 100 ~ 200 μg 细胞蛋白质（见注解 6）。

3.4. 在体外培养大量兔破骨细胞样细胞

这种简单的培养方式可以使用全骨髓细胞制备物、来自塑料培养皿上分离的非贴壁细胞或来自 FCS 梯度分离的中间部分的细胞，以用于需要大量破骨细胞的生物化学研究，

1. 在添加有 10%（v/v）FCS 、1×10^{-8} M 的 $1,25(OH)_2$ 维生素 D_3 的 α-MEM 培养基中，接种 3×10^7 细胞 / 培养皿（或等同密度的其他培养皿）。

2. 每 2 天更换一半培养基 [$1,25(OH)_2$ 维生素 D_3]。

3. 10 天后，用 PBS 充分洗涤除去基质层。这通常产生纯度 >95% 的多核 TRAcP 阳性破骨细胞样细胞（当在牙本质盘上培养骨髓细胞时能够吸收骨矿物质）。因此，通常无须使用链霉蛋白酶 -EDTA 来进一步纯化。

3.5. 免疫磁珠法分离兔破骨细胞

通过该方法分离纯化的破骨细胞，对于在体研究药物对破骨细胞的作用特别有用[14-19]，因为它能够直接从骨细胞制剂中有效纯化破骨细胞。

1. 如子标题 3.1. 所述，制备来自新生儿兔的长骨的混合细胞悬液。

2. 在 $300 \times g$ 离心力（10 min）离心混合细胞悬液，在 37 ℃下，将细胞沉淀在含有 3.3 μg/ml 23 C6 抗体的 1.0 ml αMEM 中重悬细胞 30 min。

3. 以 $300 \times g$ 离心力（5 min）离心细胞，然后在用 PBS 配制的 0.1%（w/v）BSA 中洗涤，并重悬于 PBS 配制的含有 2×10^7 Dynal 免疫磁珠的 0.1%（w/v）BSA 中。免疫磁珠与大鼠抗小鼠 IgG 抗体共轭结合。在旋转混合器中 4 ℃孵育 20 min。

4. 在 Dynal 磁性颗粒浓缩器中静置 5 min，将玻连蛋白受体阳性与玻连蛋白受体阴性细胞分离。用 PBS 配制的 0.1%（w/v）BSA 洗涤玻连蛋白受体阳性细胞（破骨细胞）4 次。每次洗涤后将磁珠涂覆的细胞在磁体中分离 1 min。最后，将玻连蛋白受体阴性部分的细胞放入磁体中以重新捕获任何可能丢失的磁珠，洗涤后添加到玻连蛋白受体阳性部分的细胞液中。

5. 使用血细胞计数器计数纯化的破骨细胞数目。该方法通常产生大约 2×10^4 个 TRAcP 阳性多核细胞。这些细胞在矿化基质上培养时有吸收活性（图 10-3）（见注解 7）。

3.6. 兔破骨细胞的特性

3.6.1. $\alpha_v\beta_3$ 整合素（玻连蛋白受体）的免疫荧光染色

1. 在 PBS 中漂洗细胞，然后在 4%（v/v）甲醛中固定 10 min。

2. 将细胞在用 PBS 配制的 10%（v/v）FCS 中孵育 20 min。

3. 在室温下，将 PBS/5% FCS 稀释的 2 μg/ml 的 23C6 单克隆抗体与细胞孵育 30 min。

4. 用 PBS 配制的 0.1%（v/v）FCS 洗涤 4 次。

5. 根据说明书要求将荧光标记二抗与细胞孵育。我们常规使用 PBS 配置的 5% 山羊血清以 1:200（25 μg/ml）来稀释 Invitrogen 的山羊抗小鼠 IgG [与 Alexa Fluor 488（绿色荧光）或 Alexa Fluor 555（红色荧光）]，二抗孵育时间为 30 min。

6. 为了鉴定多核细胞，用合适波长的荧光细胞核染料（例如 DAPI 或 Sytox Green）孵育细胞 10 min 来对细胞核进行荧光染色。

7. 用 PBS 冲洗细胞几次，然后使用配备有 ×20 或 ×40 物镜和适当过滤器的荧光显微镜（图 10-1b）观察。

3.6.2. 检测牙本质盘上培养的破骨细胞 F- 肌动蛋白环

1. 如子标题 3.1. 或 3.3. 所述制备破骨细胞，并在 96 孔板中将细胞接种到牙本质盘上。
2. 在培养期结束时（见注解 9），在培养皿中用 4%（v/v）甲醛固定细胞。
3. 用 PBS 冲洗细胞，然后用 PBS 配制的 0.5%（v/v）Triton X-100 透化 15 min。
4. 用 PBS 配制的 0.5 μg/ml TRITC- 鬼笔环肽或 FITC- 鬼笔环肽孵育 30 min（见注解 10）。
5. 在 PBS 中冲洗 2 次，然后在 PBS 中，4 ℃避光保存。
6. 使用具有过滤器的荧光显微镜观察肌动蛋白环（图 10-4b）。

3.6.3. TRAcP 染色（见注解 1）

1. 在 4%（v/v）甲醛中固定破骨细胞，4 ℃下在 PBS 中保存可达 2 周，再行 TRAcP 染色。
2. 如下所述,将溶液 A 与 B 混合后制成染色液（见注解 12）。一旦制备好，该染色溶液应当在同一天使用。溶液 A：150 μl 萘酚 -AS-BI- 磷酸盐原液、750 μl 巴比妥钠缓冲液（pH 10.1）、0.45 ml 乙酸盐缓冲液和 1.35 ml 乙酸盐缓冲液 /100 mM 酒石酸盐。溶液 B：120 μl 副品红和 120 μl 亚硝酸钠（4% w/v）。使用前通过 0.2 μm 过滤器过滤染色溶液。
3. 在 37 ℃下将过滤好的染色溶液与破骨细胞孵育 30 ~ 60 min。TRAcP 阳性细胞将底物代谢为红色产物，其在破骨细胞的整个细胞质中呈现为颗粒状染色。应该在 PBS 中冲洗细胞，然后可以在 70%（v/v）乙醇中 4 ℃下储存数周。
4. 在明场中以 20× 放大倍数计数破骨细胞(TRAcP 阳性，具有 >2 个细胞核的多核细胞）的数量。由于单核前体融合破骨细胞也是 TRAcP 阳性，所以须在计数时验证每个细胞内的细胞核数目（容易通过阴性对比度区分为未染色区域）。

3.6.4. 骨吸收陷窝实验

1. 将细胞分析完（例如上所述计数肌动蛋白环数和破骨细胞数）之后，将牙本质盘浸入 20%（w/v）次氯酸钠溶液中，然后用纸巾剧烈擦拭以除去细胞。
2. 使用反射光显微镜观察骨吸收陷窝。吸收区域看起来很暗，因为这些不平坦的表面能散射光，而未被吸收的平坦表面看起来很亮，因为它们能很好地反射光（图 10-4c）。或者，在用 0.5%（v/v）甲苯胺蓝染色牙本质盘后用光学显微镜观察吸收陷窝，或用荧光双磷酸盐染色后通过荧光显微镜进行观察（参见第 25 章关于共聚焦显微镜的使用）。
3. 吸收陷窝的面积可以使用图像分析软件进行定量分析。我们使用 Leitz Q500MC 图像分析系统（Leitz，Milton Keynes，UK）和公司内部开发的基于 Aphelion 的软件。如上所述制备的培养物通常每个牙本质盘能产生 0.5 ~ 1 mm² 的吸收陷窝面积。

---

4. 注解

1. 培养皿的来源似乎影响破骨细胞的产量。在我们手中，组织培养级 Falcon 10 cm 直径的培养皿培养破骨细胞是最好的。
2. 难以获得纯化的兔融合破骨细胞单层，因为须要以比表 10-1 所示更高密度的接种细胞防止破骨细胞黏附在组织培养皿上。
3. 当将破骨细胞接种到牙本质盘上以检测吸收活性时，须要在接种后轻轻地洗去非贴壁细胞。因为非贴壁细胞的存在会明显降低破骨细胞的吸收活性。在将细胞接种到牙本质盘上后，应培养至少 1 h 以除去非黏附细胞。这将导致更纯的破骨细胞群体，但是破骨细胞的产量会相对较低。因此，使用 FCS 对破骨细胞进行纯化通常对于骨吸收活性的测定是有益的。
4. 沉积时间将影响破骨细胞的产量 沉积时间较短将产生更纯的破骨细胞制剂，但总产量较低，而较长时间的沉淀将以牺牲纯度为代价提高产量。
5. 用 PBS 充分洗涤通常足以除去污染的基质细胞，其可以作为单细胞层剥离。在这些情况下，无须用链霉蛋白酶 -EDTA 进行消化。然而，应使用大孔径的巴斯德塑料吸管以 PBS 轻轻冲洗培养物，以避免破坏破骨细胞。

6. 即使在纯化后，兔破骨细胞在体外培养也会有相对较长的寿命。尽管细胞数量逐渐下降，但是在不添加外源生长因子或除 FCS 以外的补充物的情况下，一些兔破骨细胞在培养超过 1 周后仍能存活。

7. 兔破骨细胞黏附于组织培养皿上时难以用酶将其消化下来。因此，当制备破骨细胞裂解物用于蛋白质印迹分析时，我们在培养皿中直接裂解细胞。如果需要，可以通过微量浓缩器（我们使用 12 kDa 分子量截止值）离心来浓缩这些裂解物。

8. 我们使用免疫磁珠法来特异性地分离破骨细胞，并制备细胞裂解物（例如用于蛋白质印迹分析）或在体内用药物干预[12-17]后再进行单细胞的分析。虽然可以将附着有磁珠的玻连蛋白受体阳性破骨细胞在牙本质盘上培养，但是这些细胞的吸收功能通常只有未使用磁珠分离的破骨细胞吸收功能的 20％。因此，不推荐用于常规体外培养。

9. 在塑料培养皿或玻璃上培养的破骨细胞富含 F-肌动蛋白的伪足，在用 TRITC- 鬼笔环肽染色后可以在细胞周围观察到。但是在这些细胞表面上，破骨细胞不极化并形成真正的"F-肌动蛋白环"。

10. 兔破骨细胞能快速地黏附于牙本质盘上，但我们的实验发现，直到接种细胞约 12 h 后，这些细胞才开始有吸收活性。我们常规在牙本质盘上培养兔破骨细胞 48 h 来评估其骨吸收活性。只有 25％～50％ 的 TRAcP 阳性，将多核破骨细胞接种到牙质圆盘上后能在任何时间点表现出吸收活性（即显示出肌动蛋白环）。

11. 组合 TRITC- 鬼笔环肽染色与玻连蛋白受体染色可以将噬菌粒加入二抗溶液中。当以这种方式染色时，我们优选使用 TRITC- 鬼笔环肽与 Alexa Fluor 488- 结合的二抗。然而，重要的是须要注意，如果细胞已经被透化，那么用鬼笔环肽 - 缀合物染色通常效果更好。

12. 如果须要分析肌动蛋白环以及 TRAcP 阳性破骨细胞的数量，必须首先进行肌动蛋白环的染色和分析，因为这依赖于荧光显微术，并且在 TRAcP 染色后不能观察到肌动蛋白环。

13. 兔破骨细胞培养后进行 TRAcP 染色时，使用 50 mM 酒石酸盐浓度，其高于用于其他物种的破骨细胞中 TRAcP 染色的浓度。例如小鼠（其中我们使用的酒石酸盐浓度为 30 mM）。

参考文献

1. Shakespeare, W., Yang, M., Bohacek, R., Cerasoli, F., Stebbins, K., Sundaramoorthi, R., Azimioara, M., Vu, C., Pradeepan, S., Metcalf, C., III, Haraldson, C., Merry, T., Dalgarno, D., Narula, S., Hatada, M., Lu, X., van Schravendijk, M. R., Adams, S., Violette, S., Smith, J., Guan, W., Bartlett, C., Herson, J., Iuliucci, J., Weigele, M., and Sawyer, T. (2000) Structure-based design of an osteoclast-selec- tive, nonpeptide src homology 2 inhibitor with in vivo antiresorptive activity. *Proc. Natl. Acad. Sci. USA* 97, 9373-9378.

2. Fisher, J. E., Rogers, M. J., Halasy, J. M., Luckman, S. P., Hughes, D. E., Masarachia, P. J., Wesolowski, G., Russell, R. G. G., Rodan, G. A., and Reszka, A. A. (1999) Alendronate mechanism of action: gera- nylgeraniol, an intermediate in the mevalonate pathway, prevents inhibition of osteoclast formation, bone resorption and kinase acti- vation in vitro. *Proc. Natl. Acad. Sci. USA* 96, 133-138.

3. Coxon, F. P., Helfrich, M. H., van't Hof, R. J., Sebti, S. M., Ralston, S. H., Hamilton, A. D., and Rogers, M. J. (2000) Protein geranylgera- nylation is required for osteoclast formation, function, and survival: inhibition by bisphos- phonates and GGTI-298. *J. Bone Miner. Res.* 15, 1467-1476.

4. Stenbeck, G., and Horton, M. A. (2004) Endocytic trafficking in actively resorbing osteoclasts. *J. Cell Sci.* 117, 827-836.

5. Coxon, F. P., Thompson, K., Roelofs, A. J., Ebetino, F. H., and Rogers, M. J. (2008). Visualizing mineral binding and uptake of bis- phosphonate by osteoclasts and non-resorbing cells. *Bone* 42, 848-860.

6. Benford, H. L., McGowan, N. W., Helfrich, M. H., Nuttall, M. E., and Rogers, M. J. (2001) Visualization of bisphosphonate-induced caspase-3 activity in apoptotic osteo- clasts in vitro. *Bone* 28, 465-473.

7. Weidema, A. F., Dixon, S. J., and Sims, S. M. (2001) Activation of P2Y but not P2X(4) nucleotide receptors causes elevation of [Ca2+]i in mammalian osteoclasts. *Am. J. Physiol. Cell Physiol.* 280, C1531-C1539.

8. Lees, R. L., Sabharwal, V. K., and Heersche, J. N. (2001) Resorptive state and cell size influ- ence intracellular pH regulation in rabbit osteoclasts cultured on collagen-hydroxyapa- tite films. *Bone* 28, 187-194.

9. Chikazu, D., Hakeda, Y., Ogata, N., Nemoto, K., Itabashi, A., Takato, T., Kumegawa, M., Nakamura, K., and Kawaguchi, H. (2000) Fibroblast growth factor (FGF)-2 directly stimulates mature osteoclast function through activation of FGF receptor 1 and p42/p44 MAP kinase. *J. Biol. Chem.* 275, 31444-31450.

10. Tezuka, K., Sato, T., Kamioka, H., Nijweide, P. J., Tanaka, K.,

Matsuo, T., Ohta, M., Kurihara, N., Hakeda, Y., and Kumegawa, M. (1992) Identification of osteopontin in isolated rabbit osteoclasts. *Biochem. Biophys. Res. Commun.* 186, 911-917.

11. David, J. P., Neff, L., Chen, Y., Rincon, M., Horne, W. C., and Baron, R. (1998) A new method to isolate large numbers of rabbit osteoclasts and osteoclast-like cells: application to the characterization of serum response ele- ment binding proteins during osteoclast differ- entiation. *J. Bone Miner. Res.* 13, 1730-1738.

12. Collin-Osdoby, P., Oursler, M. J., Webber, D., and Osdoby, P. (1991) Osteoclast-specific monoclonal antibodies coupled to magnetic beads provide a rapid and efficient method of purifying avian osteoclasts. *J. Bone Miner. Res.* 6, 1353-1365.

13. Nesbitt, S., Nesbit, A., Helfrich, M., and Horton, M. (1993) Biochemical characteriza- tion of human osteoclast integrins. Osteoclasts express alpha v beta 3, alpha 2 beta 1, and alpha v beta 1 integrins. *J. Biol. Chem.* 268, 16737-16745.

14. Frith, J. C., Mönkkönen, J., Auriola, S., Mönkkönen, H., and Rogers, M. J. (2001) The molecular mechanism of action of the anti- resorptive and anti-inflammatory drug clo- dronate. Evidence for the formation *in vivo* of a metabolite that inhibits bone resorption and causes osteoclast and macrophage apoptosis. *Arthritis Rheum.* 44, 2201-2210.

15. Coxon, F. P., Ebetino, F. H., Mules, E. H., Seabra, M. C., McKenna, C. E., and Rogers, M. J. (2005) Phosphonocarboxylate inhibitors of Rab geranylgeranyl transferase disrupt the prenylation and membrane localization of Rab proteins in osteoclasts *in vitro* and *in vivo*. *Bone* 37, 349-358.

16. Roelofs, A. J., Coxon, F. P., Ebetino, F. H., Lundy, M. W., Henneman, Z. J., Nancollas, G. H., Sun, S., Blazewska, K. M., Lynn, F. B., Kashemirov, B. A., Khalid, A. B., McKenna, C. E., and Rogers, M. J. (2010) Fluorescent rise- dronate analogs reveal bisphosphonate uptake by bone marrow monocytes and localization around osteocytes in vivo. *J. Bone Miner. Res.* 25, 606-616.

17. Staal, A., Frith, J. C., French, M. H., Swartz, J., Gungor, T., Harrity, T. W., Tamasi, J., Rogers, M. J., and Feyen, J. H. M. (2003) The ability of statins to inhibit bone resorption is directly related to their inhibitory effect on HMG-CoA reductase activity. *J. Bone Miner. Res.* 18, 88-96.

18. Hughes, A., Idris, A., Rogers, M. J., and Crockett, J. C. (2007) Rosuvastatin inhibits osteoclast function in vitro and prevents in vivo bone loss via an anti-resorptive mechanism. *Calcif. Tissue Int.* 81, 403-413.

19. Räikkönen, J., Crockett, J. C., Rogers, M. J., Mönkkönen, H., Auriola, S., and Mönkkönen, J. (2009) Zoledronic acid induces the forma- tion of a pro-apoptotic ATP analogue and iso- pentenyl pyrophosphate in osteoclasts in vivo and in MCF-7 cells in vitro. *Br. J. Pharmacol.* 157, 427-435.

20. Minkin, C. (1982) Bone acid phosphatase: tartrate-resistant acid phosphatase as a marker of osteoclast function. *Calcif. Tissue Int.* 34, 285-290.

21. Van t Hof, R. J., Tuinenburg-Bol, R. A., and Nijweide, P. J. (1995) Induction of osteoclast characteristics in cultured avian blood mono- cytes; modulation by osteoblasts and 1,25- (OH)2 vitamin D3. *Int. J. Exp. Pathol.* 76, 205-214.

22. Collin-Osdoby, P., Yu, X., Zheng, H., and Osdoby, P. (2003) RANKL-mediated osteo- clast formation from murine RAW 264.7 cells. *Methods Mol. Med.* 80, 153-166.

第 11 章

人外周血分离培养破骨细胞

Kim Henriksen, Morten A. Karsdal, Adam Taylor,Denise Tosh, Fraser P. Coxon 著
刘　灿、宋纯理 译

摘要

　　破骨细胞是一类能够吸收钙化骨基质的多核细胞。破骨细胞来源于造血前体细胞，在体外可通过细胞因子 M-CSF 和 RANKL 来刺激外周血单核细胞生成破骨细胞。本章，我们介绍了一种从人外周血或者血沉棕黄层（buffy coats）来产生破骨细胞，并研究其分化和吸收活性的实验方法。

　　关键词：破骨细胞、吸收、细胞骨架、单核细胞、实验。

1. 前言

　　破骨细胞是一类来源于骨髓、脾和外周血中造血干细胞的多核细胞[1-6]。具有骨吸收活性的破骨细胞形成需要多个复杂步骤，包括单核细胞分化成单核破骨前体细胞，单核破骨前体细胞融合形成成熟的多核破骨细胞，最终破骨细胞的骨吸收活性被激活[3,5,7-9]。破骨细胞形成主要依赖于四个主要功能的系列分子：①细胞的存活和增殖（M-CSF、c-fms、c-fos、PU.1）。②分化成破骨细胞（NFATc1、NFkB、DAP12、FcRg、RANK、RANKL）。③融合成多核破骨细胞（DC-STAMP、d2 亚基 -V-ATP 酶）。④细胞骨架重组（PYK2、c-src、avb3、MitF）[5,7,10-12]。M-CSF 和 RANKL 都是破骨细胞的分化和激活所必需且充分的细胞因子[4,5]。

　　破骨细胞是极化的细胞，通过形成肌动蛋白环来形成一个密封区，使破骨细胞附着于骨表面，有效地将吸收陷窝隔离出来[5]。在密封区内，通过盐酸的活性进行骨溶解，在破骨细胞溶酶体囊泡中，通过 V-ATP 酶蛋白泵和 ClC-7 氯化物反向转运蛋白和半胱氨酸蛋白酶组织蛋白酶 K 将盐酸主动分泌到吸收陷窝中[13,14]。利用这些蛋白质突变的骨硬化病患者的破骨细胞培养物有助于证明它们在吸收中的关键作用。破骨细胞正常形成，但由于未能酸化细胞外空间（V-ATP 酶或 ClC-7 突变）或降解骨的胶原基质（组织蛋白酶 K 突变）而不能有效地形成吸收陷窝[15,16]。破骨细胞的标志有 TRAcP、降钙素受体，αvβ3（也称为玻连蛋白受体；VNR）和 MMP-9，能作为用于鉴定人破骨细胞的工具[5]。

　　许多研究已经使用从人破骨细胞瘤（骨巨细胞瘤）分离的成熟人破骨细胞获得关于破骨细胞的基本信息[12]。或者，其他研究者将成骨细胞细胞系作为破骨细胞前体的饲养层细胞，通过人外周血单核细胞（peripheral blood mononuclear cells，PBMC）培养产生的破骨细胞[17]。然而，由于重组 RANKL 的商品化，使用外周血作为分离提取人破骨细胞的体外方法被广泛应用。

　　为了产生人破骨细胞，首先通过密度离心来分离 PBMC。视情况而定，可以通过磁性分选来分离 CD14+ 细胞进一步纯化前体破骨细胞[18]。在含有 M-CSF 的培养基中培养 PBMC 或 CD14+ 细胞以扩增前体细胞群，然后用 RANKL 和 M-CSF 诱导产生破骨细胞（图 11-1 和图 11-2）。所得的成熟多核细胞具有降解牙质和皮质骨的能力[18-25]，并且表达所有经典的破骨细胞标志物，例如 CTR、TRAcP、

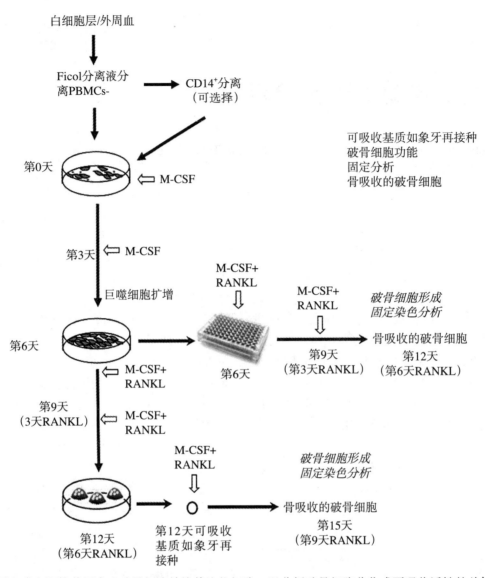

图11-1　从外周血或血沉棕黄层产生破骨细胞并培养这些细胞，以分析破骨细胞分化或再吸收活性的总体方案示意图

组织蛋白酶、C1C-7、V-ATP 酶 α3 亚基和 MMP-9（图 11-3）[20]。最后，重要的是，它们对已知的骨吸收抑制剂如巴佛洛霉素、双膦酸盐、降钙素和半胱氨酸蛋白酶抑制剂 E64[20] 都有反应。

使用含有合成生长因子的培养基来产生的人破骨细胞在许多实验方案中是有优势的，原因如下。

1. 不需要有创性操作技术就能够研究人破骨细胞（不同于破骨细胞肿瘤来源的细胞）。

2. 获得大量的破骨细胞前体相对比较容易，使得能够在相对较大的规模上建立用于生物化学分析的培养物。

3. 能够在破骨细胞功能受到影响的许多临床条件下评估破骨细胞的发生、功能和寿命，如骨质疏松症、骨质硬化症、致密性成骨不全症、Paget 病和多发性骨髓瘤等 [16,19,23,26,27]。

4. 体外产生的破骨细胞非常稳定并且存活时间长，而且在其分化的早期是易于转染的[24]，如第 14 章所述。

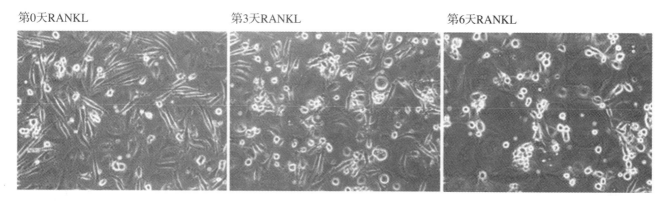

第0天RANKL　　　　第3天RANKL　　　　第6天RANKL

图11-2　相差图像显示从血沉棕黄层分离并用M-CSF和RANKL培养产生的人破骨细胞。在用RANKL处理6天后，培养物主要包含多核破骨细胞

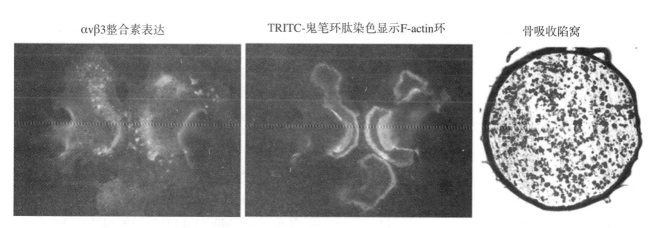

αvβ3整合素表达　　　　TRITC-鬼笔环肽染色显示F-actin环　　　　骨吸收陷窝

图11-3　从血沉棕黄层产生的人破骨细胞表达αvβ3整合蛋白（左图，使用23C6抗体免疫染色），形成F-肌动蛋白环（中图，使用TRITC-鬼笔环肽染色）和可吸收牙本质（右图，反射光显微镜）

5. 破骨细胞培养物基本不含其他类型的细胞，与从成骨细胞瘤分离的成骨细胞或破骨细胞的共培养不同。

2. 材料

用于收集血液样品，进行细胞纯化和培养细胞的所有试剂和材料应是无菌的。

一般材料

1. 新鲜的外周血或血沉棕黄层。将其收集于抗凝血管中（例如 EDTA 或肝素）。

2. 磷酸盐缓冲液（PBS）。

3. Ficoll-Paque（GE Healthcare）或淋巴细胞分离剂（Axis-Shield）（见注解 2）。

4. 50 ml 离心管。

5. 胰蛋白酶。

6. 细胞培养瓶（T75）和多孔板。

7. 皮质牛骨切片（Nordic Bioscience A/S）或牙质切片。

8. Dynabeads® CD14（Cat# 111-49D，Invitrogen）。

9. 以 15 ml 管（Invitrogen）装载的磁体。

2.1. 组织培养试剂

1. 含有 100 U/ml 青霉素 - 链霉素和 10% 胎牛血清（FCS）的 α-MEM 培养基。重要的是，须要对血清批次进行测试，并且建议从不同的供应商获得五种不同的血清并测试其支持破骨细胞形成的能力。

2. hM-CSF（R & D Systems，Cat # 216-MC），工作浓度为 20 ng/ml。

3. hRANKL（R & D Systems，Cat # 390-TN），工作浓度为 25ng/ml。

4. mRANKL（R & D Systems，Cat # 462-TR），工作浓度为 2 ng/ml。

5. 骨切片　我们使用来自牛的股骨或来自象牙的牙质来制备皮质骨切片。前者由股骨干制备，沿着股骨长轴钻成小棒（使直径能装配到 96 孔板）。然后使用装有金刚石刀片的慢速锯将其切割成薄片（0.2 mm 厚）。然后将切片在 UV 烘箱中照射 5 min，并储存在 70% 乙醇中直到进一步使用。牙本质切片的制备是类似的。

2.2. TRAcP 活性试剂

1. 蒸馏水新鲜配制的 8.8 mg/ml L- 抗坏血酸(Sigma A0278)。

2. 蒸馏水新鲜配制的 46 mg/ml 酒石酸二钠（Merck 106663)。

3. 蒸馏水新鲜配制的 18 mg/ml 4- 硝基苯基磷酸盐（Sigma N4645)。

4. 反应缓冲液（1 M 醋酸，0.5% Triton X-100，1 M NaCl，10 mM EDTA，pH 5.5) 59 ml 乙酸 100 ％、5 ml Triton X-100、58 g NaCl、3.72 g EDTA、700 ml 蒸馏水，用 6 M NaOH 调节 pH 至 5.5，并将蒸馏水加至 1 000 ml。该缓冲液须要冷却后才能完全溶解。

5. STOP 缓冲液（蒸馏水配制的 0.3 M NaOH)。

2.3. 染色

1. 小鼠抗 VNR抗体，克隆 23C6, Serotec, Oxford, UK。

2. 抗小鼠 IgG-488 ; Invitrogen。

3. Synergy HT 多功能酶标仪或类似荧光位置读数器。

3. 方法

从获得血液样品到培养终点的所有步骤应在无菌条件下操作，并且使用无菌的管、培养基和仪器。在使用人体血液时要小心，并遵守所有与使用非筛选血液制品相关的地方规则。戴手套后在无菌通风橱中进行细胞分离和培养操作。

3.1. 从外周血或者血沉棕黄层分离 PBMCs

用于在体外产生人破骨细胞的 PBMCs 可以从静脉血样品或血沉棕黄层中分离，这通常可以从当地血库获得。所有使用人体组织的研究都应进行伦理审批。静脉血是根据需要可获得的新鲜细胞来源，并且能够研究骨疾病患者的破骨细胞（见注解 1）。使用血沉棕黄层的主要优点是单个样品（约 50 ml）含有 450 ml 一个供体的全血白细胞，因此能够分离更多数量的破骨前体细胞。从这两种样品中分离破骨前体细胞的程序非常相似（图 11-1）。

1. 用等体积的 PBS 稀释血液样品或血沉棕黄层。

2. 准备含有 15 ml Ficoll 或淋巴细胞分离剂的 50 ml 管（见注解 2）。

3. 小心地将 30 ml 稀释的血液 / 血沉棕黄层加到 15 ml Ficoll / 淋巴细胞分离液（见注解 3）。

4. 以 800 × g 离心力离心 20 min，将制动设定为零。

5. 收集单核细胞层并转移到两个新的 50 ml 管。

6. 向每个管加入 PBS 至 45 ml 以洗涤细胞。

7. 以 300 × g 离心力离心 10 min（从这一阶段起可以使用制动器）。

8. 弃去上清液，用 40 ml PBS（第二次洗涤）将细胞沉淀物重悬在每个管中（见注解 4）。

9. 在 300 × g 离心力离心 10 min，弃去上清液。

10. 然后使用磁珠分离法（见子标题 3.2.）进一步纯化细胞，然后直接放入培养基中以扩增 M-CSF 依赖性的巨噬细胞（见子标题 3.3.），或冻存以备将来使用（见子标题 3.4.）。

3.2. CD14⁺ 破骨前体细胞的纯化

分离 PBMC 后的一个步骤是纯化 CD14⁺ 细胞，

从而获得纯的破骨前体细胞。由于不存在能够影响破骨细胞形成的其他细胞（例如基质细胞和淋巴细胞），这种类型的培养物更适合于研究生长因子、细胞因子和糖皮质激素对破骨细胞形成或功能的直接影响。图 11-4 表明即使在没有 RANKL 的情况下培养未纯化的 PBMC，也能观察到 TRAcP 阳性的破骨细胞样细胞，表明有表达破骨细胞生成因子的非破骨细胞存在。在没有 RANKL 的 CD14+ 细胞培养基中看不到这样的骨髓样细胞。细胞分选的缺点是需要额外的时间和高成本的 CD14+ 磁珠。此外，还需要更多的血液。因为 CD14+ 细胞仅构成 PBMC 的 10%。请注意，磁珠子是自发荧光的，特别是对可见光谱的红色端，在细胞培养结束时进行荧光染色可能会产生干扰。

3.2.1. 免疫磁珠的准备

请注意，本方案中所用的数量和体积相当于纯化一个血沉棕黄层，其对应的是 450 ml 全血。

1. 剧烈摇动含有磁珠的瓶子（不要涡旋震荡）。
2. 分别加入 5 ml 冷的 PBS 到 2 个 15 ml 管中。
3. 向每个管中加入 125 μl 磁珠（4×10^8 珠 /ml），轻轻混匀。
4. 将管在磁性装置中放置 1 min。
5. 当管在磁性装置中时，除去上清液。
6. 用每管 5 ml 的冷 PBS 洗涤 3 次并弃去上清液。

3.2.2. 纯化 CD14+ 细胞

1. 将细胞沉淀（见子标题 3.1.，步骤 10）重悬在含有 2% FCS 的冷 PBS 中，并混合至终体积为 10 ml。
2. 向磁珠中加入 5 ml 细胞悬浮液 / 管（在两个管中）（见注解 5）。
3. 将细胞 / 磁珠悬液在 4 ℃ 下孵育 20 min，同时进行端部旋转。
4. 将管放置在磁性装置中 2 min。
5. 当管在磁性装置中时，弃去上清液。

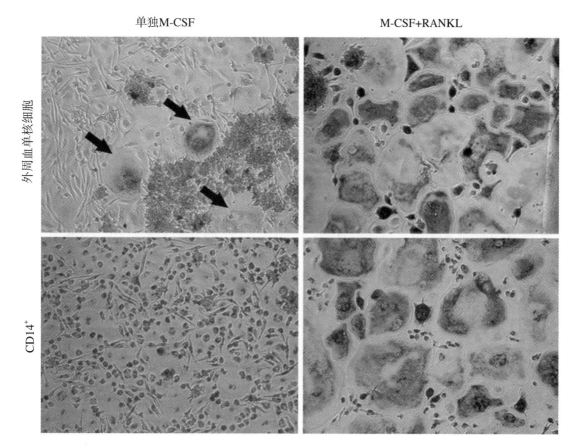

图11-4　培养10天后TRAcP染色细胞图像。在PBMC培养中，即使在不存在RANKL（黑色箭头），也能观察到几种多核TRAcP阳性细胞，而在CD14+细胞分选制备物中，仅在RANKL存在的情况下可见TRAcP阳性细胞

6. 用 5 ml 含有 2% FCS 的冷 PBS/ 管洗涤细胞。用吸管上下吹打以重新悬浮磁珠。

7. 将管放在磁性装置中 2 min。

8. 当管在磁性装置中时，丢弃上清液。

9. 重复洗涤步骤 5 次。最后重悬于 20 ml 培养基中并计数细胞（见注解 6）。

3.3. 扩增巨噬细胞 / 破骨前体细胞

通过在分化成破骨细胞之前扩增巨噬细胞，可以在很大程度上消除供体之间的差异，因为可以在加入 RANKL 之前接种相同数量的破骨前体细胞。另外，如果破骨细胞前体直接在培养板中扩增可能会产生变异，所以在产生破骨细胞之前进行扩增能有效地防止这种情况的发生。我们通常在 75 cm² 培养瓶中扩增破骨前体细胞。

1. 在含有 20 ng/ml M-CSF 的 α-MEM 中重悬细胞（见注解 7）。如果使用非纯化的 PBMCs 以 250 000 个细胞 /cm² 或以 150 000 个细胞 /cm²（如果使用 CD14+ 细胞）的密度接种。如果使用来自静脉血的 PBMC，则不必计数细胞。将从 15 ~ 20 ml 血液分离的细胞接种在一个 75 cm² 烧瓶中［通常为（1.5 ~ 2）× 10⁷ 个细胞］。

2. 培养增殖的细胞，每 3 天更换含有 20 ng/ml M-CSF 的新鲜培养基，直到它们达到合适的融合度。对于原位（在同一培养瓶中）破骨细胞的产生，培养直到细胞达到 80% 的融合，并继续进行子标题 3.6. 下的方案。对于在其他培养器中或在玻璃或牙质上培养的破骨细胞，可培养前体细胞直到达到 95% 的融合。通常扩增期为 6 ~ 7 天，但每种培养物的时间不同（见注解 8）。

3. 收获前体细胞，在 PBS 中洗涤 2 次，用胰蛋白酶消化 15 ~ 30 min，并用细胞刮刀除去细胞，参见子标题 3.6.。一般的产率是（0.5 ~ 2）× 10⁶ 细胞 / 瓶。

3.4. 冻存破骨前体细胞

可以冻存 PBMCs（如子标题 3.1. 中所述分离）以备将来使用。然而，备选方案和优选方案是冷冻保存扩增的巨噬细胞。其在解冻时可以直接与

RANKL 一起培养，从而显著地缩短破骨细胞产生所需的时间（见注解 9）。这些方法对于有价值的样品例如患者的细胞特别适用，尤其是当所有的必需的分析不能立即进行时。

1. 冷冻溶液由 45% α-MEM、45% FCS 和 10% DMSO 组成。将等体积的 20% 冷 DMSO 配置的胎牛血清加入到 2 倍冷冻密度的细胞中，并悬浮在含有 10% 胎牛血清的 α-MEM 中。

2. 以每个冻存管（60 ~ 100）× 10⁶ 个细胞冷冻 PBMC，标准是能够用一个冻存管接种 2 个 75 cm² 烧瓶。

3. 以每瓶（0.5 ~ 2）× 10⁶ 个细胞冷冻巨噬细胞。

3.5. 评估破骨细胞生成的破骨细胞

1. 在含有 20 ng/ml MCSF、RANKL（20 ng/ml 人 RANKL 或 2 ng/ml 鼠 RANKL ；见注解 10）的 α-MEM 中将巨噬细胞的浓度调至 2 × 10⁵/μl（即 2 × 10⁴ 个细胞）并接种至 96 孔板中。对于每次单独处理至少重复 4 次，并且包括在没有 RANKL 情况下孵育的细胞（即仅含有 M-CSF 的培养基）作为对照。

2. 第二天，将含有适当 M-CSF 和 RANKL 的新鲜 α-MEM 培养基进行更换，同时加上实验干预措施（见注解 11）。

3. 每 3 天更换培养基，直到形成破骨细胞。这通常是从第一次加入 RANKL 起的 4 ~ 6 天。

4. 除去培养基，用 PBS 冲洗非贴壁细胞，然后用 PBS 配置的 4% 多聚甲醛固定细胞。

5. 现在可以根据需要对破骨细胞进行染色。如下面子标题 3.7.1 所述，进行 VNR 和核 DNA 的染色是确定破骨细胞发生的理想选择。此外，通过计数具有 1 ~ 2 个核的 VNR 阳性细胞和具有 3 个或更多个核的 VNR 阳性细胞，可以将对破骨前体细胞分化的影响与对前体融合的影响区分开来。

3.6. 用于功能研究的破骨细胞

虽然可以使用子标题 3.5. 中描述的条件直接在矿化表面上来分化破骨细胞，但是破骨前体细胞通常不规则地黏附在培养基表面，导致其差异性较大。

在吸收实验中使用成熟骨细胞，能大大降低其变异性。此外，在吸收研究中作为混杂物能进一步去除破骨细胞的形成。使用成熟破骨细胞进行功能研究时，按如下步骤所示。

1. 在巨噬细胞扩增至80%融合度后(见子标题3.3.，步骤2)，将适当数量扩增的巨噬细胞转移到适当大小的培养容器中。也可以继续使用 T75 培养瓶并原位产生破骨细胞（见注解 11）。

2. 加入含有 M-CSF 和 RANKL 的新鲜培养基以促进破骨细胞形成。

3. 用含有 M-CSF 和 RANKL 的新鲜培养基每 3 天进行更换。

4. 在培养 6 ~ 7 天之后，多核破骨细胞已经大量形成，可以准备重新接种在可吸收基质上。

5. 用 PBS 洗涤细胞 3 次。

6. 向每 75 cm² 的培养瓶加入 4 ml 胰蛋白酶（或使用等效的不同大小培养容器），孵育 15 min，或直到大多数细胞外观缩小，具有尖锐的边缘。注意，如果破骨细胞大并且扩散良好，该过程可能需要长达 1 h。在我们的经验中，这对大多数细胞没有持久的损害，并且它们能够在胰蛋白酶中 1 h 后仍如正常一样进行黏附（见注解 12）。

7. 通过加入含有 10% FCS 的 α-MEM 来中和胰蛋白酶的消化。

8. 通过使用细胞刮刀非常小心地刮下剩余的黏附细胞，同时保持组织培养容器平坦，并将细胞和培养基转移到 50 ml 管中。

9. 通过在 200×g 离心力离心 5 min。

10. 用含有 MCSF 和 RANKL α-MEM 重新悬浮细胞。

11. 计数破骨细胞并接种在皮质骨、牙本质或其他矿化基质上（见注解 13），在 96 孔板中其密度高达 30 000 细胞 / 孔（见注解 14）。

12. 在更换培养基和进行干预前，将破骨细胞培养至少 3 h。

13. 培养破骨细胞一定时间。通常在培养 48 h 后已经足够实现吸收活性以测量吸收抑制剂的效果。然而，如果需要，培养物可以持续 10 ~ 15 天，每 3 天更换培养基和其他添加剂。如果定量 CTX-I 或钙释放（见子标题 3.8），则应在更换培养基时收集培养上清液。

14. 实验结束时，将细胞固定在 PBS 配制的 4% 多聚甲醛中以用于细胞分析，或者将骨（或牙质或其他矿化底物）切片置于蒸馏水中以除去用于吸收陷窝分析的细胞（参见子标题 3.7. 和 3.8.）。

3.7. 破骨细胞形成实验

3.7.1. 检测 VNR 阳性细胞

在塑料培养皿，如 96 孔板中形成的破骨细胞可以通过对 VNR 和核染色（如 DAPI）来定量。使用荧光显微镜，可以手动计数多核 VNR 阳性细胞的数量，并与只有一个或两个细胞核的 VNR 阳性细胞区分开来。或者，可以使用荧光平板读数器测量每个孔中的荧光强度，以提供破骨细胞形成的客观量度。为此，请从子标题 3.6 步骤 13 开始，如下所示。

1. 在 PBS 配制的 4% 多聚甲醛中固定细胞 10 min。

2. 用 PBS 洗涤细胞 3 次。

3. 在室温下，用 PBS 配制的 10% FCS 与细胞孵育 30 min 来阻断非特异性抗体结合。

4. 在室温下用 PBS 配制的 5% FCS 稀释抗 VNR 抗体（1 µg/ml），孵育 1 h。确保标记几个孔作为"阴性对照"，以评估非特异性染色。将这些孔与仅含有 5% PBS 的 PBS 一起孵育。

5. 用 PBS 洗涤细胞 3 次。

6. 在室温下用 PBS 配制的 5% FCS 以 1∶150 稀释 Alexofluor 荧光二抗，孵育细胞 1 h。

7. 用 PBS 洗涤细胞 3 次。

8. 最后，向每个孔中加入 100 µl PBS，并使用倒置荧光显微镜来计数细胞。

9. 或者，使用适当的平板读数器（我们目前使用 Synergy HT 多功能酶标仪）从每个孔的底部读取荧光（激发光 488 nm，检测光 528 nm）。为了计算每孔的荧光强度，扣除从阴性对照孔获得的平均值。

3.7.2. 上清液中 TRAcP 活性检测

使用比色法测定上清液中 TRAcP 的活性来评估破骨细胞的数量[19]。来自细胞培养基质的上清液，应选择没有破骨细胞培养的作为对照。收集用于 TRAcP 活性测量的上清液，可储存在 -20 ℃直至分析。

1. 对每个 96 孔板加入 8 ml TRAcP 缓冲液（见子标题 2.2.）。转移 20 μl（见注解 15）样品到每个 96 孔板中。

2. 向每个孔中加入 80 μl TRAcP 缓冲液。

3. 用锡箔纸覆盖培养板以防止光照并防止蒸发。

4. 在振荡器上以 300 ~ 400 转 / 分钟的转速在 37 ℃下孵育该板 1 h。

5. 通过每孔加入 100 μl 0.3 N NaOH 以终止反应。

6. 在 650 nm 处测量吸光度，同时减去 OD 405 nm 时的背景值。

7. 从每个实验孔中减去背景值并绘制每个样品的平均吸光度。吸光度值越高，则 TRAcP 的活性越大，因此破骨细胞的数量就越多[18]。

3.7.3. 破骨细胞形成非传统检测

为了评估人破骨细胞的形成，细胞裂解后利用 WB 分析破骨细胞特异性蛋白质（如组织蛋白酶 K、TRAcP 和 MMP9）表达，所需的所有试剂都可购买到。此外，qPCR 可用于分析破骨细胞特异性基因在 mRNA 水平的表达。

3.8. 分析破骨细胞活性

评价破骨细胞活性最常见的方法是测量牙本质上吸收陷窝的面积或检测释放到培养基中的钙或胶原片段的量。破骨细胞技术可能出现培养细胞数目的差异，建议表达为破骨细胞数量的功能指标。我们常规地评估破骨细胞数目，是通过 VNR 的免疫染色（见上面的子标题 3.7.1.），并根据荧光标志的鬼笔环肽耦联物染色后存在的极化 F- 肌动蛋白环来计数有活性的细胞数量。吸收活性的表达作为含有 F- 肌动蛋白环的破骨细胞的功能可以帮助阐明力学效应。例如，正常数量的破骨细胞表达肌动蛋白环，但其吸收活性降低，提示在吸收过程中一些影响因子出现了缺陷，如将小泡运输到波纹边界受到了损害。在 C1C-7 或 Plekhm1[19, 23, 28] 中携带突变的骨硬化病患者的破骨细胞中或在用 Rab 异戊烯化的膦酰基羧酸盐抑制剂处理的破骨细胞中能观察到这种现象。

3.8.1. 骨吸收陷窝的显微镜分析

1. 使用棉签从骨切片中取得细胞。

2. 在 MilliQ 中清洗细胞碎片。

3. 在 Mayer 的苏木精中孵育骨切片 8 min。

4. 在 MilliQ 水中洗涤骨切片。

5. 可以使用 CAST 网格（Olympus）在常规光学显微镜下测量吸收区域（见注解 16）。或者可以使用反射光显微镜测量吸收陷窝的面积，而无须苏木精染色（如见第 10 章，关于兔破骨细胞）。

3.8.2. 检测上清液中钙离子或者胶原片段

通过上清液中的钙或降解的胶原片段的浓度也能定量测量破骨细胞的吸收活性。这种方法还具有潜在的优点，即它们考虑吸收的总体积，而不仅仅是吸收陷窝的面积。

用不含破骨细胞培养的骨切片的上清液作为背景值，然后通过日立 912 自动生化分析仪（Roche Diagnostics）的色度测定法来测量培养物上清液中的钙浓度[29]。可以使用培养液交联试剂盒（IDS Nordic），并根据说明书测定来自骨或牙质切片的骨骼 I 型胶原片段（CTX-1）的浓度。

4. 注解

1. 在血液收集 48 h 或 72 h 后，仍然可以成功地分离 PBMC，但是样品须在 4 ℃下储存。这可用于对新鲜患者样品的诊断评估。如果在这段时间内没有可靠的方式来保证装运，则在血液收集后即刻分离 PBMC 更安全，按照子标题 3.4. 中的方案冷冻细胞，利用干冰保存运输。

2. Ficoll 和淋巴细胞分离剂对于分离 PBMC 同样有效[30]。

3. 将 25 ml 稀释的血沉棕黄层样品添加到 25 ml Ficoll/ 淋巴细胞分离剂（即 1：1 比例）上也是有效的。

4. 如果沉淀含有大量红细胞，可以重新悬浮并在 Pharm Lyse（BD Biosciences）中孵育 15 min 以消除这种情况。在孵育后以 $200 \times g$ 离心力离心 10 min，并继续 PBS 洗涤步骤，但是将离心力减少至 $200 \times g$。这对于可能已经运输 24 ~ 48 h 的患者血液样品特别有用。

5. Dynabeads® 数字的滴定是非常重要的，这须要对个别类型的血液制剂进行。

6. 我们总是使用一个固定的方案来分离一定的血量。产量通常是来自一个血沉棕黄层的约 6×10^8 个细胞，其中约 6×10^7 个是 CD14$^+$ 细胞。

7. 不同实验室使用的 M-CSF 浓度差异很大，如果设置连续使用的程序，我们建议使用滴定步骤。否则，建议浓度为 20 ng/ml。

8. 破骨前体细胞在用 M-CSF 培养约 8 天后一般会停止增殖。因此，培养 8 天以上的破骨前体细胞几乎没有什么用处。此外，破骨细胞形成的诱导潜能也似乎随着培养时间延长而逐渐丧失。

9. 我们通常将解冻的巨噬细胞在含有 M-CSF 的培养基中孵育过夜，然后用 RANKL 刺激破骨细胞生成。

10. 尽管所用的 M-CSF 必须是人源的，但 RANKL 可以使用人或小鼠来源的。小鼠 RANKL 是两者中更有效的，在 2 ng/ml 的浓度下即有效果。我们建议进行滴定实验以确定最佳浓度，从而获得最佳的破骨细胞产量。

11. 破骨细胞可以在不同大小的培养皿中形成。小规模培养可能是合适的，其仅需要相对少量的细胞，例如如果在分析吸收活性之前用化合物预处理或用病毒转导。

12. 在胰蛋白酶消化和刮除细胞期间，许多较大的骨架细胞不能存活。因此，重要的是在培养进行到所有破骨细胞过大之前将破骨细胞进行转移。在我们的经验中，破骨细胞不应该多于 7 ~ 8 个核。

13. 牛皮质骨切片和牙质切片是人类破骨细胞的最佳培养底物。

14. 如果使用钙释放作为吸收活性的量度，则通常需要 3 万个细胞的高密度细胞。为了分析陷窝面积或 CTX-1 的浓度，可以减少细胞数量。我们常规地将来自 6 孔板中一个孔的细胞接种到 20 个牙质切片上。

15. 不能预先规定用于测量 TRAcP 所需的上清液的稀释比例，因为其不仅取决于破骨细胞的数量，而且取决于读板仪的灵敏度。因此，建议从 20 μl 开始。如果信号饱和，则测试较低的体积。

16. 由于破骨细胞的高运动性，由人破骨细胞产生的吸收陷窝通常是吸收轨迹。因此，难以对个别吸收陷凹的数量进行评分。因此，优选的方法是测量吸收面积。

参考文献

1. Roodman, G. D. (1999) Cell biology of the osteoclast. *Exp. Hematol.* 27, 1229-1241.

2. Baron, R., Neff, L., Louvard, D., and Courtoy, P. J. (1985) Cell-mediated extracellular acidifi- cation and bone resorption: evidence for a low pH in resorbing lacunae and localization of a 100-kD lysosomal membrane protein at the osteoclast ruffled border. *J. Cell Biol.* 101, 2210-2222.

3. Osdoby, P., Martini, M. C., and Caplan, A. I. (1982) Isolated osteoclasts and their presumed progenitor cells, the monocyte, in culture. *J. Exp. Zool.* 224, 331-344.

4. Boyle, W. J., Simonet, W. S., and Lacey, D. L. (2003) Osteoclast differentiation and activa- tion. *Nature* 423, 337-342.

5. Segovia-Silvestre, T., Neutzsky-Wulff, A. V., Sorensen, M. G., Christiansen, C., Bollerslev, J., Karsdal, M. A., and Henriksen, K. (2009) Advances in osteoclast biology resulting from the study of osteopetrotic mutations. *Hum. Genet.* 124, 561-577.

6. Fujikawa, Y., Quinn, J. M., Sabokbar, A., McGee, J. O., and Athanasou, N. A. (1996) The human osteoclast precursor circulates in the monocyte fraction. *Endocrinology* 137, 4058-4060.

7. Vaananen, H. K., and Horton, M. (1995) The osteoclast clear zone is a specialized cell-extra- cellular matrix adhesion structure. *J. Cell Sci.* 108(Pt 8), 2729-2732.

8. Teitelbaum, S. L. (2000) Bone resorption by osteoclasts. *Science* 289, 1504 1508.

9. Baron, R. (2003) Anatomy and biology of bone matrix and cellular elements, in *Primer on the Metabolic Bone Diseases and Disorders of Mineral Metabolism*, American Society for Bone and Mineral Research, Washington, pp. 1-8.

10. Lacey, D. L., Timms, E., Tan, H. L., Kelley, M. J., Dunstan, C. R., Burgess, T., Elliott, R., Colombero, A., Elliott, G., Scully, S., Hsu, H., Sullivan, J., Hawkins, N., Davy, E., Capparelli, C., Eli, A., Qian, Y. X., Kaufman, S., Sarosi, I., Shalhoub, V., Senaldi, G., Guo, J., Delaney, J., and Boyle, W. J. (1998) Osteoprotegerin ligand is a cytokine that regulates osteoclast differen- tiation and activation. *Cell* 93, 165-176.

11. Yasuda, H., Shima, N., Nakagawa, N., Mochizuki, S. I., Yano, K., Fujise, N., Sato, Y., Goto, M., Yamaguchi, K., Kuriyama, M., Kanno, T., Murakami, A., Tsuda, E., Morinaga, T., and Higashio, K. (1998) Identity of osteo- clastogenesis inhibitory factor (OCIF) and osteoprotegerin (OPG): a mechanism by which OPG/OCIF inhibits osteoclastogenesis in vitro. *Endocrinology* 139, 1329-1337.

12. Horton, M. A., Rimmer, E. F., Lewis, D., Pringle, J. A., Fuller, K., and Chambers, T. J. (1984) Cell surface characterization of the human osteoclast: phenotypic relationship to other bone marrow-derived cell types. *J. Pathol.* 144, 281-294.

13. Coxon, F. P. and Taylor, A. (2008) Vesicular trafficking in

osteoclasts. *Semin. Cell Dev. Biol.* 19, 424-433.

14. Blair, H. C., Teitelbaum, S. L., Ghiselli, R., and Gluck, S. (1989) Osteoclastic bone resorption by a polarized vacuolar proton pump. *Science* 245, 855-857.

15. Helfrich, M., Crockett, J. C., Hocking, L. J., and Coxon, F. P. (2007) The Pathogenesis of osteoclast diseases: some knowns, but still many unknowns. *BoneKey-Osteovision* 4, 61-77.

16. Chavassieux, P., Karsdal, M. A., Segovia- Silvestre, T., Neutzsky-Wulff, A. V., Chapurlat, R., Boivin, G., and Delmas, P. D. (2008) Mechanisms of the anabolic effects of teri- paratide on bone: insight from the treatment of a patient with pycnodysostosis. *J. Bone Miner. Res.* 23, 1076-1083.

17. Fujikawa, Y., Sabokbar, A., Neale, S., and Athanasou, N. A. (1996) Human osteoclast formation and bone resorption by monocytes and synovial macrophages in rheumatoid arthritis. *Ann. Rheum. Dis.* 55, 816-822.

18. Karsdal, M. A., Hjorth, P., Henriksen, K., Kirkegaard, T., Nielsen, K. L., Lou, H., Delaisse, J. M., and Foged, N. T. (2003) Transforming growth factor-beta controls human osteoclastogenesis through the p38 MAPK and regulation of RANK expression. *J. Biol. Chem.* 278, 44975-44987.

19. Henriksen, K., Gram, J., Schaller, S., Dahl, B. H., Dziegiel, M. H., Bollerslev, J., and Karsdal, M. A. (2004) Characterization of osteoclasts from patients harboring a G215R mutation in ClC-7 causing autosomal dominant osteopet- rosis type II. *Am. J. Pathol.* 164, 1537-1545.

20. Sorensen, M. G., Henriksen, K., Schaller, S., Henriksen, D. B., Nielsen, F. C., Dziegiel, M. H., and Karsdal, M. A. (2007) Characterization of osteoclasts derived from CD14+ monocytes isolated from peripheral blood. *J. Bone Miner. Metab.* 25, 36-45.

21. Henriksen, K., Sorensen, M. G., Nielsen, R. H., Gram, J., Schaller, S., Dziegiel, M. H., Everts, V., Bollerslev, J., and Karsdal, M. A. (2006) Degradation of the organic phase of bone by osteoclasts: a secondary role for lysosomal acidi- fication. *J. Bone Miner. Res.* 21, 58-66.

22. Sorensen, M. G., Henriksen, K., Neutzsky- Wulff, A. V., Dziegiel, M. H., and Karsdal, M. A. (2007) Diphyllin, a novel and naturally potent V-ATPase inhibitor, abrogates acidifica- tion of the osteoclastic resorption lacunae and bone resorption. *J. Bone Miner. Res.* 22, 1640-1648.

23. Van Wesenbeeck, L., Odgren, P. R., Coxon, F. P., Frattini, A., Moens, P., Perdu, B., MacKay, C. A., Van Hul, E., Timmermans, J. P., Vanhoenacker, F., Jacobs, R., Peruzzi, B., Teti, A., Helfrich, M. H., Rogers, M. J., Villa, A., and Van Hul, W. (2007) Involvement of PLEKHM1 in osteoclastic vesicular transport and osteopetrosis in incisors absent rats and humans. *J. Clin. Invest.* 117, 919-930.

24. Taylor, A., Rogers, M. J., Tosh, D., and Coxon, F. P. (2007) A novel method for efficient gen- eration of transfected human osteoclasts. *Calcif. Tissue Int.* 80, 132-136.

25. Coxon, F. P., Helfrich, M. H., Larijani, B., Muzylak, M., Dunford, J. E., Marshall, D., McKinnon, A. D., Nesbitt, S. A., Horton, M. A., Seabra, M. C., Ebetino, F. H., and Rogers, M. J. (2001) Identification of a novel phospho- nocarboxylate inhibitor of Rab geranylgeranyl transferase that specifically prevents Rab preny- lation in osteoclasts and macrophages. *J. Biol. Chem.* 276, 48213-48222.

26. Henriksen, K., Gram, J., Hoegh-Andersen, P., Jemtland, R., Ueland, T., Dziegiel, M. H., Schaller, S., Bollerslev, J., and Karsdal, M. A. (2005) Osteoclasts from patients with Autosomal Dominant Osteopetrosis type I (ADOI) caused by a T253I mutation in LRP5 are normal *in vitro*, but have decreased resorption capacity *in vivo*. *Am. J. Pathol.* 167, 1341-1348.

27. Del Fattore, A., Peruzzi, B., Rucci, N., Recchia, I., Cappariello, A., Longo, M., Fortunati, D., Ballanti, P., Iacobini, M., Luciani, M., Devito, R., Pinto, R., Caniglia, M., Lanino, E., Messina, C., Cesaro, S., Letizia, C., Bianchini, G., Fryssira, H., Grabowski, P., Shaw, N., Bishop, N., Hughes, D., Kapur, R. P., Datta, H. K., Taranta, A., Fornari, R., Migliaccio, S., and Teti, A. (2006) Clinical, genetic, and cellular analysis of 49 osteopetrotic patients: implica- tions for diagnosis and treatment. *J. Med. Genet.* 43, 315-325.

28. Karsdal, M. A., Henriksen, K., Sorensen, M. G., Gram, J., Schaller, S., Dziegiel, M. H., Heegaard, A. M., Christophersen, P., Martin, T. J., Christiansen, C., and Bollerslev, J. (2005) Acidification of the osteoclastic resorption compartment provides insight into the cou- pling of bone formation to bone resorption. *Am. J. Pathol.* 166, 467-476.

29. Henriksen, K., Gram, J., Neutzsky-Wulff, A. V., Jensen, V. K., Dziegiel, M. H., Bollerslev, J., and Karsdal, M. A. (2009) Characterization of acid flux in osteoclasts from patients har- boring a G215R mutation in ClC-7. *Biochem. Biophys. Res. Commun.* 378, 804-809.

30. Yeo, C., Saunders, N., Locca, D., Flett, A., Preston, M., Brookman, P., Davy, B., Mathur, A., and Agrawal, S. (2009) Ficoll-Paque versus Lymphoprep: a comparative study of two den- sity gradient media for therapeutic bone mar- row mononuclear cell preparations. *Regen. Med.* 4, 689-696.

第 12 章

小鼠共培养中破骨细胞的形成

Cecile Itzstein, Robert J. van't Hof 著

刘　灿、宋纯理 译

摘要

小鼠共培养法是通过共培养成骨细胞和来自骨髓的破骨细胞前体细胞，利用 1, 25- 二羟基维生素 D_3 和前列腺素 E_2 刺激成骨细胞，以产生成熟破骨细胞的方法。该实验方法还用于分析成骨细胞 - 破骨细胞的相互作用，并确定基因敲除或转基因小鼠中所影响的细胞类型。本章还描述了从小鼠中分离骨髓细胞以及纯化和培养成熟破骨细胞的方法。

关键词：共培养、破骨细胞、成骨细胞。

1. 前言

最初由 Takahashi 等描述的小鼠共培养法[1] 是第一个能产生真正有骨吸收性质的破骨细胞培养系统。在该方法中，用 1,25- 二羟基维生素 D_3[1,25-$(OH)_2D_3$] 和 前 列 腺 素 E_2（prostaglandin E_2，PGE_2）刺激成骨细胞以促进 RANKL 和 M-CSF 表达。这些因素然后刺激存在于脾或骨髓细胞群体中的早期破骨细胞前体细胞分化未成熟破骨细胞。在培养结束时，可以通过 TRAcP 染色鉴定破骨细胞，并且如果培养在牙质片层上进行，还可以测量吸收活性。即使现在可以通过用 RANKL 和 M-CSF 处理从培养的骨髓细胞单独产生破骨细胞，但是共培养系统仍然是研究成骨细胞 - 破骨细胞相互作用并确定受基因敲除或转基因小鼠影响的细胞类型的有

用模型。它已被广泛用于研究破骨细胞的起源[2] 以及生长因子和药物对破骨细胞形成的影响[3,4]。在用骨质硬化小鼠的研究中，共培养测定已经用于确定潜在的机制是由于成骨细胞的缺陷还是破骨细胞前体的缺陷所引起的[5]。我们在这里还描述了使用胶原凝胶包被的培养板和用于纯化在共培养中形成的破骨细胞的分离和培养成熟破骨细胞的方法。

2. 材料

2.1. 常用试剂 / 材料

1. 无菌器械（剪刀、镊子和解剖刀）。
2. 无菌注射器和缝针（19 G 和 25 G）。
3. Ficoll 或 Lymphoprep 淋巴细胞分离剂（Axis-Shield）。
4. 无菌培养皿。
5. 锥形聚丙烯离心管。
6. Falcon 组织培养板（见注解 1）。

2.2. 组织培养试剂

1. 培养基　补充有 10% FCS 和抗生素的 α-MEM。
2. Hank 平衡盐溶液（HBSS）。
3. 补充有 10% FCS 的 HBSS。
4. 来 自 Nitta Gelatin Inc.（Japan）（ 可 从 Wako Chemicalsin，Europe and USA 获得）的胶原凝胶（cellmatrix type 1A）。向 100 ml 的胶原凝胶

107

瓶中加入含有 20 ml 1 mM 的 HCl，pH 3.0，4 ℃保存。

5. 5× 浓缩的 α-MEM。

6. 200 mM 羟乙基哌嗪 -N'-2- 乙磺酸（HEPES）缓冲液，pH 7.4，含 2.2% NaHCO₃。

7. 1000× 的 1, 25(OH)₂D₃（10^{-5} M 乙醇液，Sigma）原液，进一步也称为 D₃。

8. 1000× 的前列腺素 E₂（乙醇中 10^{-3}M，Sigma）原液，进一步称为 PGE₂。

9. 胶原酶溶液　含有 0.1% IA 型胶原酶（Sigma）的 α-MEM，且用 0.22 μm 过滤器灭菌。使用前新鲜配制。

10. 链霉蛋白酶 -EDTA 溶液　含有 0.001% 链霉蛋白酶（Sigma）和 0.02 % EDTA（Sigma）的 PBS，使用前新鲜配制。

11. 牙质片层　我们使用象牙，用带有金刚石晶片刀片（15 HC 系列）的 Buehler Isomet 低速锯切成大约 200 μm 厚度的切片。在这些切片中，使用纸质打孔器打出适合 96 孔板的孔的圆盘（见注解 2 和 3）。

2.3. TRAcP 染色试剂

1. 萘酚 -AS-BI- 磷酸盐储备液　10 mg/ml 萘酚 -AS-BI-（Sigma）磷酸盐的二甲基甲酰胺溶液。在 4 ℃下可稳定 1 周左右。

2. 凡罗纳缓冲液　1.17 g 无水乙酸钠、2.94 g 凡罗纳（巴比妥酸钠）。用 100 ml 蒸馏水溶解。

3. 乙酸盐缓冲液 0.1 N，pH 5.2
   （1）将 0.82 g 无水乙酸钠溶于 100 ml 蒸馏水中。
   （2）0.6 ml 冰醋酸，用蒸馏水补充至 100 ml。
   （3）用溶液（2）将溶液（1）的 pH 调节至 pH 5.2。

4. 100 mM 酒石酸盐　将 2.3 g 酒石酸钠溶于 100 ml 乙酸盐缓冲液中。

5. 副品红，吖啶　添加 1 g 副品红到 20 ml 蒸馏水中并加入 5 ml 浓盐酸，在 95 ℃水浴中小心地加热 15 min，同时搅拌，一旦溶液冷却就过滤。

如果在冰箱中避光保存，溶液 2 — 5 可以稳定数月。

3. 方法

3.1. 成骨细胞

该方法从分离所需的细胞群开始。虽然一些团队报告了类似于成骨细胞样细胞系的良好结果，如 ST2 细胞 [6]，我们没有非常成功地使用这些，而是使用从 2 ~ 3 日龄新生小鼠的颅盖分离的原代成骨细胞（参见本书第 2 章）。在加入骨髓细胞前 1 天将成骨细胞接种在塑料、胶原凝胶或牙质上。

3.2. 分离骨髓细胞

尽管最初使用脾细胞描述了该方法 [1]（见注解 4），但我们通常使用骨髓细胞作为破骨细胞前体细胞的来源。此外，其他人已成功地使用某些造血干细胞系，如 C2GM 细胞 [7]。

1. 从小鼠（3 ~ 8 周龄）上解剖股骨和胫骨。

2. 使用 25 G 针头和 HBSS+10% FBS 冲洗骨髓。

3. 通过在 300×g 离心 3 min 收集细胞并重悬于 1 ml 培养基中。

或者：

- 通过减小尺寸的针头（从 19 G 开始，以 25 G 结束）挤压细胞悬浮液，获得单细胞悬浮液。

- 通过 Ficoll 密度离心（600×g，25 min，制动关闭）移除红细胞。

- 从交界面收获骨髓细胞并用 HBSS 洗涤一次。

- 重悬于 1 ml 培养基中。

4. 将细胞放在冰上，直到使用（但尽量尝试和尽快取出培养中的细胞）。

为了使用来自不同基因型小鼠的成骨细胞和骨髓细胞进行混合匹配实验，就有必要从骨髓细胞的总群中分离造血前体。可以使用 Ficoll 梯度或简单地在培养基中培养细胞过夜，允许间充质基质细胞黏附于组织培养板。第二天通过离心培养基获取非黏附的骨髓细胞，并如在子标题 3.3. 中所述进行操作并使用相似的细胞数量进行。

3.3. 设计共培养

每孔的骨髓细胞和成骨细胞的最佳数量可以变化，并且取决于所使用的小鼠品系。对于 C57Bl/6 小鼠品系，我们常规使用以下接种密度以给出最佳数量的破骨细胞。

在 6 孔板中：

1. 在第 0 天，在每孔 2 ml 培养基中铺板 1×10^5 的成骨细胞。

2. 在第 1 天，移除培养基，并向 2 ml 培养基 / 孔中加入 2×10^6 新鲜分离的骨髓细胞或非黏附的骨髓细胞。培养基应含有 10 nM D_3 +1 μM PGE_2。

3. 在第 3 天，从每个孔中轻轻地去除 1.5 ~ 1.7 ml 培养基，并加入 2 ml 含有 10 nM D_3 +1 μM PGE_2 的新鲜培养基（见注解 5）。

4. 每隔一天更换培养基，继续共培养 4 ~ 6 天或直到观察到多核的破骨细胞。

培养基的更换须要非常仔细地进行，因为成骨细胞的融合层很容易被扰乱并脱落（见注解 5）。这将导致完全没有破骨细胞。通常，第一次破骨细胞出现在第 4 或 5 天（见注解 6）。在第 7 天和第 9 天之间会出现相当数量的破骨细胞（见注解 7）。

3.4. 胶原凝胶培养

即使使用胰蛋白酶 -EDTA 或胶原酶处理，分离在塑料上形成的小鼠破骨细胞也是非常困难的。因此，在胶原凝胶包被的板上进行共培养可以使我们较容易地获得成熟的功能性小鼠破骨细胞[8]，然后可以在各种底物如牙本质、塑料培养板或玻璃盖玻片上进行培养。

1. 为了包被 6 孔板，通过在 50 ml 管中混合以下溶液制备胶原凝胶包被溶液：
   - 7 份胶原凝胶。
   - 2 份 5× 浓缩 αMEM。
   - 1 份 pH 7.4 200 mM Hepes、2.2% 的 $NaHCO_3$ 缓冲液。

2. 轻轻颠倒几次 50 ml 管进行混合，不要产生气泡。

3. 向 6 孔培养板的每个孔中加入 1.5 ml 该溶液。

4. 在 37 ℃ 下孵育 30 min 直至聚合。

5. 如子标题 3.3. 所述，铺板成骨细胞和骨髓细胞。

6. 一旦形成破骨细胞，用不含血清的 α-MEM 洗涤细胞。

7. 向每孔加入 1 ml 的 0.1% 胶原酶溶液。

8. 在 37 ℃ 下孵育 15 ~ 20 min，轻轻摇动（在振荡培养箱中以 30 个循环 / 分钟进行，或每 5 min 轻轻旋转）。

9. 300 × g 离心 3 min 收集细胞，并用 5 ~ 8 ml 培养基重悬。

10. 将 100 μl 接种于牙质片以测定骨吸收活性，或在 96 孔板上以评估破骨细胞数量。

3.5. 纯化共培养获得的破骨细胞

在共培养体系中，破骨细胞仅占细胞的 2% ~ 5%，进一步的纯化对于生化研究是必需的[9,10]。对于成骨细胞和基质细胞，可以通过剥离成骨细胞单层或通过用链霉蛋白酶 EDTA 溶液处理而容易地将其去除。

- 如果成骨细胞和基质细胞形成单层细胞，用 PBS 冲洗，并使用塑料巴斯德吸管轻轻地在皿壁上喷射 PBS，以分离角落的细胞层。一旦分离，用 PBS 冲洗细胞。

- 如果细胞不汇合，用 PBS 冲洗一次，每孔加入 1 ml 的链霉蛋白酶 -EDTA 溶液。在 37 ℃ 孵育 5 ~ 10 min，用 PBS 轻轻洗涤 3 次。

使用这些技术，可使破骨细胞的纯度增加至 80% 以上[9,10]。纯化的破骨细胞须要快速使用，因为不存在生长因子、细胞因子或成骨细胞以维持它们的存活。

3.6. 抗酒石酸酸性磷酸酶染色

破骨细胞表达高水平的抗酒石酸酸性磷酸酶（TRAcP），因此可以通过如下（见注解 8 — 11）对该酶的染色而很容易地观察到[11]。作为本文所述方案的替代方案，可以使用来自 Sigma 的染色试剂盒（387-A，白细胞酸性磷酸酶染色试剂盒）。

该试剂盒使用快速石榴红作为染料，会染成非常深的紫色（参见本书第 8 章）。

1. 用 PBS 冲洗培养物。

2. 用 4% 甲醛固定细胞 5 min。

3. 用 PBS 冲洗。

4. 准备染色溶液：

溶液 1

在玻璃容器中，向 750 μl 凡罗纳缓冲液（pH 10.1）中加入 150 μl 萘酚 -AS-BI- 磷酸盐原液。

然后，加入 0.9 ml 乙酸盐缓冲液。

加入 0.9 ml 含有 100 mM 酒石酸盐的乙酸盐缓冲液。

溶液 2

120 μl 副品红。

120 μl 4% $NaNO_2$。

混合溶液 1 和 2，用 0.45 μm 过滤器过滤并立即使用。

5. 在 37 ℃下用染液（96 孔板 50 ~ 100 μl/ 孔）孵育细胞 30 ~ 60 min。

6. 用蒸馏水清洗。

7. 储存在 70% 乙醇中。

破骨细胞和单核破骨细胞前体应为可见的明亮红染的细胞（图 12-1a）。

3.7. 骨吸收区的定量检测

在破骨细胞被染色和计数后，清洗象牙骨切片，可以用染料如甲苯胺蓝或考马斯蓝染色后，通过扫描电镜或反射光显微镜观察吸收骨陷窝。我们常规使用反射光显微镜，因为它很容易操作，只须彻底清洗切片而且不用染色，对获得的图像可以很容易地使用图像分析进行量化分析。我们使用蔡司 Axiolab 反射光显微镜，配备一个 2.5 倍镜头、广域 c-mount 适配器和 Diagnostics Instruments Insight B/W 大芯片数码相机。这种设置使我们以足够的分辨率在一个图像中就能获取整个骨切片，并且识别和测量吸收陷窝（图 11-1b）。我们使用来自 ADCIS（ADCIS SA，Hérouville-Saint Clair，France）的 Aphelion ActiveX 图像分析工具包开发了我们自己的图像分析软件包。程序提示用户聚焦待测量的切片（图 11-2a），捕获图像，并且识别牙质片层（图 11-2b），使得牙质切片外部的任何暗物可以被自动

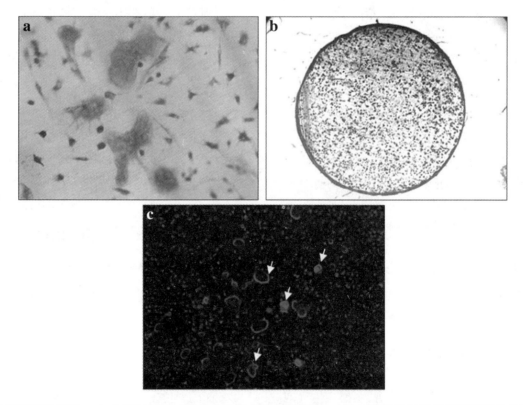

图12-1　共同培养的结果。（a）通过TRAcP染色鉴定的多核破骨细胞。（b）通过反射光学显微镜可见的吸收陷窝。吸收陷窝作为深色物体显现出来。（c）破骨细胞中的肌动蛋白环，通过鬼笔环肽染色显现

移除。接下来，使用灰度级阈值化和形状选择来识别吸收陷窝（图 11-2c），并且计算吸收面积。整个过程每个切片需要 2～3 min。本书第 8 章描述了用于量化非自动化的系统。

4. 注解

1. 成骨细胞和骨髓细胞似乎在 Falcon 组织培养板上黏附地更好，使破骨细胞分化得更好。

2. 对于该方法，象牙是优选的皮质骨，因为它非常均匀地并且不包含干扰识别吸收陷窝的骨细胞陷窝。

3. 由于我们使用反射光显微镜和自动图像捕获来在培养结束时可视化吸收陷窝，所以切片表面尽可能平滑和光泽是很重要的，并且不影响细胞对牙质的附着。因此，使用纸巾抛光切片，直到圆盘的表面在光反射显微镜下看甚至也是

平整的。通过在 70% 乙醇中超声处理牙质片层 ±15 min 来除去任何剩余的抛光颗粒。将切片储存在 70% 乙醇中。

4. 脾细胞可以用作共培养中的骨髓细胞的替代物。优点是，它们比骨髓细胞更容易分离。然而，使用骨髓时我们会通常获得更一致的结果。使用脾细胞时，先从两个年轻成年小鼠中解剖脾。使用弯曲的 19 G 针将细胞压出脾。彻底重悬细胞，装载到 Ficoll 上，并按照子标题 3.2. 步骤 3 中的替代方法中所述进行操作，并使用类似的细胞数量。

5. 共培养最常见的问题是成骨细胞层收缩和脱片。这通常是由于成骨细胞的铺板密度太高或更新培养基不太小心造成的。因为最后一个原因，我们更换时会完全移除培养基，每孔剩余 250～300 μl。确保移液管的尖端不接触成骨细胞层。

6. 任何待测试的药物或因子可以存在于共培养的不同阶段。为了测试对成熟破骨细胞的作用，可

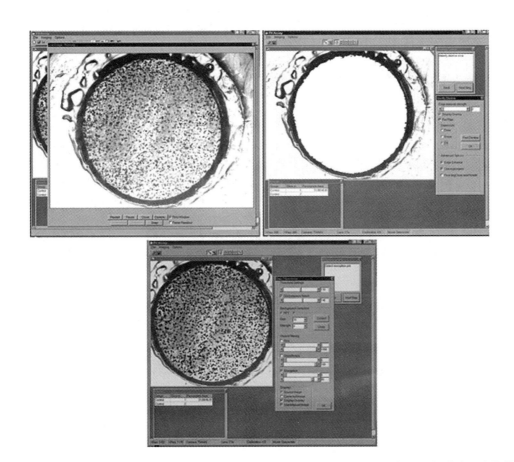

图12-2　吸收陷窝的测量。从左上角顺时针：使用数码相机捕获的牙本质片层的图像；牙本质片层由软件识别；使用灰度级阈值检测来检测吸收陷窝

以在培养的最后 2 ~ 3 天加入药物，而在前 3 ~ 4 天加入药物会对破骨细胞前体起作用。

7. 破骨细胞的产量通常为每个切片 150 ~ 300 个破骨细胞。如果数量明显较低，可能是由于接种密度不是最佳。尽管上述接种密度对来自 C57Bl/6 小鼠的细胞反应良好，但其他小鼠品系可能需要不同的密度。应当注意，成骨细胞和骨髓细胞的数量过高或过低都将导致破骨细胞的数量减少，并且应当测试一系列密度。

8. 在对鼠的实验中，最方便的步骤是 TRAcP 染色。然而，应当注意，在长期培养中，巨噬细胞多核也会变为 TRAcP 阳性 [12]。这些巨噬细胞的多核可以通过对其巨噬细胞抗原 F4/80 的染色与破骨细胞相区分。此外，如本文所述，TRAcP 对小鼠破骨细胞的染色效果很好。然而，当染不同物种的破骨细胞时，可能须改变酒石酸盐的浓度。对于人类破骨细胞，例如，我们使用终浓度为 100 mM 的酒石酸盐。

9. 在一些物种中，破骨细胞可以很容易地通过对玻连蛋白受体进行免疫组织化学或免疫荧光染色鉴定 [13]。然而，用于检测小鼠玻连蛋白受体的试剂并不容易获得。

10. 破骨细胞也可以通过降钙素受体的表达来鉴定 [14]。然而，该程序太复杂且用于常规分析时太耗费时间，因为其涉及使用放射性标记的降钙素和放射自显影。

11. 具有吸收活性的破骨细胞显示了肌动蛋白环，并且这可以通过用与罗丹明耦联的鬼笔环肽（Molecular Probes 或 Sigma）对肌动蛋白染色来显现。将 TRAcP 阳性破骨细胞的总数与显示肌动蛋白环的细胞数量进行比较，就得到了破骨细胞参与骨吸收的比例。

参考文献

1. Takahashi, N., Akatsu, T., Udagawa, N., Sasaki, T., Yamaguchi, A., Moseley, J. M., Martin, T. J., and Suda, T. (1988) Osteoblastic cells are involved in osteoclast formation. Endocrinology 123, 2600-2602.

2. Hagenaars, C. E., Kawilarang-De Haas, E. W., van der Kraan, A. A., Spooncer, E., Dexter, T. M., and Nijweide, P. J. (1991) Interleukin-3-dependent hematopoietic stem cell lines capable of osteoclast formation in vitro. J. Bone. Min. Res. 6, 947-954.

3. van t Hof, R. J. and Ralston, S. H. (1997) Cytokine-induced nitric oxide inhibits bone resorption by inducing apoptosis of osteoclast progenitors and suppressing osteoclast activity. J. Bone. Min. Res 12, 1797-1804.

4. van t Hof, R. J., Armour, K. J., Smith, L. M., Armour, K. E., Wei, X., Liew, F. Y., and Ralston, S. H. (2000) Requirement of the inducible nitric oxide synthase pathway for IL-1- induced osteoclastic bone resorption. Proc. Natl. Acad. Sci. USA. 97, 7993-7998.

5. Lowe, C., Yoneda, T., Boyce, B. F., Chen, H., Mundy, G. R., and Soriano, P. (1993) Osteopetrosis in Src-deficient mice is due to an autonomous defect of osteoclasts. Proc. Natl. Acad. Sci. USA 90, 4485-4489.

6. Udagawa, N., Takahashi, N., Akatsu, T., Tanaka, H., Sasaki, T., Nishihara, T., Koga, T, Martin, T. J., and Suda, T. (1990) Origin of osteoclasts: mature monocytes and macrophages are capable of differentiating into osteoclasts under a suitable microenvironment prepared by bone marrow-derived stromal cells. Proc. Natl. Acad. Sci. USA 87, 7260-7264.

7. De Grooth, R., Mieremet, R. H., Kawilarang-De Haas, E. W., and Nijweide, P. J. (1994) Murine macrophage precursor cell lines are unable to differentiate into osteoclasts: a possible implication for osteoclast ontogeny. Int. J. Exp. Pathol. 75, 265-275.

8. Akatsu, T., Tamura, T., Takahashi, N., Udagawa, N., Tanaka, S., Sasaki, T., Yamaguchi, A., Nagata, N., and Suda, T. (1992) Preparation 186 C. Itzstein and R.J. van t Hof and characterization of a mouse osteoclast-like multinucleated cell population. J. Bone Miner. Res. 7, 1297-1306.

9. Nakamura, I., Takahashi, N., Sasaki, T., Tanaka, S., Udagawa, N., Murakami, H., Kimura, K., Kabuyama, Y., Kurokawa, T., Suda, T., and Fukui, Y. (1995) Wortmannin, a specific inhibitor of phosphatidylinositol-3 kinase, blocks osteoclastic bone resorption. FEBS Lett. 361, 79 84.10. Jimi, E., Ikebe, T., Takahashi, N., Hirata, M., Suda, T., and Koga, T. (1996) Interleukin-1 alpha activates an NF-kappaB-like factor in osteoclast-like cells. J. Biol. Chem. 271, 4605-4608.

10. Barka, T. and Anderson, P. J. (1962) Histochemical method for acid phosphatase using hexazonium pararosanilin as coupler. J. Histochem. Cytochem. 10, 741-753.

11. Modderman, W. E., Tuinenburg-Bol Raap, A. C., and Nijweide, P. J. (1991) Tartrate-resistant acid phosphatase is not an exclusive marker for mouse osteoclasts in cell culture. Bone 12, 81-87.

12. Horton, M. A., Taylor, M. L., Arnett, T. R., and Helfrich, M. H. (1991) Arg-Gly-Asp (RGD) peptides and the anti-vitronectin receptor antibody 23 C6 inhibit dentine resorption and cell spreading by osteoclasts. Exp. Cell Res. 195, 368-375.

13. Nicholson, G. C., Horton, M. A., Sexton, P. M., D Santos, C. S., Moseley, J. M., Kemp, B. E., Pringle, J. A., and Martin, T. J. (1987) Calcitonin receptors of human osteoclastoma. Horm. Metab Res. 19, 585-589.

第 13 章

RANKL 介导的鼠源 RAW 264.7 细胞形成破骨细胞

Patricia Collin-Osdoby，Philip Osdoby 著
刘　灿、宋纯理 译

摘要

多年来的广泛研究工作让我们对参与骨吸收的破骨细胞（OC）的形成及其功能有了深入的了解。基于这样的工作，有价值的抗骨吸收治疗已经有所进展，以帮助对抗许多骨骼疾病中过多的骨丢失。RAW 264.7 鼠细胞系已被证明是用于研究 OC 形成和功能重要的体外研究工具，与使用从原代骨髓细胞群体产生的 OC 或从鼠骨直接分离的 OC 相比具有很多优点。这些优点包括其迅速的获取性和可用性。这种纯巨噬细胞 / 前 OC 群体培养简单，具有敏感性和快速发育成骨吸收能力强的 OC，受 RANKL 刺激后表达 OC 的特征，可以产生丰富的 RAW 细胞衍生的 OC 而提供大量的研究材料，遗传转染和调节操作等相对容易，以及在细胞特征、基因表达、信号传导和细胞发育或功能等方面，由 RAW 细胞来源的 OC 和直接从鼠骨分离或从原代骨髓前体细胞在体外形成的 OC 非常相似。在这里，我们描述培养和 RANKL 介导的 RAW 细胞分化为骨吸收 OC 的方法以及它们的富集、表征和不同的分析测定中的应用。

关键词：破骨细胞、破骨细胞发育、骨重吸收、RANKL、小鼠巨噬细胞、RAW 264.7 细胞。

1. 前言

OC 是在整个生命期间的骨发育和重塑中专门

负责溶解骨的有机和无机组分的细胞。它们源于存在于骨髓和外周循环中的单核细胞 / 巨噬细胞家族的造血前体细胞，并且它们的数量和（或）活性在与过度骨丢失相关的许多临床疾病中经常会增加[1]。多年来，由于分离和培养这些通常稀有的细胞相对困难，阻碍了对 OC 如何发育和功能的研究。尽管细胞系提供了重要的研究工具，并且广泛用于破译涉及成骨细胞分化和骨形成的机制，但没有成熟的永生化 OC 细胞系，并且报道的少数 OC 前体细胞系要么不经历完整的 OC 分化[2,3]，要么难以进行共培养或者不容易获得等[4-6]。更困难的是，难以可靠地在体外从原代骨髓或循环前体细胞产生表达成熟 OC 表型的骨吸收细胞。这一切都随着 OC 分化关键信号、核因子 κB 配体（RANKL）的受体激活剂的突破性发现而改变。RANKL 触发体外和体内 OC 的完全发育和活化[7-9]。在成骨细胞发育或对特定的激素或局部信号反应的期间，成骨细胞 / 骨髓基质细胞的表面高度表达 RANKL，并作用于 OC 表面上的 RANKL 受体，即 RANK，调控 OC。巨噬细胞集落刺激因子（M-CSF）通过上调 RANK 刺激 OC 的前体细胞融合、分化和骨吸收的功能。现在许多研究人员常通过外源性地添加可溶性重组 RANKL（与 M-CSF 组合，以刺激前 OC 增殖、存活和 RANK 表达）在原代骨髓细胞或各种物种来源（如人、小鼠、大鼠、兔或鸡，如本书其他章节所述）的外周血单核细胞的培养物中常规形成 OC。然而，这样的方法仍然须要分离初级前体群体，并且要有足够的数量，以提供在体外产生用于实验的足够 OC。

除了原代细胞外，至少还有一种 OC 的前体细

胞系，鼠巨噬细胞 RAW 264.7 细胞可以对 RANKL 刺激产生反应，在体外产生骨吸收性的多核 OC（RAW-OC），具有完全分化的 OC 表型[10-12]。RAW 细胞被广泛地用于巨噬细胞研究已有 30 多年，最初是通过腹膜内注射 Abelson 白血病病毒（虽然 RAW 细胞不分泌可检测的病毒颗粒）从雄性小鼠的肿瘤性腹水中建立的[13]。RAW 细胞表达 M-CSF[14] 的 c-fms 受体以及 M-CSF，或许这能解释为什么它们也表达高水平的 RANK[10]，并且无须 M-CSF 作为其 RANKL- 介导形成 RAW-OC 的必要因素。RAW 细胞通常用于 OC 分化和功能的研究，并作为从原代细胞形成 OC 的研究。该系统相对于从原代细胞群体产生 OC 具有许多优点，包括：① 该细胞系容易获得，并已被广大研究者广泛使用。② 前 OC 群（无成骨细胞、骨髓基质细胞、淋巴细胞或其他细胞类型）容易培养且细胞的均一性好。③ 敏感并且可以非常迅速地在 RANKL 介导下形成 RAW-OC。④ 可以产生大量的 RAW-OC（因此可用于研究的 RNA 或蛋白质量充足）。⑤ 较高的骨陷窝再吸收能力和由 RAW-OC 表现出的 OC 特征的表达。⑥ 用于遗传和调控操作的转染相对容易。⑦ 体外原代前体细胞形成的 OC 或体内分离形成的 OC 与 RAW-OC 在特征、基因表达、信号传导和发育或骨吸收功能上高度相似。在本章中，我们描述了培养和 RANKL 介导的 RAW 细胞分化为骨吸收性 RAW-OC 的方法，通过血清密度梯度分级分离制备富含 RAW-OC 的群体，以及 RAW-OC 的培养和特点。这样在体外产生的 OC 可以根据常用的程序使用生化、免疫学、生理学、分子生物学、功能或其他测定法进行分析。另可见本书中关于破骨细胞的其他章节。

2. 材料

2.1. 组织培养基、溶液和其他物品

所有的介质和溶液用玻璃蒸馏水制备。

1. 培养基　将补充有 4 mM L- 谷氨酰胺、1.5 g/L 碳酸氢钠、4.5 g/L 葡萄糖和 1.0 mM 丙酮酸钠的 90 ml 无菌 DMEM 培养液与 10 ml 胎牛血清（FBS，Invitrogen-Gibco）和 1 ml 100× 储液抗生素 / 抗真菌剂（a/a，Invitrogen-Gibco）混合。在 4 ℃储存，使用时预热至 37 ℃。

2. 磷酸盐缓冲盐水，pH 7.2（PBS）。

3. RANKL（Enzo Life Sciences，PeproTech，EMD4Biosciences，R & D Systems 或自制）　如厂家所推荐，配置后以 10 ~ 50 μl 的量分装后作为母液在 -80 ℃下保存（在 PBS 中通常为 100 μg/ml）。在使用之前，快速地将 RAW 细胞解冻并稀释到培养基中（对于鼠重组可溶性 RANKL，最终浓度为 35 ng/ml），并重新冷冻剩余的 RANKL（目的是解冻单个小瓶不超过 3 次，以保持最佳的生物活性）。

4. Moscona 高碳酸氢盐（MHB）　加入 8 g NaCl、0.2 g KCl、50 mg NaH_2PO_4、1.0 g $NaHCO_3$、2 g 葡萄糖、10 ml a/a 和 990 ml 水。pH 为 7.2。检查无菌过滤器。

5. Hank 平衡盐溶液（HBSS，Invitrogen-Gibco），pH 7.2。

6. 胶原酶（3 型）　在 HBSS 中制备 3 % 原液（100 ml 中 3 g）溶液；在 -20 ℃下以等分试样（0.5 ~ 1.0 ml）储存。

7. 胰蛋白酶　1% 储备液（100 ml 中 1g）的 HBSS 溶液；在 -20 ℃下以等分试样（1.0 ml）储存。

8. 胶原酶 - 胰蛋白酶消化溶液　在用于细胞前迅速解冻，并添加 71 μl 3% 胶原酶溶液和 141 μl 1% 胰蛋白酶溶液至 3 ml MHB（每皿）。

9. 蛋白酶（EC 3.4.24.31，Sigma P-8811）0.1%（100 ml 中 100 mg）的 PBS 储备溶液；在 4 ℃可储存长达几个月或在 -20 ℃下等分试样（0.5 ml）长期储存。

10. EDTA　2%（100 ml 中 2 g）储备溶液（使用 EDTA 钠盐）的 PBS 溶液，储存于 4 ℃。

11. 蛋白酶 -EDTA 消化溶液　在用于细胞前立即解冻，并加入 50 μl 0.1% 蛋白酶溶液和 50 μl 2% EDTA 溶液到 5 ml PBS（每皿）中。

12. 其他用品　无菌瓶、烧瓶和组织培养皿；橡胶细胞刮刀（Fisher）；血细胞计数器。

13. 失去活力的骨或牙质切片，如所述制备（见第 3.1 节）。象牙是通过从当地动物园或在美国、联邦鱼类和野生动物服务部（Federal Department of Fish and Wildlife services）（或其他国家的类似部门）捐赠获得。牛皮质骨来自当地屠宰场。

3. 方法

3.1 失活骨或牙质片的制备

1. 将象牙和牛皮质骨的切片彻底清洗（用 HBSS 和 70％乙醇多次冲洗），切成小块，然后使用低速 Isomet 锯（Buehler，Lake Bluff，IL）切成 0.4 mm 厚的片层。

2. 将片层用 70％乙醇漂洗 3 次，在 70％乙醇中孵育过夜，然后在 HBSS 中洗涤数小时，之后使用 5 mm 纸打孔机切割圆盘。

3. 将象牙骨片在含 70％乙醇的无菌 50 ml 试管中重复浸泡（可以轻轻地倒出使乙醇变化，因为圆盘容易黏在管的侧面），并且在 –20℃下储存在 70％乙醇中。

4. 对于实验使用，在生物安全柜中使用乙醇预浸泡的镊子（以保持无菌）将所需数量的盘从试管中移出，转移到新的无菌的 50 ml 聚丙烯管中。每次用约 40 ml 无菌 HBSS 倒置和轻轻摇动洗涤，至少洗 3 次，并且在铺板细胞之前将象牙骨片用无菌镊子转移到含有无菌 HBSS 的培养孔或盘中，在组织培养箱中预孵 3～24 h。HBSS 仅在使用磁盘之前除去，以使象牙骨片在 RAW 细胞或 RAW-OC 接种之前不会干燥。

3.2. RAW 264.7 细胞的培养

RAW 264.7 细胞获自 ATCC 或类似的细胞库。它们代表鼠巨噬细胞细胞系，其具有作为 OC 前体群体无限生长的能力或可以通过用 RANKL 处理分化为具有 OC 表型的多核骨吸收 OC（见子标题 3.3.）。

所有工作应在生物安全柜中使用无菌溶液和用品进行。

1. 如果从冷冻（液氮）小瓶的 RAW 细胞开始，快速（<1 min）解冻小瓶（例如，在 37 ℃水浴中或在手掌之间快速摩擦），将细胞重悬于少量（约 0.5 ml）的培养基，并将细胞悬液加至 T25 组织培养瓶中。用培养基将培养瓶中的体积加至 10 ml，并置于组织培养箱中（第 0 天）。

2. 在第 3 天取出用过的培养基，用 10 ml 新鲜培养基换液（见注解 1）。

3. 培养细胞直到汇合（通常 4～5 天）。

4. 为了传代汇合的 RAW 细胞，移除用过的培养基，向烧瓶中加入 10 ml 新鲜培养基，并使用橡胶刮刀（见注解 2）将细胞层刮到这种新鲜培养基中。

5. 立即在微量离心管中将 0.01 ml 细胞悬液加入 0.09 ml 新鲜培养基中，轻轻混合，并使用血细胞计数器计数细胞。

6. 计算细胞浓度　将 RAW 细胞以 1.5×10^5 个 / cm² 置于所需大小的组织培养皿中。通常一个融合的 T25 烧瓶将提供足够数量的 RAW 细胞以接种两个 100 mm 皿或 24 孔皿（见注解 3 和 4）。根据需要，用另外的培养基增加体积，以产生 8 ml/100 mm 培养皿或 0.5 ml（或 1.0）/ 孔（24 孔培养皿），然后将细胞置于组织培养箱中。

7. 为了长时间地生长 RAW 细胞，每 2～3 天重新添加培养物。当它们达到汇合时按步骤 4 — 6 进行传代培养。

3.3. RAW-OC 形成（见注解 4）

该方法基于 Hsu 等公开的方法 [10]。

1. 将 RAW 细胞培养至融合（见子标题 3.2.，步骤 1 — 3）。

2. 如子标题 3.1.，步骤 4 — 6 所述（见注解 3 — 6），将汇合的 RAW 细胞传代到 24 孔皿中。如果将细胞用于化学或免疫染色，将 RAW 细胞悬浮液铺板到 24 孔板中，每孔放有无菌玻璃盖玻片。如果要用 RAW 细胞培养物与 OC 的发育并行评价骨吸收，将 RAW 细胞悬浮液铺于 24 孔板中，每孔含有 2～4 个小象牙骨片（见子标题 3.1.）（在盘下没有玻璃盖玻片）。

3. 立即以 35 ng/ml 的终浓度将可溶性重组 RANKL 加至培养皿中以促进 OC 发育（第 0 天），并用另外的培养基（见注解 7）将孔中的体积增加至 0.5 ml（或 1.0 ml）。

4. 培养至第 3 天，在显微镜下简单地检查细胞以证明 RAW 细胞开始融合成多核 RAW-OC。用 0.5 ml（或 1.0ml）含有 35 ng/ml RANKL 的新鲜培养基喂养发育中的 RAW-OC 细胞培养物。

5. 培养至第 5 或 6 天，当有许多多核 RAW-OC 形成但未完全覆盖时（见注解 8），可以立即固定第 5 或 6 天的 RAW-OC 群体并用于细胞化学或免疫染色，获取用于生物化学或分子研究，或分析骨吸收（参见本书中的其他章）。对要形成更强的骨吸收，可以继续孵育培养物直到第 7–9 天。或者，可以通过血清梯度密度分级进一步纯化 RAW-OC（见子标题 3.4.）。

3.4. 血清梯度纯化 RAW-OC

并不是所有的 RAW 细胞在第 5 天或 6 天融合形成多核的 RAW-OC，可以使用血清密度梯度分离从剩余的单核细胞进行纯化（见注解 9）。该程序是我们常规纯化鸡源或人源的体外形成的 OC 或 OC 样细胞方法的改良[15]。提供 100 mm 组织培养皿上形成的 RAW-OC 的方法。除非另有说明，所有步骤在室温下进行，并且在超净台中使用无菌溶液和用品进行。

1. 在第 5 天或第 6 天，对 RANKL 产生 RAW-OC 的两个 100 mm 培养皿弃培养液上清。
2. 向每个 100 mm 培养皿中轻轻加入 10 ml MHB 以洗涤细胞。取出并丢弃洗涤液。
3. 重复步骤 2，用 MHB 清洗 RAW-OC 2 次。
4. 向每个皿中加入 10 ml MHB，并将其置于 37 ℃ 的组织培养箱中 15 min。
5. 从每个皿中弃去 MHB 溶液。
6. 向每个皿中加入 5 ml 新鲜制备的胶原酶 - 胰蛋白酶消化溶液，37 ℃孵育 5 min。
7. 从培养箱中取出培养皿，轻轻地来回摇动培养皿（例如将培养皿在平坦的表面上滑动）约 30 s，以分离和松散细胞与其产生的细胞外基质的相互作用。
8. 完全移除每个皿含有释放基质材料的胶原酶 - 胰蛋白酶溶液，并丢弃（见注解 10）。
9. 向培养皿的侧壁缓慢添加 10 ml PBS 以洗涤培养皿上的贴壁细胞。彻底清除并丢弃洗液。
10. 重复步骤 9，用 PBS 再洗涤 2 次。
11. 向每个培养皿中加入 5 ml 蛋白酶 -EDTA 消化液。在 37 ℃下孵育 10 ~ 15 min（见注解 11）。
12. 用移液管轻轻地在细胞层的表面上冲洗蛋白酶 -EDTA 孵育液以松散贴壁细胞（见注解 12）。
13. 将细胞悬浮液从 2 个 100 mm 培养皿转移到一个含有 1.0 ml FBS 的 50 ml 无菌离心管中（以进

一步抑制蛋白酶作用）。

14. 以 100×g 离心细胞 5 min。
15. 移除上清液。加入 15 ml MHB，用吸管重复吸取和释放轻轻地重悬细胞沉淀（不要太剧烈，见注解 12）。
16. 在 50 ml 离心管中制备 16 ml 含 70 % FBS 的 MHB 溶液（11.2 ml FBS 加 4.8 ml MHB），另一个 50 ml 管中制备 16 ml 含 40 % FBS 的 MHB 溶液（向 6.4 ml FBS 中加 9.6ml MHB）。
17. 在向 50ml 圆底离心管中制备 FBS 梯度。为此，小心地将 15 ml 的 70 % FBS-MHB 溶液（来自步骤 16）分配到管的底部。非常缓慢地用 15 ml 的 40 % FBS-MHB 溶液（来自步骤 16）覆盖，使用吸管以 45° 刚好保持在 70 % FBS 层上方的管的侧面，并缓慢加入 40 % FBS 溶液，以防止 70 % FBS 层的表面变形。
18. 静置试管 30 min（在室温下），以允许较大的多核 RAW-OC 在正常重力下沉降并穿透 FBS 层（见注解 13）。
19. 小心地取出含有单核细胞的顶部 17 ml，并将其转移到 50 ml 管中。
20. 然后，取出 16 ml 中间层，其主要包含单核细胞和一些小的多核 RAW-OC，并将其转移到另一个 50 ml 管。
21. 底部 12 ml 部分主要包含大的多核 RAW-OC。
22. 将纯化的 RAW-OC 底部部分 [和其他部分，如果它们也须要培养和（或）分析] 以 100×g 离心 5 min。
23. 轻轻地在培养基中重悬 RAW-OC 沉淀，在血细胞计数器中计数等分试样，并且在 24 孔板中每孔铺板 1000 ~ 4000 个细胞。通常，来自两个 100 mm 培养皿的纯化的 RAW-OC 可以在 24 孔培养皿（每孔 0.5 ~ 1.0 ml 培养基）的 2 — 10 孔中培养 6 ~ 24 h（见注解 14）。来自血清梯度分级分离的顶部和中间部分通常分别在 24 孔皿的 20 — 40 孔和 15 — 30 孔中培养。或者，也可以立即使用 RAW-OC（以及顶部和中间部分，如果需要）用于分析（见子标题 3.2.，步骤 5）。

血清梯度分级通常从一个 100 mm 培养皿中提供 4 000 ~ 10 000 个纯化的 RAW-OC（这取决于技术的效率，更重要的是取决于用于纯化细胞的 RAW-OC 的确切阶段；见注解 6、8、13 和 14）。

在未分级的 RANKL 产生的 RAW-OC 培养物中，多核（超过 3 个核）RAW-OC 通常在总细胞群中代表基于每个细胞的约 1% 和基于每个核的 25%（图 13-1，左图）。相比之下，在基底血清成分的总细胞群中，血清梯度纯化的 RAW-OC（具有多于 3 个核）通常为基于细胞的 60%～90% 和基于每个核的 96%（图 13-1，右下图）。平均起来，该底部血清成分中的 RAW-OC 每个细胞含有 15～30 个核。

3.5. RAW-OC 的表型和功能表征

标准的实验方法可用于评价表示前体 OC 表型的 RAW 细胞和体外 RANKL 刺激形成的 RAW-OC（参见本书第 9 章）的形态（光学，扫描电镜），超微结构（透射电镜）、组织化学（一般或酶活性染色）或免疫细胞化学染色（例如，针对 OC 发育标志物），而未处理的 RAW 细胞抗酒石酸酸性磷酸酶（TRAP）染色阴性。TRAP 是 OC 参与骨重吸收的关键标志物和酶，RANKL 分化的 RAW 细胞则表现为 TRAP+ 单核和多核细胞（图 13-2a、c）。通过细胞融合形成的 RAW-OC 包含聚集在一起的多个核，并且当在塑料上培养时，细胞可以展现出扩展或部分伸长（图 13-2a）。在骨或象牙上培养的 RAW-OC（在 RANKL 发育期间或在分化细胞重新铺板后）经常显示具有许多延伸伪足的更紧凑和高活动性的细长形状（图 13-2c）。由 RAW-OC 形成的骨吸收陷窝由邻近或主动参与骨吸收的 RAW-OC 的多孔挖掘腔洞或长吸收轨道（也可以是多孔的）的集群所代表（图 13-2c）。分子学、免疫学和（或）生化分析显示 RAW-OC 表达 OC 的关键标志性质，包括 TRAP、降钙素受体、组织蛋白酶 K、基质金属蛋白酶 -9、整合素 αvβ3 和 c-src（参考文献 10,16，我们未发布的数据）。RANKL 分化的 RAW-OC 的表型和功能特征类似于在 M-CSF 存在下由

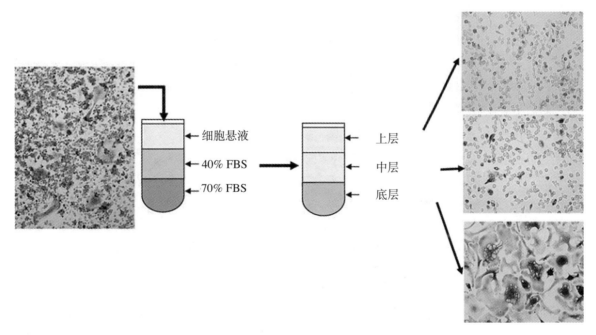

图13-1 RANKL介导形成RAW-OC和血清梯度净化。（左）对RAW细胞用35 ng/ml鼠重组RANKL培养6天，然后进行血清梯度分级。将平行培养的细胞固定，并用TRAP活性染色，以显示在RANKL分化的RAW细胞在第6天出现的单核和多核TRAP +细胞的比例。使用光学显微镜观察细胞，并用计算机连接的数字照相机捕获图像（由原始放大倍数缩减而来，×100）。（右）将来自血清梯度分级分离的顶部、中部和底部部分重新铺板并在塑料上培养几小时，之后将细胞固定并染色以测定TRAP活性。（右上）顶部部分完全由单核细胞组成，其中一些是TRAP +（与未处理的RAW细胞相比，全部是TRAP-，未示出）。（从原始放大倍数缩减而来，×200）（中间右侧）中间部分主要包含单核细胞，其中一部分是TRAP+以及一些小的多核RAW-OC（原始放大倍数缩减而来，×200）。（右下图）底部主要由大的多核RAW-OC组成，尽管仍存在少量单核细胞。（原始放大率缩减而来，×100）

小鼠骨髓细胞形成的 RANKL 刺激分化的 OC（MA-OC）或体内形成的分离的小鼠 OC（图 13-2b、d）。因此，像 RAW-OC，TRAP+MA-OC 在塑料上表现出良好伸展的形态（图 13-2b），在骨或象牙上表现出更紧凑、更能动的表型（图 13-2d）。由 MA-OC 形成的多微孔吸收陷窝和轨迹（图 13-2c）也类似于由 RAW-OC 形成的那些具有明确边缘和深的吸陷凹（图 13-2d）。在存在或不存在调节剂的情况下，通过 RAW-OC 形成的吸收陷窝可以如对其他 OC 一样进行定量（参见第 8 — 12 章）。除了这些表型和功能分析外，RAW-OC 还提供了丰富的物质（蛋白质和 RNA 等），用于研究基因或蛋白质表达或微阵列分析、受体和信号转导通路，产生各种因子（细胞因子、趋化因子、生长因子和花生四烯酸代谢物），其他物质的释放（自由基和酶活性），细胞和基质相互作用以及多种调节机制（特别是因为 RAW 细胞比原代骨髓细胞更容易转染）（见注解 15）。

4. 注解

1. 一些 DMEM 制剂可以产生可见的黑色沉淀，其在培养过程中引起 RAW 细胞的快速细胞

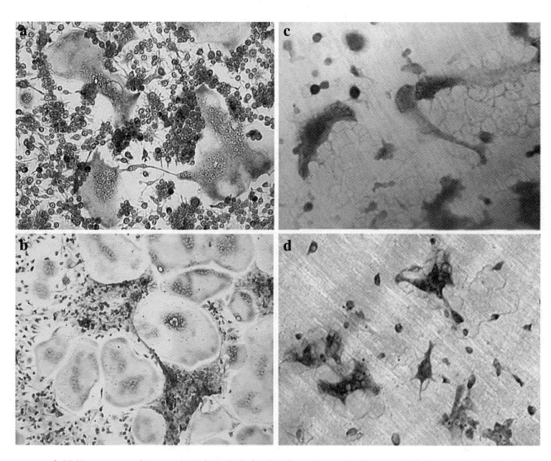

图13-2 RANKL介导的RAW-OC或MA-OC形成和骨陷窝再吸收。（a、c）将RAW细胞与35 ng/ml的鼠重组RANKL在塑料（a）或象牙（c）上培养6天，然后固定并染色检测TRAP活性。注意塑料（a）上RAW-OCs的良好伸展的形态。相比之下，在象牙上积极地参与再吸收的细胞具有更紧凑和活动的表型（c）。丰富的骨吸收陷窝和轨道是明显的，通常由连接的挖掘腔室组成。这些代表RAW-OC附着和形成陷窝的时期，随后是RAW-OC移动到相邻的象牙区域进一步再吸收。（a）和（b）由原始放大率缩减而来×200。（b、d）分离鼠骨髓细胞，并用含有25 ng/ml鼠M-CSF和35ng/ml鼠RANKL的24孔板（1.9 cm 2 /孔）以5.6×10⁵细胞/孔在塑料（c）或象牙（d）上培养6天，之后固定细胞（MA-OC）并行TRAP活性染色。如RAW-OCs、TRAP+MA-OC在塑料（b）上良好伸展，并且在象牙（d）上更紧凑。由MA-OC（d）形成的吸收陷窝和轨迹与由RAW-OC（b）形成的那些不能区分。（b）和（d）由原始放大率缩减而来，×100和×200

死亡。在这种情况下，我们发现最好获得不含 $Fe(NO_3)_3$ 的新制 DMEM 以及在 -20 ℃ 下以等分试样（1 ml）单独存储的 $Fe(NO_3)_3$ 的原料（1000×）。该铁原料仅在完全培养基（含有 FBS 和 a/a）准备用于当前实验时解冻并添加到 DMEM 中。通常这种完全培养基在出现沉淀迹象的 10 天至 2 周都是可用的，此时应弃去任何剩余的培养基。一些研究者已经报道，RAW 细胞在 α-MEM 培养基中生长良好并且也形成 OC，因此，如果 DMEM 遇到问题，则这可以作为 DMEM 的替代物。

2. 我们发现橡胶头的细胞刮刀的工作效果最好，因为它可以完全接触组织培养瓶（或皿）的表面，并使细胞损伤最小。

3. 一般来说，RAW 细胞应以 1∶3 ~ 1∶6 的比例进行传代培养。

4. 如果须要比由合理数量的 T25 烧瓶提供的细胞更多的细胞，可将汇合的 RAW 细胞传代培养到 T75 烧瓶中（比例为 1∶3 ~ 1∶6），然后生长至汇合。

5. RAW 细胞传代的数量影响 RANKL 介导的 OC 形成。在我们的手中，RAW-OC 似乎在第 4 代后形成效果最好，并且当它们从 ATCC 储存库接受时就已经历了 18 ~ 20 次传代，将不再对 RANKL 刺激产生应答。其原因尚不完全清楚，尽管其他研究者已经类似地指出，在 RANKL 处理后并非所有的 RAW 264.7 细胞系（或传代？）在 RANKL 处理后都会形成 OC，并且可以衍生出 RAW 264.7 细胞的亚克隆，其对 RANKL 介导的 OC 形成的效果可好可坏[17,18]。另外，特定批次的 FBS 可以差异地影响 RANKL 介导的 RAW-OC 形成。因此，如果在尝试形成 RAW-OC 时遇到困难，可以尝试不同批次和来源的 FBS，尽管在无血清的条件下也形成过 RAW-OC[19]。

6. 铺板的 RAW 细胞的密度会影响 RAW-OC 发育的速率和产率，以及后续形成的 RAW-OC 分析。太低的细胞密度（100 ~ 500/cm^2）延迟 RAW-OC 的形成并降低最终产量。对于大多数目的（例如，测试各种试剂对 RAW-OC 发育的影响），RAW 细胞的铺板密度应在 10^3 ~ 3×10^4/cm^2 的范围内，以促进形成的 RAW-OC 的计数或表征，仍然产

生足够的数量用于分析。如果通过血清密度梯度分级法纯化 RAW-OC，则 RAW 细胞的初始铺板密度应相对较高（1.5×10^5/cm^2），使得在纯化后获得足够的 RAW-OC（参见子标题 3.1. 和 3.2.）。然而，太高的 RAW 细胞密度 [（4.5 ~ 7.5）$\times 10^5$/cm^2] 会抑制 RAW-OC 形成。

7. 根据我们的经验，重组可溶性 RANKL 诱导 OC 形成的效力取决于其来源（不仅对于 RAW 细胞，而且对于人单核细胞、小鼠骨髓或鸡骨髓制品）。因此，不同的商业 RANKL 制剂在需要的剂量、OC 形成的动力学和所获得的骨陷窝吸收性 OC 的最终产量上都有显著的变化。这不能严格地归因于物种相容性问题，因为人或鼠重组 RANKL 对从鼠源 RAW 或骨髓来源的细胞、鸡骨髓细胞或人外周血单核细胞诱导 OC（尽管除了 RAW 细胞以外都需要 M-CSF 共刺激）的效果相似。虽然我们已成功地使用各种商业 RANKL 制剂，我们通常在我们自己的实验室中制备可溶性重组小鼠 RANKL，其对鼠 RAW 或骨髓细胞、鸡骨髓细胞或人单核细胞显示高破骨细胞生成活性。在 35 ng/ml 时，该小鼠 RANKL 诱导多核 TRAP+ 细胞形成在 RAW 细胞培养的 3 ~ 4 天首次显现。较低的 RANKL 浓度延迟 RAW-OC 形成的动力学和最终产量（和大小）。其他人已经使用在 20 ~ 100 ng/ml（取决于其来源和生物活性）范围内的重组 RANKL 制剂以形成多核 TRAP+ 细胞，其通常首先出现在 RAW 细胞培养的第 3 — 4 天[11,18,20,21]。然而，某些重组小鼠 RANKL 制剂似乎需要额外的抗 RANKL 抗体交联步骤以诱导破骨细胞形成[16]。因此，建议对每个新来源和重组 RANKL 的制备进行初步研究，以确定达到所需 RAW-OC 形成水平的适当剂量（参见本书第 7 章）。

8. 在我们 RANKL 介导的 RAW-OC 发育模型中，TRAP+ 细胞在培养的第 2 天首先变得明显，并且多核 TRAP+ 细胞在 3 ~ 4 天出现，并且在培养的 5 ~ 6 天接近达到峰值。重要的是，要么使用细胞或在这一时间点上进行血清梯度纯化（而不是等待另一天，直到发生 RAW-OC 形成的最高峰），因为如果细胞变得过度融合，它们会非常快速地死亡（<24 h）。

9. 保留在 RANKL 处理的 RAW 细胞培养物中

5 ~ 6 天的单核细胞在进一步培养时仍然可以融合以形成更多的 RAW-OC，甚至在没有任何另外的 RANKL 刺激的情况下。因此，这样的细胞代表 OC 分化的早期阶段，并且不等同于原始非 RANKL 处理的 RAW 细胞(在许多特性中)。不建议简单地培养 RANKL 处理的 RAW 细胞群体超过 5 ~ 6 天以鼓励更多的单核细胞融合成多核 RAW-OC，因为持续的细胞融合（甚至超过 1 天）会产生太大和太弱的细胞，并且一旦这样的 RAW-OC 形成，其在培养物中会快速和大量地凋亡。

10. 重要的是，在这里和在随后的洗涤中要完全去除这种释放的细胞外基质，否则细胞将重新附着并且变得极难分离。在这一点上，可以看到细胞已经开始从培养皿上拉起。

11. 在这一点上，对于 RAW-OC 在培养皿中集中变得更明显。细胞可能看起来有点收缩，但看起来仍应该是明亮和有活力的。

12. 任何工作只使用大口径移液管或吸头进行分离或操作 OC，以避免这些大型多核细胞碎裂。此外，应注意重新悬浮，混合或涡旋 OC 制剂时要温和，并有必要尽可能减少时间。

13. RANK 介导 RAW-OC 形成的程度也影响该步骤。因此，如果形成的 RAW-OC 相对较小（每个细胞 <10 核），它们将不能有效地沉降到血清梯度 70% 的部分中。然而，如果 RAW-OC 太大（每个细胞 > 30 个细胞核），它们将太脆弱，容易破裂并很快死亡，使得在血清梯度纯化后几乎没有活的 RAW-OC 被回收。

14. 如本章所讨论的，即使 RANKL 介导的 RAW-OC 形成在受控条件下，一旦形成这样的细胞，它们也容易非常快速地凋亡，即使发育够长，细胞也在 24 h 内死亡（参见本书第 8 章）。在培养中成形后的短的存活期是小鼠破骨细胞的一个特别问题，并且在人破骨细胞中没有见到。加入 10 ng/ml IL-1α 以促进 RAW-OC 在塑料上的存活仅仅能稍微减慢凋亡过程，并且最近的报道表明其优先激活较大的 RAW-OC[22]。因此，我们通常使用 5 ~ 6 天在组织培养皿中形成的 RAW-OC 并在 6 ~ 24 h 内分析（例如染色、

RNA 或蛋白质提取等）。如果 RAW-OC 已经在骨或象牙上形成，则通常在第 4 天吸收陷窝是明显的，并且在第 6 或 7 天是最大的。可以在适当的时间加入调节剂以观察对重吸收的刺激或抑制作用。当通过血清梯度纯化 RAW-OC 并且重新置于组织培养皿上时，它们的活力通常延长 24 h。或者，可将纯化的 RAW-OC 铺板到骨或象牙上（含有一片象牙或骨的 48 孔皿，每孔约 800 个细胞），并用 35 ng/ml RANKL 和 10 ng /ml IL-1α 培养，在存在或不存在其他调节剂的情况下，在 5 ~ 6 天确定主要对预先形成的 RAW-OC 的影响（尽管在该时间段也发生一些额外的 RAW-OC 发育，因为 70% 的血清纯化仍含有一些单核细胞）。纯化的 RAW-OC 通常在铺板到骨或象牙后的最初 24 h 内不会显示陷窝的形成。

15. 虽然许多 RAW-OC 的表型和功能特征与 RANKL 分化的原代鼠骨髓衍生的 OC 或分离的体内形成的小鼠 OC 的表型和功能特征相匹配，但是对于任何特定的被评价的特性，不能自动假定是真实的。最明显的差异是对来自骨髓细胞（其在 M-CSF 暴露之前具有相对低的 RANK）的 RANKL 刺激的形成 OC 中的 M-CSF 的需要，而不是转化的 RAW 细胞（其已经产生 M-CSF 并高表达 RANK 水平）。此外，凋亡 / 存活通路（包括 ERK）可能在原代骨髓细胞和转化的 RAW 细胞之间不同，并且已经注意到了一些其他差异。因此，重要的是要考虑在 RAW-OC 细胞系统中研究的特定属性可能不一定反映普通鼠 OC 形成或功能的特定属性。然而，因为 RAW 细胞比原代骨髓细胞更容易获得和培养，代表了一群纯 OC 前体（缺乏成骨细胞、基质细胞和淋巴细胞等），更容易转染，并可以提供丰富的材料用于研究，它们为快速、有效地筛选和确定 OC 相关过程基础的机制提供了非常有价值的资源。因此，我们建议随后使用原代小鼠 OC［直接分离和（或）体外 RANKL 产生］进行适量数目的实验来确认 RAW 细胞研究，以确认这些过程同样在普通鼠 OC 中观察到，并且不是转化的 RAW 细胞或 RAW-OC 所特有的。

致谢

我们非常感谢 Xuefeng Yu 博士和 Hong Zheng 博士的建议以及他们对本章早期版本的许多有价值的贡献。这项工作是由 NIH 所资助。

参考文献

1. Roodman, G. (1996) Advances in bone biology - the osteoclast. Endocrine Rev. 17, 308-332.

2. Mancini, L., Moradi-Bidhendi, N., Brandi, M., Perretti, M., and McIntyre, I. (2000) Modulation of the effects of osteoprotegerin (OPG) ligand in a human leukemic cell line by OPG and calcitonin. Biochem. Biophys. Res. Commun. 279, 391-397.

3. Nagai, M., Kyakumoto, S., and Sato, N. (2000) Cancer cells responsible for humoral hypercalcemia express mRNA encoding a secreted form of ODF/TRANCE that induces osteoclast formation. Biochem. Biophys. Res. Commun. 269, 532-536.

4. Hentunen, T., Reddy, S., Boyce B. et al.,(1998) Immortalization of osteoclast precursors by targeting Bcl-XL and Simian virus 40 large T antigen to the osteoclast lineage in transgenic mice. J. Clin. Invest. 102, 88-97.

5. Chen, W., and Li Y. (1998) Generation of mouse osteoclastogenic cell lines immortalized with SV40 large T antigen. J. Bone. Miner. Res. 13, 1112-1123.

6. Takeshita, S., Kaji, K., and Kudo, A. (2000) Identification and characterization of the new osteoclast progenitor with macrophage phenotypes being able to differentiate into mature osteoclasts. J. Bone Miner. Res. 15, 1477-1488.

7. Takahashi, N., Udagawa, N., and Suda, T. (1999) A new member of tumor necrosis factor ligand family, ODF/OPGL/TRANCE/RANKL, regulates osteoclast differentiation and function. Biochem. Biophys. Res. Commun. 256, 449-455.

8. Chambers, T. (2000) Regulation of the differentiation and function of osteoclasts. J. Pathol. 192, 4 13.

9. Schoppet, M., Preissner, K., and Hofbauer, L. (2002) RANK ligand and osteoprotegerin. Paracrine regulators of bone metabolism and vascular function. Arterioscler. Thromb. Vasc. Biol. 22, 549-553.

10. Hsu, H., Lacey, D., Dunstan, C., et al (1999) Tumor necrosis factor receptor family member RANK mediates osteoclast differentiation and activation induced by osteoprotegerin ligand. Proc. Natl. Acad. Sci. USA 96, 3540-3545.

11. Yamamoto, A., Miyazaki, T., Kadono, Y., et al (2002) Possible involvement of IkappaB kinase2 and MKK7 in osteoclastogenesis induced by receptor activator of nuclear factor kappaB ligand. J. Bone Miner. Res. 17, 612-621.

12. Mizukami, J., Takaesu, G., Akatsuka, H., et al (2002) Receptor activator of NF-kappaB ligand (RANKL) activates TAK1 mitogen-activated protein kinase kinase through a signaling complex containing RANK, TAB2, and TRAF6. Mol. Cell Biol. 22, 992-1000.

13. Raschke, W., Baird, S., Ralph, P., and Nakoinz, I. (1978) Functional macrophage cell lines transformed by Abelson leukemia virus. Cell 15, 261-267.

14. Shadduck, R., Waheed, A., Mangan, K., and Rosenfeld, C. (1993) Preparation of a monoclonal antibody directed against the receptor for murine colony-stimulating factor-1. Exp. Hematol. 21, 515-520.

15. Sells-Galvin, R., Cullison, J., Avioli, L., and Osdoby, P. (1994) Influence of osteoclasts and osteoclast-like cells on osteoblast alkaline phosphatase activity and collagen synthesis. J. Bone Miner. Res. 9, 1167-1178.

16. Cappellen, D., Luong-Nguyen, N., Bongiovanni, S., Grenet, O., Wanke, C., and Susa, M. (2002) Transcriptional program of mouse osteoclast differentiation governed by the macrophage colony-stimulating factor and the ligand for the receptor activator of NF-kappa B. J. Biol. Chem. 277, 21971-21982.

17. Cassady, A., Luchin, A., Ostrowski, M., et al (2003) Regulation of the murine TRAP gene promoter. J. Bone Miner. Res. 18, 1901-1904.

18. Watanabe T, Kukita T, Kukita A, et al. (2004) Direct stimulation of osteoclastogenesis by MIP-1a: evidence obtained from studies using RAW264 cell clone highly responsive to RANKL. J. Endocr. 180, 193-201.

19. Vincent, C., Kogawa, M., Findlay, D., et al (2009) The generation of osteoclasts from RAW 264.7 precursors in defined, serum-free conditions. J. Bone Miner. Metab. 27, 114-119.

20. Koseki, T., Gao, Y., Okahashi, N., et al (2002) Role of TGF-beta family in osteoclastogenesis induced by RANKL. Cell Signal 14, 31-36.

21. Shin, J., Kim, I., Lee, J., Koh, G., Lee, Z., and Kim, H. (2002) A novel zinc finger protein that inhibits osteoclastogenesis and the function of tumor necrosis factor receptor-associated factor 6. J. Biol. Chem. 277, 8346-8353.

22. Trebec-Reynolds, D., Voronov, I., Heersche, J., et al (2010) IL-1alpha and IL-1beta have different effects on formation and activity of large osteoclasts. J. Cell Biochem. 109, 975-982.

第三部分

骨细胞的生化和分子机制研究

第 14 章

破骨细胞和破骨细胞前体细胞的转染

Julie C. Crockett, David J. Mellis, Adam Taylor 著
范东伟、宋纯理 译

摘要

传统观点认为，对破骨细胞及其前体细胞难以使用标准方法进行转染。在这里，我们介绍了几种方法转染成熟破骨细胞及其前体细胞的方法，如 Amaxa™ Nucleofector 系统、慢病毒和腺病毒。

关键词： 破骨细胞、转染、腺病毒、慢病毒。

1. 前言

在体外实验中，经常须要评估特定蛋白质在破骨细胞的形成、功能或生存过程中所扮演的角色。这可以通过使用质粒或病毒载体转染靶细胞，使其表达感兴趣的蛋白质，或者通过引入小分子干扰 RNA 分子（small interfering RNA，siRNA）进入靶细胞来减少内源性蛋白的表达来进行研究。逆转录病毒载体已被一些研究团队广泛用于转染破骨细胞前体 [1-3]，但成熟的破骨细胞不能通过转染这种技术。因为只有在细胞进行有丝分裂期时，逆转录病毒才能进入靶细胞基因组。在本章中，我们描述了用于转染的破骨细胞前体的慢病毒载体 [4-6] 和 Amaxa™ Nucleofector 细胞核转染系统方法 [7]，也对采用腺病毒载体转染成熟破骨细胞方法进行了介绍 [8]，图 14-1 说明了在破骨细胞不同阶段使用不同的转染技术。

1.1. Amaxa™ Nucleofector

该仪器采用电转化法结合制造商提供的缓冲液转染靶细胞。我们已经使用 Amaxa™ 系统和 GFP 蛋白转染破骨细胞前体细胞，并显示这些细胞能分化为表达转基因超过 7 天的多核破骨细胞，同时保持极化和再吸收牙本质的能力。我们还用 Amaxa™ Nucleofector 系统生成过表达 EGFP-Rab 6 的人破骨细胞样细胞。虽然这种方法似乎是构建准确的，但我们无法使用相同的技术来生成表达 Rab18、RANK 或者 PLEKhm 1 的破骨细胞 [7]。但是，我们可以使用 Amaxa™ 技术成功地将 siRNA 引入破骨细胞，从而抑制各种 Rab 蛋白包括 Rab 18（图 14-2 和 14-3）。

1.2. 慢病毒载体

慢病毒是一种逆转录病毒，可整合到宿主细胞基因组而且不需要有丝分裂，因此可以用于转染分裂细胞和非分裂细胞。重组慢病毒载体所设计的病毒结合到宿主 DNA 的基因序列被保留下来，而病毒复制所需要的基因序列被删除 [9]。这些病毒载体可以被用来将外源 DNA 序列插入到目标细胞的基因组中，含有最少的病毒基因序列。虽然这些重组慢病毒的复制能力是很弱的，但有可能将这些载体转染到"包装"细胞系，该细胞系表达 DNA 复制并提供其他相关基因序列组件，之后生成含有外源 DNA 序列的完整慢病毒，并被释放到上清液。可将从上清液中收获的病毒颗粒用于转化宿主细胞。

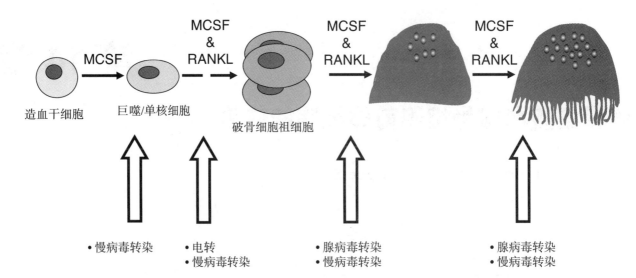

图14-1 破骨细胞分化的不同阶段示意图。对不同阶段采用不同的Amaxa™ nucleofection系统方法、慢病毒转染和腺病毒转染方法

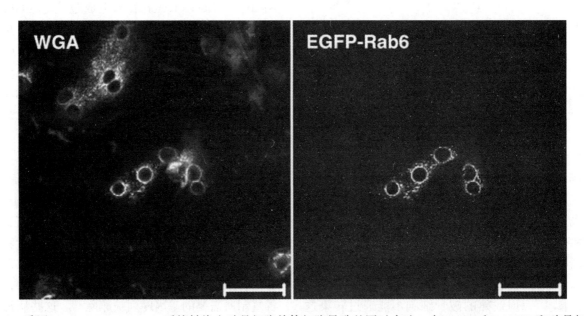

图14-2 采用Amaxa™ Nucleofector系统转染人破骨细胞前体细胞导致基因过表达。在M-CSF和RANKL和破骨细胞生成诱导培养液，用人类破骨细胞前体细胞转染EGFP-Rab 6后2天，进一步在M-CSF和RANKL诱导培养3天后，形成破骨细胞。将细胞固定在4%（v/v）的多聚甲醛、小麦胚芽凝集素（wheatgerm agglutinin，WGA）染色和激光共聚焦显微镜分析。E-GFP-Rab6（右图）的其定位与WGA（左图）显示EGFP-Rab6定位于高尔基体，与内源Rab6在破骨细胞的定位一致[7]（bar=50 μm）

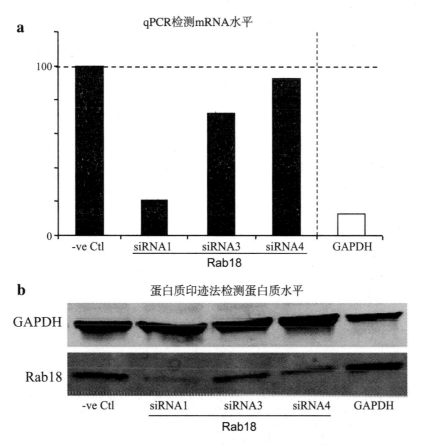

图14-3　采用Amaxa™ Nucleofector系统的siRNA敲减人类前体破骨细胞的蛋白质表达。人前体破骨细胞转染1 μg三种不同的敲除RAB18的siRNA或敲除GAPDH siRNA作为阳性对照。细胞在MCSF和RANKL中孵育72 h。(a)mRNA表达水平的定量PCR检测和(b)蛋白质丰度的蛋白质印迹法分析，用RAB18和GAPDH抗体的蛋白质印迹法检测。荧光定量PCR和蛋白质印迹法证明敲除GAPDH和用于敲除RAB18的siRNA # 1均有效

一些市售套件可产生慢病毒载体。重要的是选择一套含有 3 个或 4 个质粒的包装系统。用于慢病毒颗粒包装的结构和外壳的蛋白质编码为不同的质粒，以减少表达载体的慢病毒序列的数量和防止载体与野生型病毒之间的同源重组事件。

所有的商业系统涉及一系列的克隆步骤产生的慢病毒表达载体。这些克隆步骤将依赖表达载体的酶切位点和靶基因的末端。Invitrogen ViraPower ™试剂盒采用 Gateway ™克隆，将从 Gateway ™克隆载体的靶基因转移到慢病毒载体上。我们发现细胞生物的无启动子的慢病毒载体可用于将整个表达盒整合到慢病毒载体（例如，表达盒含有驱动 cDNA 的细胞特异性启动子或双向表达盒）。不管使用何种慢病毒系统，生产过程、净化和定量慢病毒颗粒

的步骤是相似的。

1.3. 腺病毒载体

腺病毒载体可用于将外源 DNA 转染进入成熟的破骨细胞，因为腺病毒载体可以转染终末分化细胞，因为它们具有表达在聚氯基上的 RGD 序列能力，这使它们能附着在破骨细胞高表达的 $\alpha_v\beta_3$ 整合素上[10]。腺病毒驻留在细胞质内，不能纳入宿主基因组，这意味着它们无法有效地转染早期的、须要经历细胞分裂和细胞融合才能变成成熟破骨细胞的前体细胞。重组腺病毒载体的构建可以使用包括同源重组产生和体外连接在内的各种技术[11-13]。在这些实验中使用的重组腺病毒的复制能力不足，是

因为靶基因取代对于病毒复制必不可少的基因序列 E1 和 E3。然而，HEK293 细胞内源性表达腺病毒复制所必需的基因，因此，当细胞转染重组腺病毒载体时，可用于生产重组腺病毒颗粒。我们采用的 Adenox™ 表达系统 1（Takara Clontech）产生重组腺病毒载体。这包括置入构建的靶基因到穿梭质粒载体，然后将整个表达盒连接到预先线性化的腺病毒 DNA。腺病毒载体也可以通过同源重组产生。

无论是通过哪种方法来产生重组腺病毒，在进行细胞实验前都要进行病毒滴度测定，这样我们才能知道靶细胞转染的感染复数（mutiplicity of infection，MOI）的量。该测定既可以通过生物研究者评估接触病毒的细胞病理变化 [描述为斑块形成单位（PFU）/ml] 的方法来进行，也可以通过市售试剂盒。病毒蛋白被感染细胞的免疫组化检测。我们已经成功地使用重组腺病毒研究突变的 *TNFRSF11A* 基因的影响，并且能在成熟的破骨细胞样细胞内亚细胞定位 RANK 蛋白（图 14-4）。

2. 材料

2.1. 原代细胞

1. 人外周血单个核细胞。
2. 小鼠骨髓巨噬细胞。

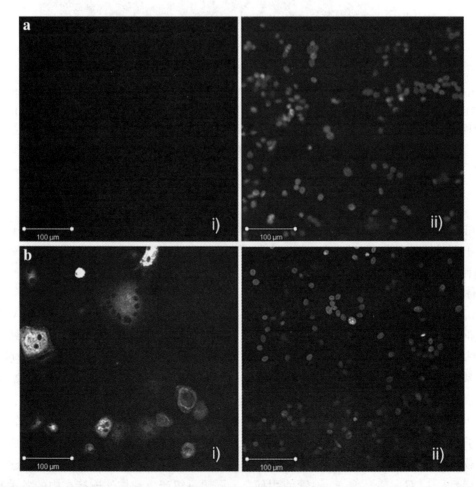

图14-4　人破骨细胞样细胞的腺病毒转染。人破骨细胞样细胞在rh-MCSF和rmRANKL条件下培养6天后，转染(a)无病毒，（b）200 pfu/细胞野生型RANK。将细胞孵育48 h，固定在4%（v/v）和多聚甲醛(i)免疫组化染色与anti-RANK抗体（ii）复染碳花青单体核酸染色剂（TO-PRO 3）（bar= 100 μm）

2.2. 用于制造病毒的细胞系

1. HEK293 细胞（ECACC）。
2. 293LTV 细胞（细胞生物）或 293 FT 细胞（Invitrogen）。

2.3. 试剂

1. 重组小鼠和人巨噬细胞集落刺激因子 M-CSF（R&D Systems）。
2. 重组鼠 RANKL（R&D Systems）（见注解 1）。
3. Mouse Macrophage Nucleofector ™ 电穿孔转染液（Amaxa ™）。
4. AdenoX 表达系统 1 ™（Takara Clontech）。
5. 慢病毒表达系统如 ViraPower ™（Invitrogen）或 ViraSafe ™（细胞生物实验室）。
6. 慢病毒转导聚凝胺。
7. 慢病毒纯化试剂盒，Virabind ™（Cell Biolabs）。
8. 慢病毒滴定试剂盒，Quicktitre ™ 慢病毒滴度（细胞试剂盒生物实验室）。
9. PAC Ⅰ 限制性内切酶（New England Biolabs）。
10. Tris-EDTA（TE）缓冲液［10 mM 的 Tris-HCl 缓冲液（pH 8.0）和 1 mM EDTA］。
11. 3 M 醋酸钠，pH 5.2（醋酸钠）。
12. 酚氯仿异戊醇（25:24:1；Sigma）。
13. 糖原（20 mg/ml；罗氏）。
14. 100% 分析级乙醇。
15. 4%（v/v）多聚甲醛溶解于 PBS。
16. 细胞裂解液 [1%（v/v）的 Triton-X-100、0.5%（w/v）脱氧胆酸钠、0.1%（w/v）SDS 在 dH$_2$O] 补充 1% 蛋白酶抑制剂鸡尾酒（Sigma）、1% 磷酸酶抑制剂混合液（Sigma）、1 mMEDTA、1 mM 原钒酸钠、10 mM 氟化钠。

2.4. 培养基和缓冲液

1. 完全培养基 #1[α-MEM 含 10%(v/v）FCS、100 U/ml青霉素、链霉素 0.1 mg/ml、2 mM L-谷氨酰胺]。
2. 完全培养基 #2[α-MEM 含 20%（v/v）FCS 100 U/ml 青霉素、链霉素 0.1 mg/ml、2 mM L- 谷氨酰胺]。
3. 完全培养基 #3[溶液含 10%（v/v）FCS、2 mM L-谷氨酰胺、0.1 mM 的非必需氨基酸 MEM]。

4. SF 培养基中 # 4（溶液含有 2 mM L- 谷氨酰胺、0.1 mM 的非必需氨基酸 MEM）。
5. 用于病毒转染的不含血清的 α-MEM。
6. 磷酸盐缓冲液（PBS）。
7. 胰蛋白酶 -EDTA [0.05%（w/v）0.5 mM EDTA]。

2.5. 设备

1. Amaxa ™ Nucleofector Ⅱ ™ 机。
2. Amaxa ™ 试管和巴斯德吸管。
3. 离心机。
4. 移液器和枪头。
5. 组织培养瓶和板（Falcon）。
6. 无菌的 Eppendorf 管、管架、15 ml 锥形管和 50 ml 锥形管。
7. 液氮罐。
8. 水浴槽设置为 37 ℃。

3. 方法

3.1. 采用 Amaxa ™ Nucleofector 系统转染前体破骨细胞

这种技术可以用于转染人前体破骨细胞并需要至少 1×10^6 个细胞。如果细胞数量是有限的，慢病毒系统可以用来作为一种替代（见子标题 3.3.）。

1. 采用 Ficoll-hypaque 梯度密度离心，在 30 ml 静脉血中收集单核细胞（见注解 2）。
2. 用 PBS 洗细胞，分为两个 Falcon 75 cm^2 细胞培养瓶，培养在完全培养基 #1。补充完整人的 M-CSF（20 ng/ml）直到达到 80%～90% 的融合（6～7 天）。
3. 添加鼠 RANKL（10 ng/ml）的培养基培养 48 h。
4. 吸取培养基，用已预热到 37 ℃的 PBS 洗细胞。
5. 向培养瓶中加入约 5 ml 的胰蛋白酶 /EDTA，37 ℃孵育 30 min。
6. 加入 10 ml 完全培养基 #1，轻轻刮细胞并将其转移到无菌的通用容器。
7. 300 g 离心 5 min。
8. 用 5 ml 完全培养基 #1 悬浮细胞后，置于冰上。
9. 用血细胞计数器将细胞等分为 1×10^6 个细胞密

度准备进行转染。包括额外分出两管作为对照组用的细胞（见注解 3）。

10. 每管 300×g 离心 3 min，仔细清除上清液。

11. 用 100 μl 小鼠巨噬细胞 Nucleofector ™溶液（见注解 4）重悬细胞后，转移到一个含有 2 μg 无内毒素质粒 DNA 或 1μg siRNA 的 Eppendorf 管中。

12. 将细胞与 DNA 的混合物转移到 Amaxa ™ 电转系统的电极比色皿中后，应用程序 Y-010，在表达 Amaxa ™ Nucleofector Ⅱ ™系统中进行电转。

13. 当程序完成后，立即采用 Amaxa ™的巴斯德移液器吸取细胞，将细胞转移到一个小巧精致的管中，并加入已预先加热到室温的 2.5 ml 完全培养基 #1。该培养基含有 20 ng/ml M-CSF 和 10 ng/ml RANKL。

14. 在冰上冷却细胞悬液为 5～10 min。

15. 将转染的细胞以 $4×10^4$ 细胞／孔的密度接种到 96 孔板，和（或）以 $1×10^5$ 细胞／孔接种在含有 9 mm 的玻璃盖玻片的 48 孔板，和（或）以 $4×10^5$ 细胞／孔的密度接种在含有 9 mm 的玻璃盖玻片的 6 孔板（见注解 5 和 6）。

16. 对假转染组和对照组细胞，接种密度减半。

17. 48 h 后，用含有 20 ng/ml M-CSF 和 10 ng/ml RANKL 的完全培养基 #1 换液。

18. 每 3 天用含有 20 ng/ml M-CSF 和 10 ng/ml RANKL 的完全培养基 #1 换液，直到多核破骨细胞样细胞形成（进一步 4～5 天）。

3.2. 制造病毒

此部分包含您感兴趣的基因慢病毒表达载体（这将通过一系列的克隆步骤产生，并在子标题 1.2. 中有解释）转染，连同一个鸡尾酒的质粒编码的复制和慢病毒生成的结构蛋白，进入 293 包装细胞系。转染和生产的具体条件——慢病毒颗粒将取决于系统。这里使用 Invitrogen Virapower ™慢病毒包装转染试剂盒进行描述。

1. 接种 293 细胞（见注解 7）至一个 10 cm 的培养皿，培养至细胞融合度为 70%～80%。

2. 向 1.5 ml SF #4 培养基管中加入 36 μl Lipofectamine 2000。室温孵育 5 min。

3. 向一个单独管中加入 1.5 ml 的 SF #4 培养基至

9 μgVirapower ™慢病毒包装和 3 μg 慢病毒表达系统，并轻轻拍打。

4. 混合 DNA 和脂质体溶液，在室温下轻轻拌匀孵育 20 min。

5. 向 293 FT 细胞里加入 DNA／脂质体混合液，轻轻摇晃，使其均匀分布在培养皿中。

6. 培养过夜，然后换 #3 培养基。

7. 37 ℃下培养 72 h。

8. 抽吸含有传染性的培养上清中的慢病毒颗粒，用注射器通过 0.45 μM 滤波器滤过。

9. 使用 ViraBind ™试剂纯化的病毒颗粒，重复步骤 8，使其到达 LTV 滤波器，并让它在重力作用下流通过滤波器（见注解 8）。

10. 用 LTV 洗涤缓冲液洗 2 次洗滤过膜。

11. 用 2 ml LTV 洗脱液洗脱病毒至收集管。

12. 采用 Quicktitre ™慢病毒试剂盒，按照制造商的说明测量病毒浓度（见注解 9）。

13. 添加甘油至终浓度为 10%。-80 ℃冻存。

3.3. 转导人破骨细胞前体慢病毒载体

慢病毒转染是一项有用的技术，转染细胞数固定，按照 Amaxa ™ Nucleofector 试剂盒，按照子标题 3.1 描述的转染，至少需要 $1×10^6$ 个细胞。

1. 按照子标题 3.1. 步骤 1–2 的描述，从外周血中收集 M-CSF 依赖性巨噬细胞。

2. 将巨噬细胞接种到 96 孔板，密度为 $3×10^4$ 细胞／孔，向 #1 培养基中添加 20 ng/ml 人 M-CSF 和 10 ng/ml 小鼠 RANKL 过夜。

3. 吸取培养基，用 PBS 洗细胞。

4. 添加 $1.5×10^6$ 或 $3×10^6$ 的慢病毒载体（见注解 10）至每 50 μl 无血清的 α-MEM，含有 M-CSF（20 ng/ml）和小鼠 RANKL（10 ng/ml）和 8 μg/ml 血凝聚胺法。

5. 培养 3 h 细胞，去除培养基，并用含人 M-CSF（20 ng/ml）和小鼠 RANKL（10 ng/ml）的 #1 培养基替换。

6. 将细胞培养 7 天，每 2 天更换培养基。

7. 当多核破骨细胞形成时（通常为 6～7 天），抽吸培养基，加入 50 μl 4% 多聚甲醛固定细胞终止实验。

3.4. 制造重组腺病毒载体

1. 线性化含经 Pac I 酶切位点的目的基因的重组腺病毒 DNA。其已在 37 ℃管中孵育 2 h。添加 60 μl 1×TE 缓冲液和 100 μl 酚氯仿异戊醇并轻轻混匀。

2. 1.3×g 离心 5 min，取上层水相至 1.5 ml Eppendorf 管。

3. 加入 100 μl 95%（v/v）的乙醇 50 μl、3 M 的 NaOAc（pH 5.2）、1 μl 糖原（20 mg/ml），轻度混悬。

4. 除去上清液，用 70%（v/v）乙醇洗涤。1.3×g 离心 2 min。除去上清液，空气干燥，室温。用 10.5 μl TE 缓冲液重新溶解 DNA。取 0.5 μl DNA 在 0.8% 琼脂糖凝胶跑胶来检测酶切片段。剩余的 DNA 在 -20 ℃冻存。

5. 接种 2×10^6 HEK293 细胞至 60 mm 培养板和 #1 培养基 37 ℃过夜。

6. 在转染前 90 min 或 3 h 更换培养基。转染 10 μl 线性 DNA（从第四步开始）到 HEK293 细胞，使用 CalPhos™（BD Biosciences）转染试剂盒，并参照制造商的指示（见注解 11）。空白质粒对照。

7. 3 h 后更换培养基 #1。

8. 培养细胞 8～12 天，在显微镜下观察脱落细胞。如果培养基中的颜色变得很黄，则加入 2～3 ml 培养基。

9. 当多数（60%～80%）细胞脱落时，将其抽吸到 15 ml 锥管，离心 300×g 5 min。吹打细胞，不使用胰蛋白酶。

10.在 15 ml 锥管中，用 500 μl PBS 重悬，再用冻融的方法。用镊子将管置于液氮平面下约 2 min。

11.当细胞悬液冻冰后，将其转移至 37 ℃水浴 10 s，涡转 30 s 至溶解（见注解 12）。

12.重复周期性的冻融步骤 10 和 11 2 次以上。

13.离心裂解液 1500 g×10 min，抽吸上清，-80 ℃冻存。

14.为了获取更多的病毒，接种 2×10^6 HEK293 细胞至 60 mm 培养板。

15.将解冻的 500 μl 腺病毒加入 60 mm 培养板 HEK293 细胞。

16.培养 3～5 天。用倒置相差显微镜检查脱落细胞。当 60%～80% 的细胞已经脱落后，按照步骤 9–12

（见注解 13）。将病毒按照 50 μl 等分冻在 -80 ℃。

3.5. 确定腺病毒滴度

这部分是采用终点稀释法描述评估病毒颗粒。按惯例，腺病毒滴度为在斑块形成的菌落单位（PFU）/ml（见注解 14）。

1. 接种 100 μl HEK293 细胞至 96 孔板，密度为 1×10^4，培养基 #1 过夜。

2. 将腺病毒（子标题 3.4.、步骤 16）置于冰上，1：100（10^{-2}）稀释，即加入 10 μl 病毒至 990 μl 完全培养基 #1 稀释。

3. 准备八个系列 1：10 倍比稀释，从步骤 2 开始，将病毒 100 μl 加入 900 μl 的完全培养基。绘制"标准曲线"。与最初的腺病毒批次相比，标准曲线范围为 10^{-3}～10^{-10}。这为八个稀释复制样品提供了足够的体积。

4. 将 100 μl 稀释的腺病毒原液加入步骤 1 中 96 孔板的前 8 列每个孔中，并向剩余的行中加入 100 μl 培养基。

5. 培养细胞 10 天，不换培养基。

6. 记录出现细胞病变（CPE）和结果表达为 CPE 阳性的分数。

7. 使用下列公式计算病毒滴度（pfu/ml）：（病毒滴度 pfu/ml）=10（x^{+0.8}）。其中 x 是所有病毒感染列的分数的总和（见注解 15）。

3.6. 扩增腺病毒（见注解 16）

1. 以 5×10^6 细胞接种 HEK293 细胞至 75 cm^2 培养瓶过夜。

2. 加入感染复数（multiplicity of infection，MOI）为 1～5 pfu/细胞的腺病毒至培养瓶中。

3. 维持细胞培养长达 12 天，并通过显微镜监测，直到大多数（60%～80%）细胞脱壁。

4. 将瓶内液体抽吸到一个 50 ml 的锥形管 300×g 离心 5 min 获取细胞。

5. 用 50 ml 锥形管将细胞颗粒重悬在 1 ml PBS 中，采用冻融技术裂解细胞。使用镊子将管的底部（因此为细胞悬浮液）浸入液氮约 1 min，将液氮置于一个开放的真空瓶。

6. 将细胞悬液转至水浴 10 s，37 ℃下解冻，穿插涡转震荡 30 s 一次，直到裂解融化（见注解 12）。

7. 重复步骤 5 和 6 两次的冻融循环。

8. 裂解液 1500 × g 10 min，吸出上清液，并将腺病毒等分为 50 μl/ 管，–80 ℃冻存。

9. 滴度测定（见子标题 3.5.）这些腺病毒，然后进入子标题 3.7. 步骤。

3.7. 腺病毒转染人成熟破骨细胞（见注解 16）

这种技术可以很好地用于转染从外周血用 M-CSF 和 RANKL 生成的人成熟破骨样细胞。

1. 破骨细胞样来源于依赖 M-CSF 人巨噬细胞细胞，采用添加 M-CSF（20 ng/ml）和小鼠 RANKL（10 ng/ml）的 #1 培养基培养，然后接种到 96 孔板，以 1.5×10^4 细胞 / 孔的密度接种、48 孔板含有 9 mm 的玻璃盖玻片，以 3×10^4 细胞 / 孔的密度接种，以 2×10^6 细胞每孔的密度接种 6 孔板 /（见注解 6）到多核破骨细胞样细胞的形成（约 6 天）。

2. 更换 50 μl 和 750 μl 之间（见注解 17）的无血清 α-MEM 培养基，其含有人 M-CSF（20 ng/ml）和小鼠 RANKL（10 ng/ml），还有 200 pfu 腺病毒 / 细胞，基于初始接种密度，37 ℃孵育 3 h。

3. 加入 #2 完全培养基，等体积每孔添加人 M-CSF（20 ng/ml）和小鼠 RANKL（10 ng/ml），并进一步培养细胞 48 h。

4. 如果想要研究感兴趣的基因对骨吸收的影响，则按照步骤 6 — 10。如果想要研究破骨细胞信号通路的影响，则按照步骤 11 — 13。

5. 从第 5 步开始，采用已预先加热到 37 ℃的 PBS 洗细胞。

6. 在胰蛋白酶 /EDTA 溶液中孵化 30 min，消化细胞。

7. 轻轻刮去细胞 #1 完全培养基，细胞液 300 × g 离心 5 min。

8. 用添加人 M-CSF（20 ng/ml）和小鼠 RANKL（10 ng/ml）#1 完全培养基重悬细胞。

9. 以 2×10^4 细胞密度接种细胞至含有无菌牙本质的 96 孔板中，培养 72 h。

10. 吸取培养基，将细胞固定在 4% 多聚甲醛，终止实验。

11. 制备蛋白质裂解液进行免疫印迹分析（见注解 18）。用 2 ml 冰 PBS 洗细胞，然后加 100 μl 细胞裂解液，保持冰上操作。

12. 将细胞裂解液用橡皮挂勺转移至 1.5 ml 离心管。在冰上孵育 20 min，然后在 13 000×g 离心 15 min。

13. 将上清转移到一个干净的离心管，在液氮中快速冷冻裂解液，转移到 –80 ℃冰箱储存。

3.8. 腺病毒转染小鼠成熟破骨细胞

这种技术可以很好地转染小鼠破骨细胞，但由于这些细胞中有的寿命非常短暂，转染必须在前体破骨细胞融合形成成熟的破骨细胞前进行（见注解 19）。

1. 根据标准技术制备依赖 M-CSF 的小鼠巨噬细胞。

2. 向完全培养基 #1 添加小鼠 M-CSF（100 ng/ml）和小鼠 RANKL（100 ng/ml），以 1.5×10^4 细胞 / 孔的密度将细胞接种在 96 孔板，以 3×10^4 细胞 / 孔的密度接种在含有 9 mm 的玻璃盖玻片 48 孔板，或以 2×10^6 的密度接种在 6 孔板(见注解 6)。

3. 继续培养细胞 3 ~ 4 天。

4. 移除每孔中的培养基，并更换为 50 ~ 750 μl（见注解 17）的无血清 α-MEM 培养基，其含有小鼠 M-CSF（100 ng/ml）、小鼠 RANKL（100 ng/ml）和 200 PFU/ 细胞的腺病毒载体。

5. 3 h 后更换培养基,用完全培养基 #1,辅以 M-CSF（100 ng/ml）和小鼠 RANKL（100 ng/ml）。

6. 进一步培养 48 h。据您研究的目的，固定或溶解细胞（见注解 18）。

3.9. 评估细胞活性

可以用 Alamar 蓝技术评估细胞活性，我们建议您进行常规的最初几次实验，来进行部分优化。如果您使用的是 Amaxa™ 系统表达，可以测定细胞活力，可以通过以 4×10^4 细胞 / 孔的密度接种转染细胞（或在另一未转染组，将细胞控制在 2×10^4 细胞 / 孔的密度）在一个单独的 96 孔板。有必要在开始测定细胞活性实验时就额外准备好另一组。

1. 转染 24 h 或 48 h 后，添加 10 μl Alamar 蓝试剂检测 96 孔板中的各孔。

2. 培养细胞 3 ~ 4 h。

3. 读取 530 nm、激发光谱为 590 nm 的荧光。

4. 在转染过程中，对存活率的影响可以通过比较转染组细胞与对照组来进行评估（未转染和假转染）。

3.10. 评估转染效率

可以在转染 GFP 的细胞中或者感兴趣基因转染的细胞中评估转染效率（见注解 20）。评估转染效率的程序如下：

1. 在实验结束时吸取培养基。用 PBS 洗后，用 4% 多聚甲醛固定细胞 15 min。

2. 用 GFP 转染细胞，获得数字化荧光和相位对比图像。合并这些图像，来评估 GFP 细胞阳性数。由于 GFP 是荧光蛋白，这样既可以对活细胞进行评估（例如，在培养过程中），也可以在固定细胞时进行评估。

3. 重复测量未转染细胞和假转染细胞，可以消除背景荧光。

4. 在转染与非转染或假转染的对照组中，计算出阳性细胞与阴性细胞的比例。

5. 如果感兴趣的基因已被表位标记，使用一个合适的抗体进行免疫染色，并计数染色阳性的细胞的数量。

6. 重复测量未转染细胞和假转染细胞，可以消除背景染色。

7. 在转染与非转染或假转染的对照组中，计算出阳性细胞与阴性细胞的比例。

4. 注解

1. 我们使用鼠源 RANKL 对人和小鼠破骨细胞进行培养。也可以使用人源 RANKL，但这不能用来产生小鼠破骨细胞。

2. 30 ml 静脉血可以在扩张时期产生约 4×10^6 个 M-CSF 依赖巨噬细胞。

3. 两组对照应包括：未转染细胞组和假转染的细胞组，像实验组一样转染，只是缺少了质粒的电穿孔。

4. 我们还测试了人巨噬细胞 Nucleofector™ 溶液，却发现这比鼠溶液的毒性还大。

5. 使转染的细胞接种高密度较高（双倍正常组），因为电孔导致的细胞毒性可以减少 50% 的细胞。

6. 将老鼠和人类的细胞接种在 96 孔板以观察破骨细胞的形成，48 孔板（含 9 mm 玻璃盖玻片）用来激光共聚焦显微镜分析，或 6 孔板用来蛋白质印迹法进行细胞蛋白质分析。

7. 293 FT 细胞系稳定表达 SV40 大 T 抗原，通常必须保持在含有选择 Geneticin™ 培养基中。为了构建慢病毒表达转染包装组合，所有抗生素包括 Geneticin 的选择应该从培养基中去掉（完全培养基 #3）。

8. 在液氮快速冷冻这一步可以中断，存储在 -80 ℃，以后可以继续纯化。

9. 可以通过转染 HeLa 细胞估计在给定体积的上清液里的病毒颗粒数（称为转换单位；TU），并可在 2～3 周后测定抗生素抗性克隆数。为了更快和更客观地分析，采用市场上出售的 ELISA 试剂盒检测 HIV p24 蛋白，对应到每个样品所含的病毒，从而计算出 TU/ml。

10. 在每一个实验中，慢病毒量必须优化。我们发现 MOI 介于 50～100TU/ 细胞的实验结果很好。

11. 我们试过很多方法转染重组腺病毒 DNA 转染 293 细胞（包括 Fugene 6 和 Clonfectin），唯一产生腺病毒颗粒的生产的方法是 CalPhos 转染试剂盒。

12. 非常重要的是悬液不加热，因此在解冻过程中，水浴期间（水浴不超过 10 s）需要 30 s 的快速离心协助冻融。

13. 获得了这个程序的结果的腺病毒被称为"初级扩增"。

14. 对您的腺病毒滴度可以通过各种方法来确定，应考虑时间和预算因素。当将腺病毒应用于 HEK293 细胞时，细胞发生溶解，这可以看作是在细胞培养中死亡细胞或无细胞的细胞病变影响（cytopathic effect，CPE）。在一个培养基里，如果存在任何证据表明有一个 CPE，至少存在一个单位的病毒传染。这可以采用介绍过的终点稀释法来进行利用。此外，可以进行斑块形成实验。其中细胞生长在一层含有丰富的琼脂糖区域或对形成斑块的死细胞的识别和计数，或基于免疫组织化学。其试剂盒是快速的，但是昂贵的。我们有时用基因™快速滴度盒(Clontech)，采用抗蛋白抗体和辣根过氧化物酶抗体染色感染细胞。

15. 计算病毒滴度的方程是 Spearman-Karber 方法（如 pAdenox 用户手册，介绍 Takara Clontech）。10^{-1} 和 10^{-2} 稀释的值必须计算在内（这将是 1 和 1，如果 10^{-3} 稀释为 1）为有效的方程。该方法依赖于总响应曲线的数据，在最低稀释，即 100% 的作用；在最高稀释则无 CPE。因此，一个准确的估计的值只会实现如果在最低的病毒稀释液（10^{-3}）所有孔都有 CPE（比 =1）；和最高稀释（10^{-10}）中，没有孔有 CPE（比 =0）。如果在所有 10^{-3} 孔没有 CPE，则病毒滴度是不足够高的，从而不能进行转染实验。在这种情况下，终点稀释法是一个初级放大病毒量然后再开始与腺病毒转染 HEK293 细胞（见子标题 3.4.）。如果终点稀释法采用随后的病毒库，则重复子标题 3.6. 的步骤，使用 5 PFU/ 细胞转导 HEK293 细胞，并且冻融细胞至较小体积的 PBS（如 500 μl）。在所有情况下，在从细胞收获腺病毒前，确保 60%~80% 的细胞具有 CPE。另外，如果在 10^{-10} 稀释后的腺病毒液里含有 CPE，应对腺病毒库进行稀释（如 1:10），使稀释存量为 10^0（即未稀释）。其目的为终点稀释法。在这次实验结束时，纠正稀释滴度测定非常重要。预期的病毒滴度初级放大液的量应为 10^9 PFU/ml。

16. 随着放大数的加大，生产有复制能力的腺病毒的风险也会增加。因此，当您制造大量高滴度的腺病毒时，回归早期放大液非常重要。

17. 使用最小体积的含病毒的培养基以覆盖您的培养板的底部，以最大限度地提高转染效率。我们的建议是：50 μl/96 孔板，150 μl/48 孔板，750 μl/6 孔板。

18. 研究细胞信号转导通路，然后用适当的细胞因子刺激细胞，裂解细胞，提取细胞质物的制备。在研究 siRNA 干扰的实验中，可以提取 RNA，用来制备 cDNA，之后采用定量 RT-PCR 检测。

19. 由于小鼠破骨样细胞的寿命很短，有必要在它们融合形成多核破骨细胞前 24~48 h 进行转染。在到达最合适的培养阶段后，通常还需要 3~4 天的培养。

20. 通过将 GFP 克隆到下游产生一个融合蛋白来标记一段 cDNA。但如果您进行的是功能实验，重要的是您要知道 GFP 并不妨碍蛋白质的性质。

另外，该基因可以标记为一个抗原决定簇标签（如 FLAG 标签），以用市售的抗体检测。在所有的情况下，重要的是考虑标签的位置是重要的（N- 或 C- 末端）以及是否会干扰蛋白质的功能。

参考文献

1. Xu, D., Wang, S., Liu W, et al. (2006) A novel receptor activator of NF-KappaB (RANK) cytoplasmic motif plays an essential role in osteoclastogenesis by committing macrophages to the osteoclast lineage. J. Biol. Chem. 281, 4678-4690.

2. Kapur, R. P., Yao Z., Iida, M. H., et al. (2004) Malignant autosomal recessive osteopetrosis caused by spontaneous mutation of murine Rank. J. Bone Miner. Res. 19, 1689-1697.

3. Maruyama, T., Fukushima, H., Nakao, K., et al. (2010) Processing of the NF-KappaB2 precursor, p100, to p52 is critical for RANKL-induced osteoclast differentiation. J. Bone Miner. Res. 25, 1058-1067.

4. Teschemacher, A. G., Wang, S., Lonergan, T., et al. (2005) Targeting specifi c neuronal populations using adeno- and lentiviral vectors: applications for imaging and studies of cell function. Exp. Physiol. 90, 61-69.

5. Chu, K., Cornetta, K. G., and Econs, M. J. (2008) Efficient and stable gene expression into human osteoclasts using an HIV-1-based lentiviral vector. DNA Cell Biol. 27, 315-320.

6. Zhao, H., Ross, F. P., and Teitelbaum S. L. (2005) Unoccupied alpha(v)beta3 integrin regulates osteoclast apoptosis by transmitting a positive death signal. Mol. Endocrinol. 19, 771-780.

7. Taylor, A., Rogers, M. J., Tosh, D., et al. (2007) A novel method for efficient generation of transfected human osteoclasts. Calcif. Tissue Int. 80, 132-136.

8. Crockett, J. C., Mellis, D. J., Duthie, A., et al. (2011) Signal peptide mutations in RANK prevent downstream activation of NF-κB. J. Bone Miner. Res. 26, 1926-1938.

9. Naldini, L. (1998) Lentiviruses as gene transfer agents for delivery to non-dividing cells. Curr. Opin. Biotechnol. 9, 457-463.

10. Tanaka, S., Takahashi, T., Takayanagi, H., et al. (1998) Modulation of osteoclast function by adenovirus vector-induced epidermal growth factor receptor. J. Bone Miner. Res. 13, 1714-1720.

11. Miyake, S., Makimura, M., Kanegae, Y., et al. (1996) Efficient generation of recombinant adenoviruses using adenovirus DNA-terminal protein complex and a cosmid bearing the fulllength virus genome. Proc. Natl. Acad. Sci. USA 93, 1320-1324.

12. Mizuguchi, H., and Kay, M. A. (1998) Effi cient construction of a recombinant adenovirus vector by an improved in vitro ligation method. Hum. Gene Ther. 9, 2577-2583.

13. Mizuguchi, H., and Kay, M. A. (1999) A simple method for constructing E1- and E1/E4-deleted recombinant adenoviral vectors. Hum. Gene Ther. 10, 2013-2017.

第 15 章

通过蛋白质印迹法和免疫沉淀法分析信号通路

Aymen I. Idris　著

范东伟、宋纯理　译

摘要

本章介绍了使用蛋白质印迹法和免疫沉淀分析骨细胞的信号通路，包括一步一步地指导细胞培养技术、蛋白质分离、纯化、检测、电泳转移与检测。

关键词：信号、免疫印迹、免疫沉淀、蛋白质、磷酸化、异戊烯化。

1. 简介

信号转导是指细胞外信息的接收和传递，并转化为细胞反应的过程[1]。全身激素和局部细胞因子调节成骨细胞的分化和激活信号传输系统的活性，后者起源于细胞表面或细胞质并在细胞核内终止（图 15-1）。在分子水平上，骨选择性配体如NF-κB 受体活化因子（RANK）配体和甲状旁腺激素（PTH）结合各自的膜受体和激活物受体相关因子（receptor associated factors，RAF）中继网络的初始信号跨膜[2,3]。信号的强度和持续时间是由一些高度专业化的细胞内的酶进行调节。这些酶形成信号级联，作为"生物开关"（图 15-1）。特殊的酶，如蛋白激酶磷酸化的特异性氨基酸的靶蛋白通常在特定的酪氨酸或丝氨酸残基上[1,4]。这将导致结构和功能的变化。例如，研究表明，药物抑制RANK 配体诱导的胞质蛋白磷酸化，如抑制破骨细胞 IκB 激酶（IκB kinase，IKK）后，可以充分地抑制体外和体内的破骨细胞形成，从而抑制在骨质疏松症和乳腺癌动物模型中破骨细胞导致的骨破坏[5-7]。相反，信号通常是通过蛋白磷酸酶去磷酸化而使靶蛋白失去活性[4]。这反映了一个事实，即在哺乳动物细胞中磷酸化是最常见的翻译后修饰[1,4,8]。在过去的十年中，人们加深了解了信号转导通路，例如，全身性激素、局部调节因子和药物治疗用于调节骨细胞的分化、生存和功能。蛋白质的异戊二烯化是另一个被广泛研究的骨细胞蛋白质翻译后修饰的模式[9,10]。用含氮双膦酸盐治疗可抑制 GTP 酶异戊二烯化，导致破骨细胞非异戊二烯化 GTP 酶的积累[10]。在以下细胞质事件中，信号转导到细胞核涉及核易位和 DNA 结合的转录因子（图 15-1）。磷酸化水平状态和细胞内信号蛋白的结合伴侣的变化通过免疫印迹和免疫沉淀进行评估，笔者将在本章中描述这些技术（图 15-2）。凝胶电泳迁移率实验（electrophoretic mobility shift assay，EMSA）或迁移电泳（图 15-2）经常被用来研究活性和骨细胞转录因子 DNA 的结合，详见本书第 16章。对于"试剂盒"的方法，如酶联免疫吸附试验（ELISA）和免疫吸附试验的描述，如图 15-2 所示，并按照供应商的试剂盒说明进行实验。

2. 材料

商业名称和商业产品只用于实验目的，不意味着做广告。

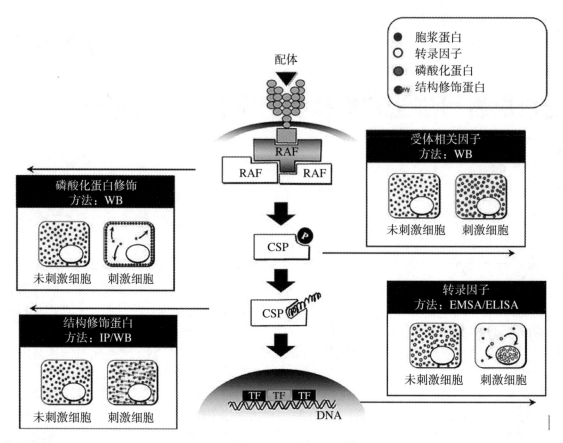

图15-1 该示意图显示了一个假想的翻译后修饰的信号蛋白的方法，通常用于研究这些变化模型。信号蛋白通常存在于细胞质中。细胞受到刺激时，受体相关因子（RAF）是通过膜受体招募的。这一结果在胞内信号蛋白的结构修饰（CSP），反过来改变蛋白质的迁移率，表达水平和（或）活性。一些细胞内信号蛋白质功能的转录因子（TF）转运到细胞核内与DNA结合并导致细胞生长、分化和表现功能

2.1. 免疫沉淀

1. 标准的裂解缓冲液　0.1%（w/v）十二烷基硫酸钠（SDS）、0.5%（w/v）去氧胆酸钠、2%（v/v）蛋白酶抑制剂（见注解1），溶在无菌PBS。

2. 改良的裂解液　标准的含1 mM的EDTA，1 mm和10 mm钒酸钠，氟化钠，溶在无菌PBS。

2.2. 蛋白质印记法

1. 分离凝胶　40% 双丙烯酰胺：丙烯酰胺（1:29）、25% Tris（1.5 M，pH 8.8）、0.1% SDS（10%）、0.1% 过硫酸铵（10%）和0.04 μl TEMED，34.8% 蒸馏水。

2. 浓缩胶　12.5% 双丙烯酰胺：丙烯酰胺（1:29）、25% Tris（0.5 M，pH 6.8）、1% SDS（10%）、0.5% 过硫酸铵（10%）和0.1% TEMED、60.9% 蒸馏水。也可直接到厂家购买预制分离和浓缩胶。

3. 上样缓冲液　12.5% Tris–盐酸（Tris–HCl）（0.5 M；pH 6.8）、10% 甘油、20% SDS（10%）、5% β-巯基乙醇、2.5% 溴酚蓝（0.05%）、50% 的蒸馏水。

4. 电泳缓冲液　在蒸馏水中溶解 3% 碱、1% SDS 和 1.1% 甘氨酸。

5. 转移缓冲液　48 mM Tris 碱、39 mM 甘氨酸、0.04%（w/v）SDS 及 20% 甲醇。

6. 100% 甲醇。

7. 垫或标准色谱纸。

8. 硝酸纤维素膜或聚偏氟乙烯（PVDF）膜。

9. Tris-HCl　溶解在 60ml 蒸馏水的 10%（w/v）碱，加入盐酸调节 pH（1 M），占体积 150 ml 蒸馏水，并在 4 ℃ 存储。

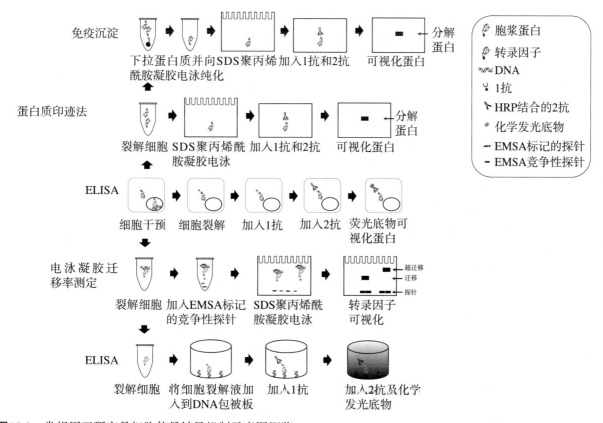

图15-2　常规用于研究骨细胞信号转导机制示意图概览

10. 将 Tris 缓 冲 液 加 入 SDS 与 吐 温（TBST）50 mM Tris 和 150 mM 氯化钠。
11. 封闭液　将 5% w/v 干燥脱脂奶溶解在 TBST。
12. 洗脱缓冲液　1 mM DTT、2% SDS 及 6.35 mM 的 Tris–HCl（pH 6.7）。

3. 方法

3.1. 免疫沉淀

免疫沉淀（immunoprecipitation，IP）是指用探针标记在细胞裂解液中感兴趣的蛋白质，确定与它一起形成的蛋白质复合体（图 15-2）。该技术包括针对感兴趣的蛋白质的抗体与细胞裂解液一起孵育，然后通过琼脂糖或磁珠，将结合到目标蛋白质的抗体复合物沉淀下来（见注解 2）。然后抗体 / 蛋

白质复合物可以通过 SDS-PAGE 电泳分离，经蛋白质免疫印迹进行处理。这可使研究人员确定感兴趣的蛋白质是否存在于细胞裂解液以及确定（通过探测与其他蛋白质的抗体）感兴趣的蛋白质是否是蛋白质复合体的一部分。

3.1.1. 细胞裂解液的准备

1. 在预期时间阶段，在标准组织培养板里培养骨细胞并使其长满，加刺激或者不加刺激。
2. 用冰冷的 PBS 抽吸和冲洗膜 3 次。
3. 将标准裂解液与贴壁细胞孵育 10 min 后，使用改良的裂解缓冲液进行研究，涉及磷酸化蛋白提取工艺的研究（见注解 3 及 5）。
4. 震荡细胞悬液 10 s，用 21 号针头抽吸上清液，冰上孵育 10 min。
5. 4 ℃、14 000×g 离心细胞裂解液 10 min，将上清转移到一个干净的 Eppendorf（在这一步，可继续 IP 或交将样品在 -80 ℃储存长达 1 年）。

6. 使用标准的商用蛋白如 BCA 蛋白浓度测定
（bicinchoninic acid，BCA）皮尔斯®蛋白测定
（Pierle, UK）。

3.1.2. 免疫沉淀

1. 将 490 μl 含有 250 ~ 500 μg 总蛋白的细胞裂解液
与 5 μg 多克隆或单克隆感兴趣的蛋白质特异性
抗体 4 ℃混合孵育 24 h（见注解 4 和图 15-2）。

2. 添加 10 μl 分选珠子至细胞裂解液中混合并 4 ℃
孵育，同时搅拌 6 ~ 16 h（见注解 2）。

3. 离心样品，小心吸出，弃上清液，回收蛋白珠
子（S）复合物。

4. 通过反复倒转几次，用冰冷的标准裂解液洗珠
子 3 ~ 5 次。

5. 将样品混合物置 90 ℃，5 min，使蛋白质与珠子
（S）分离。

6. 离心样品，小心吸出，将上清转移到新 EP。

7. 重复步骤 1–5，进一步纯化或分离所需的蛋白质。

8. 煮沸混合细胞裂解液与样品缓冲液至 90 ℃
5 min，直到蛋白变性。

9. 用凝胶电泳分离样品，并转移印迹到硝酸纤维
素膜或聚偏氟乙烯膜（见下文）。

3.2. 蛋白免疫印记法

蛋白质印迹法用于确定蛋白质在特定细胞类
型、评估蛋白质丰度、磷酸化状态或其他的翻译后
修饰如异戊烯化[11]。根据它们的分子量，该技术
使用变性凝胶电泳分离细胞提取物中的蛋白质（图
15-2）。一旦分离，即将蛋白质转移到硝酸纤维素
或聚偏氟乙烯膜，之后第一抗体针对感兴趣的蛋白
孵育。如果感兴趣的蛋白质是存在于抗原抗体结合
的膜结合蛋白，则可以通过可以检测到 HRP 标记
的抗体的增强化学发光成像检测，或用相纸检测（图
15-3）。

3.2.1. 细胞裂解液的准备

1. 在预期阶段，在标准组织培养板里培养骨细胞
并使其长满，加刺激或者不加刺激。

2. 用冰冷的 PBS 抽吸和冲洗膜 3 次。

3. 标准裂解液与贴壁细胞孵育 10 min 后，使用改
良的裂解缓冲液进行研究，涉及磷酸化蛋白提

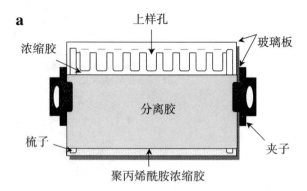

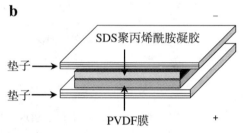

图15-3 用于蛋白质印迹法的凝胶和电转组件示意图。
（a）凝胶组件；（b）转膜组件

取工艺的研究（见注解 3 及 5）。

4. 震荡细胞悬液 10 s，用 21 号针头抽吸上清液，
冰上孵育 10 min。

5. 4 ℃、14 000 × g 离心细胞裂解液 10 min，将上
清转移到一个干净的 Eppendorf（在这一步，可
继续 WB 或将样品冷冻在 –80 ℃长达 1 年）。

6. 使用标准的商用蛋白浓度测定试剂盒，如 BCA
蛋白浓度测定（BCA）Pierce®试剂盒测定（Pierce,
UK）。

3.2.2. 准备 SDS 聚丙烯胺凝胶

1. 在实验室中制备 SDS 聚丙烯酰胺凝胶，使用内
部组件或市售试剂盒提供的组件（图 15-3a）组
装玻璃板凝胶组件。

2. 一旦玻璃板组件就位，小心地倾倒溶解的凝胶，
允许距离顶部约 3 cm。在分离凝胶的顶部添加
一层蒸馏水以确保表面均匀。

3. 一旦分解凝胶聚合，吸出水并用一层堆积凝胶
代替。在两个玻璃板之间插入塑料梳以产生孔
（图 15-3a）。或者可以使用预制的 SDS 聚丙烯酰
胺凝胶。这些可以从许多供应商获得大范围的
尺寸和厚度（见注解 6）。

3.2.3. 电泳

该步骤是根据它们的蛋白质分子量进行分离。

1. 将细胞裂解物与适当体积的样品上样缓冲液混合。
2. 在 95 ℃下煮沸样品混合物 5 min 以使蛋白质变性。
3. 将预制凝胶放入装有电泳缓冲液的垂直电泳槽中。
4. 小心地装入预制凝胶上的指定孔中（见注解 7）。
5. 将凝胶板装配到装有电泳运行缓冲液的电泳槽中，并在 200 V 的恒定体积下运行 30 ~ 40 min（见注解 8）。

3.2.4. 转膜

该步骤是将蛋白质从 SDS 聚丙烯酰胺凝胶转移到硝酸纤维素或 PVDF 膜，然后与一级和二级抗体孵育并检测。

1. 从玻璃板组件中取出凝胶，将凝胶浸入转移缓冲液 3 ~ 5 min。
2. 同时，将硝酸纤维素或 PVDF 膜切成胶大小，并浸入 100% 甲醇中，然后使其在转移缓冲液中平衡 5 min。
3. 通过在转移缓冲液、硝化纤维素或 PVDF 膜、SDS 聚丙烯酰胺凝胶、三个预浸垫（pre-soaked pad）中预浸泡的三个垫的连续层制备印迹夹层（图 15-3b）。
4. 以恒定电流运行转印 1 ~ 3 h（见注解 8）。

3.2.5. 蛋白质检测

1. 在室温下在含有 5% 干燥脱脂牛奶的封闭溶液 TBST 中孵育硝酸纤维素或 PVDF 膜 1 h（见注解 9）。
2. 在 TBST 缓冲液中漂洗硝酸纤维素或 PVDF 膜至少 15 min，同时每 5 min 更换缓冲液。
3. 将膜与适量的初级多克隆或单克隆抗体在 4 ℃孵育 16 ~ 24 h，连续温和搅拌（见注解 4）。
4. 按步骤 2 所述冲洗硝酸纤维素或 PVDF 膜，然后与适量的 HRP 缀合的第二抗体在室温下孵育 1 h 或在 4 ℃下连续温和搅拌过夜（见注解 4）。
5. 重复步骤 2，使用标准化学发光成像仪观察目的蛋白。可以使用大多数可购买到的成像器提供

的软件来量化带的强度。

6. 为了探测不同蛋白质的膜，通过将膜在剥离缓冲液中在 56 ℃孵育 5 ~ 10 min 来去除初级和二级抗体，这取决于用先前抗体获得的信号的强度。使用化学发光成像仪重现印迹以确保抗体已被完全去除。
7. 在步骤 3 中使用不同的抗体进行上述步骤 1 的检测。可以将膜剥露并用不同的一抗和二抗重复探测多次（见注解 10）。

4. 注解

1. 我们常规使用蛋白酶抑制剂混合物，其浓度为 1 ml 的蛋白酶抑制剂混合物足以抑制从 20 g 牛肝中提取的蛋白酶。
2. 市场上有许多类型的蛋白质分离珠，因此，请咨询文献和制造商的网站。在正确的 pH 下使用最合适的市售蛋白质珠，以确保所需蛋白质从珠中的最佳洗脱。
3. 如果与脆弱细胞如破骨细胞一起使用，孵育细胞时间较短（1 ~ 3 min）。
4. 在封闭缓冲液（3% 牛血清白蛋白或 5% 低脂牛奶）中制备抗体，以减少孵育期间的非特异性结合。避免使用大量抗体或两种或多种一抗的混合物，以最小化非特异性结合以及与抗体交叉反应的抗体。
5. 使用新鲜的蛋白酶和磷酸酶抑制剂，以避免免疫沉淀过程中的抗原降解。
6. 预制的 SDS 聚丙烯酰胺凝胶是方便而昂贵的，并且大多数具有较短的保质期。
7. 具有已知表观分子量的标准标记应与样品一起加载，以帮助鉴定所研究的蛋白质的分子量。加载多色万花筒预染色标准标记，以检查转印质量。
8. 咨询凝胶和转移设备制造商，决定可以进行电泳和（或）电泳转移的电流。转移的持续时间取决于被研究的蛋白质的大小。较大的蛋白质需要更多的时间来转移。
9. 该步骤对于确保非特异性结合位点的封闭是必要的。

10. 当洗脱一级和二级抗体时，膜结合蛋白（特别是磷酸化蛋白）可能被损伤或受到影响，导致随后右检测中灵敏度降低。这可以通过使用荧光成像器来避免。荧光成像器可同时检测多种蛋白质。

参考文献

1. Gomperts, B. D., Kramer, I. M., and Tatnell, M. A. (2004) *Signal transduction*. Elsevier.

2. Feng, X. RANKing intracellular signaling in osteoclasts. (2005) *IUBMB. Life* 57, 389-395.

3. Swarthout, J. T., D Alonzo, R. C., Selvamurugan, N., and Partridge, N. C. (2002) Parathyroid hormone-dependent signaling pathways regulating genes in bone cells. *Gene* 282, 1-17.

4. Hubbard, M. J., and Cohen, P. (1993) On target with a new mechanism for the regulation of protein phosphorylation. *Trends Biochem. Sci.* 18, 172-177.

5. Idris, A.I, Mrak. E, Greig. I, Guidobono, F., Ralston, S. H., van t Hof, R. (2008) ABD56 causes osteoclast apoptosis by inhibiting the NFkappaB and ERK pathways. *Biochem. Biophys. Res. Commun.* 371, 94-98.

6. Idris, A. I., Libouban, H., Nyangoga, H., Landao-Bassonga, E., Chappard, D., and Ralston, S. H. (2009) Pharmacologic inhibitors of IkappaB kinase suppress growth and migration of mammary carcinosarcoma cells in vitro and prevent osteolytic bone metastasis in vivo. *Mol. Cancer Ther.* 8, 2339-2347.

7. Idris, A. I., Krishnan, M., Simic, P., Landao-Bassonga, E., Mollat, P., Vukicevic, S., and Ralston, S. H. (2010) Small molecule inhibitors of I{kappa}B kinase signaling inhibit osteoclast formation in vitro and prevent ovariectomy-induced bone loss in vivo. *FASEB J.* 24, 4545-4555.

8. Cohen, P. Protein kinases--the major drug targets of the twenty-first century? (2002) *Nat. Rev. Drug Discov.* 1, 309-315.

9. Zhang, F. L., and Casey, P. J. (1996) Protein prenylation: molecular mechanisms and functional consequences. *Annu. Rev. Biochem.* 65, 241-269.

10. Rogers, M. J. (2003) New insights into the molecular mechanisms of action of bisphosphonates. *Curr. Pharm. Des.* 9, 2643-2658.

11. Kurien, B. T., Scofi eld, R. H. (2006) Western blotting. *Methods*. 38, 283-293.

第 16 章

骨细胞中转录调节的研究

Huilin Jin, Stuart H. Ralston 著

范东伟、宋纯理 译

摘要

转录是调节 RNA 合成速率的过程。本章我们描述了进行启动子报告系统测定、电泳转移率变动测定和染色质免疫沉淀测定，以及三种常用的研究基因转录的技术。

关键词：转录、染色质、免疫沉淀、芯片、EMSA、启动子、基因。

1. 简介

基因表达受限于产生核糖核酸（RNA）的速率的转录过程调节。转录通过 RNA 聚合酶进行，但是它们不能在分离中启动转录。相反，RNA 聚合酶的活性受转录因子等蛋白质的调节。转录因子在基因启动子或基因内或周围的其他调节位点处结合 DNA 中的调节元件。本章我们描述了三种常用的基因转录研究方法，即启动子 - 报告基因测定[1]、电泳转移率变动测定[1]和染色质免疫沉淀测定[2]。以前所有这些技术已被用于调查与骨质疏松症[3-6]和其他骨疾病[7]相关的多态性和突变的功能效应。在启动子 – 报告系统的测定中，将含有推定的调节元件的 DNA 序列克隆在报道基因（如 Firefly 荧光素酶）的上游，并将其转染到培养的细胞中。为了控制转染效率，通常用另一种载体如 β- 半乳糖苷酶或海肾（Renilla）荧光素酶共转染细胞，然后通过测量细胞裂解物中的荧光素酶报道分子的活性，通过校正对照载体的活性来评估感兴趣的启动子或增强子的活性。电泳转移率变动分析（electrophoretic mobility shift assays，EMSA）被用于研究转录因子与 DNA 中的识别位点的结合和（或）它们对识别位点的结合亲和力。它们包括用核蛋白提取物孵育含有目的识别位点的标记的双链寡核苷酸。然后，将反应混合物进行凝胶电泳以评估提取物中的蛋白质是否结合 DNA，寡核苷酸是否通过凝胶缓慢迁移。染色质免疫沉淀（ChIP）测定被用于研究转录因子与染色体片段中的 DNA 的相互作用。这些测定包括使用特异性抗体免疫沉淀与感兴趣的转录因子结合的 DNA 片段，然后用 PCR 扩增感兴趣的基因中识别位点侧翼的 DNA 序列。 ChIP 测定优于 EMSA 测定的优点在于它们在染色体的上下文中检测转录因子结合。当与 DNA 测序（ChIP-Seq）组合时，它们还可用于鉴定基因组中的顺式作用序列，并且当与定量 PCR 组合时也可用于定量等位基因特异性转录。

2. 材料

2.1. 启动子报告检测

1. Endofree MaxiPrep 试剂盒（Qiagen）。
2. 分光光度计。
3. 双荧光素酶[12]报告分析系统，包括 pGL3 & pRL-TK 荧光素酶报告载体和相关缓冲液和试剂

（Promega）。

4. 磁辅助转染试剂盒和磁性板（MATra，IBA BioTAGnology）。

5. 照度计。

6. 组织培养设施。

7. 培养基（含有10％胎牛血清、50 IU/ml 青霉素和2 mM 谷氨酰胺的 α-MEM 培养基）。

2.2. 非放射性电泳迁移率变化实验

1. 具有或不具有生物素标记的寡核苷酸结合靶DNA-蛋白结合位点。

2. 10× 退火缓冲液 1 M Tris，pH 8.0，5 M NaCl和0.5 M EDTA。

3. 5×TBE 缓冲液 445 mM Tris 碱，445 mM 硼酸和10 mM EDTA，pH 8.0。在使用前用蒸馏水稀释10倍。

4. Lighthift[12] Chemiluminescent EMSA 试剂盒（Pierce，UK）。

5. 带正电荷的尼龙膜（Pierce）。

6. 装有312 nm 灯泡的 UV 灯或透照器。

7. 电泳装置。

8. 电吸移仪或毛细管转移装置。

9. 印刷纸和垫。

10. 聚丙烯酰胺凝胶。

2.3. 染色质免疫沉淀测定

1. 核提取试剂盒（Active Motif®）。

2. 37％甲醛。

3. 含有1 M 甘氨酸的 PBS 液。

4. 具有蛋白酶抑制剂混合物的 PBS 将一个 Roche 蛋白酶抑制剂混合物片溶解在10 ml PBS 中（保持在冰上直到使用）。

5. 裂解缓冲液 50 mM Tris，pH 8.1，10 mM EDTA和1％（w/v）SDS。

6. 裂解缓冲液中的蛋白酶抑制剂混合物 来自步骤5的10 ml 裂解缓冲液中的一个 Roche 蛋白酶抑制剂混合物片剂。

7. IP 稀释缓冲液 16.7 mM Tris，pH 8.1，1.2 mM EDTA，167 mM NaCl，1.1％ Triton X 100（v/v）和0.01％（w/v）SDS。

8. TSE I 缓冲液 20 mM Tris，pH 8.1，2 mM EDTA，150 mM NaCl，1％（v/v）Triton X-100和0.1％（w/v）SDS。

9. TSE II 缓冲液 20 mM Tris，pH 8.1，2 mM EDTA，500 mM NaCl，1％（v/v）Triton X-100和0.1％（w/v）SDS。

10. 洗脱缓冲液 0.1 M $NaHCO_3$ 和1％（w/v）SDS（在使用前补充新鲜）。

11. 缓冲液 III 10 mM Tris，pH 8.1，0.25 M LiCl，1 mM EDTA，1％（v/v）NP 40，1％（w/v）脱氧胆酸钠。

12. TE 缓冲液 50 mM Tris，pH 8.1，以及1 mM EDTA。

13. 苯酚-氯仿-异戊醇（25∶24∶1）或 Quiaquick PCR 纯化试剂盒。

14. 超声波。

3. 方法

3.1. 双荧光素酶报告基因测定

该技术包括将靶启动子区域克隆到报道基因的上游并测量细胞裂解物中的荧光素酶活性。在给出的实施例中，转染第二个 Renilla 荧光素酶载体以提供内部对照。

使用萤火虫荧光素酶和海肾荧光素酶的优点在于可以通过对每种酶使用不同的底物，在相同的细胞裂解物中依次测量两种载体的活性。在此，我们描述使用 MATra 磁转染系统以将 PGL-3 报道载体和 PRL-TK 对照载体引入人骨肉瘤 TE85 细胞中。

1. 使用 EndoFree Plasmid Maxi Kit 根据制造商的建议纯化载体（见注解1）。

2. 通过紫外分光光度法（见注解2）确定 DNA 的浓度，并将载体保存在 -20 ℃直至需要。

3. 使用75 cm^2 组织培养物在37 ℃、5％ CO_2 的加湿气氛中在培养基中培养 TE85 细胞。每3天更换培养基，直到细胞几乎融合。

4. 在进行转染前24 h，将细胞和种子以 $4×10^4$ 个细胞/孔的密度传代至24孔板中。

5. 对于待转染的每个孔，将0.6 μg PGL-3 报道载体与 0.1 μg PRL-TK 对照载体和 50 μl 不含血清、谷氨酰胺或抗生素的 α-MEM 组合。

6. 对于待转染的每个孔，向步骤 5 中稀释的报道载体混合物中加入 0.6 ml MATra-A 试剂，并充分混合。在室温下孵育 20 min。

7. 从 24 孔板的每个孔中取出培养基，并更换为 500 ml 新鲜培养基。

8. 将 50 μl 来自步骤 6 的载体 /MATra-A 试剂混合物加入板的每个孔中，轻微涡旋震荡培养基。

9. 将 24 孔板置于磁性板上，并在设定为 37 ℃ 的组织培养孵育器中在 37 ℃、5% CO_2 的湿润气氛中孵育 15 min。

10. 取出磁性板，继续培养细胞。6 h 后检查细胞的毒性证据（例如，细胞脱离或细胞圆整）。如果存在，则用正常培养基代替转染混合物。

11. 在存在或不存在测试试剂的情况下，转染后将细胞孵育 24 h。

12. 通过吸出培养基终止实验。

13. 用 PBS 洗涤板的每个孔 3 次。

14. 加入双荧光素酶报告分析系统提供的 80～100 ml 裂解缓冲液，以完全覆盖组织培养板的每个孔。

15. 将平板包装在铝箔纸中，并在 –80℃ 下储存至少 24 h。

16. 在室温下解冻板，并将 40 ml 来自每个样品的裂解物转移到 96 孔透明底板中，确保样品中没有气泡（见注解 3）。

17. 通过每个孔使用装有两个进样器的光度计自动注射 40 ml 荧光素酶测定试剂和 40 μl Stop & Glo 试剂（随双荧光素酶报告基因测定系统提供），依次测量 FireF1 荧光素酶活性和 Renilla 荧光素酶活性进入裂解物（见注解 4）。

18. 通过将每个样品的萤火虫荧光素酶活性校正为海肾活性，评估感兴趣的启动子的活性。

19. 使用适当的统计学检验，例如 t 检验（对于配对样品）或 ANOVA，计算每个重复的值并评估组间差异。

3.2. 电泳迁移率变化实验

该技术的基础是蛋白质 -DNA 复合物通过非变性聚丙烯酰胺或琼脂糖凝胶比游离 DNA 分子迁移更慢。EMSA 技术涉及混合粗核提取物或纯化样品蛋白与含有推定的转录因子结合位点标记的寡核苷酸探针杂交，然后通过非变性聚丙烯酰胺电泳分析样品。与转录因子结合的寡核苷酸比游离寡核苷酸更慢地迁移通过凝胶，并且可以被检测为"凝胶移位"（图 16-1）。此外，通过添加特异性抗体或使用含有目标蛋白质或其他不相关 DNA 序列的结合位

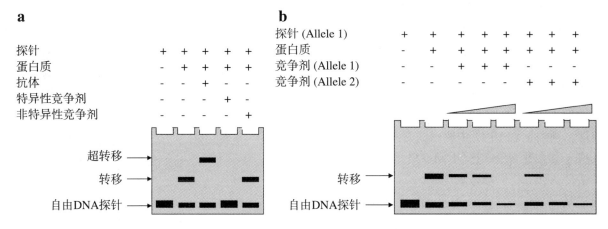

图16-1　在EMSA中，DNA-蛋白质结合复合物比游离DNA探针在凝胶上迁移得更慢，称为转移。（a）测试DNA-蛋白质结合反应的特异性。添加蛋白质特异性抗体进一步移动称为超转移的带。通过加入含有已知的DNA-蛋白质结合序列的未标记的特异性竞争剂，完全（或部分）消除DNA-蛋白质转移。但是，非特异性竞争对手不会改变这种转变。（b）测试等位基因之间的DNA-蛋白质结合的亲和力。未标记的竞争剂在较高浓度下竞争性结合蛋白质并阻断标记的DNA探针-蛋白质结合，这导致转移强度的降低。例如，具有等位基因2的未标记的竞争剂在比具有等位基因1的浓度低的浓度下消除标记的DNA-蛋白质转移。因此，等位基因2对等位基因1的结合亲和力高于等位基因1

点的寡核苷酸的竞争实验来建立 DNA 蛋白质结合的特异性。这里描述的技术使用非放射性方法检测 DNA- 蛋白复合物 [5-9]，而不是以前由我们自己和其他研究者使用的放射性检测方法 [4-6]。

3.2.1. 探针设计

1. 获得一对互补寡核苷酸（探针），其位于推定的感兴趣的 DNA- 蛋白质结合位点的侧翼，并具有 HPLC 纯化。

2. 用生物素末端标记正向链序列（见注解 5）。

3. 将 2 mM 生物素标记的正向探针与 3 mM 反向探针，5 ml 10× 退火缓冲液组合，并用蒸馏水补足至 50 ml。

4. 充分混合并在 90 ℃孵育 1 min。

5. 使其在工作台上缓慢冷却至室温（约 1 h）。

6. 将得到的双链探针储存在 -20 ℃直至需要。

7. 为了制备双链竞争探针，按照上述步骤 3 — 6，但用未标记的正向探针代替生物素标记的正向探针。

3.2.2. 核提取物的准备

1. 将感兴趣的细胞在 75 cm² 组织培养瓶中培养直到接近汇合。

2. 取出培养基，用冰冷的 PBS 洗涤细胞 3 次。

3. 使用 ActiveMotif® 核提取试剂盒根据制造商的说明书从细胞中提取核蛋白。

4. 使用标准的市售蛋白质测定法测定提取物中的蛋白质浓度。将提取物以 10 ml 等分试样冷冻保存在 -80 ℃直至进一步使用（见注解 6）。

3.2.3. 设置 EMSA 结合反应

1. 如果您想要测试推定的 DNA- 蛋白质结合的特异性，则根据表 16-1a 中所示的时间表准备结合反应。如果您希望测试不同探针的 DNA- 蛋白质结合亲和力，则准备表 16-1b。

2. 在室温下孵育结合反应 20 min。

3.2.4. 电泳和从凝胶转移到膜

1. 将预制 4% ~ 6% 的天然聚丙烯酰胺微型凝胶（8 cm × 8 cm × 0.1 cm）并放入装有 0.5 × TBE 缓冲液的垂直电泳槽中（见注解 7）。

2. 在 100 V 下预凝胶 60 ~ 90 min。

3. 通过上下吹吸数次，将结合反应与 5 μl 5× 上样缓冲液（化学发光 EMSA 试剂盒提供）混合。

4. 用 0.5 × TBE 缓冲液冲洗每个孔，小心地装载每个样品 20 μl。

5. 在 100 V 下运行凝胶，直到溴酚蓝染料沿着凝胶向下移动大约 3/4。

6. 从胶带中取出凝胶，将其浸入 0.5 × TBE 缓冲液中几分钟。

7. 同时，在 0.5 × TBE 缓冲液中浸泡 PVDF 膜、滤纸和垫 10 min。

8. 通过布置一个预浸过滤垫、两个过滤纸、PVDF 膜、凝胶、预浸过滤纸和垫的连续层来制作印迹三明治（图 16-2）。

9. 在分层过程中，使用铅笔或玻璃管除去所有的气泡，使过滤纸和垫片变平。

10. 牢牢地关闭盒式磁带，将其放在干净的电泳传输单元中。

11. 添加冷却单元，并用 0.5 × TBE 缓冲液填充储罐。

12. 将整个罐放在冷的房间或一个充满冰的容器中。

13. 在 380 mA 下运行印迹 60 min。

当转移完全交联膜 15 min 时，通过将面朝下放置在装备有 312 nm 灯泡的透照器上。

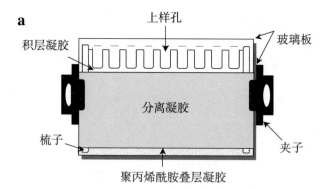

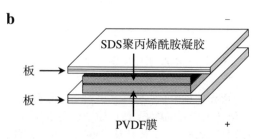

图16-2 （a）凝胶组件；（b）传递组件

表 16-1　EMSA 结合反应的典型设置

a. 结合反应测试假定 DNA- 蛋白质结合的特异性

成分	#1	#2	#3	#4	#5
超纯水 (µl)	15	14	13	13	13
10× 结合缓冲液 (µl)	2	2	2	2	2
BSA (10 mg/ml) (µl)	2	2	2	2	2
未标记的特定竞争探针 (4 µM) (µl)	–	–	–	1	–
未标记的非特定竞争探针 (4 µM) (µl)	–	–	–	–	1
Hos TE85 蛋白提取物 (8~10 µg/µl) (µl)	–	1	1	1	1
抗体 (µl)	–	–	1	–	–
生物素结合探针 (0.04 µM) (µl)	1	1	1	1	1
总容积 (µl)	20	20	20	20	20

b. 测试不同探针之间的结合亲和力的结合反应

成分	#1	#2	#3	#4	#5	#6	#7	#8
超纯水 (µl)	15	14	13	12	10	13	12	10
结合缓冲液 (10×) (ml)	2	2	2	2	2	2	2	2
BSA (10 mg/ml) (ml)	2	2	2	2	2	2	2	2
未标记的特定竞争探针 1 (1 µM) (µl)	–	–	1	2	4	–	–	–
未标记的特定竞争探针 2 (1 µM) (µl)	–	–	–	–	–	1	2	4
Hos TE85 蛋白提取物 (8~10 µg/µl) (µl)	–	1	1	1	1	1	1	1
生物素结合探针 (0.04 µM) (µl)	1	1	1	1	1	1	1	1
总容积 (µl)	20	20	20	20	20	20	20	20

结合缓冲液（10×）在 LightShift Chemiluminescent EMSA 试剂盒（Pierce）中提供。试剂盒中还提供了用于优化结合反应的其他组分，例如，甘油，聚（dI·dC），NP-40。始终按表中所列的降序添加组件。为了减少非特异性结合，在加入生物素标记的探针之前可能须短暂地预孵育（约 2min）

3.2.5. 通过化学发光检测生物素标记的 DNA- 蛋白质复合物

本节提及的缓冲液未在材料部分单独列出，但包括在 Lightshift® 化学发光 EMSA 试剂盒中。

1. 将膜在 10 ml 封闭缓冲液中在室温下温和振荡浸泡 15 min。

2. 通过加入 66.7 µl 稳定的链霉亲和素 - 辣根过氧化物酶缀合物至 20 ml 阻断缓冲液制备缀合物 / 封闭缓冲液。

3. 弃去封闭缓冲液，并加入 10 ml 耦联 / 封闭缓冲液。在室温下温和振荡孵育 15 min。

4. 在 10 ml 1× 洗涤缓冲液中轻轻摇动，弃去并冲洗膜 5 次，每次 5 min。

5. 将膜转移到新的容器中，并与 10 ml 平衡缓冲液温育 5 min，轻轻摇动。

6. 除去膜和过量的缓冲液。将膜放在干净的塑料包装纸上。倒 600 ml 底物在膜上工作缓冲液，孵育 5 min，不摇动。

7. 使用标准化学发光成像仪显现 DNA- 蛋白质结合复合物。可以使用图像分析软件来量化条带的强度。

3.3. 染色质免疫沉淀测定

染色质免疫沉淀测定（ChIP）涉及交联细胞提取物以将染色质相关蛋白质结合到 DNA 上，通过超声处理将 DNA 剪切成 300 ~ 1000 bp 的片段，并使用针对该蛋白质的特异性抗体对感兴趣的蛋白质进行免疫沉淀 DNA- 蛋白复合物。然后纯化免疫沉淀的 DNA 片段并通过 PCR 或 DNA 测序分析（图 16-3）。在这个例子中，我们描述了由 Naughton[9] 开发的使用 MG63 人类骨肉瘤细胞作为染色质的来源的 CHIP[5]。

3.3.1. 染色质交联

1. 将 MG63 细胞在两个 10 cm 组织培养皿中的培养基中培养直至几乎融合。

2. 通过将 37% 甲醛直接加入到培养基中至 1%（v/v）的最终浓度，并在 37 ℃下孵育 10 min，使染色质与蛋白质交联。

3. 向培养基中加入最终浓度为 0.125 M 的甘氨酸，并在室温下温和摇动孵育 10 min。

4. 吸出培养基，用冰冷的 PBS 洗涤细胞 2 次。

5. 将每个板中的细胞刮到单独的管中，并向每个板中加入 1 ml 具有蛋白酶抑制剂混合物溶液的 PBS，通过上下吹吸混合。

6. 通过在 4 ℃下以 450×g 离心 4 min 来沉淀细胞裂解物（见注解 8）。

7. 将来自每个板的细胞沉淀重悬在 200 μl 含有蛋白酶抑制剂混合物的裂解缓冲液中，并通过轻轻地上下吹打混匀，以避免形成气泡。在冰上孵育 10 min。

8. 将来自两个培养板的裂解物（400 ml）合并到单个管中。

9. 将裂解物进行超声处理，以将 DNA 剪切成 300~1000 bp 的长度，在 2A 使用 12 组 20 μs 脉冲。将样品始终保存在冰上，以避免过热和超声波处理，间隔不少于 1 min（见注解 9）。

10. 在 4 ℃下，以 20 000×g 离心样品 10 min。

11. 将 100 μl 剪切的染色质提取物等分到新鲜的 1.5 ml 微量离心管中，并在 -80 ℃下冷冻保存，直到进一步使用。

3.3.2. 检测剪切染色质

该步骤可用于确保染色质已经通过超声处理程序剪切成所需大小的片段。

1. 向子标题 3.3.1. 中步骤 11 的 100 μl 样品中加入 5 ml 4 M NaCl，并在 65 ℃下孵育 4 h。

2. 通过向每个 100 μl 样品中加入 100 μl 苯酚 - 氯仿 - 异戊醇（25:24:1）纯化 DNA。在 4 ℃涡旋 10 s 和在 20 000×g 离心 5 min。

3. 小心吸出 100 ml 的上清液，转移到新鲜的 1.5 ml 微量离心管中。

4. 向每个样品中加入 10 μl 的 3 M 乙酸盐和 220 ml 冰冷的 100% 乙醇，并涡旋震荡。

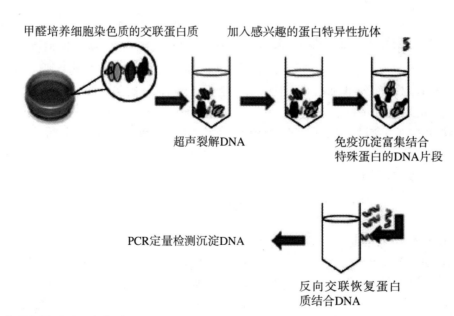

图16-3 染色质沉淀（ChIP）概述

5. 将溶液置于 –80 ℃冰箱中 15 min 或 –20 ℃ 30 min 以使 DNA 沉淀。

6. 在 4 ℃下以 20 000×g 离心样品 5 min。

7. 吸出上清液,加入 1 ml 70% 乙醇洗涤 DNA 沉淀,倒置管数次。

8. 通过在 4 ℃下以 20 000×g 离心样品 5 min,在管底部收集 DNA 沉淀。

9. 在室温下空气干燥沉淀不超过 5 min。

10. 将 DNA 沉淀悬浮在 30～50 µl TE 缓冲液中。

11. 在 1.5% 琼脂糖凝胶上运行等份的样品(例如,5µl、10 µl、15 µl 和 20 µl)和 100 bp DNA 梯度,以显现剪切的染色质片段的大小(图 16-4)。

3.3.3. 染色质与蛋白质结合的免疫沉淀

1. 通过向 10 ml IP 稀释缓冲液中加入蛋白酶抑制剂

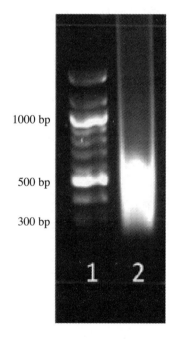

1000 bp

500 bp

300 bp

1　2

图16-4　将MG63细胞用1%甲醛和0.125 M甘氨酸固定,然后如上所述使用PBS和裂解缓冲液制备染色质。对染色质用2A脉冲,使用超声波仪以400 ml的体积碎片化。每个脉冲用20 s超声处理,随后在冰上静置60 s。如前所述提取和沉淀100 ml剪切的染色质。通过1%琼脂糖凝胶连同100 bp DNA梯(NEB,泳道1)通过电泳分离样品(泳道2)

片剂制备新鲜 IP 稀释缓冲液。

2. 向子标题 3.3.1. 步骤 11(见注解 10)中的 100 µl 染色质提取物中加入 800 µl IP 稀释缓冲液。

3. 取出 30 µl 上述样品,并保存为后续 PCR 的输入/起始对照。

4. 将 1 ml IP 稀释缓冲液加入到 50 µl 蛋白质 G- 琼脂糖珠中并混匀,为要分析的染色质提取物的每个样品制备另外的管。通过在 4 ℃下以 450×g 离心 1 min 来沉淀珠子,并抽吸上清液。

5. 用 IP 稀释缓冲液洗涤珠子,再将步骤 4 重复 2 次。

6. 向洗涤的珠子中加入 1 µg 小鼠 IgG 和 2 µg 鲑鱼精子 DNA,并用 IP 稀释缓冲液补足至 100 µl 最终体积(见注解 11)。

7. 将 900 ml 来自步骤 2 的染色质混合物加入到含有来自步骤 6 的小鼠 IgG 和鲑鱼精 DNA 的洗涤的珠子上。在设定为 15 rpm 的旋转混合器中在 4 ℃下孵育至少 3 h。

8. 在 4 ℃下以 450×g 离心 1 min,并使用注射器和针头抽吸上清液。将上清液转移到新鲜的 Eppendorf 管中进行免疫沉淀(步骤 12)。

9. 向新管中加入 50 µl 新鲜蛋白 G- 琼脂糖珠,并如上述步骤 4–5 中所述用 IP 稀释缓冲液洗涤,为要分析的每个样品制备单独的管,并包括作为阴性对照的另外的管。

10. 向来自步骤 9 的洗涤珠子中加入 5 µg 特异于目标蛋白质的抗体(见注解 12)和 2 µg 鲑鱼精子 DNA,并向每个管中加入 IP 稀释液至最终体积为 100 µl。

11. 如步骤 10 所述制备阴性对照管,其中加入小鼠 IgG 代替特异性抗体。

12. 将来自步骤 8 的含有染色质的上清液样品加入来自步骤 10 和 11 的蛋白 G 琼脂糖珠、鲑鱼精子 DNA 和抗体的混合物中。

13. 在 4 ℃下在设定为 15 rpm 的旋转混合器中孵育样品过夜。

14. 在 4 ℃下以 450×g 离心 1 min,用注射器和针头吸出上清液并丢弃。

15. 通过加入 1 ml TSE I 缓冲液洗涤沉淀,并通过在旋转混合器中在 4 ℃、20 rpm 下孵育 5 min 混合。

16. 在 4 ℃下以 450×g 离心 1 min。用注射器和针头吸出上清液并丢弃。

17. 通过加入 1 ml TSE Ⅱ 缓冲液洗涤沉淀，并在 4 ℃下在旋转混合器中在 20 rpm 下孵育 5 min 混合。

18. 在 4 ℃下以 450×g 离心 1 min。用注射器和针头吸出上清液并丢弃。

19. 通过加入 1 ml 缓冲液 Ⅲ 洗涤琼脂糖沉淀，并通过在旋转混合器中在 4 ℃下设定在 20 rpm 下孵育 5 min 混合。

20. 在 4 ℃下以 450×g 离心 1 min。用注射器和针头吸出上清液并丢弃。

21. 通过加入 1 ml TE 缓冲液洗涤琼脂糖沉淀，并在设定为 20 rpm 的旋转混合器上在 4 ℃温育 5 min。

22. 在 4 ℃下以 450×g 离心 1 min。使用注射器和针吸出上清液并丢弃。

23. 重复步骤 21 和 22 一次，继续回收免疫沉淀的 DNA，如子标题 3.3.4. 所述。

3.3.4. 恢复 DNA 绑定到目的蛋白质

1. 向子标题 3.3.3. 步骤 23 中的每个样品加入 250 μl 新鲜制备的洗脱缓冲液，并在设定为 15 rpm 的旋转混合器上在室温下温育 30 min。

2. 在 4 ℃下以 450×g 离心 1 min。使用注射器和针小心吸出上清液，并转移到新管。

3. 向保留在来自步骤 2 的管中的琼脂糖沉淀物中加入 200 μl 洗脱缓冲液，并在设定为 15 rpm 的旋转混合器上在室温下温育 15 min。

4. 在 4 ℃下以 450×g 离心 1 min。使用注射器和针小心吸出上清液，并转移到新管。

5. 对于每个样品（450 μl），将来自步骤 2 和 4 的两种洗脱产物合并在一起。

6. 向来自步骤 5 的每个 450 μl 样品中加入 25 μl 4 M NaCl，向来自步骤 3 的 1.7 μl 4 M NaCl 加入 4 M NaCl 至 30 μl（来自子标题 3.3.3.，步骤 3）。在 65 ℃孵育所有样品 6 h（此时样品可以在 -20 ℃下储存过夜）。

7. 通过混合 10 μl 的 0.5 M EDTA、20 μl 1 M Tris-HCl（pH 6.5）和 2 μl 的 10 mg/ml 蛋白酶 K，为每个样品制备新鲜的回收缓冲液。向步骤 6 的每个测试样品中加入 32 μl 回收缓冲液，并将

2.12 μl 加入输入对照。

8. 将所有样品在 45 ℃下孵育 1 h。

9. 根据制造商的说明使用 QIAquick PCR 纯化试剂盒清洁 DNA，或进行酚 - 氯仿提取，然后用乙醇沉淀。

10. 从步骤 9 回收 DNA 并悬浮在 30 μl dH₂O 中。在 -20 ℃下保存样品以用于随后的 PCR 或 DNA 测序反应（见注解 13）。

4. 注解

1. 转染实验需要以下载体　含有感兴趣的启动子序列的 Firefl 荧光素酶报告载体（PGL3 碱性），不含启动子序列（PGL3 碱性）的阴性对照载体，阳性对照载体包含启动子序列，例如，在真核细胞中组成型活性的 SV40（例如，PGL3 启动子）和 Renilla 荧光素酶载体组成型表达海肾荧光素酶作为内部对照（例如，PRL-TK）。

2. 随后的转染需要高质量的 DNA。这通过从分光光度计读取的 A260/280 进行评价。确保值接近 1.8。

3. 用于检测荧光素酶表达的裂解物的确切量取决于靶启动子序列的活性，并且应该根据每个实验经验确定。

4. 如果使用没有两个注射器的发光计，则将 40 μl 的 LAR Ⅱ 试剂预先注入发光计管中。将裂解物加入到光度计管中并混合。将管放置在发光计上，并测量 Firefly 荧光素酶的活性。然后向同一管中手动或使用试剂注射器添加 40 μl Stop & Glo 试剂。混合稀释液并测量来自相同样品的海肾荧光素酶的活性。

5. 这可以通过使用市售的生物素 3′ 末端 DNA 标记试剂盒（例如 Pierce）或当由制造商（例如，Invitrogen）合成探针时进行 5′ 末端标记来在内部进行。

6. 蛋白质的产量在细胞类型之间变化，但对于在 75 cm² 培养物中生长的 HOS TE85 细胞，总蛋白质产量应当在 8～15 μg/ml 范围内。注意，冷冻的等分试样最适合单次使用，应避免冷冻 / 解冻循环。

7. 市售的微凝胶对于与小至中等大小的探针（<300 bp）的反应非常好。凝胶的百分比取决于探针的大小和结合的蛋白质的大小、数目和电荷。

8. 裂解物可以在 –80 ℃下冷冻储存直到进一步使用。

9. 您可能须改变 20 s 脉冲的数量，以将 DNA 断裂成不同的大小。剪切片段大小应为 100 ~ 1 000 bp 涂片，平均长度为 400 ~ 500 bp。一旦条件已经优化，保持细胞数量和所有上述步骤与后续实验一致。如果使用来自不同实验的样品，确保超声波探针在样品之间用 75% 乙醇清洁。

10. 根据 DNA– 蛋白质结合的丰度，可能须向染色质提取物中加入较少的 IP 稀释缓冲液，以使提取物更为浓缩。

11. 须要执行此步骤以减少非特异性结合。

12. 每个实验须要根据经验确定使用的抗体的量取决于蛋白质的丰度和蛋白质的抗体亲和力，还应制备其中一个无抗体的管作为阴性对照。

13. 在这一阶段可能有几种选择。例如，为了验证转录因子与细胞中感兴趣的基因启动子的结合，可以使用富集的 DNA 进行 PCR 反应，以扩增靶启动子区域在上述 IP 中使用针对转录因子的抗体。定量实时 PCR 测定可用于进一步定量结合。

参考文献

1. Strachan, T., and Read, A. P. (2011) Human Molecular Genetics. Garland Science, New York.

2. Das, P. M., Ramachandran, K., vanWert, J., and Singal, R. (2004) Chromatin immunoprecipitation assay. *Biotechniques* 37, 961-969.

3. Morrison, N. A., Yeoman, R., Kelly, P.J., and Eisman, J.A. (1992) Contribution of trans-acting factor alleles to normal physiological variability: Vitamin D receptor gene polymorphisms and circulating osteocalcin. *Proc. Natl. Acad. Sci. USA.* 89, 6665-6669.

4. Mann, V., Hobson, E. E., Li, B., Stewart, T.L., Grant, S .F., Robins, S. P., Aspden, R. M.,and Ralston, S. H. (2001) A COL1A1 Sp1binding site polymorphism predisposes to osteoporotic fracture by affecting bone densityand quality. *J. Clin. Invest.* 107, 899-907.

5. Jin, H., van t Hof, R. J., Albagha, O. M., andRalston, S. H. (2009) Promoter and intron 1polymorphisms of COL1A1 interact to regulatetranscription and susceptibility to osteoporosis. Hum. Mol. Genet. 18, 2729-2738.

6. Arai, H., Miyamoto, K. I., Yoshida, M., Yamamoto, H., Taketani, Y., Morita, K., Kubota, M., Yoshida, S., Ikeda, M., Watabe, F., Kanemasa, Y., and Takeda, E. (2001) The polymorphism inthe caudal-related homeodomain protein Cdx-2binding element in the human vitamin D receptorgene. *J. Bone Miner. Res.* 16, 1256-1264.

7. Leupin, O., Kramer, I., Collette, N. M., Loots, G. G., Natt, F., Kneissel, M., and Keller, H. (2007) Control of the SOST bone enhancer byPTH using MEF2 transcription factors. *J. BoneMiner. Res.* 22,1957-1967.

8. Garcia-Giralt, N., Enjuanes, A., Bustamante, M., Mellibovsky, L., Nogues, X., Carreras, R., ez-Perez, A., Grinberg, D., and Balcells, S. (2005) In vitro functional assay of alleles andhaplotypes of two COL1A1-promoter SNPs*Bone* 36, 902-908.

9. Naughton, C., MacLeod, K., Kuske, B., Clarke, R., Cameron, D. A., and Langdon, S. P. (2007) Progressive loss of estrogen receptor alphacofactor recruitment in endocrine resistance. *Mol. Endocrinol.* 21, 2615-2626.

第 17 章

从骨中提取核酸

Alun Hughes, Tracy L. Stewart, Val Mann 著

范东伟、宋纯理 译

摘要

在本章，我们提出了从整个骨组织和培养骨细胞的样品中提取 DNA 和 RNA 的方法，并描述了方法定量和定性测量提取的核酸。所描述的这些方案提供了适用于下游应用如定量 PCR 和基因芯片的高质量核酸。

关键词: RNA 提取、DNA 提取、RNA 定量、DNA 定量、RNA 完整性。

1. 简介

可以从骨中提取核酸用于基因表达的分析，在肿瘤或其他病理组织的分析中寻找体细胞突变，或者当其他 DNA 来源不可用时用于基因分型档案材料。从骨中提取足够纯度、丰度和质量的核酸存在许多问题，特别是在保持 RNA 的完整性上，这对于基因表达的精确测量是必需的。诸如分离速度和样品在分离之前如何储存的因素可极大地影响所制备的提取物的质量。例如，如果在样品从临床到实验室的运输中发生耽搁，可能导致 RNA 的降解，导致基因表达分析中的不一致和不可靠的结果。动物骨组织同样必须被适当地处理和储存以防止核酸降解。高纯度核酸对于许多下游应用的成功也是必不可少的。对于 DNA 和 RNA，这包括制备没有蛋白质或溶剂污染的样品，因为这两者都可能对后纯化处理的成功造成不利。对于基因表达工作，重要的是确保提取的 RNA 不含 DNA 污染，以避免在不区分 cDNA 和基因组 DNA 的随后的基于 PCR 的测定中造成假阳性结果。

已经公开了几种用于从培养的细胞和非矿化组织中提取 DNA 和 RNA 的方法 [1-4]。在这里，我们描述了从整个骨和骨细胞培养物中分离 DNA 和 RNA 的方法，其形式适合于许多下游应用，例如，PCR、DNA 测序、定量 RT/PCR 和基因芯片分析。

2. 材料

2.1. 设备

1. 低温磨粉碎骨样品（例如，SPEX 6770 Freezer / Mill，Wolf Laboratories，York，UK）。
2. 无菌手术刀、剪刀和骨刀。
3. 无菌 35 mm 组织培养板。
4. 19~20 G 针和 2 ml 注射器。
5. 研磨所用的臼和杵。
6. 用于测量核酸产量的分光光度计。
7. 用于测量 RNA 完整性的水平电泳槽。

2.2. DNA 提取

1. Tris- 饱和的酚（pH 7.8~8.0）（Sigma）。

2. 3 M 乙酸钠，pH 5.2。

3. Tris-EDTA　1 mM Tris/100 μM EDTA。

4. DNA 提取缓冲液　40 mM 柠檬酸钠、pH 7.0、
25 mM 月桂基肌氨酸钠、6 M 异硫氰酸胍。在
使用当天添加 7.2 μl β- 巯基乙醇 /ml 裂解缓冲液
（见注解 1）。

5. 热解法二氧化硅　从干燥或包埋的骨组织中提
取 DNA 所需的（子标题 3.3.）。

   （1）将 50 g 未灭菌二氧化硅（Sigma）悬浮于
100 ml 双蒸水中。搅拌 1 h，并允许在重力
下沉降 1 h。

   （2）吸出上清液，并在 6000×g 离心 10 min，使
玻璃沉淀。将沉淀重悬于 25 ~ 30 ml 双蒸水
中。

   （3）加入浓硝酸至 50%。在通风橱中煮沸并让
其冷却。

   （4）通过在 6 000×g 离心 10 min 来沉淀二氧化
硅。

   （5）用双蒸水洗涤沉淀，直到上清液的 pH 为 7.0。

   （6）将颗粒作为 50% 浆液储存在双蒸水中（见
注解 2）。

6. 二氧化硅洗涤缓冲液　10 M Tris-HCl，6 M 异硫
氰酸胍。

7. Hoechst 33258（见注解 3）。

2.3. DNA 提取

1. 试剂（InVitrogen，Paisley，UK）。

2. 琼脂糖。

3. TBE 缓 冲 液（50 mM Tris-HCl pH 7.8、50 mM
原硼酸、2 mM Na_2 EDTA）。

4. 6× Orange G 上样缓冲液 [0.2%（w / v）Orange
G，30% 甘油，0.1% SDS 的蒸馏水溶液]。

5. 溴化乙锭（5 μg/ ml）（见注解 4）。

6. RiboRuler™ 高范围 RNA Ladder（Fermentas）。

2.4. 一般试剂

1. DEPC 处理的水（0.1% 二乙基焦碳酸酯的水溶
液，在 37 ℃孵育 12 h，然后通过高压灭菌灭活）
（见注解 5）。

2. 氯仿。

3. 异丙醇。

4. 75% 和 100% 乙醇。

3. 方法

3.1. 从新鲜骨中提取 DNA

   该方法适合于从新鲜或新鲜冷冻的骨中提取基
因组 DNA 片段（高达 80 Kb）。应当注意，所得的
DNA 将源自原代骨细胞，例如，骨髓空间中的成
骨细胞、骨细胞以及其他细胞。

1. 在含有 PBS 的无菌容器中收集骨样品，并在
1 ~ 2 h 内运送到实验室（见注解 6）。

2. 将骨组织放在干净的玻璃培养皿中。使用骨切
割器切出一块测量约 1 cm^3 的骨，并转移到无菌
的 35 mm 细胞培养板。

3. 加入 1ml DNA 提取缓冲液，并用骨刀切碎组织，
直到获得浆液。

4. 将 500 μl 组织匀浆转移到两个螺旋顶锥形底部
的 1.5 ml Eppendorf 管中。

5. 向每个管中加入 1 体积的 Tris- 饱和的苯酚，然
后加入 1 体积的氯仿。通过倒置管几次或通过
摇动混合好。不要涡旋（见注解 7）。

6. 以 10 000×g 离心管子 20 min 以分离各相。

7. 将上清液转移到新鲜的离心管中，小心不要干
扰界面处的白色层。记录移液容积。

8. 向上清液中加入 1 体积的冰冷异丙醇和 0.1 体积
的 3 M 乙酸钠。充分混合并置于冰上 15 min。

9. 以 10 000×g 离心管子 20 min，沉淀 DNA（见
注解 8）。

10. 吸出并弃去上清液，小心不要打扰沉淀。用 1.75 ml
冰冷的 70% 乙醇洗涤样品，并在 10 000×g 离
心 5 min。

11. 重复步骤 10。

12. 小心地吸出上清液，让 DNA 沉淀物空气干燥
5 min。将 DNA 沉淀溶解在 10 ~ 50 μl 水或 Tris-
EDTA 缓冲液中，并通过分光光度法定量（见注
解 9）。

13. 将样品储存在 -20 ℃或更低温度下，直到进一
步使用。

3.2. 从培养的细胞中提取 DNA

1. 从培养的细胞中取出培养基并丢弃。

2. 用无菌 PBS 洗涤细胞层 2 次。

3. 吸出 PBS，加入 1 ml DNA 提取缓冲液 /75 cm^3 细胞。旋转裂解缓冲液，使所有细胞涂层。静置 1 min，并使用细胞刮刀分离细胞。

4. 将提取的细胞层转移到带有螺旋盖的圆锥形底 1.5 ml eppendorf 管中，以 500 μl 等分试样。吸取混合物上下溶解细胞。

5. 按照子标题 3.1. 中提取程序的步骤 5 — 12 进行操作。

3.3. 干燥或包被骨骼的 DNA 提取

干骨含有少量细胞材料，并且以下方法更适合于这些样品。该技术依赖于核酸吸附到二氧化硅的倾向[5]。基于该方法学的试剂盒是可获得的（例如，高纯试剂盒，Roche，Burgess Hill，UK）。

1. 使用液氮冷却粉磨机或液氮冷却样品，然后在研钵、杵或电动食品研磨机中研磨成细粉。

2. 将 500 μl DNA 提取缓冲液加入到干净的 eppendorf 中并置于冰上。小心地添加 100～500 mg 的骨粉到提取缓冲液，确保它润湿所有的粉末。

3. 将样品放置在冷室中的颠倒旋转器上 24 h。

4. 在微量离心机中以 10 000×g 离心样品 5 min，使骨粉沉淀。

5. 吸出上清液（含有 DNA），转移到新鲜的 eppendorf 管中。

6. 向上清液中加入 50 μl 热解法二氧化硅。在冷端室中放置在颠倒旋转器上 1 h。

7. 通过在 6 000×g 离心 5 min 沉淀二氧化硅（其含有吸附的 DNA），并弃去上清液（见注解 10）。

8. 向沉淀中加入 1 ml 二氧化硅洗涤缓冲液，倒置几次以重悬二氧化硅。在 6 000×g 离心 5 min，弃去上清液。

9. 将沉淀重悬在 95% 乙醇中以去除盐污染，并颠倒混合 2～3 次（见注解 11）。

10. 在 6 000×g 离心 5 min，吸出上清液并丢弃。

11. 重复步骤 9 和 10 一次。

12. 通过将沉淀重悬于高达 100 μl 的 10 mM Tris-HCl（pH 8.0）或蒸馏去离子水（pH >7.5）（见注解 12）中，从二氧化硅中洗脱 DNA。

13. 在 56 ℃下孵育样品 10 min。

14. 以 6 000×g 离心 5 min 以沉淀二氧化硅，并将上清液（其含有 DNA）吸入新管中，并在 -70 ℃或更低的温度下冷冻储存。

3.4. 从新鲜骨中提取 RNA

此方法使用 TRIzol® 试剂从新鲜骨中分离 RNA。所描述的方法集中于从骨中分离 RNA，但 TRIzol 可用于从单个骨样品中分离 DNA、RNA 和蛋白质。操作过程应在无 RNA 酶条件下进行（见注解 13）。

1. 在含有 PBS 的无菌容器中收集骨样品，并在 30 min 内运送到实验室（见注解 14）。

2. 使用无菌镊子将约 200 mg 的骨组织样品（见注解 15）置于 35 mm 无菌培养皿中。

3. 加入 1ml TRIzol® 溶液，用骨刀或剪刀将组织切成粗浆，然后用无菌手术刀切碎，直到组织匀浆（见注解 16）。

4. 小心地将匀浆转移到 2 ml 带螺旋盖的 eppendorf 管中，并置于冰上 5 min。

5. 在 4 ℃下将样品离心 12 000×g 10 min，并将上清液转移到干净的 2 ml 带旋盖的 eppendorf 管中（见注解 17）。

6. 使溶解物缓慢通过 19～20 G 针 4～6 次以剪切基因组 DNA 并降低样品的黏度。

7. 加入 0.1 体积的氯仿并剧烈摇动 15 s。

8. 在 4 ℃下以 10 000×g 离心 15 min。

9. 小心地将上清液（注意体积）吸入新鲜的 1.5 ml 锥形底部带螺旋盖 eppendorf，注意不要打扰界面（见注解 18）。

10. 向上清液中加入 1 体积的异丙醇，通过倒置管 5～6 次轻轻混合。

11. 在室温下孵育样品 10 min 以沉淀 RNA（见注解 19）。

12. 在 4 ℃下，10 000 g 离心 10 min 以沉淀 RNA（见注解 20）。吸出上清液并丢弃。

13. 用 1 ml 冰冷的 75% 乙醇洗涤 RNA 沉淀，4 ℃，10 000×g 离心 5 min。弃上清液。再次将离心管离心约 15 s，并从 RNA 沉淀物中吸出剩余痕量的乙醇。

14. 让沉淀物风干 3 ~ 5 min。不要过度干燥沉淀。

15. 将 RNA 沉淀溶于 10 ~ 30 µl 水中（见注解 21）。

16. 通过分光光度法（见子标题 3.8.）和凝胶电泳的完整性定量和评估洗脱的 RNA 的纯度（见注解 22）。

17. 在 -70 ℃ 或更低的温度下储存 5 ~ 10 µl 等分试样中冷冻的 RNA，直到进一步使用。

3.5. 从冻骨中提取 RNA

如果样品已被储存在 -70 ℃，则可以在提取方案之前在低温研磨机（Glen Creston，Middlesex，UK）中或通过研钵和研杵将其研磨成细粉末。

1. 使用低温研磨机、研钵和研杵将样品粉碎成细粉末（见注解 23）。

2. 将粉末转移到一个干净的 2 ml 带螺旋盖的 eppendorf 管，加入 1 ml TRIzol®（见注解 24），充分摇动管，并置于冰上混合充分。

3. 进行子标题 3.4. 中描述的 RNA 提取程序的步骤 5–17。

3.6. 从贴壁培养细胞中提取 RNA

1. 弃培养基。

2. 用无菌 PBS 洗涤细胞并弃去。

3. 每 75 cm³ 细胞加入 1 ml TRIzol®，并使其扩散到细胞层上。

4. 使用细胞刮刀分离细胞层，并将所得浆液转移到干净的 2 ml 螺旋盖 eppendorf 管中。

5. 进行子标题 3.4. 中描述的 RNA 提取程序的步骤 6–17。

3.7. 从非贴壁细胞中提取 RNA

1. 通过在 400 g 下离心 10 min 来沉淀细胞。

2. 吸出培养基并弃去。

3. 将细胞沉淀悬浮在 1 ml TRIzol® 中。

4. 进行子标题 3.4. 中描述的 RNA 提取程序的步骤

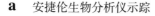
a　安捷伦生物分析仪示踪

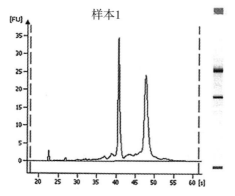
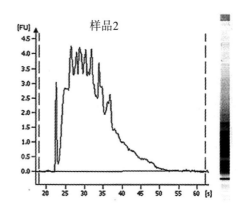

b　分光光度计结果

样品	260/280 比	260/230 比	总 RNA 浓度（ng/µl）
1	1.99	2.02	255.0
2	2.06	1.94	247.8

图17-1　从骨骼中提取的总RNA的安捷伦生物分析仪结果和分光光度计读数。根据子标题3.5.中的方案，从人类小梁骨的10 mm（H）×5 mm（D）核心提取RNA，包括在注解22中讨论的任选的基于柱的清除和DNase I处理。通过（a）Agilent Bioanalyser（见注解23）和（b）Nanodrop分光光度计测定分离的RNA的等分试样。注意，两种样品中的蛋白质或溶剂污染类似，分别由260/280和260/230比指示，并且两种样品的产率相似，尽管样品2在Agilent Bioanalyser痕迹上存在降解

6–17。

3.8. 通过分光光度法定量核酸

对于 DNA 和 RNA 可以通过分光光度法定量，这也可用于确定制备的样品中是否存在任何蛋白质或溶剂污染。然而，分光光度法不能评估核酸是否降解（见注解 22）。在此，我们提出了一种被用于大多数分光光度计的方法，但是专门的分光光度计，如 NanoDrop（Thermo Scientific），允许使用非常低的样品体积（约 1 μl）快速定量未稀释的 RNA 和 DNA 样品。NanoDrop 还提供了可用于检测蛋白质或溶剂污染的光谱扫描。来自使用上述方法获得的样品的示例分光光度计结果见图 17-1。这也突出了不仅检查产量和纯度，而且检查 RNA 完整性的重要性（见注解 22 和子标题 3.9）。

1. 在水中稀释 RNA 1/100 或 DNA 1/200。

2. 使用石英比色杯，用水将分光光度计空白。

3. 在 230nm、260nm 和 280 nm 处读取每个样品的吸光度。

4. 通过将 RNA 的 A_{260} 值乘以 40 ng/μl 或 dsDNA 的 50 ng/μl，然后乘以所使用的稀释因子，例如，对于 RNA，×200，×200，计算每个样品中存在的核酸的量（见注解 25）。

5. 计算 A_{260}/A_{280} 和 A_{260}/A_{230} 的比值，以分别确定蛋白质或溶剂污染的水平（见注解 26）。

3.9. 通过琼脂糖凝胶电泳评价 RNA 的完整性

重要的是评估分离的 RNA 的完整性，以验证提取不仅已经成功地分离了大量不含溶剂和蛋白质的 RNA（通过分光光度法测量），而且在保持 RNA 的完整性方面是成功的。可以通过分析琼脂糖凝胶上的 18 s 和 28 s 核糖体 RNA 的降解来快速达到目的。图 17-1 说明了检查 RNA 的完整性以明确保的重要性。图 17-2 显示了当在琼脂糖凝胶上分析时，未降解的高质量 RNA 的表现是什么样的，见以下所述。

1. 在 TBE 缓冲液加 0.5 μg/ ml 溴化乙锭以制备 1% 琼脂糖凝胶（见注解 4）。

2. 将 1~2 μg RNA 与 6×Orange G 上样缓冲液混

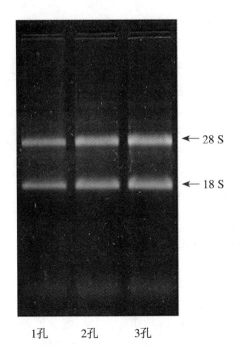

图17-2 从培养的小鼠颅盖成骨细胞提取的总RNA的琼脂糖凝胶电泳。根据子标题3.6.，从六孔组织培养板的一个、两个或三个孔中将RNA提取到1 ml TRIzol试剂中。定量后，根据子标题3.9将1 μg总RNA加载到琼脂糖凝胶上。可以通过不弥散28 S和18 S核糖体RNA条带来评估RNA的完整性，假设如果rRNA受到影响，则mRNA将被降解

合并加热 65 ℃ 5 min。

3. 将 RNA 梯度（例如，RiboRuler TM High Range RNA Ladder，Fermentas）与 6×Orange G 上样缓冲液相混合。

4. 在电泳槽的电极之间加载并在 TBE 中以 10 V/cm 运行凝胶。

5. 将图像凝胶并用数码相机在 UV 透射仪上显现条带。

4. 注解

1. 所有的化学品应为分子生物学级。溶液可以在 4 ℃下储存长达 3 个月。

2. 工作溶液可在 4 ℃下储存长达 1 周。储备溶液应在 –70 ℃下冷冻储存。

3. Hoechst 33258 是一种 DNA 特异性染料，可用于定量 DNA。通过在已知浓度下建立 DNA 的标准曲线并在 350～363 nm 的激发波长和 410～480 nm 的检测波长下在流量计中分析测试样品来实现定量。

4. 在实验室中可使用溴化乙锭的替代物，例如 SYBR® 安全 DNA 凝胶染色（Invitrogen）和结合 RNA 的绿色 Ⅱ。这些染料与溴化乙锭相比具有降低的致突变性以及更低的废物管理成本。虽然可以使用 UV 照射观察这些产品，但是可以使用 Safe Imager™ 蓝光透射仪系统（Invitrogen）以获得更好的结果。

5. 有一些争论是否要用 DEPC 处理的水，因为它可以抑制随后的酶介导的反应。如果这是一个问题，可使用 0.2 μm 过滤器过滤无菌蒸馏水。

6. 如果不立即开始 DNA 提取，则将样品冷冻在 -20 ℃或更低的温度下备用。

7. 涡旋震荡会导致长链 DNA 断裂。

8. 定位 eppendorf 管，以便可以确定 DNA 沉淀的位置。应在管的底部可见颗粒。

9. 将样品以 1/200 稀释于蒸馏水中的 DNA 中，并使用石英比色皿在 UV 分光光度计（见子标题 3.8.）中读取 260 nm 和 280 nm 处的吸光度。Hoechst 33258 染料也可用于定量 DNA。

10. 您可能希望将上清液保存在新管中，直到确定萃取已成功。

11. 不要简单地加入乙醇立即倒出。颗粒须要充分混合，使得乙醇可以渗透样品并溶解盐。

12. pH 必须高于 7.5，以便于从二氧化硅洗脱 DNA。

13. 处理样品时应随时佩戴手套，应准备好所有的溶液，以确保它们不含 RNA 酶。这涉及使用玻璃器皿、搅拌器和刮刀用 DEPC 处理的水制作用于 RNA 的溶液。这些器具已经用烘箱烘烤 2 h 以灭活 RNA 酶。更多的细节可以在 Sambrook 的文本中找到[6]。

14. 从任何组织提取 RNA 的主要挑战是在其被降解之前分离处于完整状态的核酸。如果在 30 min 内开始提取是不切实际的，应立即在液氮中快速冷冻骨，并在 -70 ℃或更低的温度下储存，直到使用。试剂如 RNAlater®（Invitrogen）可用于保存软组织或细胞沉淀数周，但可能不能充分渗透骨样品以灭活所有的 RNA 酶。在我们的经验中，最好是尽快对骨骼均匀分散提取缓冲液，然后快速冷冻匀浆，如上所述储存，而不是使用 RNA 保存缓冲液。

15. 过多的起始材料可能导致高度的 DNA 和蛋白质污染，因此，如果超过 200 mg 样品重量，您可能须按比例增加 TRIzol® 的体积。

16. 样品也可以使用 Precellys 均化器和具有大直径金属轴承管 MK28 均化。通过在 6 500 均质化 2×45 s 循环从小鼠分离的整个骨头产生高完整性的 RNA。研磨臼和杵也可用于新鲜骨，根据子标题 3.5.，通过在液氮中快速冷冻新鲜样品并在研钵中将其研磨成细粉末。

17. 具有高脂肪含量的样品，如从骨质疏松性股骨头获得的小梁骨样品，上浮的脂肪层可能含有核酸。应该将其丢弃。

18. 上层（透明）水层含有 RNA，并通过含有蛋白质和脂质的白色层与含有碎片和 DNA 的下层（粉红色/紫色）相分离。不要尝试完全去除水层，以尽量减少蛋白质或 DNA 污染的风险。

19. 此时样品可以在 -20 ℃下储存过夜。

20. 在 eppendorf 的一面标记是个好主意，因此您可以确定 RNA 沉淀在哪里。通过向异丙醇沉淀阶段中加入 10～100 μg/ml 糖原，小丸可以"膨化"以更容易检测。

21. 对于一些后续应用，可能须进行进一步纯化或 DNA 消化。如果是这样，可以使用 Qiagen RNase Free DNaseSet（Qiagen，West Sussex，UK），使用柱上 DNase 消化，在 Qiagen RNeasy Minikit 上进一步纯化 RNA。强烈建议采用这些附加步骤以制备适合于微阵列或定量 PCR 分析的 RNA。

22. 分光光度法不能测量 RNA 的完整性，这是进一步下游应用的重要考虑因素。应通过完整性测量来加强数量和纯度，如凝胶电泳（见子标题 3.9）或 Agilent Bioanalyser。生物分析仪是一种基于激光检测的系统，可以灵敏地测定片段大小并计算 RNA 的完整性（RIN），用于定量技术如 qPCR 或微阵列的 RNA 样品的质量控制（图 17-1）。

23. 可以将少量的液氮倒入杵中以保持低温。

24. 过多的起始材料可能导致高度的 DNA 和蛋白质污染，因此，如果样品重量超过 200 mg，您可能须按比例增加 TRIzol® 的体积。

25. 核酸在 260 nM 处具有最大吸光度，因此，分光光度法不能确定 RNA 样品是否没有 DNA 污染。

26. 如果分离样品没有蛋白质污染，则 A_{260}/A_{280} 的光密度读数应为 1.8 或更大，尽管这是基于溶解在 TE 缓冲液（10 mM Tris-HCl pH 8.0，1 mM EDTA）中的 RNA。在大多数光谱仪上，在水中产生的比率将趋于较低。A_{260}/A_{230} 比应为 >2.0 并给出溶剂污染的指示。溶剂污染可以抑制随后的基于酶的反应。

参考文献

1. Chomczynski, P., and Sacchi, N. (1987) Single step method of RNA isolation by acid guanidinium thiocyanate-phenol-chloroform extraction. Anal. Biochem. 162, 156-159.

2. Blin, N., and Stafford, D. W. (1976) A general method for isolation of high molecular weight DNA from eukaryotes. Nucleic Acid Res. 3, 2303-2308.

3. Kupiec, J. J., Giron, M. L., Vilette, D., Jeltsch, J. M., and Emanoil-Ravier, R. (1987) Isolation of high molecular weight DNA from eukaryotic cells by formamide treatment and dialysis. Anal. Biochem. 164, 53-59.

4. Bowtell, D. D. L. (1987) Rapid isolation of eukaryotic DNA. Anal. Biochem. 162, 463-465.

5. Vogelstein, B., and Gillespie, D. (1979) Preparative and analytical purification of DNA from agarose. Proc. Natl. Acad. Sci. USA. 76, 615-619.

6. Sambrook, J., Fritsch, E.F., and Maniatis, T. (2000) Molecular Cloning. A laboratory Manual. 3rd Edition, Cold Spring Harbour Laboratory Press.

第 18 章

通过定量 RT/PCR 分析骨中的基因表达

Alun Hughes 著

范东伟、宋纯理 译

摘要

本章介绍了使用逆转录聚合酶链反应技术定量骨细胞和骨组织中基因表达的方法。

关键词：PCR、定量 PCR、基因表达、RNA、骨病、骨质疏松。

1. 简介

聚合酶链反应（PCR）是一种可以通过使用序列特异性寡核苷酸引物[1]以指数方式扩增少量靶 DNA 的技术。在本章中，笔者描述了进行定量 PCR 的方法，连接到逆转录的步骤，从而允许分析感兴趣的细胞或组织中的基因表达水平。

1.1. 定量 PCR 的测定选择

与常规 PCR 一样，定量 PCR（qPCR）依赖于两个引物的扩增特异性。通过使用插入延伸期间产生的双链扩增子的荧光团（如 SYBR Green，图 18-1a），或通过使用 FRET（Förster 共振能量转移）的原理来产生实际拷贝数的替代物生成。当它们结合在正确位置（杂交探针）或当被 DNA 聚合酶的核酸外切酶活性水解时即发射预期波长的标记探针（序列特异性修饰引物）（水解探针，图 18-1b）。添加具有杂交或水解探针的第三修饰引物提供额外的特异性，尽管由于多个荧光团分子的结合，插入染料的灵敏度更高。

qPCR 测定系统的选择取决于可用于进行实验的资金。使用 SYBR Green 的测定比使用荧光标记的探针的那些便宜，并且在单个靶在一系列实验中重复测定的情况下是有用的。虽然荧光标记的探针比合成的探针更昂贵，但它们提供了比 SYBR Green 更高的特异性，并且对于一些靶标可以更具成本 - 效益。水解探针的另一个优点是它们可以多重化，并允许使用不同的荧光团在单个孔中分析几种基因的表达。几个公司提供"现成的"探针试剂盒（例如，来自 Applied Biosystems 的 TaqMan® 测定）或"自己动手"水解探针型测定（例如来自 Roche 的 Universal ProbeLibrary 系统），允许研究人员快速、方便地测量基因表达。

1.2. 转录的定量方法

定量 PCR 可以根据"绝对"或"相对"定量进行。大多数应用只须要相对定量，研究者想要确定特定靶基因的表达是否相对于内部对照或"管家"基因发生的改变进行相对定量。绝对定量包括测量感兴趣基因的转录物的确切数目。该标准曲线与由逆转录的"诱饵"mRNA、质粒、纯化的 PCR 产物或较不常见的合成寡核苷酸序列构建的标准曲线相关（见注解 1）。可以使用 delta-delta C_t 方法[2]在基本水平计算相对定量。该方法比较了基于感兴趣的基因和参考基因的表达的两个样品，返回描述其关系的倍数增加或减少值。虽然快速和方便，但这种方法假设所有的 qPCR 测定工作的效率是完美的。

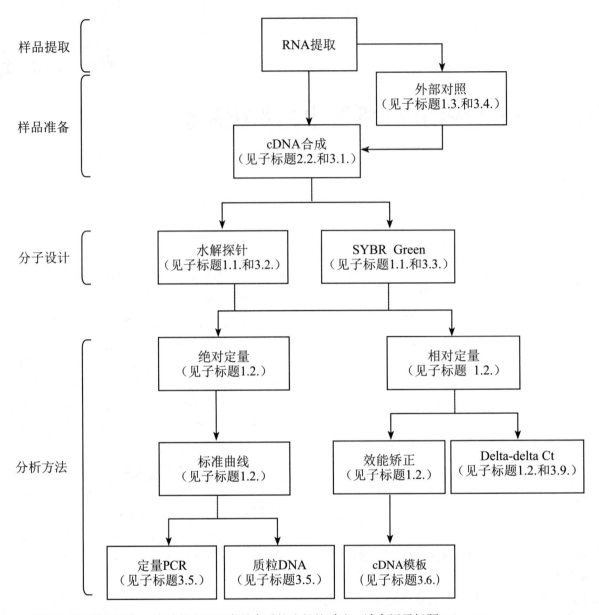

样品提取

样品准备

分子设计

分析方法

RNA提取

外部对照
（见子标题1.3.和3.4.）

cDNA合成
（见子标题2.2.和3.1.）

水解探针
（见子标题1.1.和3.2.）

SYBR Green
（见子标题1.1.和3.3.）

绝对定量
（见子标题1.2.）

相对定量
（见子标题 1.2.）

标准曲线
（见子标题1.2.）

效能矫正
（见子标题1.2.）

Delta-delta Ct
（见子标题1.2.和3.9.）

定量PCR
（见子标题3.5.）

质粒DNA
（见子标题3.5.）

cDNA模板
（见子标题3.6.）

图18-1　定量分析设计流程图。有关您应用程序最合适的途径的讨论，请参阅子标题1.1.—1.3.

对 delta-delta C_t 计算的修改是通过包括参考和目的基因的有效性的值，允许计算更准确的值 [3]。

1.3. 将目标基因的表达与内部控制关联

感兴趣的基因的表达水平也可以与内源参照（或"持家"）RNA 的表达水平相关。必须仔细选择参照 RNA，因为许多管家基因的表达可以作为细胞增殖和分化变化的结果而显著变化 [4,5]。为了补偿这一点，可以使用多个参考基因，并取平均值，然后将其用作于所关注的靶基因 [6] 表达水平的参照。或者，可以在逆转录之前将外源靶标掺入样品中并用作参考 [7]。使用外源对照的定量准确度取决于 RNA 转录物的准确定量和使用相同的起始量或 RNA 用于样品之间的 cDNA 合成。绝对定量通常根据 cDNA 合成前的 RNA 输入量或使用的 cDNA 量进行标准化每个反应，得到形式拷贝 /μg RNA 或 cDNA 的数据。然而，这依赖于 RNA 或 cDNA 的精确定量，并且在所有待比较的样品中假设相同的完整性或杂质。因此，这种策略通常不能令人满意，因此，通常使用其他形式的归一化来帮助提高绝对定量结果的信度，例如，用于校正上述相对定量实验的内源或外源对照。

1.4. 输入 RNA 的制备

起始 RNA 模板的质量和纯度对于 qPCR 至关重要。降解的样品可以严重损害所获得的结果的质量，并降低观察结果的相关性，而蛋白质或溶剂污染会对获得最终数据所涉及的酶促步骤产生负面影响，并导致假象[8]。因此，必须非常小心和注意标准化样品制备，以产生强大、可靠的数据。本章中的方案假定已经产生纯的、高完整性的 RNA。流程图 18-2 表示本章中的哪些章节适合您的特定应用。

2. 材料

2.1. 逆转录

1. 高品质 RNA。
2. 焦碳酸二乙酯（DEPC）处理的水　将含有 0.1% v/v DEPC 的水在 37 ℃下孵育 1h，然后高压灭菌以使 DEPC 失活（见注解 2）。
3. 无核酸酶的 PCR 管和过滤器吸头。
4. 2 μg/ml 随机寡核苷酸六聚体引物。
5. 10 mM 脱氧核糖核苷酸的水溶液（dNTP）。
6. 逆转录酶（例如，SuperScript™，Invitrogen，Paisley，Scotland）。
7. 与使用 FAM 染料相容的热循环仪，例如 Roche LightCycler®480（见注解 3）。

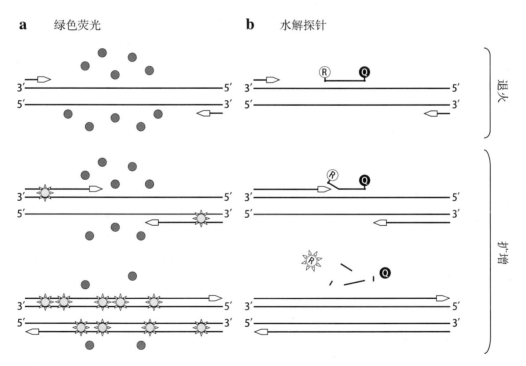

图18-2　常用的用于基因定量的qPCR测定法。将引物与模板DNA的每条链退火，允许DNA聚合酶（由空心箭头指示）的结合，随后在5'至3'方向延伸和合成两条新链。在延伸期间，SYBR Green结合到双链的小沟，其在激发时发射预期波长的荧光，参见图（a）。水解探针（b）须要使用在5'端标记有报告子（R）染料的特异性引物，其接近抑制预期荧光产生的3'猝灭剂（Q）。在水解探针反应混合物中使用的DNA聚合酶的外切核酸酶活性在延伸期间切割探针，从猝灭剂释放报告子并允许检测荧光

8. 定制寡核苷酸引物和标记的水解探针。

9. 与水解探针（例如，LightCycler®480 探针主混合物）或与 SYBR Green（例如，LightCycler®480 SYBR Green I Master Mix）相容的混合物。

3. 材料

3.1. 逆转录

在进行 PCR 之前须要逆转录步骤将 RNA 转化为互补 DNA（cDNA）。目前有用在与 qPCR 反应相同的管中进行逆转录反应的一些"一步法"试剂盒，但是本文提供的方法是用于产生足够的 cDNA 以用于测量多个转录物的单独的逆转录反应。

1. 将 2 μg RNA 分成两个无 RNA 酶的 PCR 管，并用 DEPC 处理的水将总体积调节至 11 μl。将其储存在冰上。

2. 向每个样品中加入 1 μl 的 2 μg/ml 随机六聚体引物。摇动管混合，并在离心机上脉冲，收集管底部的反应混合物（见注解 4）。

3. 在热循环仪上加热至 70 ℃，10 min，然后立即在冰上冷却 2 ~ 3 min。

4. 向每个试管中加入 4 μl 的 5× 反应缓冲液、2 μl 的 0.1 M DTT 和 1 μl 的 10 mM dNTPs 混合物。向一半管中加入 200 U SuperScriptII M-MLV 逆转录酶，或将等体积 DEPC 处理的水加入另一管中以产生无 RT 对照（见注解 5）。

5. 通过冲洗混合管，并通过在离心机上脉冲稀释在管底部收集反应混合物。

6. 在室温下孵育反应混合物 10 min。

7. 将管在热循环仪中加热至 42 ℃并保持 50 min，然后在 95 ℃保持 5 min，然后在冰上冷却 2 ~ 3 min。

8. 用 DEPC 处理的水将反应体积调节至 100 μl，在 -20 ℃储存或 4 ℃短期储存（见注解 6）。

3.2. 设计用于水解 qPCR 测定的引物和探针

许多公司提供现成的水解探针测定探针和引物，但是自己设计可能更经济，特别是如果它是须要经常使用的话。此方法使用 Rozen 和 Skaletsky[9] 的在线版本的开源 Primer 3 程序。

1. 从 Ensembl 数据库（http://www.ensembl.org/）或 GenBank 数据库（http://www.ncbi.nlm.nih.gov/nuccore/）下载 mRNA 序列，确保记录外显子 - 外显子边界。

2. 将序列粘贴到 Primer3 中（http://frodo.wi.mit.edu/primer3/）。

3. 如果有适当的物种库，选择"错误库（重复库）"。

4. 使用"["和"]"字符在相邻外显子的界面标记两个碱基。

5. 选中复选框以设计内部寡核苷酸。

6. 将产品尺寸范围设置为 70 ~ 150。

7. 保持"一般引物分离条件"以挑选最佳 T_m 为 60 ℃的引物。

8. 改变"Hyb Oligo（Internal Oligo）General Conditions"以返回杂交寡核苷酸，其最低、最佳和最高 T_m 分别为 65 ℃、68 ℃和 70 ℃。

9. 如果有合适的物种库，请选择"Hyb Oligo Mishyb Library"。

10. 单击"选择引物"，选择引物和探针的组合，其产生较短的产物大小，并且在左引物和杂交核苷酸之间具有至少一个碱基间隙。对杂交寡核苷酸具有 5¢"G"的抑制测定。

11. 用 BLAST 搜索引物和杂交寡核苷酸以确保特异性（http://blast.ncbi.nlm.nih.gov/Blast.cgi）。

12. 如果没有找到合适的测定法，重复该过程，使用"["和"]"字符选择不同的外显子 - 外显子边界（见注解 7）。

13. 从具有 HPLC 净化的信誉良好的供应商订购引物。使用 5′ FAM 和 3′ TAMRA，Dabcyl 或 Black Hole Quencher（如 BlackBerry®），杂交探针。

14. 继续进行 PCR，如子标题 3.7. 所述。

3.3. SYBR Green qPCR 测定引物设计

使用 SYBR Green 的定量 PCR 测定比使用水解探针的测定更灵敏，并且可以更便宜。然而，由于任何双链产物将有助于产生荧光信号，必须注意设计非特异性引物，其不产生非特异性产物或引物二聚体。

下面介绍的设计策略使用国家生物技术信息中

心的 Primer-BLAST 工具，使用 Primer 3 引物设计程序[9]：

1. 通过 Entrez Gene 网站（http://www.ncbi.nlm.nih.gov/gene/）获得您的基因的 RefSeq ID（见注解 8）。
2. 将 RefSeqID 插入 NCBI Primer-BLAST 工具（http://www.ncbi.nlm.nih.gov/tools/primer-blast/）上的 "PCR 模板" 框中。
3. 在 "引物参数" 部分中将产品大小范围设置为 80 ~ 200（见注解 9）。
4. 保持 "引物熔解温度" 以挑选最佳 T_m 为 60 ℃ 的引物。
5. 从 "外显子连接跨度" 下拉菜单中选择 "引物必须跨越外显子 - 外显子连接处"。
6. 在 "指定检查" 框中输入生物体种类，以允许自动 BLAST 搜索引物的特异性。
7. 单击 "获取引物"。
8. 从具有 HPLC 纯化的知名供应商订购引物（见注解 10）。
9. 继续如子标题 3.8. 所述进行 PCR。

3.4. 外源对照的制备

外源对照是被掺入所有样品中的完全外来转录物（例如来自不同领域或合成产生的），以产生可用于标准化的天然内源参考基因的替代物的靶。纯化的样品 RNA 被精确定量并与已知量的外源对照（如每微克样品 RNA 5×10^4 拷贝的外源对照）混合，产生可用于样品之间的 "常数"，用于标准化或测量由 RNA 样品的溶剂或蛋白质污染引起的 cDNA 合成的抑制。当通常使用的内源基因如 β-actin 可能由于药物治疗。细胞分化或组织变化的影响而产生错误结果时，外源性峰值是有用的。外源性控制可以根据已建立的内部制备技术[10] 或商业获得（例如 Agilent Technologies 的 Alien Reference RNA QRT-PCR Detection Kit）。

1. 在子标题 3.1. 步骤 1 中描述的 cDNA 合成组分中加入 10^5 拷贝 / 反应的外源 RNA 转录物。相应地减少水的体积。
2. 设计一个将使用子标题 3.2. 或 3.3. 中概述的原则扩增外源转录物的测定法。
3. 在 qPCR 分析之后，根据子标题 3.9 将所有的候选参考基因标准化为外源对照。合适的内源对照应当在所有样品中保持恒定的比率。

3.5. 制备用于绝对定量的外部参照曲线

可以使用各种方法产生 qPCR 的标准曲线，包括重组 RNA（recRNA）分子的产生（见注解 11），但是这里描述了从质粒 DNA 产生标准曲线的方法，因为这被认为是更多稳定、可靠的标准曲线生成方法[11]（见注解 12）。

1. 使用市售 cDNA 纯化试剂盒（例如 QIAquick PCR Purification Kit，Qiagen）纯化含有目标靶的质粒。
2. 通过分光光度法或 PicoGreen® 定量纯化的 PCR 产物或线性质粒丰度（见注解 13）。如果使用分光光度法，请注意，在 260 nm 处的吸光度值为 1 等于 50 μg/ml 的 dsDNA。无论使用什么方法，在 2 次或 3 次稀释下重复测量以提高准确度。
3. 通过以下公式计算样品的拷贝数 /μl：

$$\text{拷贝数 /μl} = \frac{6.022 \times 10^{23}（\text{分子数 /mol}）\times \text{DNA 浓度（g/μl}）}{\text{质粒或产物长度（碱基对}）\times 660D}$$

4. 准备系列稀释的质粒，得到合适范围的拷贝，用作子标题 3.7 或 3.8 中的标准曲线（参见注解 14）。

3.6. 制备用于相对定量的 cDNA 参考曲线

相对定量与绝对定量不同，无须使用从质粒或 recRNA 来源产生的标准曲线来计算拷贝数。然而，为了使用相对定量获得最准确的结果，必须计算使用的每种基因特异性测定的效率。每个测定的效率可以从一系列连续稀释的样品的斜率获得，产生 "标准曲线"，但使用任意值来定义每个稀释度之间的关系（见注解 15）。使用该方法，可以使用单个 cDNA 样品或 cDNA 库来校正与假定默认效率值为 2 相关的误差的相对定量数据。

1. 选择已知或怀疑表达您所感兴趣的基因的 cDNA 样品，或创建一个 cDNA 库用作参考曲线。
2. 连续稀释至少四个适合于您的转录物的可能丰度的稀释度的 cDNA（如高度表达的基因将在纯的、1/10、1/100 和 1/1 000 等稀释范围内检测到，或纯的、1/3、1/9 和 1/27 等可用于具有较低丰度的基因）。

3.7. 使用水解探针进行定量 RT-PCR

1. 移取每个 cDNA 样品 3 µl（RT 和无 RT 对照），对每个基因进行一式三份技术反应（见注解 16），以测量到适合您 qPCR 机器的白壁塑料板上（见注解 17）。

2. 将 3 µl 每种标准品一式三份移入平板中，加入三份空白孔，每孔含有 3 µl 水。

3. 为每个测定制备足够的主混合物加上 10%，以解决枪头尖端上的损失，允许每孔 20 µl 的总反应体积（17 µl 主混合物 +3 µl 标准品，样品或空白）。每个反应的示例主混合物显示在表 18-1 中。

4. 将 17 µl 主混合物加入板上的相关标准品、样品和空白孔中。

5. 在 qPCR 机器上运行 40 个循环，使用以下热循环条件：95 ℃，10 min；40 个循环（95 ℃、10 s；60 ℃，30 s）（见注解 18）。

6. 分析子标题 3.9. 中所述的数据。

3.8. 使用 SYBR Green 染料测定进行定量 RT-PCR

这些测定可能受到引物二聚体形成或引物错导事件的不利影响。 因为这种 SYBR Green 测定法应该总是使用熔解曲线评价（即随着温度从 65 ℃逐渐增加到 95 ℃，荧光的后放大监测），以确保只产生单个产物放大。如果在解链曲线分析中存在多个峰，则可以通过增加退火温度，或者特别是在引物二聚体的情况下，降低引物浓度来改进测定的特异性。

1. 移取每个 cDNA 样品 3 µl（RT 和无 RT 对照）到适合于 qPCR 机器的白壁塑料板上，每个待测量的基因一式三份。

2. 将 3 µl 每种标准品一式三份移入平板中，加入三份空白孔，每孔含有 3 µl 水。

3. 为每个测定制备足够的主混合物加上 10% 以考

表格 18-1　SYBR Green 和水解探针 qPCR 的实例反应组分

	SYBR Green 水解探针容积（µl）	容积（µl）
Light Cycler® 480 SYBR Green l Master（2 ×）	10	–
Light Cycler® 480 Probes Master（2 ×）	–	10
正向引物（10 µM）	1	1
反向引物（10 µM）	1	1
水解探针（2 µM）	–	1
PCR 级水	5	4

N.B.：这些是假设总体积为 20 µl 的实施例反应混合物，并且作为在 SYBR Green 和水解探针测定中使用的通用引物 / 探针浓度。其他测定混合物也可用，可以与大多数 qPCR 机器一起使用，但请参考向您提供具体试剂的供应商的指南。当创建"主混合物"时，请记住应包括 10% 额外的体积，以弥补移液器提示的混合物损失

表 18-2　SYBR Green qPCR 的实例热循环条件

循环数	步骤	温度	保持时间
1 ×	酶活化	95	5 min
40 ×	变性	95	10 s
	退火	平均 T_m 不低于 2~5 ℃	15 s
	扩增	72	（扩增长度 [b.p.]/25）s
1 ×	变性	95	10 s
	退火	65	1 min
	融化曲线	65~97	–

这些条件对于在 Roche LightCycler® 480qPCR 机器上使用 Roche 的 LightCycler® 480 SYBR Green I Master 酶混合物的 SYBR Green 测定很好，并且为了说明目的而呈现。 请参阅向您提供试剂的供应商的指南，了解酶和系统的适当条件，因为建议可能有所不同。

虑尖端上的损失，允许每孔 20 μl 的总反应体积
（17 μl 主混合物 +3 μl 标准品，样品或空白）。每
个反应的示例主混合物显示在表 18-1 中。

4. 将 17 μl 主混合物加入板上的相关标准品、样品
和空白孔中。

5. 在 qPCR 机器上运行 40 个循环，使用表 18-2 中
的热循环条件（见注解 18）。

6. 进行解链曲线分析以验证扩增是特异性的，而
不是由于引物二聚体或引导错误。绘制所产生
的熔解曲线数据的一阶导数（dF/d T）对温度。
特异性引物将产生单个强峰，而非特异性引物
将产生多个峰。引物二聚化将在较低温度下产
生"隆起"（见注解 19）。

7. 分析数据，如子标题 3.9. 中所述。

3.9. q-RT-PCR 数据分析

以下分析方法可以与任意单位或定量标准一起
使用，以基于使用内源或外源参照基因产生标准化
数据。或者，从 cDNA 模板的参考曲线产生的数
据可以用于计算每个测定的效率，如步骤 1 和 2，
允许基因表达的改变使用 Δ-ΔC 的 Pfaff1 修饰计
算 t 方法[3]，或插入到免费可用的 REST© 电子表
格（可从 www.gene-quantification.de/download.html
获得）[12]。在不存在标准曲线的情况下，可以通过
Δ-ΔCt 方法粗略计算基因表达的变化，如 Livak
和 Schmittgen[2]。Karle 等[13] 提供了对在所观察到
的变化中提供置信所需的独立生物重复的数量的深
入讨论（见注解 16），而对于进行 qPCR 数据的统
计分析几种适当方式的讨论可以在 Yuan 等的资料
中找到[14]。

1. 计算每个放大曲线的循环阈值（C_t）值（见注解
20）。

2. 分析每个基因特异性测定的标准曲线。计算由
cDNA（见子标题 3.6.）、质粒或 PCR 产物（见
子标题 3.5.）产生的每个标准曲线点的 C_t 值，
并对照对数拷贝数或任意单位绘图。每个测定
的效率可以通过使用公式 $E=10^{-1/斜率}$ 的标准曲
线的斜率来确定。

3. 基于进行的三次重复反应计算每个样品的平均
值和标准偏差（SD）。

4. 计算每个样品的变异系数（CV）：CV=SD/ 平

均值。

5. 通过将每个样品的 GOI 值除以相应参考值（见
注解 21）的值，将"感兴趣的基因"（GOI）数
据标准化为参考基因或外源对照（Ref）。

6. 计算商 CV 值　$CV_Q=(CV_{GOI}^2+CV_{Ref}^2)^{1/2}$。

7. 计算商的 SD　$SD_Q=CV_Q \cdot X$（其中 X= 您的
GOI/ 参考比率）。

8. 结果可以显示为 GOI/Ref ± SD Q，或根据需要
从校准器控制计算为倍数变化（见注解 22）。

4. 注解

1. 由于各种原因，通过 qPCR 准确测量转录物的数
目在技术上是困难的。首先，逆转录不是 100%
有效，并且不同 mRNA 靶标被逆转录的容易性
可以变化很大[15]。尽管 PCR 产物、质粒和合成
的寡核苷酸可以用于估计靶标丰度，但是它们
可能是高估的，因为它们不必经历 RT 阶段。

2. 有些人争论是否需要 DEPC 处理的水，因为它
可以抑制随后的酶介导的反应。如果这是一个
问题，可将无菌蒸馏水通过 0.2 μm 过滤器过滤。

3. 荧光素（FAM）具有与 SYBR Green 类似的激发
和发射最大值，目前市场上的所有 qPCR 机器都
能检测。

4. 随机引物提供大多数 mRNA 转录物良好的 3′/5′
覆盖，但将启动所有的 RNA 逆转录成 cDNA，
包括核糖体 RNA。Oligo-dT 引物仅启动 mRNA
的逆转录，但可能不提供完整的 3′/5′ 覆盖。通
过使用随机引物可更好地分析部分降解的 RNA。
基因特异性引物也可以用于确保麻烦的转录物的
逆转录。Nolan 等[8] 提供了关于如何评估逆转录
的最佳启动策略的实用建议。

5. 逆转录的效率在酶之间是不同的，因此，确保
在任何有待比较的样品之间使用相同的引发策
略和酶选择[15]。

6. 来自逆转录过程的污染物可以负面影响 PCR 反
应，因此，有时稀释的样品提供更准确和可靠的
结果。在定量实验之前，始终进行您的 cDNA
的稀释系列以滴定任何 PCR 抑制剂。

7. 对于可能发生不幸的情况，不能设计合适的内

部跨越测定。在这种情况下 RNA 样品将须要用 DNA 酶处理，并且每个样品必须包括无 RT 的对照，以排除由于扩增的假阳性结果污染基因组 DNA。

8. RefSeq ID 遵循 "NM_xxxxxx" 的格式，可以改用 FASTA 格式序列信息。

9. 最佳 SYBR Green 的测定长度为 150 bp。不建议使用长度超过 300 bp 的扩增子，但如果确实必要，也可以使用。

10. 脱盐引物在大多数 qPCR 测定中也能很好地起作用。

11. 质粒或纯化的 PCR 产物不受逆转录的低效影响，因此，应给出成功逆转录的转录物的量的值，而不是原始样品中的实际拷贝数。克服测量中的这种差异的一种方法是从每种感兴趣的基因的重组 RNA（recRNA）产生标准曲线，然后对每种 recRNA 进行与感兴趣的 RNA 样品相同的逆转录方法。使用重组 RNA 产生绝对转录物定量的标准曲线的方法可以在 Fronhoffs[16] 或 Bustin[17] 等的论文中找到。

12. 质粒可以比纯化的 PCR 产物更可靠地定量，并且对于长期储存更稳定。用于将纯化的 PCR 产物克隆到 pBAD-TOPO 质粒中的快速和方便的方法可以在 Whelan 等的论文中找到 [18]，尽管含有感兴趣的转录物的任何表达质粒是完全可接受的。在 qPCR 测定中用作标准曲线之前不须要使质粒线性化。Whelan 等 [18] 通过比较线性化完整的质粒，并且观察到所得定量没有显著差异。

13. 通过使用 PicoGreen® 可以获得基本上更准确的质粒或纯化的 PCR 产物的定量。使用此染料定量的试剂盒可从许多供应商获得。质粒稀释液可储存于 –20 ℃。稀释的纯化 PCR 产物可能不太稳定，并且对于每个 qPCR 测定，最好是从浓缩的储备物中制作新鲜的。

14. 例如，从 1×10^5 拷贝 /µl 至 10 拷贝 /µl 的 10 倍稀释系列应适用于保守基因。

15. 对于相对定量，最好使用尽可能接近测定的材料生成参考曲线。使用相同的逆转录方案产生的 cDNA 模板是理想的，并且将给出反应效率的最佳估计。

16. 技术重复不应与生物复制品混淆。四个独立的生物复制品将给予足够的信心以检测大约两倍的变化。这将随着您的生物系统的相对 "紧密度" 和预期在治疗或条件之间的基因表达的变化大小而变化。

17. 白壁板比透明孔有明显更好的荧光信号，提供的数据质量上的改进，远远超过与白孔中有效 "盲" 装载相关的不便。

18. 条件可能会有所不同，具体取决于您的 qPCR 机器和酶、探针和引物的选择。使用这些条件作为指导，但始终参考制造商的说明，以获得最佳结果。

19. 通过增加所用的退火温度或降低所用引物的浓度，可以减少引物二聚化对解链曲线的影响，但重要的是记住这两种选择都可能影响 PCR 反应的效率。如果引物二聚化只影响您的空白孔，那么它不一定是一个问题。显示多个峰的熔解曲线可以在琼脂糖凝胶上进行，通过溴化乙锭或类似物成像，并评估多个条带。熔解曲线侧面的一些 "驼峰" 可以看起来像两个产物，但实际上可以在扩增子的富含 A/T 的区域中呼吸。如果熔解曲线特征异常嘈杂，设计新的引物时通常是谨慎的。

20. 使用 Roche 仪器获得的 C_p（交叉点）值等于 C_t 值。C_t 值可以通过系统上可用的任何方法计算：罗氏系统使用二阶导数 Max，其适用于 S 形扩增曲线，而大多数其他系统主要使用任意阈值线的设置。不管您使用哪种方法，重要的是要保持一致。

21. 外源刺激（即在子标题 3.2. 中描述的那些）可以用作 "参考" 基因，以将潜在的内源性持家基因作为 "感兴趣的基因"。如果内源性和外源性之间的比率在样品和处理之间是一致的，则内源基因可以用作持家（或参考）基因。

22. 如果使用稀释的样品 cDNA 的参考曲线计算相对表达的方法，则单位是任意的。如果您使用这种方法，应该注意不要推断不同基因之间的差异：可以做出的唯一真正合适的比较是单个基因内表达的差异。

参考文献

1. Saiki, R., Scharf, S., Faloona, F., Mullis, K., Hom, G., and Erlich, H. (1985) Enzymatic amplifi cation of-globin genomic sequences and restriction site analysis for diagnosis of sickle cell

anemia. *Science* 230, 1350–1354.

2. Livak, K. J., and Schmittgen, T. D. (2001) Analysis of relative gene expression using realtime quantitative PCR and the 2-deltadeltaCT method. *Methods* 25, 402-408.

3. Pfaffl, M. W. (2001) A new mathematical model for relative quantifi cation in real-time RT-PCR. *Nucleic Acids Res*. 29, e45.

4. Thellin, O., Zorz, i W., Lakaye, B., De Borman, B., Coumans, B, Hennen, G., Grisar, T., Igout, A., and Heinen, E. (1999) Housekeeping genes as internal standards: use and limits. *J. Biotechnol.* 75, 291-295.

5. Dheda, K., Huggett, J. F., Bustin, S. A., Johnson, M. A., Rook, G., and Zumla, A. (2004) Validation of housekeeping genes for nomalizing RNA expression in real-time PCR. *Biotechniques* 37, 112-119.

6. Vandesompele, J., De Preter, K., Pattyn, F., Poppe, B., Van Roy, N., De Paepe, A., and Speleman, F. (2002) Accurate normalization of real-time quantitative RT-PCR data by geometric averaging of multiple internal control genes. *Genome Biology* 3, 34.

7. Gilsbach, R., Kouta, M., Bonisch, H., and Bruss, M. (2006) Comparison of in vitro and in vivo reference genes for internal standardization of real-time PCR data. *Biotechniques* 40, 173-177.

8. Nolan, T., Hands, R. E., and Bustin, S. A. (2006) Quantifi cation of mRNA using realtime RT-PCR. *Nat. Protocols* 1, 1559-1582.

9. Rozen, S., and Skaletsky, H. J. (2000) Primer3 on the WWW for general users and for biologist programmers. In: Krawetz S, Misener S (eds) Bioinformatics Methods and Protocols: Methods in Molecular Biology. Humana Press, Totowa, NJ, pp 365-386.

10. Bower, N. I., Moser, R. J., Hill, J. R., and Lehnert, S. A. (2007) Universal reference method for real-time PCR gene expression analysis of preimplantation embryos. *Biotechniques* 42, 199-206.

11. Pfaffl, M. W., Hageleit, M. (2001) Validities of mRNA quantifi cation using recombinant RNA and recombinant DNA external calibration curves in real-time RT-PCR. *Biotech. Letts.* 23, 275-282.

12. Pfaffl, M. W., Horgan, G. W., and Dempfl e, L. (2002) Relative expression software tool (REST©) for group-wise comparison and statistical analysis of relative gene expression results in real-time PCR. *Nucleic Acids Res.* 30, e36.

13. Karlen, Y., McNair, A., Perseguers, S., Mazza, C., and Mermod, N. (2007) Statistical analysis of quantitative PCR. *BMC Bioinformatics* 8, 131.

14. Yuan, Y. S., Reed, A., Chen, F., and Stewart, C. N. Jr. (2006) Statistical analysis of real-time PCR data. *BMC Bioinformatics* 7, 85.

15. Stahlberg, A., Hakansson, J., Xian, X., Semb, H., and Kubista, M. (2004) Properties of the reverse transcription reaction in mRNA quantifi cation. *Clin. Chem.* 50, 509-515.

16. Fronhoffs, S., Tozke, G., Stier, S., Wernert, N., Rothe, M., Bruning, T., Koch, B., Sachinidis, A., Vetter, H., and Ko, Y. (2002) A method for the rapid construction of cRNA standard curves in quantitative real-time reverse transcription polymerase chain reaction. *Mol. Cell Probes* 16, 99-110.

17. Bustin, S. A. (2000) Absolute quantifi cation of mRNA using real-time reverse transcription polymerase chain reaction assays. *J. Mol. Endocrinol.* 25, 169-193.

18. Whelan, J. A., Russel, N. B., and Whelan, M. A. (2003) A method for the absolute quantification of cDNA using real-time PCR. *J. Immunol. Methods* 278, 261-269.

第四部分

显微镜技术

第 19 章

啮齿类动物的组织形态计量学

Reinhold G. Erben, Martin Glösmann 著
王　红、宋纯理 译

摘要

骨组织形态计量学仍然是研究骨骼疾病的病理生理学和治疗作用的细胞机制的重要工具。本章我们回顾一下啮齿类动物骨组织的包埋、切片、染色和分析的方法。

关键词：骨骼、形态计量学、成骨细胞、骨重建。

1. 前言

骨组织形态计量学是用于评估骨疾病发生的机制、药物影响骨骼的作用机制和药物治疗对骨骼安全性不可或缺的工具。虽然高分辨率成像技术如μCT 可以提供关于骨量和骨结构很好的信息，但是它们目前不能向研究者提供骨骼中的细胞活性的信息。正确使用骨组织形态计量学可以为研究者提供关于骨结构、骨形成、骨吸收、骨矿化以及骨塑性和骨重建活性的大量信息。本章重点介绍啮齿类动物松质骨和皮质骨的组织形态学分析。本章中组织形态学参数的命名是基于 ASBMR 命名委员会提出的建议 [1]。在骨组织形态计量学中，大家公认"您的组织学质量决定了您的组织形态计量学的质量"。因为组织学质量是有意义的组织形态计量分析的先决条件。本章开始描述小鼠和大鼠骨骼标本如何包埋和染色以提供高质量组织学的"原始"材料。

我们使用两种不同的甲基丙烯酸甲酯（MMA）包埋方法，即常规方法和适合于组织化学和免疫组织化学的改良包埋方法。常规 MMA 包埋由于在聚合过程中产生的自由基通过共价修饰而导致包埋组织中酶活性和抗原决定簇几乎完全被破坏。因此，常规 MMA 包埋的骨组织不能用于组织化学或免疫组织化学。为了保存部分酶活性和组织对抗体的反应性，我们实验室采用了改良的 MMA 包埋方法 [2]。由于用抗酒石酸酸性磷酸酶（TRAcP）组织化学方法检测小鼠中的破骨细胞数量十分方便，我们使用在低温下进行聚合的改进方法包埋所有的小鼠骨骼。相反，除非须要进行组织化学或免疫组化，通常我们用常规 MMA 包埋方法包埋所有的大鼠骨骼。这两种包埋方法的组织学质量相差不大。

我们使用轮转式（Microm HM 355S 和 HM 360）和滑动式切片机（Leica Polycut S2500）进行切片。压片机干燥切片对获得最佳的切片质量十分重要。取样点的标准化对于实现可重复的结果和减少个体间的差异也是非常重要的。我们对大鼠的胫骨和椎体骨采用正中切面（图 19-1）。在小鼠中，大多数实验室都喜欢对股骨远端干骺端的松质骨进行组织形态计量学。虽然远端股骨的缺点是生长板的形状与近端胫骨相比更复杂（图 19-1），但小鼠胫骨的曲率使得更难以标准化切片平面，胜过其生长板几何形状更简单的优点。与大鼠相反，小鼠椎骨须要在额状面切片。否则，可用于分析的松质骨的量非常有限（图 19-1）。

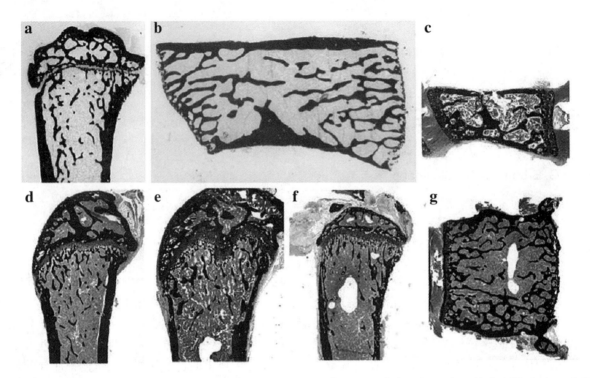

图19-1　大鼠和小鼠的骨骼切面，可见矢正中切面的大鼠胫骨近端（a）、大鼠腰椎（b）和小鼠腰椎（c）。小鼠股骨远端的矢正中切面（d）和矢-旁正中切面（e）的截面显示出了矢-旁正中截面股骨远端生长板的复杂几何形状。可见小鼠胫骨的正中矢状面（f）和腰椎的额正面切片（g）。（a—b）是5 μm切片没有复染的von Kossas染色，（c—d）是3 μm切片的von Kossa染色，McNeal's tetrachrome复染。原始放大率（a）×12，（b）×20，（c—g）×25

2. 材料

2.1. 切片、固定和包埋

1. 轮转式切片机（Microm HM 355S 和 HM 360）。

2. 滑动式切片机（Leica Polycut S2500）。

3. 水冷精密金刚石带锯（Exakt, Norderstedt, 德国）。

4. 压片机（Enno Vieth Mikrotome GmbH, Wiesmoor, 德国）。

5. 黏合剂环境实验箱 MK 系列（Binder GmbH, Tuttlingen, Germany）。

6. 氨丙基三乙氧基硅烷。

7. Loctite 420黏合剂（Henkel, Düsseldorf, Germany）。

8. 黏片机（Exakt）。

9. 微研磨系统（Exakt）。

10. 30％ H_2O_2。

11. 丙酮 - 异丙醇　50％丙酮（v/v）的异丙醇溶液。

12. 抗荧光淬灭封片剂（Serva）。

13. PFA　在 0.1 M 磷酸盐缓冲液、pH 7.4 中的 4％多聚甲醛。

14. 40％乙醇、70％乙醇和 96％乙醇。

15. 异丙醇。

16. 0.1 M 磷酸盐缓冲液，含有 10％（w/v）蔗糖，pH 7.4。

17. 二甲苯。

18. 过氧化苯甲酰（见注解 1）。

19. MMA 溶液 # 1　含有 20％（v/v）邻苯二甲酸二丁酯的甲基丙烯酸甲酯（例如 Merck 800590）。

20. MMA 溶液 # 2　含有 20％（v/v）邻苯二甲酸二丁酯和 1％（w/v）干燥的过氧化苯甲酰的甲基丙烯酸甲酯。

21. MMA 溶液 # 3　含有 20％（v/v）邻苯二甲酸二丁酯和 3％（w/v）干燥的过氧化苯甲酰的甲基丙烯酸甲酯（见注解 2）。

22. MMA 溶液 # 4　含有 35％（v/v）甲基丙烯酸丁酯、5％（v/v）苯甲酸甲酯和 1.2％聚乙二醇 400 的甲基丙烯酸甲酯。

23. MMA 溶液 # 5　含有 35％（v/v）甲基丙烯酸

丁酯、5%（v/v）苯甲酸甲酯、1.2%聚乙二醇 400 和 0.4%（w/v）干燥的过氧化苯甲酰的甲基丙烯酸甲酯。

24. MMA 溶液 # 6　甲基丙烯酸甲酯与 35%（v/v）甲基丙烯酸丁酯、5%（v/v）、苯甲酸甲酯、1.2%（v/v）聚乙二醇 400 和 0.8%过氧化苯甲酰（见注解 2）。

2.2. Von Kossa 和 McNeal 染色

1. 5%硝酸银蒸馏水（避光保存）。

2. 碳酸钠 / 甲醛溶液　9.5%甲醛（v/v）的 0.138 M 碳酸钠（见注解 3）。

3. Farmer 还原剂　在 10%硫代硫酸钠中加入 5%（w/v）亚铁氰化钾（见注解 4）。

4. 四色储备液　在 50%甲醇和 50%甘油的溶液中加入 0.1%（w/v）亚甲基蓝氯化物、0.16%天青 A 曙红、0.02%亚甲基紫（Bernthsen）（见注解 5）。

5. 四色工作液　在蒸馏水中加入 5%四色储备溶液。

2.3. 甲苯胺蓝染色

1. 缓冲液 I　8.22 mM 柠檬酸、2.1 mM 磷酸氢二钠，pH 3.7。

2. 甲苯胺蓝染色　在缓冲液 I、pH 3.7 中的 2%（w/v）甲苯胺蓝（见注解 6）。

2.4. 抗酒石酸酸性磷酸酶染色

1. 乙酸盐缓冲液　0.2 M 乙酸钠、50mM L（+）-酒石酸、pH 5.0。

2. TRAcP 试剂　向蒸馏水中加入 0.5%（w/v）萘酚 AS-MX 磷酸二钠盐和 1.1% Fast Red TR 盐（见注解 7）。

3. 0.1%苏木精（w/v）、0.02%（w/v）碘酸钠、5%（w/v）硫酸铝钾（12 H₂O）、5%（w/v）水合氯醛和 0.1%（w/v）柠檬酸（见注解 8）。

4. 0.2 M Tris-HCl 缓冲液，pH 9.0。

2.5. 黏合线染色

1. 含有四硼酸盐和甲酸的甲苯胺蓝　向蒸馏水中

加入 1%（w/v）甲苯胺蓝 O、1%（w/v）四硼酸钠和 0.1%（v/v）甲酸（见注解 9）。

2.6. 组织形态学分析

1. 显微镜　Zeiss Axioskop 显微镜和 Zeiss SV11 体视显微镜。

2. 数码相机　诊断仪器 Spot Insight CCD 相机。

3. Osteeoasure 交互式图像分析软件（Osteo Metrics）。

4. Zeiss Axio Vision 4.7 软件包。

3. 方法

3.1 骨组织样品的固定、脱水和浸润

　　以下固定和浸润步骤应使用磁力搅拌器在 4 ℃下进行。

1. 从骨骼中小心去除软组织（见注解 10）。

2. 通过在 40%乙醇（见注解 11）中浸泡 48h 或在 0.1 M 磷酸盐缓冲液（pH 7.4）中的 4%多聚甲醛（PFA）中 24 h 来尽可能快地固定组织样品。

3. 固定步骤完成后，将样品在含有 10%（w/v）蔗糖的 0.1 M 磷酸盐缓冲液（pH 7.4）中洗涤（见注解 12）。

4. 按照步骤 5–11 所详述，使用梯度乙醇和二甲苯中脱水，根据骨骼特性调节孵育时间（见注解 3）。

5. 在 70%乙醇中浸 1～4 天。

6. 在 96%乙醇中浸 1～4 天。

7. 在 100%丙 -2- 醇中浸 1～2 天，总共重复 2 次。

8. 在二甲苯中浸 1～4 天，总共重复 2 次。

9. 将样品在 MMA 溶液 # 1（常规组织学）或 MMA 溶液 # 4（组织化学和免疫组织化学）中平衡 2～4 天。

10. 将样品在 MMA 溶液 # 2（常规组织学）或 MMA 溶液 # 5（组织化学和免疫组织化学）中平衡 2～4 天。

11. 将样品在 MMA 溶液 # 3（常规组织学）或 MMA 溶液 # 6（组织化学和免疫组织化学）中孵育 2～4 天。

3.2. 制备用于组织包埋的玻璃小瓶

在本节中，我们描述如何准备用于包埋骨组织样本的含有聚合 MMA 的玻璃容器。所述步骤假定使用 25 ml 玻璃小瓶，但根据样品大小，可以使用更小的小瓶（见注解 14）。

3.2.1. 常规包埋

1. 在室温下制备新鲜的 MMA # 3 溶液。
2. 将 5 ml 聚合混合物倒入每个玻璃小瓶中。
3. 在顶部放置一个气密帽。
4. 在 40 ℃下孵育至少 24 h。
5. 将样品瓶室温下保存，待用。

3.2.2. 组织化学和免疫组化

1. 在冰上冷却 25 ml 玻璃小瓶。
2. 将 600 μl N, N- 二甲基 - 对甲苯胺加入到 100 ml 新鲜制备的预先冷却至 4 ℃并已搅拌几分钟的 MMA 溶液中。
3. 向每个玻璃小瓶中加入 5 ml 聚合混合物。
4. 用 N_2 或 CO_2 充分气化该小瓶 20 ~ 30 s，并在顶部放置一个气密盖。
5. 在 4 ℃下孵育至少 24 h。
6. 将样品瓶置于室温下，待用。

3.3. 常规组织学包埋

下面描述的这种聚合和包埋方案基于 Schenk 等[3] 以前公开的方法，并进行了一些改良。

1. 将子标题 3.1. 步骤 11 浸润的骨组织样品置于子标题 3.2.2.1. 准备的玻璃小瓶中，向每个小瓶加入一个骨组织样品及标签以区分样品。
2. 向小瓶中加入用 MMA # 3 溶液，并在小瓶上放置一个塑料盖，确保它的气密性良好。
3. 在 26 ℃水浴中孵育过夜。
4. 在 28 ℃下继续孵育 12 h，以 0.5 ℃的速度逐渐增加温度，继续孵育 3 天，最终温度为 31 ℃。
5. 将包埋的组织样品室温保存，待用。

3.4. 组织化学和免疫组化的包埋

此处我们介绍一种适合不脱钙骨组织样本的骨组织形态计量学、组织化学和免疫组织化学的包埋技术[2]。该方法也可用于软组织。注意，步骤 1 — 4 须要在冰上进行操作（见注解 15）。

1. 在冰上预冷子标题 3.2.2. 中制备的玻璃小瓶。
2. 向 100 ml MMA Ⅲ 溶液中加入 400 μl 冷却至 4 ℃并已搅拌过的 N, N- 二甲基 - 对甲苯胺。
3. 将上述溶液加入小瓶。
4. 将子标题 3.1. 步骤 11 中的浸润骨组织样品放入如子标题 3.2.2. 所述的准备好的玻璃瓶中，向每个瓶中加入一个骨组织样品及标签以区分样品。
5. 在小瓶上放置气密性良好的塑料盖。由于 MMA 被充满了顶部，所以不必对管进行气体加注。
6. 将小瓶转移至冷却装置（见注解 16），并在 -23 ℃下孵育 16 h。
7. 将温度从 -23 ℃逐渐升至 -22 ℃，保持 1 h 以上。
8. 将温度从 -22 ℃逐渐升至 -20 ℃，保持 46 h 以上。
9. 将温度从 -20 ℃逐渐升至 -18 ℃，保持 24 h 以上。
10. 温度从 -18 ℃逐渐升至 +2 ℃，保持 12 h 以上。
11. 将组织块保存在 -20 ℃，待用（见注解 17）。

3.5. 用于常规组织学分析的切片的制备

大鼠和小鼠皮质骨组织形态计量学的常见部位是股骨和胫骨。因为组织化学或免疫组织化学染色很少需要横断面，我们用子标题 3.2. 所述的常规 MMA 包埋所有标本。在大鼠中，我们通常使用在距胫腓连接处近 2 mm 处取样的胫骨。在小鼠中，我们使用从骨的近端和远端等距离的股骨中轴。然后如下所述用 H_2O_2 处理表面之后用甲苯胺蓝染色[4]，或如子标题 3.6. 中所述分析荧光标志物而不染色。

1. 将丙酮清洗过的玻璃片放入氨基丙基三乙氧基硅烷中 5 min，用蒸馏水冲洗，干燥。
2. 用切片机制备 3 ~ 5 个 150 μm 的切片。
3. 将切片用 Loctite 420 黏合剂黏到涂有 3- 氨基丙基三乙氧基硅烷的载玻片上。
4. 用微型研磨机磨片至终厚度为 15 ~ 20 μm。
5. 用丙酮 - 异丙醇擦拭切面。
6. 将切片置于 30% H_2O_2 中并搅拌 5 min。
7. 用自来水彻底冲洗。
8. 将切片置于甲苯胺蓝溶液中 60 min。
9. 用蒸馏水冲洗切片。

10.将切片风干 120 min。

11.用丙酮 - 异丙醇擦拭切片。

12.用 DePeX 封片并进行组织学分析。

3.6. 制备用于荧光标记分析的切片

1. 按照子标题 2.3. 所述的步骤 1–4。

2. 用 Fluoromount 封片并进行组织学分析。

3.7. Von Kossa 染色

这种染色可以将骨组织染成黑色而骨髓不能染色，因此具有很高的对比度，所以我们用来进行骨骼结构的图像分析。染色结束时避免脱水可以提高组织切片的质量，因此我们使用水性封片剂封片。

1. 将切片置于乙酸 2- 甲氧基乙酯中孵育 20 min，重复 3 次。

2. 将切片置于 70% 乙醇中 5 min。

3. 将切片置于 40% 乙醇中 5 min。

4. 将切片置于蒸馏水中 5 min，重复 3 次。

5. 将切片置于 5% 硝酸银溶液中, 避光, 5 ~ 10 min(见注解 18)。

6. 用蒸馏水洗涤切片，并重复 3 次。

7. 将切片置于碳酸钠 / 甲醛溶液中 2 min。

8. 用自来水冲洗切片。

9. 将切片置于 Farmer 还原剂中 30 s。

10.用流动的自来水冲洗切片 20 min。

11.在 Kaiser 甘油明胶中封片。

3.8. Von Kossa/McNeal 染色

此处描述了 von Kossa 染色联合 McNeal 的四色染色作为复染 [3]。它能明显看到矿化和未矿化骨间的非常明显细胞细节的区别。我们用这种染色来评估细胞和骨样参数，特别是在小鼠中。

1. 按照子标题 3.7. 步骤 1–10 中所述进行 von Kossa 染色。

2. 将切片置于新鲜的四色工作溶液中 20 ~ 60 min。

3. 用蒸馏水冲洗载玻片。

4. 用丙 -2- 醇冲洗 2 次。

5. 用二甲苯冲洗 5 min。

6. 用 DePeX 封片并进行组织学分析。

3.9. 甲苯胺蓝染色

在 Baron 等 [5] 所述的酸性 pH 下的甲苯胺蓝染色已经可以很好地看到细胞。合理应用时也可以很好地看到矿化骨和未矿化骨之间的区别。这是获得大鼠组织形态学测量细胞参数的最常用的染色。

1. 按照子标题 3.7. 中的步骤 1 — 4 去除 MMA。

2. 将切片置于甲苯胺蓝染色液中 10 min。

3. 将切片置于缓冲液 I 中 1 min，在吸水纸上干燥切片。

4. 重复步骤 3。

5. 将切片置于正丁醇 1 min，重复 3 次。

6. 将切片置于正丁醇 / 二甲苯中 1.5 min。

7. 将切片置于二甲苯中 1 min，重复 2 次。

8. 用 DePeX 封片并进行组织学分析。

3.10. 抗酒石酸酸性磷酸酶染色

该方法适用于子标题 3.4 中描述的改进 MMA 方法包埋的不脱钙骨组织 TRAcP 的组织化学检测。用此种染色方法鉴定破骨细胞，因为它们表达非常高水平的 TRAcP（见注解 19）。

1. 将切片在乙酸 2- 甲氧基乙酯中孵育 20 min，重复 3 次。

2. 将切片置于丙酮中 5 min，重复 2 次（见注解 20）。

3. 将切片置于蒸馏水中 5 min，重复 2 次。

4. 在室温下将切片置于 0.2 M 乙酸盐缓冲液（pH 5.0）中 20 min。

5. 向每个切片加入约 100 μl TRACP 试剂，并在湿盒中 37 ℃孵育 2 ~ 4 h。

6. 用蒸馏水冲洗。

7. 用 Mayer 苏木精复染 2 min。

8. 用蒸馏水冲洗。

9. 在自来水中冲洗 5 ~ 10 min。

10.用 Kaiser 甘油明胶封片。

3.11. 黏合线染色

该方法是对 Schenk 等 [3] 描述的表面染色技术的改进，用于鉴定大鼠和小鼠不脱钙骨组织切片的黏合线。采用该染色方法时不必除去包埋材料。

1. 将切片置于0.1%甲酸中45 s。
2. 用蒸馏水冲洗切片。
3. 在20%甲醇中孵育60 min。
4. 用蒸馏水冲洗。
5. 在甲苯胺蓝溶液中浸3 min。
6. 用蒸馏水冲洗。
7. 干燥120 min。
8. 用DePeX封片并进行组织学分析。

3.12. 松质骨组织形态计量学

大鼠松质骨组织形态计量学的标准位点是胫骨近端或股骨干骺端远端和腰椎椎体，但是位点的选择取决于动物的年龄以及动物是否骨质疏松（见注解21）。通常松质骨组织形态学测定在次级松质骨内进行。为了排除原始松质骨，距离生长板一定距离内的骨组织不做分析用（图19-2）。对此没有明确的规则，但有建议的标准如下面讨论。距离生长板1 mm的大鼠胫骨干骺端近端适合于2~3月龄的大鼠。超过约5个月龄时，可以使用0.5 mm。在9~12个月龄之后的大鼠中该值可以减小到0.25 mm。在鼠类股骨干骺端远端和胫骨干骺端近端，0.25 mm可适用于所有超过4周龄的大鼠。在腰椎中，上下生长板的0.25 mm距离适用于所有周龄的小鼠，0.5 mm适用于所有周龄的大鼠。在某些情况下，例如，在涉及使用抗吸收药物的实验中，从分析中排除的生长板下面的区域可以更大（见注解22）。为了排除内侧皮质骨重建活性，不论取样位点在何处，应当从

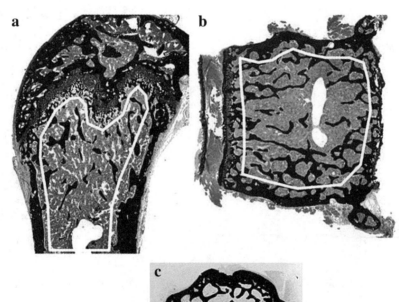

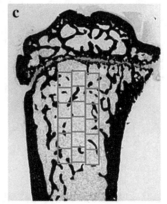

图19-2 松质骨组织形态计量学的测量区域。（a—b）用于自动图像分析的大体测量区域包括小鼠股骨远端矢状面中的大多数次级松质骨（a）和小鼠腰椎的正面切片（b）。测量区域距生长板和皮质骨表面的距离在两中骨中均约为0.25 mm。（c）大鼠胫骨近端在200放大倍数时交互式测量的典型区域。单个测量区域的尺寸为0.5 mm×0.5 mm，距离生长板0.5 mm。小鼠和大鼠骨骼切片的Von Kossa染色。原始放大率（a）和（b）×25，（c）×12

分析中排除距离皮质骨表面 0.25 mm 内的松质骨（图 19-2）。我们的实验室几乎对所有样品采用两步分析方法，除非骨矿化有问题（见注解 23）。第一步，我们在一个特定区域，或多或少包含整个次级松质骨的大范围内通过自动图像分析测量骨结构参数，例如，骨面积或骨小梁宽度（图 19-2）。因为这是一个非常快速的分析，每个切片仅需要约 3min，所以可以分析两个切片以减少偏差。对于图像采集，我们使用 Diagnostic Instruments Spot Insight CCD 相机联合物镜 2.5 倍的 Zeiss Axioskop 显微镜或 Zeiss SV11 体视显微镜。对于图像分析，我们使用 Zeiss AxioVision 4.7 软件包。

第二步，我们通过使用交互式图像分析系统进行的测量来评估骨转换。我们优选使用具有绘图附件的显微镜和配备有用于交互式测量 LED 光源的光标的数字化平板。测量区域由目镜之一中的正方形网格限定。因此，借助于 LED 照明的光标和绘图附件，可以通过显微镜来观察追踪切片的特征。这种配置的优点是，与屏幕上的测量相比，它更快，更准确，也更不费力。我们采用具有绘图附件的 Zeiss Axioskop 显微镜，以及用于后续配置的 OsteoMeasure 交互式图像分析软件。典型的测量区域如图 19-2 所示。

3.13. 骨结构参数评估

骨结构参数应使用 von Kossas 切片染色进行评估。这里描述的方法仅适用于骨量较少的样品（见注解 23）。根据样品大小，我们使用 2.5 倍物镜 Zeiss Axioskop 显微镜或 Zeiss SV11 体视显微镜进行图像采集。使用 Zeiss AxioVision 4.7 软件处理和分析图像。为了减小偏差，我们测量彼此间隔至少 100 μm 的两个切片。对两个测量取平均值用于进一步的计算。骨结构参数的分析涉及仅四个主要测量（表 19-1），但是从这些数据可以导出其他二维（2D）和三维（3D）参数。

二维参数，如每个组织面积的小梁数目、小梁面积和每个骨骼区域的小梁数目间接地反映了小梁网络的连接度。由 2D 数据计算 3D 参数骨表面、小梁厚度和小梁间的距离等参数是基于因子 $4/\pi$。这一因子是基于样本结构是各向同性的假设[1]。这

一模型的假设对于大鼠和小鼠的标准采样点显然是错误的（图 19-1）。因此，必须意识到在计算大鼠和小鼠松质骨的组织形态计量学 3D 参数时总是有一定的误差。组织形态计量学已经在很大程度上被 micro-CT 用于 3D 骨结构的分析所取代。因此，我们通常仅展示 2D 结构中的组织形态计量学数据。此外，我们通常将规计算的 Tb.Th、Tb.N 和 Tb.Sp 数据与通过 μCT 分析获得的数据进行比较。

3.14. 小鼠动态组织形态计量学分析

组织形态计量学是评价局部骨转换机制不可或缺的工具。对于小鼠研究，通常本部分所述的荧光标记和子标题 3.15 中所述的破骨细胞数量就足够了，因为这些反映了骨重建活性。仅在需要时分析骨质和矿化参数。尽管较老的小鼠确实具有骨重建活性，但是通常不在小鼠中评估基于骨重建的参数。动态骨组织形态计量学是基于对荧光标记的骨标本的分析，并用于评估骨形成和骨矿化速率。对于动态组织形态计量测定我们通常使用钙黄绿素双标记（图 19-3）。

表 19-1 原始和衍生的骨结构参数

主要参数
总面积（T.Ar；测量面积）
骨面积（B.Ar）
骨周长（B.Pm），a
骨小梁的数量（N.Tb）
2D 衍生参数
骨面积（B.Ar/T.Ar）= B.Ar/T, Ar × 100（%）
每个组织面积的骨小梁数（N.Tb/T.Ar）= Tb.N/T.Ar（no./mm²）
骨小梁面积（Tb.Ar）= B.Ar/N, Tb（mm²）
每个骨面积的骨小梁数（N.Tb/B.Ar）= N.Tb/B.Ar（no./mm²）
骨周长（B.Pm/T.Ar）= B.Pm/T, Ar（mm/mm²）
骨小梁宽度（Tb.Wi）= B.Ar/B, Pm × 2 000（mm）
3D 衍生参数
骨量（BV/TV）= B.Ar/T, Ar × 100（%）
骨表面（BS/TV）= B.Pm/T.Ar × 4/π（mm²/mm³）
骨小梁厚度（Tb.Th）= B.Ar/B, Pm × 2000 × π/4（μm）
骨小梁数量（Tb.N）= 4/π × 0.5 × B.Pm/T, Ar（no./mm）
骨小梁间距（Tb.Sp）= 1/Tb.N × 1000−Tb.Th（μm）

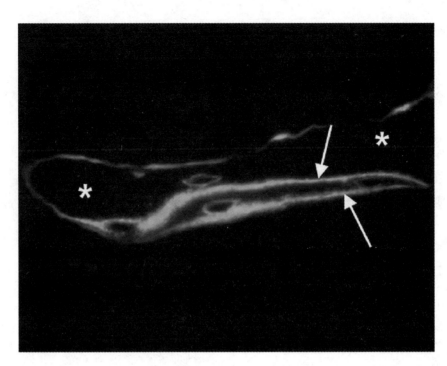

图19-3　钙黄绿双标记测量骨形成。未染色的3 μm切片在蓝色激发下观察到鼠松质骨中的钙黄绿素双标记（箭头）。矿化骨用星号标记。原始放大率×400

其他实验室使用两个不同荧光衍生的标志物进行双标。但是，我们发现，除非单个标志物中包含的信息已被使用[6,7]，否则两个不同的标志物没有任何优势。使用适当的标记间隔是非常重要的。为了避免大的标记逸出和影响采样误差，标记间隔必须尽可能短。对于这些误差的详细解释，请参考其他教科书[6,8]。在3~4周龄的小鼠中，我们使用1天的标记间隔；在6~12周龄的小鼠中使用2天的标记间隔，在老龄小鼠中使用2或3天的标记间隔[6]。对>3周龄的大鼠，我们使用5天的标记间隔[6]。

在大多数情况下对未染色切片可使用20倍物镜下交互式图像分析系统进行测量。初步测量参数是骨周长、矿化骨周长（mineralizing bone perimeter，M.Pm）和骨矿化沉积率（mineral apposition rate，MAR）。M.Pm.有两个可能的定义。M.Pm被定义为双标记周长（M.Pm = Db.Lb.Pm），或定义为 Db.Lb.Pm + 单标记周长的一半（M.Pm = Db.Lb. Pm+0.5×.Lb.Pm）。后面的表达式是数学上更正确的术语，是人类的标准[1]。然而，由于大鼠和小鼠的非特异性荧光标记是一个问题，我们只使用定义 M.Pm=Db.Lb.Pm。这个定义低估了真正的

M.Pm，但降低了由非特异性标记引起的错误的可能性。MAR（μm/d）由标记之间的平均距离除以标记间隔定义。MAR 可以通过沿着各个标记进行跟踪来间接测量，或者直接通过两点距离测量来测量。当存在更宽的"模糊"标记时，标记间的距离最好从标签的中点到中点测量[8,9]。我们主要使用间接法，因为 Db.Lb.Pm 和 MAR 是一次测量，这节省了时间。基于表面的骨形成率（bone formation rate，BFR）由 M.Pm 与 MAR、BFR/B 相乘来定义，BFR/M. Pm=BFR/BS=M.Pm/100×MAR（μm²/μm/d 或 μm³/μm²/d）。还有其他方法来表示 BFR，使用不同的指标，如组织体积或时间[1]。但是，我们常规使用 BFR/B.Pm 或 BFR/BS，因为它更好地反映了每单位骨周长/表面的骨形成强度。

动态组织形态计量学参数是成骨细胞合成基质及该基质后续矿化的功能性参数。因此，这些参数明显优于成骨细胞活性的任何形态学评价，例如成骨细胞周长或成骨细胞数。当使用抗吸收药物时，由于抑制骨转换而导致可能不存在荧光双标时，在评估动态组织形态计量学中可能出现特殊问题。如果缺乏双重标记，应如何得到 BFR？要排除由于

缺少标记而导致的技术问题，对其他部分和区域应该分析双重标记的存在。在骨骼中任何地方存在双重标记时表示动物标记正确。当动物正确标记并且双标记在采样点内不存在时，我们记录 M.Pm 和 BFR 为零，而 MAR 被视为缺失值。

3.15. 小鼠破骨细胞数量和骨吸收评价

与其他物种相比，小鼠中的破骨细胞通常更难以识别，因为大部分鼠由于骨吸收陷窝较浅，而且大部分破骨细胞是单核的。为了准确测量小鼠中的破骨细胞数量，使用 TRAcP 染色的切片十分重要。我们用 20 倍物镜计算在 TRAcP 染色切片上的小鼠破骨细胞参数。只有与骨接触的 TRAcP 阳性有核细胞被计为破骨细胞，而不是无核的破骨细胞或者髓腔内的 TRAcP 阳性细胞（图 19-4）。表 19-2 显示的是最常用的原始的和衍生的破骨细胞数和骨吸收的测量指标。

破骨细胞只存在骨表面。因此，破骨细胞数量最好是用每毫米骨周长表示（N.Oc/B.Pm）。事实上，

在骨质疏松动物中每组织面积（N.Oc./T.Ar）中的破骨细胞数量是非常具有误导性的。当存在大量类骨质时，由于破骨细胞只能吸收矿化骨，因此可用 Md.Pm=B.Pm– 类骨质周长（O.Pm）来表示每毫米矿化骨周长的破骨细胞数目。因此，不同组动物之间类骨周长不同时，N.Oc/Md.Pm（no./mm）是评价破骨细胞骨吸收活性的最佳指标。因为 TRACP

表 19-2 骨吸收的测量和衍生参数

原始参数
骨周长（B.Pm）
破骨细胞数（N.Oc）
破骨细胞周长（Oc.Pm）[a]
衍生参数
破骨细胞数目（N.Oc/B.Pm）= N.Oc/B.Pm（no./mm）（表面指示）
破骨细胞数（N.Oc/Md.Pm）= N.Oc /（B.Pm–O.Pm）（no./mm）
破骨细胞数（N.Oc/T.Ar）= N.Oc/T.Ar（no./mm²）（组织参照）
破骨细胞周长（Oc.Pm/B.Pm）= 破骨细胞表面（Oc.S/ BS）= Oc.Pm/B.Pm（%）

[a] 破骨细胞和骨表面之间的接触周长

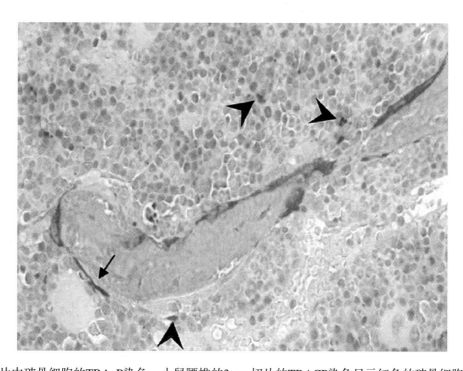

图19-4 鼠骨切片中破骨细胞的TRAcP染色。小鼠腰椎的3 μm切片的TRACP染色显示红色的破骨细胞。染色较浅的区域为核。与骨接触但不具有细胞核的破骨细胞轮廓（箭头）或不与骨接触的TRAcP阳性细胞（箭头）不被计为破骨细胞。该部分用苏木精复染。原始放大率×400

染色难以可靠地定量骨质，Md.Pm 必须计算如下：Md.Pm=B.Pm−B.Pm×O.Pm/B.Pm。类骨质覆盖骨的骨周长（O.Pm/B.Pm）的比例必须单独计算。只有在动物组之间类骨周长明显不同的情况下，计数每个矿化周界的破骨细胞数才有意义。

另外，每个破骨细胞的细胞核的数目以及破骨细胞的平均大小也可作为参数。但后面的参数仅在破骨细胞形态改变的情况下才有意义。

3.16. 小鼠骨矿化的评价

通常我们不在成熟骨组织中评价骨组织或成骨细胞参数。这些测量仅在骨矿化受损时才能提供有用的信息。我们使用 20× 物镜下 von Kossa 染色、McNeal tetrachrome 复染的切片进行评价。这种染色提供了矿化骨和未矿化骨组织之间非常可靠和清楚的区别（图 19-5）。表 19-3 总结了原始和衍生的测量结果。

类骨质周长和面积的增加不一定与受损骨的矿化有关，但也可以由无骨矿化引起骨形成的增加引起。骨宽度的增加或者更具体的 OMT 的增加表明了骨矿化受损。然而，许多受损骨矿化的小鼠模型的特征在于骨矿化的严重损伤（图 19-5），导致完

全无法进行荧光双色标记和 MAR 测量的值。因此，在这些小鼠模型中无法测定 OMT。但 OMT 通常是对骨矿化中的微小损伤的非常敏感的参数。

3.17. 大鼠动态组织形态学测定

步骤与子标题 3.16. 中所述的小鼠标本的测定方法相同。

3.18. 大鼠静态组织形态计量学评价

在骨组织切片中破骨细胞由于其典型的形态学和染色特征而容易识别（图 19-6），重建参数能提供大鼠活化频率及重建阶段变化的信息，因此，大鼠骨转换的静态组织形态计量学评价与小鼠不同。鉴于此，没有必要分析大鼠 TRAcP 染色的切片，但是我们通常会测量大鼠骨吸收陷窝周长，因为这对于确定吸收期是必要的。对大鼠的这种测量我们采用甲苯胺蓝染色切片和 20 倍的物镜。相对于 von Kossa/McNeal 染色，甲苯胺蓝染色的优点是矿化骨中的重建单位仍然可见（图 19-6）。虽然 von Kossa/McNeal 染色对于区分类骨质和矿化骨更可靠，但由于矿化骨被染成深黑色而看不到矿化骨

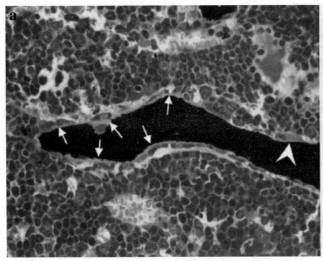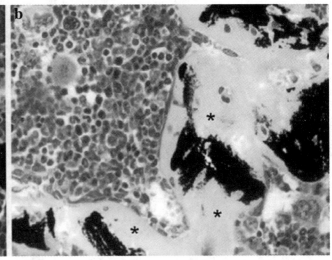

图19-5　小鼠骨切片中的类骨质。Von Kossa/McNeal染色明确标明了黑色矿化骨和苍白染色类骨质。（a）野生型小鼠的股骨远端松质骨中类骨质缝隙处（箭头）被成骨细胞覆盖。单核破骨细胞用箭头标记。（b）Hyp小鼠的远端股骨松质骨中严重的类骨质样变（星号）。Hyp小鼠是低磷血症，其特征为间接控制磷酸化成纤维细胞生长因子-23分泌的Phex基因中的功能缺失突变（磷酸盐调节基因，其与X染色体上的内肽酶具有同源性染色体）；切片厚度为3 μm。原始放大率×400

表 19-3　骨矿化的测量指数和衍生参数

原始参数
骨周长（B.Pm）
骨面积（B.Ar）
类骨周长（O.Pm）
骨质区（O.Ar）
成骨细胞周长（Ob.Pm）
类骨质宽度（O.Wi）[a]
衍生参数
骨质周长（O.Pm/B.Pm）= 骨质表面（OS / BS）= O.Pm/B.Pm × 100（%）
成骨细胞周长（Ob.Pm/B.Pm）= 成骨细胞表面（Ob.S/BS）= Ob.Pm/B.Pm × 100（%）
类骨质面积（O.Ar/B.Ar）= 骨质体积（OV/BV）= O.Ar/B.Ar × 100（%）
类骨质宽度（O.Wi）= O.Ar/O.Pm × 1000（μm）
类骨成熟时间（OMT）= O.Wi / MAR（d）
类骨质厚度（O.Th）= O.Wi × π /4（μm）

[a] 通常对于 O.Wi 通过类骨质面积和周长计算，但它可以通过每 50 μm 类骨质接缝取样直接测量两点之间的距离

的结构信息。因此，我们优选甲苯胺蓝染色用于分析大鼠骨组织中的结构参数。原始参数是骨周长、骨面积、类骨质区域、类骨质周长、成骨细胞周长、破骨细胞数、破骨细胞周长和骨吸收陷窝周长。与小鼠成骨细胞相比，大鼠成骨细胞通常更加明显（图 19-6）。因此，很难清楚地定义大鼠成骨细胞的形态学。我们只从成骨细胞周长的测量中排除非常扁平的细胞（图 19-6）。此外，我们只计数有核细胞作为破骨细胞，而不是破骨细胞轮廓（图 19-6）。

对于骨吸收陷窝周长的测量，我们采用最小深度为 3μm 的吸收陷窝以排除非常浅的骨吸收位点。大多数衍生参数与表 19-1 中列出的小鼠相同，加入或骨吸收周长（E.Pm/B.Pm）= 骨吸收面积（ES/BS）= E.Pm/B.Pm × 100（%）。

3.19. 大鼠骨重建参数的评价

对于基于重建的参数的计算，最重要的是确定骨小梁宽度，代表了完全骨重建区域壁宽的平均值（图 19-7）。我们使用 20 倍物镜在偏振光下观察的黏合线染色切片。骨小梁宽度可以通过沿着骨表面和重建区域的反转线测量，或者可以通过测量两点之间的距离来确定。在后一种测量方法中，测量标准是每个重建单位在反转线和骨表面之间垂直骨表面测量四对均匀分布的点（图 19-7）。为了得到可靠的数值，对每个样品我们至少测量 15 个重建单位的宽度。骨小梁宽度乘以 π /4 可以转换为 3D 骨小梁厚度（W.Th）。确定骨小梁宽度后，可以计算几个衍生参数（表 19-4）。

这些计算的原理依据是某一活动的表面程度与该活动所占据的时间段成比例。在啮齿动物中，仅使用活跃形成期，而不是基于调整后沉积率的形成期。后者包括所谓的"关闭"期（见注解 24）。与成骨相比，松质骨重建的相对比例随年龄增加而增加，特别是在四肢骨中[10]。因此，基于重建的参数通常在 ≥ 6 个月龄的大鼠中测量。

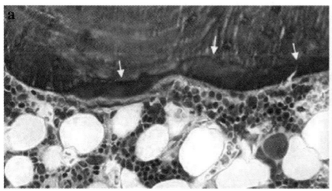
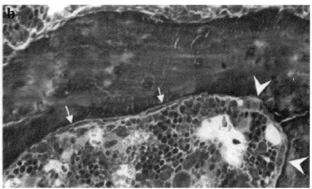

图19-6　大鼠松质骨切片的甲苯胺蓝染色。（a）在酸性pH下甲苯胺蓝染色矿化骨呈浅蓝色，使骨内的结构细节仍然可见（重建单位用箭头标记）。（b）成骨细胞位于大鼠松质骨薄层的类骨质连接处（箭头）。对破骨细胞用箭头标记。在酸性pH下大鼠腰椎5 μm切片的甲苯胺蓝染色。原始放大率×400

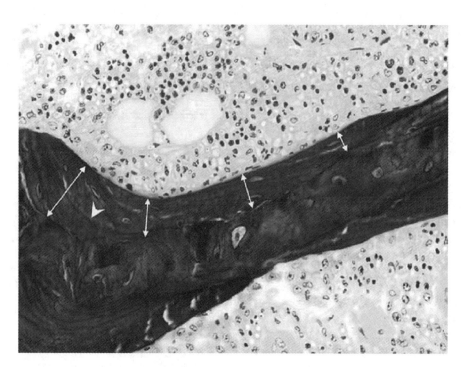

图19-7 基于重建的组织形态计量学参数壁宽的测量。壁宽是指单个重建单位中骨表面和扇形反转线之间的平均距离。用标记箭头的平滑的终结线是指重建单元内成骨细胞骨形成的暂时停止。大鼠腰椎表面黏合线染色的5 μm切片。原始放大率×400

表 19-4　大鼠基于重建的衍生参数

活跃形成期（FP）= W.Wi / MAR（d）
吸收期（Rs.P）= FP×E.Pm / O.Pm（d）
活跃吸收期（Rs.P act.）= FP×Oc.Pm/O.Pm（d）
反转周期（Rv.P）= FP×（E.Pm–Oc.Pm）/O.Pm(d)
重建期 = FP + Rs.P（d）
总周期 = FP×B.Pm/O.Pm（d）
激活频率（Ac.F）= 1 / Tt.P（no./y）

3.20. 皮质骨组织形态计量学

　　大鼠和小鼠皮质骨组织形态计量学的常见部位是股骨或胫骨中段。在小鼠中，由于与股骨干相比，胫骨更加脆弱易弯，因此我们大多使用股骨干，并且股骨干比胫骨更容易确定中段。我们用甲苯胺蓝染色的15~20 μm厚的切片测量结构参数（图19-8）。我们用Zeiss AxioVision 4.7图像分析软件量化横截面积（Tt.Ar）、皮质骨面积（Ct.Ar）、骨髓面积（Ma.Ar）、皮质骨厚度（Ct.Th）和皮质骨内孔隙的数量和面积（N.Po和Po.Ar）。我们使用Diagnostic Instruments Insight数码相机进行图像采集，对小鼠样品使用2.5倍物镜的Zeiss Axioskop显微镜，大鼠样品使用Zeiss SV11体视显微镜进行观察。我们直接测量源自股切片重心的90个半径的皮质厚度作为原始参数（图19-8）。除了Ct.Ar、Ma.Ar和Po.Ar的绝对值外，我们通常计算皮质骨和骨髓区域的相对值（Ct.Ar/Tt.Ar和Ma.Ar/Tt.Ar，%）以及皮质骨内孔面积（Po.Ar / Ct.Ar，%）。当须要比较不同大小的样品时，使用相对值。

　　为了评价成骨表面的骨吸收活性，可以测量皮质骨吸收周长（Ec.E.Pm/B.Pm，%）[11]。使用交互式图像分析系统10倍物镜观察分析皮质骨吸收周长的百分比。与松质骨类似，使用至少3 μm的临界值以排除表面磨损。我们使用Osteomeasure交互系统进行这种测量。

3.21. 骨外膜和骨内膜成骨

　　为了量化骨外膜和骨内膜的成骨速率，有必要测量两个表面上的矿化周长和矿物沉积率。与松质骨组织形态计量学类似，我们仅使用双标记的周长计算矿化周长（M.Pm/B.Pm = Db.Lb.Pm/B.Pm）。对

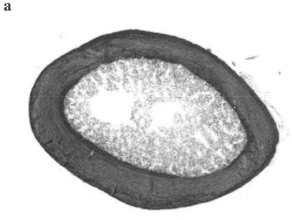
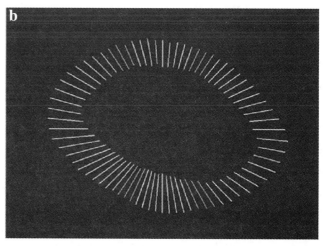

图19-8　小鼠皮质骨横截面和皮质骨厚度直接测量的形态学。（a）小鼠股骨中段甲苯胺蓝染色的横截面。（b）同一切片的二维图像，显示源自具有皮质骨环的骨切片重心的90个半径的截距。原始放大率×25

于大多数实验，测量一张切片就足够了。我们使用 Osteomeasure 交互系统，采用 10 倍、20 倍或 40 倍物镜，根据标记间的距离测量骨膜和骨皮质内矿化周长。大鼠和小鼠缺乏真正的 Haversian 重建。然而，药物或微损伤积累在大鼠中可诱导骨皮质内膜骨重建[12-16]。因此，很少有人对骨皮质内形成速率感兴趣。通过评估骨皮质内的 MAR 和 M.Pm/B.Pm 来测量类似于内皮质和骨膜的包膜。当骨外膜 BFR 在一项使用老龄小鼠和大鼠的研究中作为重要终点指标时，用于松质骨双标记的标记间隔可能在骨外膜表面导致不可分。因为与骨松质和骨皮质相比，此处的 MAR 可能低得多。为了解决这个问题，第二对标记可以使用更长的标记间隔，例如，在评价小鼠松质骨 BFR 骨膜表面的研究中，处死前第 11 天和 1 天注射茜素红，第 5 天和 2 天注射钙黄绿素。在年轻小鼠和大鼠中，由于骨外膜高 MAR，这通常不是问题。

4. 注解

1. 使用干燥器或通过干燥炉在 40 ℃下孵育来过氧化苯甲酰。干燥的过氧化苯甲酰应谨慎处理，因为它可能爆炸！

2. 使用前制备 MMA 溶液，至少搅拌 1 h，然后加入 N，N- 二甲基 - 对甲苯胺。

3. 每次使用前向 150 ml 0.138 M 碳酸钠中加入 50 ml 38% 甲醛来制备新鲜溶液。

4. 将 200 ml 10% 硫代硫酸盐中加入 10 ml 亚铁氰化钾制备新鲜溶液，1 h 内用完。

5. 将试剂混合并在 50 ℃水浴或烘箱中加热 12 h。在 37 ℃下再孵育 3 天，并过滤得棕色粉末。

6. 使用前过滤。该溶液可重复使用，用于染色多个切片。

7. TRACP 试剂须要新鲜制备，并在制备后 1 h 内使用。对于阴性对照，切片可以用添加萘酚 AS-MX 的 TRAcP 试剂染色。

8. 使用前过滤。该溶液可重复使用，用于染色多个切片。

9. 使用前过滤。该溶液可重复使用，用于染色多个切片。

10. 对于较大的骨如股骨和胫骨，打开骨髓腔有利于更好地固定和浸润。因此，我们建议对这些骨头应在骨干中切成两半，以方便固定。

11. 碱性磷酸酶活性对含醛固定剂非常敏感[16,17]。如果须要对骨中碱性磷酸酶活性进行组织化学分析，我们建议使用 40% 乙醇代替 PFA 固定。

12. 只有在样品已固定在 PFA 中时，才须要进行清洗步骤。

13. 脱水和浸润步骤的孵育时间取决于样本大小和动物的年龄。如样品较大，动物较老或者抗吸光剂处理过的动物样品应使用较长时间。年轻动物或者较小骨组织应采用较短时间。

14. 较小的玻璃小瓶也可用于较小的骨样品。在这种情况下，根据小瓶的尺寸成比例地调整 MMA 溶液的量。

15. 为了防止过早聚合或 MMA，关键的是在加入 N，N- 二甲基 - 甲苯胺之后的所有步骤在 4 ℃（在水冰上）进行，并且在将小瓶转移到冷却单元聚合前一定要在冰上预冷并保持在冰上。如果您有很多样品须要处理，我们建议每 2 h 制备新鲜的 MMA/N，N，N- 二甲基对甲苯胺溶液。

16. 在聚合期间的关键是精确地进行温度控制。我们使用 Binder 环境测试室来提供所需的复杂温度曲线。

17. 对于许多抗原，可以在室温下储存样品，但这须要根据具体情况经验确定。

18. 放置较长时间的硝酸银溶液需要的孵育时间较长。

19. 通过在方案的步骤 3 完成除去包埋材料后，切片在 37 ℃下 0.2 M Tris-HCl 缓冲液（pH 9.0）中孵育 1 h，可以增强 TRAcP 活性。

20. 重要的是，不要让切片变干。

21. 四肢骨松质骨骨质疏松是小鼠衰老的典型特征。因此，在老年小鼠或骨质减少的大鼠中，可能仅有非常少的松质骨留在胫骨或股骨中，分析松质骨转换几乎没有意义。为了避免这个问题，腰椎应该取自老年小鼠或骨质严重减少的大鼠。在骨质减少的动物中，可用于分析骨转换的松质骨是很少的。为了得到有意义的结果，我们测量大鼠中至少 20 mm 的松质骨周长，以及小鼠中 5 mm 的松质骨周长。如果有几个切片须要分析以达到这些最低要求，重要的是总是分析各个切片（所有切片中相同的测量区域）中的整个测量区域，而不仅仅是某个区域。仅分析某个区域可能引起测量偏差。

22. 在用有效的抗吸收药物治疗生长期动物的实验中，在软骨内成骨所产生的新骨可以在生长板下面形成密集的骨陷窝。这种在药物影响下沉积的骨区域通常被排除在松质骨分析之外。

23. 通常，大鼠和鼠松质骨中的非矿化骨（类骨质）的量非常低，在 1%~2% 的范围内。可以用子标题 3.11. 中描述的 von Kossa 染色切片的图像分析以测量结构组织形态计量数据的方法不包括类骨质。在不包含类骨质增加的量的情况下，误差在可接受范围内。然而，当骨矿化受到影响引起类骨质增加时，对切片的 von Kossa 染色的图像分析将产生错误的值。在后一种情况下，结构组织形态计量学数据须要对于小鼠按照子标题 3.15. 和对于大鼠按照子标题 3.17. 描述的交互测量来评估。

24. 在人类，调整后的沉积率（Aj.AR）通常用于计算形成周期。通过将 MAR 与 M.Pm/O.Pm 比值相乘得出 Aj.AR，并包含当成骨细胞暂时停止合成胶原时，在形成期间所谓的 OFF 期。这不适用于小鼠和大鼠，因为 M.Pm/O.Pm 在多数情况下 ≥ 1.0（17）。因此，对啮齿类动物我们只使用活跃形成期。

参考文献

1. Parfitt, A. M., Drezner, M. K., Glorieux, F. H., Kanis, J. A., Malluche, H., Meunier, P. J., Ott, S. M., and Recker, R. R. (1987) Bone histomorphometry: standardization of nomenclature, symbols, and units. Report of the ASBMR Histomorphometry Nomenclature Committee *J. Bone Miner. Res.* 2, 595-610.

2. Erben, R. G. (1997) Embedding of bone samples in methylmethacrylate: An improved method suitable for bone histomorphometry, histochemistry, and immunohistochemistry *J. Histochem. Cytochem.* 45, 307-313.

3. Schenk, R. K., Olah, A. J., and Herrmann, W. (1984) Preparation of calcified tissues for light microscopy. In Methods of calcified tissue preparation (Dickson, G.R. Ed.), pp. 1 56. Elsevier, Amsterdam.

4. Reim, N. S., Breig, B., Stahr, K., Eberle, J., Hoeflich, A., Wolf, E., and Erben, R. G. (2008) Cortical bone loss in androgen-deficient aged male rats is mainly caused by increased endocortical bone remodeling *J. Bone Miner. Res.* 23, 694-704.

5. Baron, R., Vignery, A., Neff, L., Silverglate, A., and Santa Maria, A. (1983) Processing of undecalcified bone specimens for bone histomorphometry. In Bone Histomorphometry: Techniques and Interpretation (Recker, R.R.Ed.), pp. 13 35. CRC Press, Boca Raton, FL.

6. Erben, R. G. (2003) Bone Labeling Techniques. In Handbook of Histology Methods for Bone and Cartilage (An, Y.H. and Martin, K.L.Eds.), pp. 99 117. Humana Press Inc, Totowa, NJ, USA.

7. Erben, R. G., Scutt, A. M., Miao, D. S., Kollenkirchen, U., and Haberey, M. (1997) Short-term treatment of rats with high dose 1,25-dihydroxyvitamin D3 stimulates bone formation and increases the number of osteoblast precursor cells in bone marrow. *Endocrinology* 138, 4629-4635.

8. Frost, H. M. (1983) Bone histomorphometry: choice of marking agent and labeling schedule. In Bone Histomorphometry:

Techniques and Interpretation (Recker, R.R. Ed.), pp. 37 32.CRC Press, Boca Raton, FL.

9. Frost, H. M. (1983) Bone histomorphometry: analysis of trabecular bone dynamics. In Bone Histomorphometry: Techniques and Interpretation (Recker, R.R. Ed.), pp. 109 131. CRC Press, Boca Raton, FL.

10. Erben, R. G. (1996) Trabecular and endocortical bone surfaces in the rat: Modeling or remodeling? *Anat. Rec.*246, 39-46.

11. Reim, N. S., Breig, B., Stahr, K., Eberle, J., Hoefl ich, A., Wolf, E., and Erben, R. G. (2008) Cortical bone loss in androgen-defi cient agedmale rats is mainly caused by increased endocortical bone remodeling*J. Bone Miner. Res.*23, 694-704.

12. Ibbotson, K. J., Orcutt, C. M., D Souza, S. M., Paddock, C. L., Arthur, J. A., Jankowsky, M. L., and Boyce, R. W. (1992) Contrasting effects of parathyroid hormone and insulin-like growth factor I in an aged ovariectomized rat model of postmenopausal osteoporosis*J. Bone. Miner.Res.*,7, 425-432.

13. Lauritzen, D. B., Balena, R., Shea, M., Seedor, J. G., Markatos, A., Le, H. M., Toolan, B. C., Myers, E. R., Rodan, G. A., and Hayes, W. C.(1993) Effects of combined prostaglandin and alendronate treatment on the histomorphometry and biomechanical properties of bone in ovariectomized rats*J. Bone Miner. Res.*8, 871-879.

14. Uzawa, T., Hori, M., Ejiri, S. and Ozawa, H. (1995) Comparison of the effects of intermittent and continuous administration of human parathyroid hormone (1 34) on rat bone. *Bone*16, 477-484.

15. Bentolila, V., Boyce, T. M., Fyhrie, D. P., Drumb, R., Skerry, T. M., and Schaffl er, M. B. (1998) Intracortical remodeling in adult rat long bones after fatigue loading. *Bone*23, 275-281.

16. Weber, K., Kaschig, C., and Erben, R. G. (2004) 1alpha-Hydroxyvitamin D2 and 1alphahydroxyvitamin D3 have anabolic effects on cortical bone, but induce intracortical remodeling at toxic doses in ovariectomized rats. *Bone*35, 704-710.

17. Erben, R. G., Eberle, J., Stahr, K., and Goldberg, M. (2000) Androgen defi ciency induces high turnover osteopenia in aged male rats: a sequential histomorphometric study*J. Bone Miner. Res.*15, 1085-1098.

第 20 章

原位杂交研究骨骼中的基因表达

Ina Kramer, Rishard Salie , Mira Susa, Michaela Kneissel 著

王　红、宋纯理 译

摘要

本章我们描述了一种检测小鼠骨的冷冻切片中的 mRNA 转录的方法。该方法使用 CryoJane®Tape-Transfer System 和地高辛（digoxigenin，DIG）标记核糖核酸探针进行非放射性原位杂交。

关键词：原位杂交、ISH、骨骼、组织学、基因表达、mRNA、转录物。

1. 引言

原位杂交技术（in situ hybridization，ISH）[1]是一种用于评估包括骨骼[2,3]在内的不同器官及组织中基因时间和空间表达的有效方法。它是将标记的核酸探针杂交到细胞、组织切片、整个标本组织及胚胎中。ISH 和其他评估基因表达的方法（如定量 PCR）之间的差异在于其对保持了形态的组织样品中的感兴趣的特定基因进行可视化。因此，如果转录丰度在不同的细胞类型中不同，则 ISH 可以用于确定感兴趣基因在不同细胞类型中的表达，并以半定量的方式进行评估。此外，ISH 常用于评估胚胎发育过程中细胞分化和组织成熟的时间过程中基因表达的时间变化[4]。ISH 的缺点是操作相对耗时，技术要求高，并且对于低丰度转录物的检测和定量基因表达分析的稳定性不如实时 PCR。在此我们描述了一种基于非放射性地高辛（DIG）标记的核糖核酸探针在用 CryoJane® Tape-Transfer System[5] 制作的小鼠骨的低温切片上进行的 ISH 方法。

2. 材料

2.1. 取样、固定、脱钙和包埋

1. 0.22 μm 孔径过滤杯。
2. 塑料剥离（plastic peel-away）包埋模具。
3. 氯胺酮和甲苯噻嗪。
4. 磷酸盐缓冲液　蒸馏水配制的 1 M 磷酸钠，pH 7.4。高压灭菌，室温下储存。
5. 固定　0.1 M 磷酸钠缓冲液（pH 7.4）配制 4%（w/v）多聚甲醛（PFA）。无菌过滤，在 4 ℃下最多储存 2 天，或者分装后在 -20 ℃长期储存（见注解 1）。
6. 脱钙溶液（见注解 2）。焦碳酸二乙酯（DEPC）处理的蒸馏水配制的 0.48 M 乙二胺四乙酸（EDTA），pH 7.4。无菌过滤，在 4 ℃下最多储存 4 周。
7. 不含钙和镁的 PBS 配制的 30 %（w/v）蔗糖。无菌过滤，4 ℃储存。

2.2. 组织切片

1. 带有 CryoJane® Tape-Transfer System（Instrumedics，St.Louis，MO）的组织切片低温恒温器。
2. 用于冷冻切片的一次性或永久性金属刀。
3. 在冷冻切片之前用手修剪冷冻的组织块的刀片。

4. 小画笔清沾刀。

5. 精细金属镊子。

6. CryoJane® 紫外（UV）光敏黏合剂涂布的载玻片（Instrumedics）。

7. CryoJane® 组织带和手动辊（Instrumedics）。

8. 显微镜盖玻片，24 mm×60 mm。

2.3. 制作 DIG 标记的核糖核酸探针

1. 5 μg 模板 DNA（见注解 3）。

2. 限制酶（见注解 4）。

3. DIG RNA 标记混合物（Roche）。

4. T3、T7 和 SP6 RNA 聚合酶（Roche）。

5. RNA 酶抑制剂（40 U/μl）。

6. DEPC 处理的水。

7. 无 RNA 酶 DNA 酶 I（Roche）。

8. 8 M LiCl。

9. DEPC 水配制 0.2 M EDTA，pH 8.0。

10.DIG- 标记的对照 RNA（Roche）。

11.琼脂糖。

12.TBE 缓冲液（50 mM Tris-HCl，pH 7.8，50 mM 原硼酸，2 mM NaEDTA）。

13.溴化乙锭。

14.培养皿。

15.100%乙醇。

16.70%乙醇。

17.蒸馏水配制的 20%（w/v）糖原。

2.4. 杂交、洗涤、探针检测和信号扩大

1. 金属滑动架、玻璃滑槽和染色容器。

2. 塑料滑动盒。

3. 杂交箱。

4. 1M Tris，pH 7.5 和 pH 9.5。

5. 蛋白酶 K 原液　蒸馏水配制的 10 mg/ml 蛋白酶 K。-20 ℃冷冻储存。

6. 蛋白酶 K 缓冲液　1 μg/ml 蛋白酶 K，向 0.05 M Tris 中加入 6.25 mM EDTA，pH 7.5。使用前加入蛋白酶 K 的储备溶液。

7. 乙酰化缓冲液　蒸馏水配制的 1.16%（v/v）三乙醇胺。

8. 20×SSC 缓冲液　3 M 氯化钠和 0.3 M 柠檬酸三钠（$Na_3C_6H_5O_7$）的 DEPC 水溶液，pH 7.0。高压灭菌。

9. 50×Denhardt 溶液　1%（w/v）Ficoll（400 型）、1%（w/v）聚乙烯吡咯烷酮和 1%（w/v）牛血清白蛋白水溶液。过滤灭菌，1～5 ml 等分 -20 ℃储存。

10.酵母总 RNA　25 mg/ml 蒸馏水溶液。等分后 -20 ℃冷冻。

11.杂交缓冲液　50%（v/v）甲酰胺，5×SSC，5×Denhardt 溶液，0.25 mg/ml 面包酵母 RNA，0.5 mg/ml 来自鱼精子的单链（ss）DNA 的蒸馏水溶液。准备 12 ml 等分，并存储在 -20 ℃。

12.50%甲酰胺的蒸馏水溶液。

13.B1 缓冲液　0.1 M 马来酸、0.15 M NaCl 的蒸馏水溶液、pH 7.5。高压灭菌，室温储存。

14.用于核酸杂交和检测的封闭试剂（Roche）。

15.10%（w/v）B1 缓冲液中的封闭试剂（见注解 5）。高压灭菌并保存于 -20 ℃。

16.B2 封闭缓冲液　向在 B1 缓冲液中加入 2%（v/v）的封闭试剂。在使用前用 10%原液新鲜制备。

17.与碱性磷酸酶缀合的抗 DIG 羊 IgG（抗 DIG-AP 抗体；roche）。用新鲜的 B2 缓冲液中制备 0.05%（v/v）工作稀释液，并保持在冰上直到使用。

18.B3 检测缓冲液　0.1 M NaCl，5 mM $MgCl_2$ 的 0.1 M Tris 溶液，pH 9.5。无菌过滤。

19.10%（v/v）Tween-20 蒸馏水溶液原液。

20.0.1%（v/v）Tween-20。使用前新鲜制备。

21.5- 溴 -4- 氯 -3- 吲哚基磷酸酯 /4- 硝基蓝四唑氯化物（BCIP/NBT）碱性磷酸酶底物试剂盒。

22.左旋咪唑。

23.B4 显影液（见注解 6）。

24.TE 缓冲液　0.01 M Tris，1 mM EDTA 的蒸馏水溶液，pH 8.0。

3. 方法

3.1. 取样、固定、脱钙和包埋

1. 腹腔注射氯胺酮 120 mg/kg 体重和甲苯噻嗪 25 mg/kg 的混合物麻醉动物。

2. 确认动物完全麻醉，如没有脚趾和眨眼反射。

3. 用 70% 乙醇在动物的腹部喷洒。

4. 用尖锐的剪刀从中腹部到喉咙依次小心地切开皮肤、腹部肌肉壁和胸腔。

5. 从胸腔中取出膈肌和腹肋，注意不要使心脏、肺或主要血管破裂。

6. 用锋利的剪刀穿刺心脏的右心房，小心不要损伤心脏的其余部分。

7. 以约 3 ml/min 的速度向跳动的心脏的左心室中缓慢注入 10 ml 预冷的 PBS（pH 7.4）以处死动物（见注解 7）。

8. 当放血完成后，用预冷的 4% 多聚甲醛灌注动物（见注解 8）。

9. 尽快取下待测的骨骼和任何其他组织（见注解 9）。

10. 解剖后立即将样品浸入预冷的 4% 多聚甲醛中并在 4 ℃的振荡平台上孵育。固定时间从 6 h 到 3 天，取决于动物的年龄和被分析的骨的类型（表 20-1）。

11. 固定完成后，将组织浸泡在 4 ℃的 PBS 中 30 min。

12. 将样品转移至脱钙溶液（见注解 10），并在 4 ℃的振荡平台上孵育，每天更换脱钙溶液至少 5 天，这取决于动物的年龄和被分析的骨的类型（表 20-2）。

13. 在预冷的 PBS 中冲洗样品 5 ~ 10 min。

14. 转移到 30% 蔗糖的 PBS 中并在 4 ℃振荡平台上 8 ~ 24 h。

15. 当蔗糖渗透完成时（参见注解 11）用纸巾除去多余的蔗糖溶液。

16. 小心地将样品置于用 OCT 化合物填充的塑料可剥离包埋模具中，并在干冰上冷冻（见注解 12）。

表 20-1　在 4 ℃下固定步骤的建议时间

小鼠年龄（天）	小鼠颅骨	小鼠长骨和椎骨
0~2.5	6 h	8~12 h（过夜）
3~7.5	8~12 h（过夜）	1 天
8~14.5	1 天	1~2 天
15~21.5	1~2 天	3 天
幼年和成年（> 21.5）	3 天	3 天

表 20-2　在 4 ℃下脱钙步骤的建议时间

小鼠年龄（天）	小鼠颅骨	小鼠长骨和椎骨
0~2.5	8~12 h（过夜）	1~2 天
3~7.5	1 天	3~5 天
8~14.5	3 天	3~5 天
幼年和成年（> 14.5）	3~5 天	3~5 天

3.2. 冰冻切片

1. 将 CryoJane® 组织贴片带、黏合剂涂布的载玻片、手压碾和冷冻的组织块放置在 -24 ℃的低温恒温器中，约 10 min 后取出（见注解 13）。

2. 如果需要，修剪不含任何组织的包埋块的侧面。

3. 将修剪好的组织块放入低温恒温块托架中的所需位置。

4. 在达到感兴趣的水平之前，以 10 ~ 20 μm 的增量切割组织。

5. 将切片厚度调整为 5 ~ 7 μm，将冷胶带粘贴到样品块表面上。

6. 将胶带的黏合剂侧放置在包埋好的冷冻样品上，并通过用手压碾施加压力确保其牢固地粘贴到组织块上。

7. 将胶带的下端升高到切割平面的上方，并以常规方式慢慢切片。

8. 用镊子将含有新切片的胶带转移到涂有黏合剂的载玻片上。

9. 用手压碾在胶带上施加压力，以确保切片牢固地黏合到载玻片上。

10. 从低温恒温箱中取出载玻片，将其放在手背上 1 ~ 3 s，重新放回低温恒温箱，再次用手压碾施加压力，以确保组织牢固地黏合到载玻片上（见注解 14）。

11. 将载玻片插入 CryoJane® 底盘，并用单个 UV 闪光灯处理，使载玻片的黏合剂涂层聚合。

12. 将玻片放在低温恒温器的最冷部分 2 ~ 3 min。

13. 在低温恒温器中，使用冷镊子小心地从载玻片上移除胶带的黏合剂背衬，保持分层的衬底黏附到玻片上，以防止切片与胶带脱落。

14. 将载玻片在室温下干燥至少 20 min，在 -20 ℃保存待用。

3.3. 含探针质粒的线性化

1. 使用适当的限制性内切酶在无菌微量离心管中将含有目标探针的 5 μg 质粒 DNA 在 100 μl 的反应体积中线性化（见注解 16 和 17）。

2. 在约 5 μl 消化的质粒旁边用未切割的质粒样品进行 1% 琼脂糖凝胶电泳，确认质粒是完全线性化的。

3. 通过向质粒中加入 100 μl 苯酚 / 氯仿 /IAA 来纯化线性化 DNA，并涡旋混合。

4. 将试管置于微量离心机中，10 000×g 离心 3 min。

5. 小心地将约 90 μl 的上层水相吸入新的无菌微量离心管中。

6. 加入 1 μl 糖原、45 μl 的 7.5 M 乙酸铵和 225 μl 100% 乙醇，并涡旋混合。

7. 将样品置于 -70 ℃或 -80 ℃冰箱中 15～30 min。

8. 将试管置于微量离心机中，室温下 10 000×g 离心 10 min。

9. 小心地吸出上清液，小心不要吸出 DNA 沉淀。

10. 向试管中加入 1 ml 70% 乙醇来洗涤沉淀，置于微量离心机中，并在室温下 10 000×g 离心 10 min。

11. 室温下干燥 DNA 沉淀约 5 min。

12. 将质粒悬浮于 10 μl DIG RNA 标记的无 RNA 酶的 1× 转录缓冲液。

13. 将 1 μl 重悬浮的 DNA 与已知浓度的 DNA 标志物一起进行在 TBE 缓冲液中的 1% 琼脂糖凝胶电泳，并估计质粒的浓度。

14. 将线性化的质粒在 -20 ℃下保存，待用。

3.4. 生成 DIG 标记的核糖核酸探针

1. 向无菌微量离心管中加入 1 μg 线性化质粒（子标题 3.3.，步骤 14）、2 μl 10× 转录缓冲液、2 μl DIG-NTP 标记混合物、0.5 μl RNAse 抑制剂、1.5 μl 适当的 RNA 聚合酶（T7、T3 或 SP6），加入 DEPC 水使反应体积达到 20 μl。

2. 通过在微量离心机中脉冲 10 s，收集底部的反应混合物。

3. 将反应混合物在 37 ℃下孵育 2～3 h（见注解 18）。

4. 向反应中加入 1 μl 无 RNA 酶的 DNAse I，并在

37 ℃下孵育 15 min。

5. 加入 2 μl 无 RNA 酶的 0.2 M EDTA 终止反应。

6. 加入 1.25 μl 8 M LiCl 和 75 μl 100% 乙醇。轻轻涡旋混合样品，转移至 -70 ℃或 -80 ℃冰箱 15～30 min 以沉淀 RNA。

7. 将样品放在微量离心机中，10 000×g 离心 15 min。

8. 小心地除去上清液，注意不要丢失 RNA 沉淀。

9. 向管中加入 1 ml 70% 乙醇以洗涤沉淀。

10. 将样品放在微量离心机中，10 000×g 离心 5 min。

11. 小心吸出上清液并丢弃。

12. 让 RNA 沉淀在室温下风干约 5 min。

13. 将 RNA 溶解于含有 0.4 U/μl RNA 酶抑制剂的 50 μl 蒸馏水中。

14. 在培养皿中制备含有几滴溴化乙锭的 1% 琼脂糖凝胶，并将 1 μl 核糖核酸酶溶液连同已知浓度的 DIG- 标记的对照 RNA 的系列稀释液直接点在凝胶表面上。

15. 通过比较点的强度与已知量的 DIG- 标记的对照 RNA，估计样品中存在的 DIG 标记的核糖核酸探针的量。

16. 将探针在 -20 ℃冰冻保存待用，可保存长达 12 个月。

3.5. 杂交

图 20-1 概述了涉及将载玻片浸入染色容器中或在湿盒中水平孵育步骤的顺序。除非另有说明，所有步骤在室温下进行。一般来说，在进行 ISH 时应包括阴性和阳性对照（见注解 19）。

1. 从冰箱中取出一份杂交溶液并在 37℃ 预热。

2. 将载玻片放在架子上，并将载玻片浸入 4% 多聚甲醛中 10 min。

3. 在 PBS 中浸泡洗涤载玻片 3 次，每次 3 min。

4. 将载玻片在含有 1 μg/ml 蛋白酶 K 的缓冲液中的放置 5 min。

5. 将载玻片放回 4% 多聚甲醛，孵育 5 min。

6. 在 PBS 中浸泡洗涤载玻片 3 次，每次 3 min。

7. 将载玻片置于磁力搅拌器顶部的含有乙酰化缓冲液的染色皿中。

8. 将载玻片保持在溶液表面正下方，向每 500 ml

乙酰化缓冲液加入 1.3 ml 乙酸酐，同时使用无菌磁力棒搅拌。孵育 10 min（见注解 20）。

9. 在 PBS 中洗涤载玻片 3 min。

10. 取出载玻片，水平放置在托盘中并用水浸湿的纸巾加湿。加入 800 μl 杂交溶液到每个载玻片，孵育 1 ~ 3 h。

11. 向 1 ml 杂交溶液中加入足够的 DIG- 标记的核糖核酸探针，得到 RNA 终浓度为 1.0 μg/ml 的溶液。

12. 将稀释的核糖核酸探针 / 杂交溶液置于 80 ℃ 5 min，立即转移至冰上 1 min。从冰中取出并置于室温下，直到添加到载玻片上。

13. 将浸泡在 50% 甲酰胺溶液中的折叠纸巾放在小塑料玻片盒的底部，作为加湿杂交盒（见注解 21）。

14. 除去预杂交溶液，并在载玻片的整个表面上加入 250 μl 核糖核酸探针 / 杂交溶液。小心地将玻璃盖玻片覆盖所有组织切片的顶部，避免产生气泡。

15. 将玻片水平放置在准备好的加湿塑料盒中。用胶带严密密封胶带，避免蒸发过夜，同时保持盒子竖直，以防止杂交溶液泄漏。将载玻片平行于地面水平放置，将盒子放置在预设为适当温度的杂交炉中（见注解 22），孵育过夜。

3.6. 洗涤、探针检测和信号扩大

1. 在有空载玻片架的有盖玻璃染色皿中，将 5×SSC 和 0.2×SSC 溶液水浴加热至 70℃（见注解 23）。

2. 将带有盖玻片的载玻片转移到 5×SSC 溶液中，并在 70 ℃下孵育 5 min。

3. 将载玻片从 5×SSC 逐一转移到 0.2×SSC 溶液（盖玻片应该在这一步自动脱落在 5×SSC 溶液中）。

4. 将载玻片在 70℃的 0.2×SSC 中孵育 1 h。

5. 取出水浴中含有载玻片的整个 0.2×SSC 染色皿，并使其在室温下冷却 5 min。

6. 将载玻片转移到 B1 缓冲液，并在室温下孵育 5 min。

7. 在湿盒中水平放置载玻片，用 800 μl 2% 封闭溶液覆盖，并在室温下孵育 1 h。

8. 将载玻片上的封闭溶液倒掉，用 700 μl 稀释的抗 DIG-AP 抗体溶液替换，并在室温下孵育 3 h 或在 4 ℃下在加湿托盘中过夜。

9. 倒掉每个载玻片上的抗体溶液，并将所有的载玻片转移到载玻片架。

10. 室温下用染色容器中的 B1 缓冲液中洗涤 3 次，每次 5 min。

11. 转移至 B3 缓冲液，并在室温下孵育 5 min。

12. 在湿盒中水平放置玻片，并在每个载玻片上加入 0.9 ml 0.1% Tween-20/B3 溶液。

13. 倒掉 Tween-20/B3 缓冲液，并用 600 μl B4 显色液替换。

14. 用铝箔盖住湿盒以封闭光，室温下孵育 12 h，在立体显微镜下定期监测信号扩大的进展（见注解 24）。

15. 当信号扩大到所需水平时，通过将载玻片转移到装有 TE 缓冲液的染色容器中的载玻片架上来终止反应。在室温下孵育 5 min。

16. 室温下将载玻片在蒸馏水中洗涤 10 min，并风干 10 ~ 20 min。

17. 通过向每个载玻片逐渐滴入约 350 μl Kaiser 的甘油明胶进行封片，4 ℃保存。

---

4. 注意事项

1. PFA 是有毒的，应穿戴个人防护装备并始终在通风橱中操作。

2. 通过使用 14.8 M 氢氧化铵而不是氢氧化钠溶液将 pH 调节至 7.4 来溶解 EDTA，因为 EDTA 溶解在氢氧化铵溶液中可导致骨样品更有效地脱钙[6]。

3. 具有克隆的 cDNA 或基因组编码序列的部分的质粒。具有用于产生核糖核酸探针的 T7、T3 或 SP6 聚合酶的识别位点的合适质粒可通过不同来源商购得。表达序列标签（EST、完整 cDNA 和 cDNA 片段）可以从 I.M.A.G.E 获得。（基因组及其表达的综合分子分析）（http://image.hudsonalpha.org/）。

4. 须要选择限制酶以在探针序列的 5′ 或 3′ 末端线性化质粒 DNA，以分别制备反义或有义核糖核酸探针。

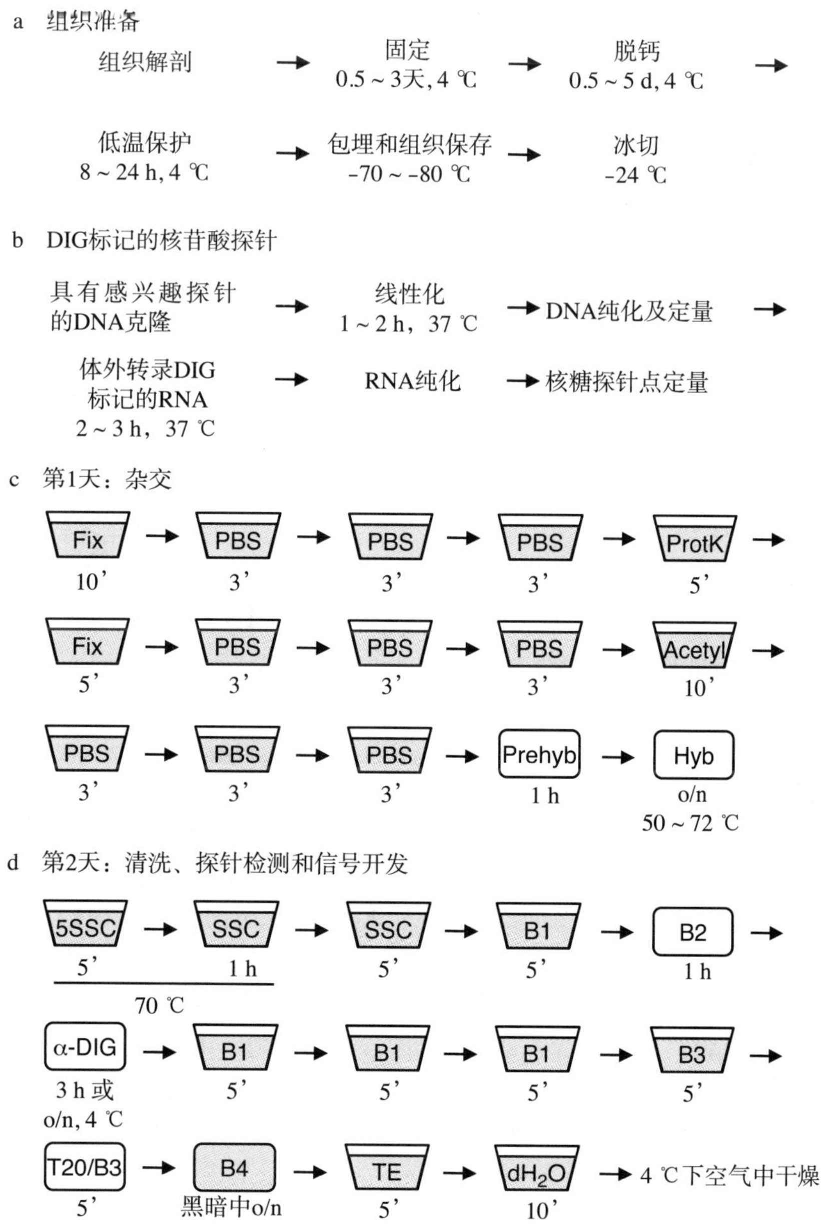

a　组织准备

组织解剖　→　固定　→　脱钙　→
　　　　　　0.5～3天, 4 ℃　　0.5～5 d, 4 ℃

低温保护　→　包埋和组织保存　→　冰切
8～24 h, 4 ℃　　-70～-80 ℃　　-24 ℃

b　DIG标记的核苷酸探针

具有感兴趣探针　→　线性化　→ DNA纯化及定量　→
的DNA克隆　　　　1～2 h, 37 ℃

体外转录DIG　→　RNA纯化　→ 核糖探针点定量
标记的RNA
2～3 h, 37 ℃

c　第1天：杂交

Fix → PBS → PBS → PBS → ProtK →
10'　 3'　　 3'　　 3'　　 5'

Fix → PBS → PBS → PBS → Acetyl →
5'　　 3'　　 3'　　 3'　　 10'

PBS → PBS → PBS → Prehyb → Hyb
3'　　 3'　　 3'　　 1 h　　 o/n
　　　　　　　　　　　　　　50～72 ℃

d　第2天：清洗、探针检测和信号开发

5SSC → SSC → SSC → B1 → B2 →
5'　　 1 h　　 5'　　 5'　　 1 h
　　　70 ℃

α-DIG → B1 → B1 → B1 → B3 →
3 h 或　 5'　　 5'　　 5'　　 5'
o/n, 4 ℃

T20/B3 → B4 → TE → dH₂O → 4 ℃下空气中干燥
5'　　黑暗中o/n　 5'　　 10'

图20-1　ISH的示意图。具有孵育时间的处理步骤顺序的ISH示意图显示从组织（a）和核糖核酸探针（b）制备开始，随后是第1天的实际杂交（c），以及洗涤、探针检测和第2天的信号扩大（d）。在染色容器中的载玻片的浸润步骤用梯形指示，在湿盒中的载玻片的水平孵育用矩形描述。如果没有另外指出，所有的步骤在室温下进行。缩写：α-DIG：抗-DIG-AP抗体；乙酰基：具有新加入的乙酸酐的TAE乙酰化缓冲液；B1：B1缓冲液；B2：B2封闭缓冲液；B3：B3检测缓冲液；B4：B4显影液；dH₂O：蒸馏水；固定：4%PFA固定；Hyb：加有探针的杂交溶液；o/n：过夜；PBS：磷酸盐缓冲液；Prehyb：不含探针的杂交溶液；ProtK：蛋白酶K缓冲液；5×SSC：5×SSC缓冲液；SSC：0.2×SSC，T20/B3：在B3缓冲液中的0.1%Tween-20；TE：TE缓冲液

5. 为了制备阻断试剂储备溶液，将溶解阻断试剂溶解在 B1 缓冲液中，同时在加热块或微波炉中振荡和加热。

6. 为了制备 B4 显影溶液，首先将 BCIP/NBT 碱性磷酸酶底物试剂盒中的所有试剂通过涡旋混合以溶解在储存时可能形成的潜在沉淀物。接下来加入 6 滴 NBT 溶液（试剂 1）至 15 ml B3 缓冲液中，涡旋混合均匀。然后向溶液中加入 6 滴 BCIP 溶液（试剂 2），并通过涡旋再次充分混合。接下来向溶液中加入 3 滴左旋咪唑（内源性碱性磷酸酶的抑制剂）并涡旋混合均匀。最后，向溶液中加入 0.05 ml 10％ Tween-20 原液。抗体结合的碱性磷酸酶氧化 BCIP 成靛蓝，并还原 NBT 成 NBT-diformazan。最后，反应产物形成水不溶性深蓝色至品红色沉淀物，与抗 DIG-AP 抗体结合到杂交的核糖核酸探针的量成比例。

7. 对于不同大小的动物，根据各自的体重确定 PBS 的量。当血液从体内流出时，肝从深红色变成黄色，表明灌注成功。

8. 成功灌注固定后的动物应该是僵硬的。

9. 我们通常取股骨、胫骨、腰椎和颅盖，或者肱骨、尺骨和桡骨。应注意不要去除骨周围的所有软组织，以保持骨膜表面的细胞结构。

10. 对于使用 CryoJane®TapeTransfer 系统的最佳冷冻切片结果，推荐部分脱钙，可在 5 天或更短的时间内完成。脱钙溶液的体积应至少为组织体积的 10 倍，溶液应每天更换以确保成功脱钙。

11. 当用蔗糖溶液完全灌注时，组织样本应该下沉。

12. 当倾注黏性 OCT 化合物时避免形成气泡。应将冷冻的组织块包裹在铝箔中，并储存在 -80 ℃的气密塑料袋中，直到切片，以防止样品脱水。

13. 这是为了确保组织块和其他材料处于与低温恒温器相同的温度。

14. 根据经验，我们发现如果具有胶带和组织切片的冷冻载玻片在手背上轻轻加热，然后立即重新卷曲，可以使其保持更好的形态及更好的黏附。当皮质骨组织不再在带上出现明亮的白色时，可进行适当的层压。CryoJane®Tape-Transfer System 须要经过一些练习才能得到成年小鼠长骨的高质量切片。

15. 如果需要，空气干燥后，载玻片可以在室温下放置 8 h。

16. ISH 的最佳核糖核酸探针长度为 200 ~ 500 个核苷酸，但这须要根据每个实验经验确定。

17. 如果使用产生 3 突出端的限制性酶如 ApaI 或 KpnI，用 Klenow/T4 DNA 聚合酶反应进行去除突出端，以防止 RNA 聚合酶的假启动。

18. 如果使用小于 1 μg 的线性化模板 DNA，将孵育时间延长至 4 h。

19. 重要的是包括对探针特异性的控制。假阳性信号可以源自探针与核酸的靶序列独立结合和（或）与其他组织成分的非特异性结合。如果非特异性结合核酸特异性地与预期分子大小的靶序列杂交，可以通过使用探针在 Northern 或 Southern blot 来确定。与组织成分的非特异性结合可以通过使用具有相同 GC 含量的灵敏核糖核酸探针（见图 20-2 和 20-3 中的实例）或通过用 RNase 预处理组织来揭示，其应当消除与 RNA 的所有杂交，因此可以消除与其他组织成分的非特异性结合。可以通过增加杂交温度和（或）盐浓度来降低非特异性染色。可以用已知表达相应目的基因的组织切片作为阳性对照。

20. 乙酰化可阻断组织中的活性胺集团，并可减少非特异性结合。由于乙酸酐的半衰期在水溶液中非常短，所以应注意迅速地将其分散在所有的玻片上，同时搅拌溶液。

21. 对于 25 张玻片塑料盒，使用 2 ml 50％甲酰胺。每次使用后用水彻底清洁盒子。当平行分析几个标记基因的表达时，我们建议为每个探针使用单独的盒子，并为每个探针使用新的手套，以避免交叉污染。

22. 杂交温度通常须要根据经验确定最佳的信噪比。在实践中，大多数探针可以在 55~ 58 ℃杂交，但是一些需要更高的温度。在理论上 [7]，杂交温度基于各个双链 RNA-RNA 分子的解链温度（Tm），取决于精确匹配的核糖核酸探针的长度和 G/C 含量。根据下式计算 T_m：$T_m = 79.8 ℃ + 18.5 (\log[Na^+]) + 0.584 (\% GC) + 0.0012 (\% GC)^2 - 820/n - 0.35 (\% F)$。（％ F）：甲酰胺浓度；％ GC= 整个探针序列中鸟嘌呤和胞嘧啶的百分比；$\log[Na^+]$：摩尔钠浓度对数；n：探针长度。在探针序列中

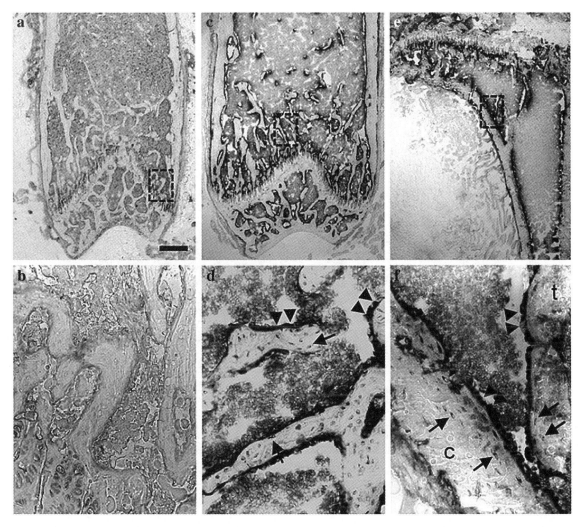

图20-2　成骨细胞标记基因1型胶原α$_1$的ISH染色。骨骼生长期（3个月龄）野生型（C57BL/6）小鼠股骨（a—d）和胫骨（e—f）部分脱钙后期的10 μm的冰冻切片与成骨细胞标记基因1型胶原α1的DIG标记对照同义（a、b）或反义核酸（c—f）探针进行杂交。（a、c、e）中的方框分别表示在（b、d、f）中描述的相应部位的更高的放大倍数，紧贴皮质骨和小梁骨成骨细胞的骨表面标志基因1型胶原α1的表达较强（箭头：d、f），而在皮质骨（c）和小梁骨（t）骨细胞中表达较弱（箭头：d、f）。在与同义对照探针（a、b）杂交的切片上没有检测到表达信号。比例尺：0.4 mm（a、c、e）；50 μm（b、d、f）

1%的错配将使解链温度降低 1 ℃。虽然序列多态性通常是未知的，但应该考虑在内，建议选择比精确匹配探针序列的计算 T$_m$ 低 1～5 ℃的杂交温度。

23. 不要将含有冷溶液的玻璃染色皿放入预热的水浴中，因为它们可能破裂！

24. 建议开始每 5～10 min 检查一次信号的扩大，然后每隔 30～60 min 检查信号的扩大，持续数小时直到过夜孵育。

致谢

我们感谢 M. John 博士（诺华生物医学研究所，瑞士巴塞尔）和 Prof. E. Schipani 教授（马萨诸塞州总医院和哈佛大学医学院，波士顿，美国）提供用于产生 1 型胶原的 DNA 构建体 α1 和 10 型胶原核糖核酸探针。我们感谢教授 DWRowe 和 I. Kalajzic

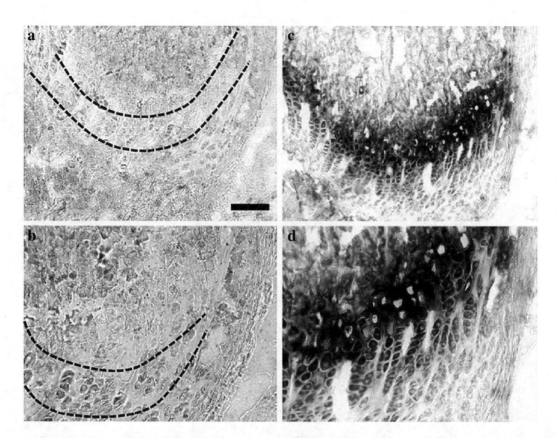

图20-3 用肥大软骨细胞标记基因10型胶原的ISH染色。幼龄骨骼生长期（3周龄）野生型（C57BL/6）小鼠股骨（a—d）5 μm冰冻切片与DIG标记的肥大软骨细胞标记基因10型胶原对照同义（a、b）或反义（c、d）核糖核酸探针杂交。发现在终末分化生长板中肥大软骨细胞中强的特异性10型胶原表达（c、d）。在与同义对照探针杂交的切片上（在a、b中肥大的虚线标记区域）没有检测到表达信号。比例尺：0.1 mm（a、c）；50 μm（b、d）

（美国康涅狄格州法明顿的康涅狄格大学健康中心）以及 SE Harris 教授（美国德克萨斯州圣安东尼奥市的德克萨斯健康科学中心大学）提供关于固定和脱钙时间，以及对骨骼组织使用 CryoJane®Tape-Transfer System 进行冷冻切片和 ISH。

参考文献

1. Darby, I. A., and Hewitson, T. D. (2006) In Situ Hybridization Protocols (Series: Methods in Molecular Biology), 3 rd edn. Humana Press, Totowa.

2. Nomura, S., Hirakawa, K., Nagoshi, J., Hirota, S., Kim, H., Takemura, T., Nakase, T., Takaoka, K., Matsumoto, S., Nakajima, Y., Takebayashi, K., Takano-Yamamoto, T., Ikeda, T., and Kitamura, Y. (1993) Method for Detecting the Expression of Bone Matrix Protein by In Situ Hybridization Using Decalcifi ed Mineralized Tissue *Acta Histochem. Cytochem*. 26, 303-309.

3. Salie, R., Li, H., Jiang, X., Rowe, D. W., Kalajzic, I., and Susa, M. (2008) A Rapid, Nonradioactive In Situ Hybridization Technique for Use on Cryosectioned Adult Mouse Bone.*Calcif. Tissue Int*.83, 212-221.

4. Witte, F., Dokas, J., Neuendorf, F., Mundlos, and S., Stricker, S. (2009) Comprehensive expression analysis of all Wnt genes and their major secreted antagonists during mouse limb development and cartilage differentiation. *GeneExpr. Patterns*.9, 215-223.

5. Jiang, X., Kalajzic, Z., Maye, P., Braut, A., Bellizzi, J., Mina, M., and Rowe, D. W. (2005) Histological analysis of GFP expression in murine bone *J. Histochem. Cytochem*. 53,593-602.

6. Sanderson, C., Radley, K., and Mayton, L. (1995) Ethylene diaminete traacetic acid in ammonium hydroxide for reducing decalcifi cation time. *Biotech. Histochem*.70, 12-18.

7. Farrell, R. E, (2009) RNA Methodologies: A Laboratory Guide for Isolation and Characterization. 4th edn. Elsevier, Oxford.

第 21 章

骨组织的免疫染色

Tobias B. Kurth，Cosimo De Bari 著

王　红、宋纯理 译

摘要

免疫组织化学（IHC）是病理诊断和基础研究的临床诊断中常用的技术。它结合了解剖学、免疫学和生物化学方法，并依赖于抗体与抗原的特异性结合。相对于软组织，矿化组织的免疫组织化学更复杂。多数情况下可通过去除样品的矿物质进行石蜡包埋，这比树脂包埋或者冷冻切片的后处理更为简单。本章介绍了甲醛固定石蜡包埋样本的 IHC 方法，用以检测肌肉骨骼组织中的抗原。

关键词：免疫组化、抗原修复、小鼠膝关节、免疫荧光、石蜡切片。

1. 前言

IHC 的使用可追溯到 20 世纪 40 年代初，Coons 等[1] 使用 FITC 标记的抗体检测感染组织中的肺炎链球菌抗原[1]。从那时起，IHC 就成为诊断和基础研究中最强有力的常规方法之一。它结合了组织学、免疫学和生物化学技术，基于使用特异性抗体在细胞或组织中检测抗原的原理。本章所述的多聚甲醛固定石蜡包埋组织切片的 IHC 方法是基于酶标或者荧光标记（图 21-1）。相比于冰冻切片，我们优选石蜡切片，因其整体组织形态保存得更完整，因而可以更好地将标记的组织成分与其他结构区分。但使用固定和包埋材料也有缺点，即许多市

售抗体在冰冻切片中效果更佳。因此，越来越多的公司筛选用于针对固定包埋组织抗原的一抗，并且使用各种抗原修复方法修复这些组织的抗原性。简而言之，我们选择的方法是多聚甲醛固定以更好地保存组织，然后经过抗原修复解锁因固定而交联的氨基酸。接下来我们使用标记有荧光色素或酶（直接 IHC）的一抗，或者检测标记的二抗与未标记的一抗的结合（间接 IHC）。为了增强信号的强度、灵敏度和特异性，可以使用抗生物素蛋白 - 生物素复合物，或基于酪氨酸的信号放大系统。当使用酶耦联的抗体时，须要暴露酶结合位点及合适的酶催化底物。许多公司现在生产这种经过测试且包含用于组织中内源性酶活性阻断剂的组织化学反应的试剂盒。用于检测抗原表达的 IHC 方法可有效地结合在组织中整合人造标志物，如用于脉冲追踪的核苷类似物（如 BrdU）以检测增殖细胞。我们最近在小鼠膝关节软骨损伤模型中使用双核苷类似物标记方法来鉴定和表征体内滑膜内的功能性间充质干细胞[2]。值得注意的是，本研究主要使用 IHC 方法来进行。

总的来说，IHC 是结合解剖学和生物化学信息的非常有用的方法，并且本文描述的方法可适用于以不同方式制备的组织，例如经过适当优化的在甲基丙烯酸甲酯中包埋的组织，或在丙烯酸树脂如 Lowicryl HM20 中包埋的组织。通常，对于每种组织和每种一抗都须要优化所有的步骤。自动化机器人染色剂的使用在诊断部门和大的研究单位中越来越常见，而且可以通过使载玻片之间的变异性最小化并且可以定量染色强度来帮助标准化切片间的染色。这样的方法在此不详细描述，因为它们主要由

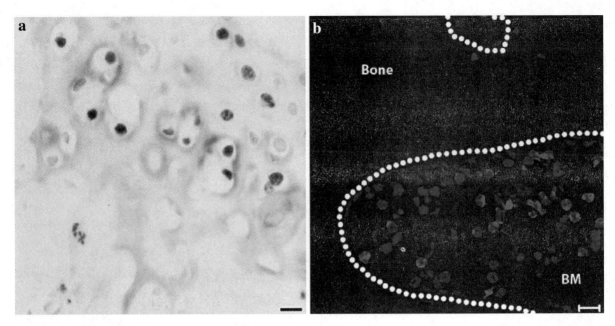

图21-1 （a）3月龄的小鼠的关节软骨Ⅱ型胶原的免疫组织化学染色。在该染色方法中，对抗原修复步骤我们采用透明质酸酶处理（4000 U/ml，37 ℃，60 min）。使用DAB进行过氧化物酶染色，将抗原染成棕色。用苏木精复染细胞核。比例尺：10 μm。（b）3月龄小鼠髓腔中造血标志物CD45的免疫荧光染色。膜染成红色的为阳性细胞。DAPI（蓝色）复染核。比例尺：10 μm

用于检测的设备和试剂盒决定。虽然我们发现这样的设备非常有用，特别是当检测试剂盒高度优化，从而使灵敏度更好而可以节省一抗时，在标准实验室环境中运行自动染色器仍然很昂贵。因此，我们主要介绍手动染色方法，但鼓励读者根据自己特殊的实验条件进行修改和改进。

2. 材料

除非另有说明，所有试剂都可以从 Sigma 或类似的化学品供应商处获得。

1. 磷酸盐缓冲液（PBS） 使用片剂并用蒸馏水稀释。

2. 固定溶液，2%多聚甲醛（PFA）+0.05%戊二醛的 PBS 溶液 2% PFA 溶液的制备是将 450 ml 蒸馏水置于烧杯中。使用带有搅拌装置的热板加热至 60 ℃。边搅拌边向加热的水中加入 10 g 多聚甲醛粉末，加盖并保持在 60 ℃。加入 5 滴 2 N NaOH（每 100 ml 一滴）。溶液应在短时间

内澄清（有一些细颗粒不会消失）。不要将溶液加热到 70 ℃以上，PFA 在高于 70 ℃时会分解。停止加热并加入 50 ml 10×PBS。用 HCl 调节 pH 至 7.2。最终体积为 500 ml。过滤并加入 0.05% 戊二醛（100 ml 中加 50 μl）。当立即使用时将其放在冰上，或者分装后冷冻在 -20 ℃，用时解冻（见注解 1）。

3. 脱钙溶液。

4. 4% EDTA 的 PBS 溶液，用 NaOH 调节 pH 至 7.2～7.4。

5. Superfrost⁺ 载玻片（Menzer），25 mm×75 mm。

6. 柠檬酸缓冲液 10 mM 柠檬酸，0.05% Tween 20，pH 6.0。该溶液可以在室温下储存 3 个月，4 ℃时可以储存更长时间。

7. Tris-EDTA 缓冲液 10 mM Tris 碱，1 mM EDTA 溶液，0.05% Tween 20，pH 9.0。该溶液可以在室温下储存 3 个月，4 ℃时可以储存更长时间。

8. 盐酸（0.2 N） 向 497 ml 蒸馏水中加入 3 ml 发烟盐酸（37%）。

9. 胃蛋白酶溶液 向 0.2 N 盐酸中加入浓度为 0.5～3 mg/ml 的猪胃蛋白酶。轻轻摇动并保持在

37 ℃，直到晶体溶解。

10.用蒸馏水配制 3% H_2O_2 溶液。

11.Tris 缓冲液（TBS）20× 储备液　向 900 ml 蒸馏水中加入 122 g Trizma 碱和 180 g NaCl。搅拌直至溶解，并使用浓 HCl 将 pH 调至 7.6。分装于 50 ml 离心管，-20℃保存。用一离心管制备 1×TBS，蒸馏水补足 1 000 ml。

12.洗涤液　含 0.2% Triton X-100 的 TBS 溶液。

13.Avidin 封闭溶液　即用型溶液（VECTOR，www.vectorlabs.com）。

14.湿盒　可以购买（如从 VWR）或可以自己制造。在足够大的盒子中放入两个 5 ml 或 10 ml 塑料离心管支撑起切片。用洗涤缓冲液覆盖底部，并盖上盖子。对于免疫荧光（IF）染色，湿盒必须是不透光的。

15.生物素封闭溶液　即用型溶液（VECTOR）。

16.封闭溶液　向洗涤缓冲液中加入 1% 牛血清白蛋白（bovine serum albumin，BSA）。

17.Mouse-On-Mouse(MOM)Ig 阻断试剂(VECTOR)　将两滴储备液加入 2.5 ml 洗涤缓冲液中。

18.MOM 稀释剂（VECTOR）　将 600 µl 蛋白质浓缩液储备液加入 7.5 ml 洗涤缓冲液中。

19.DNase 溶液　用 0.15 M NaCl 将来自牛胰腺的脱氧核糖核酸酶 I 稀释至浓度为 1000 U/ml。在 -20 ℃ 下储存 250 µl，并用 250 µl TBS Triton X-100 稀释以获得工作溶液。

20.Parafilm　切一小块（取决于切片的大小；我们用约 20 mm×40 mm 大小的小鼠膝关节样本），并从较短的一端折叠约 5 mm，侧面形成 90°。用带有被纸保护的石蜡膜的纸和盖子覆盖切片。

21.抗生物素蛋白 - 生物素复合物（avidin-biotin complex，ABC）试剂（VECTOR）　将 2 滴试剂 A 加入 5 ml TBS Triton X-100 中并轻轻混合。向该溶液中加入 2 滴试剂 B，立即混合 30 min。

22.DAB 溶液（VECTOR）　将 2 滴缓冲液储液加入 5 ml 蒸馏水中并混匀。加入 4 滴 DAB 储存液并混匀。加入 2 滴过氧化氢溶液并混匀。或者，可以添加两滴镍原液，混匀，得到黑色反应产物。

23.苏木精 QS　即用型溶液（VECTOR）。

24.DePex 封片剂。

25.氯化铵溶液　将 0.5 g NH_4Cl 加入 200 ml TBS 中，搅拌至溶解。

26.Mowiol　将 6.0 g 甘油与 2.4 g Mowiol 4-88 混合，并在室温下搅拌 1 h 使其溶解。加入 6.0 ml 蒸馏水，并在室温下再搅拌 1 h。加入 12.0 ml 0.2 M Tris-HCl（pH 8.5），并在 50 ℃ 下间隔搅拌（每 20 min 2 min）下孵育 2 h。注意：在许多情况下 Mowiol 不完全溶解。我们建议 5000×g 离心 15 min。用上清液继续。加入 25 mg/ml 1,4- 二氮杂双环 [2.2.2] 辛烷（DABCO），搅拌至完全溶解。将等分 1 ml 加到 1.5 ml 的 Eppendorf 管。加入 1 µl DAPI 储备溶液（见下文）并混匀。长期储存在 -20 ℃。使用时在室温下解冻。

27.DAPI 储备溶液　在蒸馏水中稀释 4′,6-二脒基 -2-苯基吲哚（DAPI）至浓度为 0.5 mg/ml。10 µl 等分 -20 ℃冷冻。

3. 方法

3.1 小鼠膝关节蜡块的制备

1. 解剖小鼠膝关节，去除皮肤并尽可能剥离肌肉（不要切入关节！）。

2. 在室温下轻轻摇动，在 PBS 中洗涤 3×10 min。

3. 室温下将样品在 2 % PFA 和 0.05 % 戊二醛的 PBS 中固定 1 h。

4. 在室温下轻轻摇动，在 PBS 中洗涤 3×10 min。

5. 样品脱钙：
（1）在 Decalcifying Solution-Lite（溶液：组织比例为 20：1）中室温下 1 h；在自来水中彻底冲洗（该方法是快速的，但对许多抗原具有破坏性）。
（2）4 ℃下在 4% EDTA 的 PBS 溶液中轻轻摇动 2 周（每 2~3 天更换溶液）。

6. 在室温下轻轻摇动，在 PBS 中洗涤 3×10 min。

7. 将样品置于 4 ℃ 的 70% 乙醇中，并使用组织处理器和标准蜡方案包埋在石蜡中（见注解 2）。

8. 用旋转切片机（Leica）切 5 mm 厚的切片，漂浮在温水浴(45 ℃)中展开并用 Superfrost+ 捞片。在开始染色方案之前将切片过夜干燥（这是重要的！）

3.2. 酶联抗体免疫组化染色

1. 使用以下方案将 5 mm 厚的石蜡切片脱蜡至水。

2. 2×5 min 二甲苯，2×2 min 乙醇 100%，2 min 乙醇 95%，2 min 乙醇 70% 和 5 min H_2O。

3. 使用热介导的抗原修复（heat-induced epitope retrieval，HIER）和（或）蛋白水解诱导的抗原修复（proteolytic-induced epitope retrieval，PIER）进行抗原修复（见注解 3）。

4. 在 H_2O 中洗涤 2×5 min。

5. 在含有 3% H_2O_2 的 H_2O 中 10 min 淬灭内源性过氧化物酶（见注解 4）。

6. 在 H_2O 中漂洗 2×5 min。

7. 在 TBS 中漂洗 5 min。

8. 在洗涤液中洗涤 5 min。

9. 在切片上加入一滴生物素蛋白封闭溶液，并在湿盒中孵育 15 min（见注解 5）。

10. 在洗涤液中洗涤 5 min。

11. 在湿盒中用一滴亲和素封闭溶液封闭 15 min。

12. 用封闭溶液封闭 45 min（见注解 6）。

13. 将多余的封闭液倒掉，但不要干燥，不要洗涤。

14. 在封闭溶液稀释的一抗中室温下孵育 1 h 或 4 ℃ 过夜（进行 IdU 染色时在 DNase 溶液中 RT 下 1 h）。用一片石蜡膜盖上切片以防止蒸发（见注解 7）。

15. 在洗涤液中漂洗 3×5 min。

16. 生物素标记的二抗室温下温育 30 min（见注解 8）。

17. 在洗涤液中漂洗 3×5 min。

18. 与 ABC 试剂孵育 30 min（见注解 9）。

19. 在洗涤液中冲洗 3×5 min。

20. 用过氧化物酶底物溶液孵育 2～12 min；显微镜下观察染色的进展（见注解 10）。

21. 用自来水洗涤 5 min。

22. 与苏木精 QS 染色 5 s。

23. 用自来水洗涤，直至水无色。

24. 使用以下方案脱水　乙醇 70% 3 min，乙醇 100% 2×3 min 和二甲苯 2×3 min。

25. 用 DePex 封片并盖上盖玻片。

26. 封片剂聚合后可使用明场显微镜（通常过夜）分析切片，并且可以在室温下长期储存。

3.3. 荧光抗体的免疫荧光染色

1. 5 mm 的石蜡切片脱蜡及脱水，如子标题 3.2. 步骤 1 所述。

2. 如子标题 3.2. 步骤 2 所述进行抗原修复。

3. 在 H_2O 中洗涤 5 min。

4. 在 TBS 中洗涤 5 min。

5. 在含有 50 mM NH_4Cl 的 TBS 中 2×5 min 淬灭自发荧光（见注解 11）。

6. 在洗涤液中洗涤 2×5 min。

7. 室温下用封闭溶液封闭 45 min。

8. 将多余的封闭溶液倒掉，但不要干燥，不要洗涤。

9. 将在封闭溶液中稀释的一抗室温下孵育 1 h 或 4 ℃ 下过夜（用 IdU 染色时在 DNase 溶液中室温下孵育 1 h）。在切片上盖一小块石蜡膜以防止蒸发。

10. 在洗涤液中洗涤 3×5 min。

11. 在室温下与荧光二抗孵育 30 min。从此时开始孵育应在黑暗中进行，应避免将切片曝光太长时间，因为可能影响二抗的荧光强度。

12. 在洗涤液中洗涤 3×5 min。

13. 使用含有 DAPI 的 Mowiol 封片。

14. 在封片剂聚合后（通常过夜）通过荧光显微镜分析切片，并且可以长期保存在 -20 ℃。

注解 12 列出了一系列关于 IHC 和 IF 的试剂和方法的有用信息的网站。

4. 注解

1. 在固定过程中应防止内源性蛋白水解酶或外源性细菌引起的组织衰变。冷冻样品通常不固定。可通过在甲醛溶液、丙酮或甲醇中的时间孵育对切片进行后固定。甲醛可以保留并加强组织内的结构，它可导致组织收缩，乙醇固定剂可破坏形态细节如细胞核。在组织学教科书 [3] 详细描述的许多固定剂中，最常用的是醛基交联剂。通常将样品浸入 3.7% 甲醛溶液（也称 10% 中性缓冲福尔马林）中 1 h。最近测试并发现组织过度固定对免疫组织化学染色的影响的潜在风险很小，发现即使在固定 7 周后组织仍显示出良好的免疫反应性[4]。甲醛的优点是快速渗透和长期存储样品。相比之下，戊二醛渗透较慢，但可更好地保留细胞形态。对于免疫染色，甲醛通常会得到更好的结果，但是对于两种试剂，必须考虑抗原修复（见注解 3）。作为组织和细胞细节的保存、穿透速度和免疫组织化学信号的质量之间的折中，我们优选两种固定剂的混合物。

2. 最好使用减少与溶剂接触的组织处理器来进行样本的石蜡包埋和包埋块的处理。这种设备可以在所有病理部门或大多数组织学设施中找到。当然您可以使用手动方法，但要小心使用溶剂，并使用化学通风橱。包埋的方法可以在所有组织学教科书中找到，例如，在［《组织学技术理论与实践》（*Theory and Practice of Histological Techniques*）］[3] 中。

3. 抗原修复　D'Amico 等最近发表了抗原修复方法的详细概述[5]。两个常用原则是 HIER 和 PIER。这些方法的选择取决于抗原的固定状态、待用一抗和感兴趣的组织。例如，PIER 可以促进滑膜组织中抗原的修复，因为该组织富含必须被酶打开的细胞外基质。然而，骨髓中相同的抗原可能被 PIER 破坏，这种情况下应该选择 HIER。在 HIER 中，使用各种装置，例如微波炉、蒸锅、压力锅、高压釜或水浴将切片在特定缓冲液中煮沸。沸腾步骤的长度和温度是至关重要的，并且应当对所使用的每种抗体进行评估。缓冲液的选择也是重要的，并且在不同的抗体之间可以变化。两种主要使用的缓冲液是 pH 6 的柠檬酸盐缓冲液和 pH 9 的 Tris-EDTA 缓冲液（这些缓冲液可以从诸如 DAKO 或 Vector 等供应商购买质量均一的产品，也可以如子标题 2 中描述的新鲜制备）。在我们的实验室，我们使用自动染色机（Bone Max，Leica）进行 HIER。这种染色机器执行自动脱蜡至水步骤，并且可以编程以使用 pH 6 或 pH 9 的缓冲液在 99 ℃加热切片10 ~ 30 min。这种染色机器的优点是整个切片温度恒定，并且切片保持水平，防止其从载玻片上浮起。谨记，沸腾的过程容易对关节切片造成破坏，使得关节软骨高度收缩，从载玻片分离。即使有所有这些缺点，HIER 对于抗原的破坏性小于 PIER，并且信号质量更好。PIER 中使

用的酶包括胃蛋白酶、胰蛋白酶、蛋白酶 K 或链霉蛋白酶或透明质酸酶（图 21-1a）。如上所述，酶的破坏性可影响抗原，甚至组织形态。因此，仔细评估孵育时间和蛋白酶的浓度是至关重要的。稀释酶的溶液也很重要。例如，胃蛋白酶仅在可能不可逆地变性抗原的高酸性环境中起作用。然而，在实验室，我们用猪胃蛋白酶（0.5 ~ 3 mg/ml）在 15 min 和 45 min 的孵育时间成功地检测了一系列抗原。核苷类似物如 IdU 的抗原修复需要严格的过程。当我们使用胃蛋白酶溶液时，我们获得了非常好的信号。将低 pH 和蛋白水解活性组合，有助于使 DNA 变性和去除核蛋白，形成单链 DNA。此外，我们在 DNase 溶液中稀释一抗（见子标题 2.，第 19 条），并在室温下孵育 1 h。该酶将 DNA 链切割成小片，促进一抗可以更好地接近核苷，从而产生具有非常好的信噪比的优异染色。

4. 如果在检测系统中使用酶过氧化物酶，则应当检测目标组织的内源性过氧化物酶表达。通过切片脱蜡至水后加入一滴过氧化物酶底物溶液 DAB（见注解 10）可以实现。如果检测到内源性过氧化物酶活性，则可以通过将切片在 3%过氧化氢水溶液中孵育 10 ~ 30 min 来阻断。有些人使用0.3%过氧化氢甲醇溶液，但甲醇影响细胞核的形态，因此我们不推荐这种方法。我们在脱蜡至水后使用这个封闭步骤，并用水洗涤 2 × 5 min以除去过氧化氢残留物。内源性过氧化物的阻断可以在后面的步骤进行，只要在加入联合有过氧化物酶的试剂之前进行即可。

5. 抗生物素蛋白 - 生物素系统的使用极大地增强了信号，但是内源性生物素可能导致假阳性信号的问题。VECTOR 提供了一个特殊的试剂盒，通过阻断内源性生物素来预防这些问题（www. vector.com）。

6. 封闭溶液用于抑制特异性或非特异性背景染色。这些假阳性信号通常是由于抗体通过静电与组织结合而产生的。为了防止这种情况，可以将具有高蛋白质含量的封闭溶液应用于切片以覆盖抗体的非特异性结合位点。常用的封闭液包含高达 20%的来自产生二抗的物种的血清。在实验室，我们用 1% BSA 溶液成功地封闭。一种特殊情况是将产生的抗体的物种作为待测组

织。这种情况多发生于对小鼠组织使用小鼠单克隆抗体时。在这种情况下使用 Mouse-On-Mouse-Kit（VECTOR）可能是有帮助的。在第一步中，将切片与小鼠 Ig 阻断剂孵育 1 h，然后在快速洗涤后，将切片在小鼠蛋白质混合物中孵育 5 min。根据我们的经验，经过这种处理可产生高度特异性染色。

7. 有时选择合适的一抗也是一个挑战。我们通常首先检查用于我们希望检测的抗原的抗体的已公布数据。另一个信息来源是数据表（大多数供应商在线提供）。供应商可以在其中说明抗体是否可用于福尔马林固定的冷冻或石蜡包埋切片。比较网站可以帮助您选择适合的所选抗原所用的抗体的公司（如 www.biocompare.com）。单克隆抗体产生高度特异性信号，背景染色低，但通常对可能改变抗原的构象的固定和石蜡包埋敏感。相比之下，多克隆抗体更稳定，但由于免疫动物中存在无关抗体，可能会产生假阳性信号。在这种情况下，可用免疫前血清适当作为对照，但并不完全可行。抗体浓度必须根据供应商推荐的最佳稀释浓度范围进行经验确定。这一点很有必要，因为在您的实验条件下，待测抗原可能位于不同的组织区域，或者您可能希望使用不同的抗原修复方法，或抗原的丰度与供应商的测试情况不同。尽管如果正确，储存抗体可以使用多年（请阅读供应商的指示并遵守），其耐用性可能会随着时间的延长而下降。如果您有这种情况，不要丢弃抗体，但须重新优化最佳稀释浓度。

每次染色都应有阳性对照和阴性对照。阳性对照应是与实验样品类似制备的切片，即相同的固定和包埋方法。可以是不同的组织，或者甚至更好的是同一切片中已知表达目的抗原（内部阳性对照）的不同器官/组织。然而，须要记住，不同的组织可能需要不同的抗原修复方法或一抗稀释以修复抗原，对阳性对照也同样进行优化。理想的情况是将实验样品的阴性对照切片用在相同物种中产生并含有与一抗相同的 Ig 亚类（同种型阴性对照）的 Ig 孵育。对于多克隆抗体，应使用未免疫血清作为阴性对照。Ig（非抗体稀释）的浓度应与优化的一抗相同。如果一抗的浓度未知，一个选择是完全省略一抗，

仅在洗涤液中孵育。

有时可能发生抗体与除抗原之外的蛋白质的非特异性结合。为了确定染色是否是特异性的，可以进行使用免疫肽（通常可从抗体的商业供应商处获得）的封闭实验。在染色之前，通过与对应于抗体识别的表位的过量肽孵育来中和一抗。与阻断肽结合的抗体不再用于结合其表位。因此，在使用中和的抗体进行的免疫染色中将不存在特异性染色。

8. 二抗是针对产生一抗的物种而产生的。二抗通常通过与荧光色素或酶偶联进行标记。二抗也可以用生物素标记，然后与信号增强系统如 ABC-复合物一起使用。如果进行双染色，则只有当产生二抗的物种与一抗都不同时才能使用二抗混合物。例如，如果一种一抗来源于山羊，包含来源于山羊的二抗混合物可能产生二抗间的交叉反应。在这种情况下，对二抗应依次使用山羊血清进行中间封闭步骤：一抗→洗涤→抗山羊二抗→洗涤→山羊血清封闭→来源于山羊的二抗。

与一抗相同，应当用数据表作为指导，经验性地确定二抗的最佳浓度。

9. 放大系统大大增强了信号强度，可用于基于酶的免疫组织化学。与过氧化物酶分子偶联的抗生物素蛋白 - 生物素偶联物作为大聚合物存在，并且可以结合生物素化的二抗。因此，当酶与二抗直接偶联时，可有多个酶反应位点而不是仅仅单个位点。当使用来自 Perkin Elmer 的酪胺扩增系统时，可以在 IF 染色中获得类似的信号放大[6]。与过氧化物酶偶联的二抗用于与具有荧光标记酪胺的底物反应。这个方法的潜在问题是如果此方法没有仔细优化，则可产生高特异性背景。因此，需要阴性对照（通过省略一抗）和没有 TSA 的对照。酪胺反应本身非常快（少于 10 min）。

10. 如果将过氧化物酶用作 IHC 中的检测酶，3,3′-二氨基联苯胺（DAB）是最广泛使用的底物，其产生棕色的反应底物或通过加入镍溶液产生黑色的反应产物。它非常敏感，反应非常快（有时在几秒钟内；推荐的孵育时间是 2~12 min；应在光学显微镜下监测染色，以防止过度染色），具有良好的对比度和易于操作，因为许多供应商

提供试剂盒格式的解决方案。然而，对 DAB 的
处理必须谨慎，因为它已知是致癌物。VECTOR
现在提供其他也具有非常好的对比度的底物，
如 NovaRed（红色反应产物）或 VIP（紫色反应
产物），或可以像 AEC（红色反应产物）一样使
用水性封片剂。而苏木精的复染与 DAB 形成了
很好的对比，其他对比底物可使用不同的核复
染剂如甲基绿。Vector 提供了一个底物复染有用
的图表（www.vector.com）。

11.自发荧光是一种不容易处理的假象。如果实验
是单一抗原的免疫组织化学染色，我们推荐选
择使用非荧光方法。然而，一些实验需要双重
或三重染色，并且这些信号的共定位是重要的，
以显示两个抗原同时由相同细胞或在该细胞的
相同区域中表达。一些自发荧光信号可以在显微
镜中容易地去除，并且与真实信号区分开。例
如，使用长通绿色发射滤光片，绿色荧光标记
像 GFP 或 Alexa Fluor 488 出现在亮绿色，不像
自发荧光结构为浅黄色。但这是拍照时的困难。

自发荧光可能是由固定剂引起的。固定
剂含有与胺和蛋白质反应的醛，因此产生自发
荧光结构。适当的抗原修复可以减少这些假
象，但不能避免。其他来源的自发荧光是生物
化学分子，如脂褐素、红细胞、胶原或弹性蛋
白的分解产物。在骨髓或出血部位看到的自发
荧光的强来源是由于红细胞的血红蛋白的卟啉
结构。它们在蓝色和绿色激发光时产生强信号。
红细胞由于没有核，因此可以在核复染（例如
DAPI）之后容易被去除。我们观察到当用胃蛋
白酶进行抗原修复后红细胞自发荧光消失，而
在 HIER 之后仍然存在。其他用于阻断自发荧
光的方法是用在 70％乙醇中的苏丹黑（Sudan
Black）或在乙酸铵缓冲液 [7] 中的硫酸铜处理切
片。然而，必须注意，这种处理也可以减少染
色的荧光信号。减少自发荧光的其他方法是在
氯化铵中孵育或通过用 UV 光照射以光漂白自
发荧光结构来预处理切片几小时 [8]。

12.以下网站提供了有关 IHC、IF 和试剂的有用信息：
（1）http://jhc.sagepub.com：组织化学协会官方
期刊。
（2）www.ihcworld.com：IHC 网页提供背景信息、
技术支持以及包括抗体在内的一系列产品的
商店。

（3）www.proteinatlas.org：显示针对不同组织中
的人类抗原的广泛抗体的染色的数据库。
（4）http://www.biocompare.com/Product
Categories/2045/Antibodies.html：列出了不
同供应商的抗体的良好网页。
（5）http://dshb.biology.uiowa.edu：发展研究杂
交瘤银行（爱荷华大学），以合理的价格提
供用于研究的单克隆抗体。
（6）www.vector.com：供应商专门从事 IHC。
（7）www.dako.com：供应商提供一系列 IHC 产
品，包括用于诊断的抗体。

致谢

作者感谢英国关节炎研究所的支持（授予
19271 和 19429）。De Bari 教授是英国医学研究委
员会的研究员（授予 G108/620）。

参考文献

1　Coons, A. H., Creech, H. J., Jones, R. N., and Berliner, E. (1942) The demonstration of pneumococcal antigen in tissues by the use of fluorescent antibody. *J. Immunol.* 45,159-170.

2　Kurth, T. B., Dell'Accio, F., Crouch, V., Augello, A., Sharpe, P. T., and De Bari, C. (2011) Functional mesenchymal stem cell niches in adult mouse knee joint synovium in vivo. *Arthritis Rheum.*63, 1289-1300.

3　Bancroft, J. D., and Gamble, M. (2001) Theory and Practice of Histological Techniques.Churchill Livingstone, Philadelphia.

4　Webster, J. D., Miller, M. A., DuSold, D., Ramos-Vara, J. (2009) Effects of Prolonged Formalin Fixation on Diagnostic Immunohistochemistry in Domestic Animals *J. Histochem. Cytochem.*57, 753-761.

5　D Amico, F., Skarmoutsou, E., and Stivala, F. (2009) State of the art in antigen retrieval for immunohistochemistry *J. Immunol. Meth.*341, 1-18.

6　Liu, G., Amin, S., Okuhama, N. N., Liao, G., and Mingle, L. A. (2006) A quantitative evaluation of peroxidase inhibitors for tyramide signal amplification mediated cytochemistry and histochemistry.*Histochem. Cell Biol.*126,283-291.

7　Schnell, S. A., Staines, W. A., and Wessendorf, M. W. (1999) Reduction of lipofuscin-like autofluorescence in fluorescently labelled tissue *J. Histochem. Cytochem.*47, 719-730.

8　Neumann, M., and Gabel, D. (2002) Simple method for reduction of autofluorescence in fluorescence microscopy *J. Histochem.Cytochem.*50, 437-439.

第 22 章

研究骨中细胞凋亡的技术

Sudeh Riahi，Brendon Noble 著

祝俊雄、宋纯理 译

摘要

近几年对于骨组织中细胞凋亡的调节机制的研究非常热门。这一该过程在骨代谢和骨疾病中也扮演了重要的角色。在这里我们描述了几种用来检测骨组织切片和骨细胞培养中细胞凋亡的方法。

关键词：细胞凋亡、骨细胞、骨、半胱天冬酶、切口平移。

1. 前言

细胞凋亡或程序性细胞死亡在正常生理和许多病理过程中都起着关键作用，如癌症和炎症。最早对细胞凋亡的描述是基于细胞的形态学的变化，如核染色质的皱缩、凝聚和边缘化，以及膜性凋亡小体的产生。这些标准仍然被视为确认细胞凋亡的金标准，但最近也发现了细胞凋亡的其他标志物，如半胱天冬酶的活化，以及磷脂酰丝氨酸在细胞膜外层的表达[1]。通过凋亡产生的细胞丢失对所有的组织都有广泛的影响，骨骼也不例外。细胞凋亡通过调节骨形成[3]和破骨细胞的骨吸收[4]在软骨内成骨中发挥关键作用[2]。骨细胞凋亡被认为在骨重建的靶向调控中发挥重要作用[5]，通过释放骨细胞凋亡小体促进破骨细胞的骨吸收[6]。并且有证据表明在一些骨骼疾病中，细胞凋亡被干扰或者失去了调控[7-9]。

因为骨组织具有矿化的性质，因此，研究骨骼细胞凋亡在技术上有较高的要求。在一般的环境下，骨须要被包埋在材料中，如切片之前包埋在甲基丙烯酸甲酯中，而这极大地阻碍了酶、抗体和其他检测细胞凋亡的试剂穿透组织的能力。尽管通过脱塑步骤可以移除包埋材料，但这可能引起凋亡相关的DNA碎片的丢失，影响对细胞凋亡的检测。考虑到这个问题，最好在新鲜的冰冻切片中研究细胞凋亡，而这可以使用碳化钨刀和大型的低温恒温器来准备。

我们描述了几种用来评估骨中细胞凋亡的方法，包括用甲苯胺蓝染色对凋亡细胞进行形态学检测；用乳酸脱氢酶（lactate dehydrogenose，LDH）试验检测细胞活力；用切口平移法和凝胶电泳对DNA碎片进行评估；评估半胱天冬酶在原位骨组织切片中的活性。

1.1. 甲苯胺蓝染色

通过对骨切片进行甲苯胺蓝染色可以检测凋亡细胞。这种相对直接的方法可以将核蓝染，以便研究者在光镜下看到凋亡细胞的特征，如细胞核的凝聚、起泡和破碎。

1.2. 乳酸脱氢酶试验

在细胞凋亡的过程中，细胞仍然保持着细胞膜的完整性和代谢活动的活跃。这与细胞坏死完全不同，在坏死中会发生细胞膜的破裂和代谢活动的快速削减。因此，在具有完整膜结构的细胞中能检测到DNA碎片和活性的代谢酶就表明细胞发生了凋亡而不是坏死。细胞凋亡的最终结果也意味着细胞

生存能力的丢失。以骨细胞为例，它在陷窝内死亡，但这并不能区分是细胞凋亡还是细胞坏死。为了评估在骨冰冻切片中的细胞生存能力，我们用组织化学的方法来检测 LDH 酶的活性。这项技术非常敏感，可以确保任何的活性酶都可以被检测。因为细胞凋亡仅在活细胞中发生，LDH 试验可以与其他技术一起使用，如在准备切片时用 DNA 梯状条带（DNA laddering）或切口平移来检测哪些细胞还存活。

1.3. 切口平移

切口平移技术利用 DNA 聚合酶Ⅰ将 DIG 连接的核苷酸连接到 DNA 链的裂口，以检测培养的或组织切片中的细胞所含有的大量 DNA 碎片（图 22-1）。这项技术对正常细胞和坏死细胞中可能存在的少量 DNA 碎片并不敏感，因此对细胞凋亡有较高的特异性[7]。跟运用更加广泛的脱氧核糖核酸末端转移酶（TdT）介导的缺口末端标记技术（TUNEL）

相比，这项技术提供了一种检测细胞凋亡更稳定的方法。这可能与 TUNEL 在裂口 3′ 端额外标记多个核苷酸，而切口平移仅仅增加一个核苷酸有关。TUNEL 方法也包括了蛋白酶 K 消化的步骤，所以可能通过在蛋白酶 K 中的少量 DNAse 的污染而引起阳性结果。

1.4. DNA 梯状条带

DNA 破裂至 180～200 碱基对大小的片段是细胞凋亡的一个特征，并且在琼脂糖上分析时 DNA 会产生梯状条带[10]。一些细胞在凋亡过程中会产生更大的 DNA 片段（200～300 和 30～50 kbp）[11]。这被认为是产生核小体组大小的片段前的一个序幕。在这一过程的更早期，凋亡细胞已经停止了 DNA 的破裂而不显示 DNA 梯状条带。使用脉冲电泳可能检测到这些更大的 DNA 片段，但这并不在本章的讨论范围内。

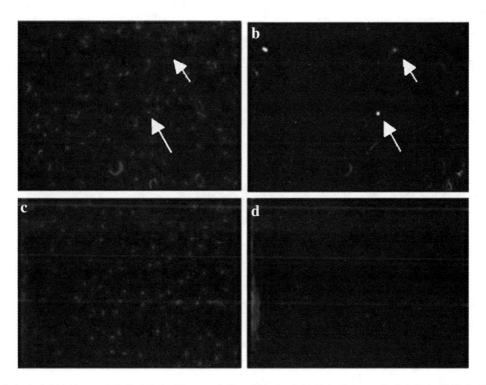

图22-1　细胞中含有大量用切口平移技术标记的DNA片段。骨组织中的骨细胞DNA碎片在标记的核苷酸引入后用切口平移反应检测。（a）碘化丙啶对骨细胞核的染色。（b）凋亡的骨细胞的DNA片段标记为阳性（FITC）。箭头所指的是两个DNA片段标记为阳性的细胞。（C）骨细胞核PI染色的阴性对照（无聚合酶）。（d）阴性对照（无聚合酶）显示了FITC标记细胞的缺乏

1.5. 半胱天冬酶的活化

　　半胱天冬酶或半胱氨酸 - 天冬氨酸蛋白酶在促凋亡信号下激活，引起蛋白质底物的裂解并最终导致了细胞的分解[12,13]。根据实际或预测的功能，半胱天冬酶被分为两个亚组——起始凋亡蛋白酶（caspase-2、-8、-9 和 -10）和效应凋亡蛋白酶（caspase-3、-6 和 -7）[14]。效应凋亡蛋白酶被认为与凋亡过程中的细胞破坏有关。Caspase-9 同时激活 caspase-3 和 -7[15]。在通路中，caspase-3 是其他 4 种半胱天冬酶（-2、-6、-8 和 -10）活化所必须的，并参与包括 caspase-9 在内的反馈环路[15]。在这里，我们描述了使用 Image -iT ™实时绿色荧光 Caspase-3 和 -7 成像检测试剂盒（Invitrogen 英杰公司）来检测骨细胞中活化的 caspase3-7。

2. 材料

2.1. 常用材料

1. 磷酸盐缓冲液（PBS）。
2. 多聚甲醛　含有 4%（w/v）多聚甲醛的 PBS（见注解 1）。
3. DAPI　含有 4 μg/ml 4′,6- 二脒基 -2- 苯基吲哚的 PBS。
4. 碘化丙啶(PI)　含有 1 μg/ml 碘化丙啶的 PBS(见注解 2)。
5. Fixogum 黏合剂或透明指甲油。
6. 荧光封闭剂（DAKO）。
7. 盖玻片若干。

2.2. 甲苯胺蓝染色

1. 苦味酸福尔马林　6%（v/v）福尔马林（40% 甲醛水溶液）、50%（v/v）乙醇 95% 以及含 4%（v/v）冰醋酸的蒸馏水（见注解 3）。
2. 甲苯胺蓝溶液　含 0.1%（w/v）甲苯胺蓝的蒸馏水溶液。
3. 正丁醇。
4. 抗荧光衰退封片剂（Agar Scientific）。

5. 浅绿　含 1%（w/v）浅绿的蒸馏水。

2.3. 乳酸脱氢酶试验

1. 多肽溶液　40% 多肽(w/v)，含 0.1 M 二羧甲基胺，17 mM NaOH(pH 8.0)（见注解 4）。
2. 反应混合液　0.175%（w/v）烟酰胺腺嘌呤二核苷酸和 0.3%（w/v）氮蓝四唑溶于 60 mM 乳酸（pH 8.0）（见注解 5）。
3. 10 M NaOH。
4. 聚甲基丙烯酸甲酯塑料环，直径 10 ~ 15 mm（见注解 6）。
5. 凡士林。

2.4. 切口平移

1. 脱钙液　含 0.25 M EDTA 的 50 mM Tris-HCl，pH 7.4。
2. 地高辛 -11-dUTP，碱不稳定（DIG-11 dUTP）。
3. 无 DNA 聚合酶的切口平移缓冲液　3 μM dATP，3 μM dCTP，3 μM dGT 和 0.08 nM DIG-11 dUTP，50 mM Tris-HCl，5 mM $MgCl_2$，0.1 mM 二硫苏糖醇，pH 7.5。
4. 无 DNA 聚合酶的切口平移缓冲液　3 μM dATP，3 μM dCTP，3 μM dGTP 和 0.08 nM DIG-11 dUTP，50 mM Tris-HCl，5 mM $MgCl_2$，含 0.5%(v/v) DNA 聚合酶 1 的 0.1 mM 二硫苏糖醇 (pH 7.5)。
5. 抗地高辛 FITC fab 混合液　11%（v/v）羊抗地高辛荧光素（TITC）、fab 片段以及含 4% 羊血清的 PBS。
6. 脱氧核糖核酸酶 1 溶液　含 0.2% DNase 1 的 PBS。

2.5. DNA 梯状条带

1. 组织 DNA 提取试剂盒（Nucleon Biosciences，Glasgow，UK）。
2. 核糖核酸酶 A。
3. 氯仿。
4. 100% 乙醇。
5. 3 M 醋酸钠。
6. Tris- 硼酸盐 EDTA（TBE）　89 mM Tris，89 mM

硼酸，2 mM EDTA，用蒸馏水配制（pH 8.0）。

7. 琼脂糖。

8. 上样缓冲液　0.25%(w/v) 溴酚蓝，0.25%(w/v) 二甲苯腈蓝 FF，30%(v/v) 甘油，用蒸馏水配制（参见注解 7）。

9. 100 和 1000（bp）的 DNA 梯度条带。

10.水平放置的电泳槽，电压 150 V。

11.紫外投射仪。

2.6. caspase3-7 的检测

1. 实时绿色荧光 Caspase-3 和 7 成像检测试剂盒（Invitrogen）。

2. 30% (v/v) 双氧水。

3. 方法

3.1. 甲苯胺蓝染色法检测细胞凋亡

该方法将细胞核蓝染，在细胞核和胞质内容物被打包成凋亡小体前，可以将核凝聚、气泡或破裂可视化。

1. 在常温下将冰冻切片置于苦味酸福尔马林 10 min。

2. 在切片中加入甲苯胺蓝，孵化 30 min。

3. 吸干，然后将树脂切片置于 PBS 中或冰冻切片置于正丁醇中 2 min（见注解 8）

4. 如须复染，在切片中加入 1% 的浅绿，孵化 2 min 并用蒸馏水冲洗。

5. 抗荧光衰退封片剂上固定（见注解 9）。

3.2. 用 LDH 试验评估细胞活性

本方法是 Wong[8] 和 Farquharson[16] 等学者的方法的改进。紫染表示活细胞，不能染色则提示为死细胞或空的骨陷窝（图 22-2）。

1. 准备 10 μm 厚的冰冻组织切片，固定于显微镜载玻片，在 -20 ℃或 -80 ℃下储存。

2. 在室温下用几分钟时间将切片解冻。

3. 用凡士林将塑料环置于切片上，在每个环中加入约 400 μl 的反应混合液，确保将气泡全部除去。

4. 在盖玻片上涂抹凡士林并盖在环上，防止反应混合液蒸发。

5. 在 37 ℃下于加湿器中孵化 3 h。

6. 小心地移除环和凡士林，用 50 ℃左右的温水冲洗。

7. 用丙酮漂洗 30 s。

8. 用 4% 多聚甲醛固定切片 10 min。

9. 用 PBS 冲洗切片 3 次。

10.向每个切片加 DAPI，在室温下孵化 10 min。

11.用 PBS 冲洗切片 3 次。

12.用 DAKO 荧光固定媒介装片。

13.盖上盖玻片，用 Fixogum 黏合剂或透明指甲油密封。

3.3. 用切口平移检测 DNA 片段

该方法被用于检测冰冻切片中的 DNA 片段，用于培养的骨细胞或细胞离心涂片的准备。

3.3.1. 细胞和切片的准备

1. 准备 7 ~ 10 μm 新鲜的骨冰冻切片（见注解 10）。

2. 室温下，用含 4% 多聚甲醛的 PBS 固定细胞或切片 10 min。

3. 若将切片用于检测，则将切片浸于脱钙缓冲液中 10 min。

4. 用 PBS 漂洗切片 3 次。

5. 待切片或细胞完全干透并将其储存在 4 ℃冰箱直至使用。

3.3.2. 切口平移

1. 在一个切片中加入 50 μl DNase I 溶液，37 ℃下孵育 1 h 作为阳性对照。

2. 在一个切片中加入无 DNase I 的 50 μl 切口平移缓冲液作为阴性对照，在 37 ℃湿化器中孵化 1 h。

3. 在 37 ℃下于加湿器中，在含 DNA 聚合酶的切口平移缓冲液中孵化所有切片 1 h（包括步骤 1 中的阳性对照）。

4. 用 PBS 洗 3 次，注意时刻保持切片湿润。

5. 加入足量的 anti-DIG FITC fab 混合液覆盖每张切片，在室温下孵育 1 h。

6. 用 PBS 洗 3 次。

7. 给每张切片加碘化丙啶复染核 2 min（当细胞正

乳酸脱氢酶（活/死骨）

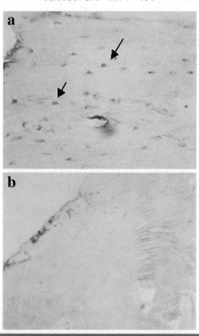

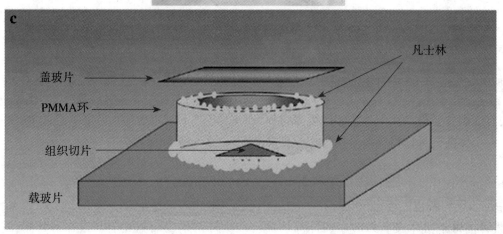

图22-2　在原位用LDH反应作为标志物检测细胞活性。在冰冻切片中的细胞因乳酸脱氢酶的活性被染色，并在光镜下观察。（a）活骨细胞因活性乳酸脱氢酶暗染。箭头表示样品中的两个活细胞。（b）含死骨细胞的区域没有被LDH染色。（c）图解显示了PMMA塑料环的使用。将反应混合液置于塑料环中并用凡士林密封底部和顶部以便于在37 ℃下的长时间孵化

在接受检测时为 30 s）。

8. 用蒸馏水彻底洗净。

9. 用 DAKO 荧光固定媒介固定切片，保持处于黑暗状态。

10.在荧光显微镜下分析切片或细胞，凋亡细胞被 FITC 染成绿色，其他细胞被 PI 染成红色（见注解 12）。

3.4. 检测细胞或组织切片中的 DNA 梯形条带

所有经我们检测过的骨细胞（不同物种的）在发生细胞凋亡时都会产生 DNA 梯状条带。但是在实验中仍然设置一个阳性对照是明智的，将培养的细胞加热至 44 ℃并保持 30 min，以诱导细胞凋亡，或使用通过其他技术如切口平移表明已经出现细胞

凋亡的切片（图 22-3）。

3.4.1. 分析前的细胞准备

1. 将 T75 培养瓶铺满细胞后（约 4×10^6 个细胞），吸出培养基，小心地用 PBS 洗这一层单层细胞。
2. 将液体吸干，马上放入 -80 ℃冰箱，至少放 3 h。
3. 从冰箱中拿出培养瓶，加入 1 ml PBS，把洗下来的细胞加入 EP 管。
4. 4 ℃，600 g 离心 5 min。
5. 移除上清，用子标题 3.4.3 描述的方法从细胞团中提取 DNA。

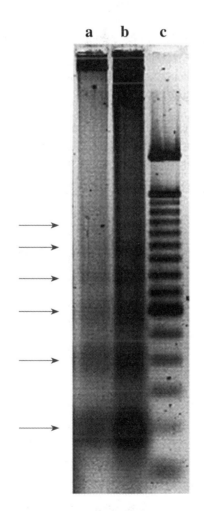

图22-3　DNA梯形条带指示细胞凋亡。进行琼脂糖凝胶电泳时，凋亡细胞会产生多条约180 bp的增量条带。条带a、b：从凋亡细胞中产生的特征性的梯形图样。单个条带用箭头指示。条带c：1000 bp的标志物

3.4.2. 分析前的切片准备

1. 在低温恒温器下，从目标组织中切取并制成 15 ～ 20 个独立的 10 μm 厚的切片。
2. 把切片直接转移到小容器中，并立刻放入 -80 ℃冰箱中待用。

3.4.3. DNA 的分离

在这里用 Nucleon 的 DNA 提取试剂盒来分离 DNA。

1. 向细胞团或切片中加入 340 μl 的试剂 B，混匀后在室温下孵育 40 min。
2. 600×g 离心 5 min，将上清液倒入另一个试管。
3. 向上清液中加入核糖核酸酶 A，使最终浓度为 50 μg/ml，在室温下孵育 30 min。
4. 向每支试管中加入 100 μl 高氯酸钠并放入振荡器中，37 ℃下孵育 20 min 后在 65 ℃下孵育 20 min。
5. 向每支试管中加入 580 μl 氯仿（在 -20 ℃下储存），放在翻转式振荡器中，在室温下孵育 20 min。
6. 将反应液移入 2 ml 的 Nucleon 管中。
7. 1300 g 离心 1 min。
8. 向每支试管中加入 45 μl 的 Nucleon 二氧化硅悬浮液并混匀。
9. 1300 g 离心 4 min。
10. 将上层含有 DNA 的水相移入新试管中。
11. 1300 g 离心 30 s 以沉淀剩余的二氧化硅，将上清液移入新试管。
12. 向上清液中加入 880 μl 的 100% 乙醇，倒置试管以混匀。
13. 4000 g 离心 5 min 沉淀 DNA，弃上清（见注解 13）。
14. 加入 1 ml 70% 乙醇洗涤 DNA，室温下在振荡器上孵育 20 min。
15. 4000 g 离心 5 min，用以收集试管底部的 DNA 沉淀。
16. 小心吸走乙醇，将沉淀风干。
17. 用 TBE 溶解 DNA（见注解 14）。
18. 将样本在含有 TBE 的 1% 琼脂糖上电泳，在一个条带上用 100bp 和 1000bp 分子量的 marker，用溴化乙锭染色。
19. 在紫外线下分析凝胶，观察有无预期的 DNA 片

段（见注解 15）。

3.5. 半胱天冬酶活性的检测

此方法基于半胱天冬酶的一个荧光抑制剂（FLICA™）[17]，由氨甲基酮基团组成，并且能与半胱氨酸和作为荧光报告者的羧基荧光素发生共价反应[17]。FLICA 试剂被认为通过识别序列作用于激活的半胱天冬酶的酶反应中心——半胱天冬酶 -3 和 -7 试剂的天冬氨酸 - 谷氨酸 - 缬氨酸 - 天冬氨酸（DEVD），然后通过氨甲基酮基团共价结合。FLICA 抑制剂可以透膜并且是无毒的，是原位将半胱天冬酶可视化的有效试剂[17]。

3.5.1. 细胞准备

1. 将细胞以 5×10^3 的密度接种于细胞培养板，培养过夜。
2. 通过加入每孔浓度在 20～600 μM 的过氧化氢准备几个阳性对照孔，在细胞培养 8～16 h 期间应定期观察有无细胞凋亡的现象（见注解 16）。
3. 冲洗阳性对照孔，用培养基轻柔地检测 3 次（见注解 17）。
4. 准备在制造商的说明下储存的 150×FLICA 试剂，5 μl 分装，在 -20 ℃下避光保存。

3.5.2. 准备标记试剂

1. 根据制造商的实验方法准备 150×FLICA 浓缩液。
2. 按 1∶5 的比例用 PBS 稀释 150×FLICA 浓缩液至 30×。
3. 通过在 30×FLICA 中取 1 份，在组织培养基中准备大约 5 ml 的 1×FLICA 试剂。
4. 向每孔中加入 200 μl FLICA 试剂，在包被金属箔的组织培养板上 37 ℃孵育 1 h。
5. 用注射器移除试剂，用培养基轻柔地洗细胞 3 次。
6. 向培养基中加入碘化丙啶溶液，终浓度为 1 μg/ml。
7. 在包被金属箔的组织培养板上 37 ℃孵育 30 min。
8. 用 PBS 洗 3 次。
9. 用 4% 多聚甲醛固定细胞 15 min（见注解 18）。
10. 用 PBS 洗 3 次。
11. 向每孔加入 DAPI 4 μg/ml 复染核（见注解 19）。
12. 用 PBS 洗 3 次细胞。
13. 每孔加入一滴抗荧光淬灭剂，将平板置于暗处直到分析。
14. 用荧光显微镜观察 caspase 活化的证据（图 22-4）。

---

4. 注解

1. 将溶液可以微微加热以促进溶解，但不要超过 60 ℃。溶液应在实验当天新鲜配制，或提前准备少量并保存在 -20 ℃。
2. 若置于暗处，保存的溶液在 4 ℃下可稳定 6 个月。使用前，向 10 ml 蒸馏水中加入 10 μl PI 溶液配制工作溶液。
3. 室温下该溶液可保存约 4 个月。若出现云絮状沉淀物，则应配制一批新溶液。
4. 向 0.1 M 二羧甲基胺溶液加入 NaOH 以作准备。然后，加入多肽，加热至大约 37 ℃并同时搅拌，使多肽进入溶液。将溶液保存在 4 ℃。二羧甲基胺又被称为双甘氨肽和甘氨酰甘氨酸。
5. 水浴加热使 40% 的多肽融化，每 10 ml 多肽加 44 μl 乳酸，17.5 mg NAD，在加入 30 mg NBT 前，用 10 M NaOH（约 75 μl NaOH 可将 10 ml 反应液调至 pH 约为 8.12）调节 pH 至 8.0。
6. 通过用手术刀将聚甲基丙烯酸甲酯管切成薄的截面切片来制作塑料环。
7. 4 ℃时上样缓冲液可保存 6 个月。
8. 对树脂包埋的切片应用缓冲而不是正丁醇液洗，以避免切片的收缩和起皱。
9. 标准的技术包括切片脱水和 DePeX 上固定，这可能适合也可能不适合染色，但是我们发现骨切片不需要脱水这一步。
10. 切口平移须要使用新鲜切片或新鲜准备的细胞。切片解冻能引起 DNA 的损伤并导致假阳性。
11. 如果要检测培养的细胞，吸除培养孔中的培养基，加入足量的 4% 多聚甲醛以覆盖细胞。
12. 阳性对照应包含有大量含有断裂 DNA 的细胞（FITC 阳性），阴性对照应在骨的低荧光背景中不包含任何 FITC 阳性的细胞。向切片或细胞中加入 DAPI，室温下孵育 10min 后也可以复染胞核，胞核被蓝染而不是 PI 的红染。

13. 此时在废弃乙醇中加入 100 μl 3 M 醋酸钠，在 –20 ℃下放置过夜，可以进一步沉淀 DNA。

14. 此时 DNA 可以冻存在 –20 ℃中，以后再行凝胶电泳分析。

15. 单个条带中能被溴化乙锭准确检测的最少量

DNA 大约为 10 ng 和 SYBR® 绿染法的 60 pg。能跑出锐利、干净条带的最大量 DNA 约为 100 ng。DNA 过载可引起拖尾，在 DNA 尺寸增加时会更严重。

16. 光镜下定期检查细胞凋亡的形态学证据来监测凋亡的诱导[18]（图 22-4）。

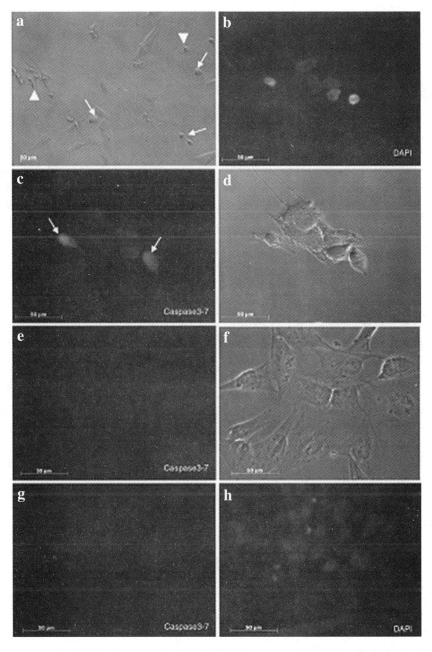

图22-4　（a）光镜下凋亡和坏死的细胞。用过氧化氢刺激细胞凋亡。凋亡细胞用箭头表示。肿胀的坏死细胞用三角形表示（比例尺50 μm）。（b）DAPI染色处理过的细胞。（c）凋亡细胞用caspase3-7试剂盒确定。凋亡细胞因为caspase3-7的活性被染色，胞内和核都能被染色（箭头）。（d）细胞的阶段图（比例尺50 μm）。（e）未用双氧水处理的细胞没有caspase3-7的染色。（f）未处理细胞的DAPI和截图图像。（g和h）阴性对照（使用caspase试剂没有染色）

17.因为细胞很松散，容易从平板上脱落，因此洗涤时应十分轻柔。我们建议使用一个带钝头针头的注射器移除培养基。

18.用 Image-iT 的试剂盒固定也能得到好的结果。

19.用含 1 μM 浓度 Hoechst 染料的 PBS 也可以染细胞核。

参考文献

1. Wyllie, A. H., Kerr, J. F., and Currie, A. R. (1980) Cell death: the significance of apoptosis. Int. Rev. Cytol. 68, 251-306.

2. Stevens, H. Y., Reeve, J., and. Noble, B. S. (2000) Bcl-2, tissue transglutaminase and p53 protein expression in the apoptotic cascade in ribs of premature infants. J. Anat. 196,181-191.

3. Jilka, R. L., Weinstein, R. S., Bellido, T., Roberson, P., Parfitt, A. M., and Manolagas, S. C. (1999) Increased bone formation by prevention of osteoblast apoptosis with parathyroid hormone. J. Clin. Invest. 104, 439-446.

4. Kameda, T., Ishikawa, H., and Tsutsui, T. (1995) Detection and characterization of apoptosis in osteoclasts in vitro. Biochem. Biophys. Res. Commun. 207, 753-760.

5. Verborgt, O., Gibson, G. J., and Schaffler, M.B. (2000) Loss of Osteocyte Integrity in Association with Microdamage and Bone Remodeling After Fatigue In Vivo. J. Bone Miner. Res. 15, 60-67.

6. Kogianni, G., Mann, V., and Noble, B. S. (2008) Apoptotic bodies convey activity capable of initiating osteoclastogenesis and localized bone destruction. J. Bone Miner. Res. 23, 915-927.

7. Noble, B. S., Stevens, H., Loveridge, N., and Reeve, J. (1997) Identification of apoptotic changes in osteocytes in normal and pathological human bone. Bone 20, 273-282.

8. Wong, S. Y. P., Evans, R.A., Needs, C., Dunstan, C., Hills, E., and Garvan, J. (1987) The pathogenesis of osteoarthritis of the hip: evidence for primary osteocyte death. Clin. Orthop. Rel. Res. 214, 305-312.

9. Canalis, E., Mazziotii, G., Giustina, A., and Bilezikian, J. (2007) Glucocorticoid-induced osteoporosis: pathophysiology and therapy. Osteoporosis Int. 18, 1319-1328.

10. Wyllie, A. H., (1980) Glucocorticoid-induced thymocyte apoptosis is associated with endogenous endonuclease activation. Nature 284, 555-556.

11. Oberhammer, F., Wilson, J. W., Dive, C., et al. (1993) Apoptotic death in epithelial cells: cleavage of DNA to 300 and/or 50 kb fragments prior to or in the absence of internucleosomal fragmentation. EMBO J. 12, 3679-3684.

12. Slee, E. A., Adrain, C., and Martin, S. J. (1999) Serial killers: ordering caspase activation events in apoptosis. Cell Death Diff. 6, 1067-1074.

13. Yuan, J., Shaham, S., Ledoux, S., Ellis, H. M., and Horvitz, H. R. (1993) The C. elegans cell death gene ced-3 encodes a protein similar to mammalian interleukin-1 [beta]-converting enzyme. Cell 75, 641-652.

14. Creagh, E., and Martin, S. (2001) Caspases: cellular demolition experts. Biochem. Soc. Trans. 29, 696-701.

15. Slee, E. A., Harte, M. T., Kluck, R. M. et al. (1999) Ordering the cytochrome c-initiated Caspase cascade: hierarchical activation of Caspases-2, -3, -6, -7, -8, and -10 in a Caspase-9-dependent manner. J. Cell Biol. 144, 281-292.

16. Farquharson, C., Whitehead, C. Rennie, S., Thorp, B., and Loveridge, N. (1992) Cell proliferation and enzyme activities associated with the development of avian tibial dyschondroplasia: an in situ biochemical study. Bone 13, 59-67.

17. Ekert, P.G., Silke, J., and Vaux, D.L. (1999) Caspase inhibitors. Cell Death Diff. 6, 1081-1086.

18. Mann, V., Huber, C., Kogianni, G., Collins, F., and Noble, B. (2007) The antioxidant effect of estrogen and Selective Estrogen Receptor Modulators in the inhibition of osteocyte apoptosis in vitro. Bone 40, 674-684.

第 23 章

骨的透射电子显微镜技术

Vincent Everts, Anneke Niehof, Wikky Tigchelaar-Gutter, Wouter Beertsen 著
祝俊雄、宋纯理 译

摘要

本章描述了在使用透射电镜（transmission electron microscopy，TEM）观察前如何去处理不同来源的矿化组织，包括固定、树脂包埋、半薄和超薄切片的染色。此外，本章还关注了用于 TEM 分析的培养的骨移植物的处理。

关键词：TEM、超微结构、骨、矿物质、脱钙。

1. 前言

分析骨和其他矿化组织如钙化软骨、牙质的超微结构是理解细胞 - 细胞或细胞 - 间质这些组织交互作用、构成和三维结构所必需的。有不同的方法可以处理这类组织。本章描述了几种不同来源的处理矿化组织以用来分析超微结构的方法。另外，本章还重点介绍了如何处理培养的骨移植物以用于电子显微镜分析。

2. 材料

将含有固定剂的各种溶液置于通风橱中，并在实验中使用手套。各种混合物都含剧毒并且大多数具有挥发性。

2.1. 固定剂

将 4% 甲醛和 1% 戊二醛溶于 0.1 M 二甲胂酸盐缓冲液（pH 7.4）（见注解 1、2）

1. 将 200 ml 蒸馏水加热至 70 ℃。
2. 溶解 40 g 多聚甲醛并加入约 2.5 g 的氢氧化钠颗粒，使溶液冷却（溶液应澄清）。
3. 加入 21.4 g 二甲胂酸钠。
4. 加入 40 ml 25% 戊二醛并用蒸馏水加至 800 ml。
5. 用 1 N HCl 调节 pH 至 7.4，并加水至 1000 ml。
6. 将配好的溶液在 4 ℃条件下保存，1 周后应该配置新固定剂（参见注解 1）。

2.2. 锇和亚铁氰化物的固定后处理

将 1% 四氧化锇和 1.5% 亚铁氰化钾 $[K_4Fe(CN)_6] \cdot 3H_2O$ 溶于 0.1 M 二甲胂酸钠缓冲液（pH 7.4）。将溶液储存在 4℃条件下（见注解 3）。

1. 2% 四氧化锇储备液　将 50 ml 双蒸水置于带塞的黑色玻璃小瓶，加入 1 g 四氧化锇晶体（EMS，水晶，最高纯度 99.95%）。轻轻（！）摇晃溶液直至晶体溶解。将溶液存放于 4 ℃条件下且小瓶应密闭。为了防止溶液在使用前变黑，应将玻璃瓶用丙酮洗净油脂（锇是绝佳的油脂固定剂！），用双蒸水冲洗然后晾干。使用手套以防止化学物品接触皮肤。

2. 0.2 M 二甲胂酸钠缓冲液　将 42.8 g 二甲胂酸钠溶解于 900 ml 双蒸水中，调节 pH 至 7.4 并加蒸馏水至 1000 ml。

3. 3% 氰亚铁酸盐原液　将 3 g 亚铁氰化钾溶于 0.2 M 二甲胂酸钠缓冲液。

4. 使用前，将一份 2% OsO_4 和一份 3% 氰亚铁酸盐溶液混合。

2.3. 锇和二甲胂酸盐的固定后处理

将 1% 四氧化锇溶于 0.075 M 二甲胂酸钠缓冲液（参见注解 3）。

1. 4% 四氧化锇储存溶液　根据上述方法，将 1g OsO_4 晶体溶于 25 ml 蒸馏水中（子标题 2.2.，步骤 1）。

2. 0.1 M 二甲胂酸钠缓冲液　将 21.4 g 二甲胂酸钠溶于 900 ml 蒸馏水中，调节 pH 至 7.4，并加蒸馏水至 1000 ml。

3. 在固定前将一份 4% OsO_4 溶液和三份 0.1 M 二甲胂酸钠缓冲液混合。

2.4. 脱钙液

将 1.9% 戊二醛和 0.15 M EDTA（Titriplex Ⅲ，乙二胺四乙酸二钠盐）溶于 0.06 M 二甲胂酸钠缓冲液。

1. 将 38.53 g 二甲胂酸钠和 167.52 g 依地酸Ⅲ溶于 2000 ml 蒸馏水中。

2. 搅拌溶液,使依地酸尽快溶解（溶液应是澄清的）并加入 232 ml 25% 戊二醛。

3. 调节 pH 至 7.4，首先加入大约 10 g 氢氧化钠颗粒，紧接着加入 2 N 氢氧化钠。用蒸馏水加至 3000 ml(见注解 1)。配好的溶液在 4 ℃条件下可保存几个月。

2.5. Goldner's Masson 三色染色法

1. 将 1.25 g 苏木色素溶于 100 ml 25% 的乙醇。

2. 将 0.15 g 亮绿 SF 淡黄和 0.2 ml 冰醋酸溶于 100 ml 蒸馏水中。

3. 二甲苯胺丽春红原液　将 1 g 二甲苯胺丽春红和 1 ml 冰醋酸溶于 100 ml 蒸馏水中。

4. 酸性品红　将 1 g 酸性品红和 1 ml 冰醋酸溶于 100 ml 蒸馏水中。

5. 酸性丽春红品红原液　2 份二甲苯胺丽春红原液（见步骤 3）加 1 份酸性品红原液（见步骤 4）。

6. 金橙 G 原液　将 1 g 金橙 G 用 100 ml 蒸馏水溶解。

7. 酸性丽春红品红染液　1 份酸性丽春红品红原液（见步骤 5）、1 份金橙 G 原液（见步骤 6）和 8 份蒸馏水。

8. 将 1.0 g 磷钼酸水合物溶于 100 ml 蒸馏水中。

9. 将 2.5 g 氯化铁和 1 ml 浓缩 HCl 溶于 99 ml 蒸馏水中。

10. 漂洗溶液　将 5.2 ml 的 96% 醋酸溶于 1000 ml 蒸馏水中。

11. 所有染液在环境温度下可稳定存放几个月。

2.6. 亚甲蓝

1. 将 2 g 亚甲蓝溶于 100 ml 蒸馏水中（溶液 a）。

2. 将 0.5 g 天蓝Ⅱ溶于 50 ml 蒸馏水中（溶液 b）。

3. 将 2 g 硼砂（十水二硼酸钠）溶于 100 ml 蒸馏水中（溶液 c）。

4. 将溶液 a、b、c 以 a：b：c 为 2：1：1 的比例混合并储存在 4℃。染液可稳定数月。

5. 使用前过滤。

2.7. Von Kossa 染色

1. 将 0.5 g 乳酸银溶于 100 ml 蒸馏水中。

2. 将对苯二酚溶解于 100 ml 蒸馏水中。

3. 将 5 g 五水硫代硫酸钠溶于 100 ml 蒸馏水中。所有的溶液都应在使用前新鲜配制。

2.8. 乙酸双氧铀

1. 将 0.35 g 乙酸双氧铀溶于双蒸水中,存放在 4 ℃中。

2.9. 硝酸铅

1. 煮沸并冷却 50 ml 双蒸水。

2. 将 1.33 g 硝酸铅和 1.76 g 二水柠檬酸钠溶于 30 ml 水中。

3. 用力摇晃 1 min,在接下来的 30 min 内摇晃数次。

4. 加入 8 ml 1N NaOH，用冷却的开水加至 50 ml。存放在 4 ℃条件下。

2.10. 环氧树脂

在准备环氧树脂时使用手套和通风橱。

1. 在持续搅拌树脂成分（Ladd Res. Industries, Burlington, Vermont）的条件下混匀，在充分混匀后加入下一成分。各成分加入的顺序为：100 g LX-112、72.4 g DDSA、40.4 g NMA 和 3.9 g DMP-30。

2. 继续充分搅拌 30 min，将混合的树脂存放在带盖的小塑料瓶（10 ml）中。

3. 将这些小瓶子存放于 -80 ℃。此温度下可保持很长时间（至少 1 年）。

4. 在包埋前，在环境温度下加温适当数量的瓶子。在树脂恢复室温后才能打开瓶子。

3. 方法

3.1. 灌注固定动物骨

1. 使用由一个灌注泵或倒挂在大约距工作台 50 cm 高的带橡胶塞的瓶子的灌注固定系统。如果使用泵，将管子插入装有固定剂的瓶子中；如果使用悬挂的瓶子，用一个与管子匹配的针头（0.8 × 40 mm）插入橡胶塞中。此外，插入第二个带针头的管子使空气能够进入。将管子的另一端与瓶子的另一侧相连，其开口在液面之上。须将用于固定的皮下注射的针头适合地插入心脏（小动物使用 0.6 mm × 30 mm，如小老鼠，大动物使用 0.8 mm × 40 mm）。将阀门安放于输送固定剂的管子上。

2. 麻醉动物，使其仰卧并固定在托盘上。敞开腹部，从胸骨处切开胸腔。翻开皮肤打开胸腔，暴露心脏，小心地切开心包。

3. 用两个手指固定心脏（戴合适的手套），把针头从左心室壁插入。打开阀门（悬挂瓶系统）或打开灌注泵（2.5 ml/min）。等待几秒后用一把利剪切开右心房，使灌注液漏出。

4. 对灌注固定效果的评估可以通过检测软组织的僵硬如嘴唇、肝的漂白和爪子的坚硬。5～

10 min 后，灌注停止，收集组织样本，储存在固定剂中。

3.2. 动物骨的浸润固定

1. 处死动物并暴露相应的骨骼，剖离骨骼后尽快将它们浸入固定剂中（新鲜配制的 4% 福尔马林和含有 1% 戊二醛的 0.1 M 二甲胂酸钠缓冲液，pH 7.4）。如果是从大型动物体内采集的骨，还须将骨切成小块，并且最好在固定剂中剪切（年轻小鼠骨的固定可以不剪切）。

2. 在环境温度下固定至少 4 h。固定剂中的组织样本可在 4 ℃条件下过夜。

3. 用 0.1 M 二甲胂酸钠缓冲液冲洗样本。

4. 转移至后固定液 1 h（见注解 3）。

5. 用 0.1 M 二甲胂酸钠缓冲液冲洗样本。

6. 根据包埋的实验步骤进一步处理（见子标题 3.6 及其后）。

3.3. 人骨样本的浸润固定

人骨的浸润固定与 protocol 3.2 类似。保证样本尽快浸入固定剂和样本尺寸足够小是非常重要的。最大厚度保持在 3～5 mm。将骨剪切至碎片须要在固定剂中进行。

3.4. 体外培养矿化组织的浸润固定

1. 在培养的合适阶段收集骨移植物，放入固定剂中（见注解 4）。

2. 在环境温度下固定至少 4 h（此步骤后，固定剂中的组织样本可在 4 ℃条件下保存 1 天）。

3. 进一步处理骨样本，脱钙或不脱钙（见子标题 3.5.）。从年轻动物（如 < 10 天的小鼠）中收集的骨可以跳过脱钙步骤。

3.5. 矿化组织的脱钙处理

1. 固定后将骨样本浸入脱钙液中。

2. 将样本保存在 4 ℃下 2～3 个星期，每周更换一次脱钙液。

3. 用 X 线成像检测是否脱钙完全。

4. 脱钙完成后即可进行包埋。

3.6. 矿化组织的包埋和透射电镜分析的一般方法

因为环氧树脂不易穿透钙化的组织，因此包埋这类组织时须格外注意。对幼年动物来源的骨或牙可以用树脂轻松包埋，不会带来剪切和染色的问题。年长或大型动物来源的骨须要特别处理。

3.7. 小组织样本的包埋

将 3 ~ 5 mm 厚的年幼动物（最多 1 星期大）来源的组织放入玻璃瓶中（塑料会在氧化丙烯中溶解）。玻璃瓶应可以关闭。包埋步骤如下：

1. 将样本浸入 70% 乙醇 3 × 5 min。
2. 80% 乙醇 3 × 5 min。
3. 90% 乙醇 3 × 5 min。
4. 96% 乙醇 3 × 5 min。
5. 将组织浸润在 100% 乙醇中并盖好瓶子。在 100% 乙醇中共孵化 3 次，每次 10 min。
6. 用氧化丙烯代替乙醇，密闭瓶中孵化 30 min。更换氧化丙烯后重复一次。
7. 以 1∶1 比例用氧化丙烯溶解环氧树脂。将样本浸入氧化树脂 - 丙烯混合物，在轻微振荡下过夜。
8. 使用纯环氧树脂浸润，将瓶口打开，轻微振荡 5 h。
9. 将样本浸润在塑模中的新鲜环氧树脂，在 40 ℃ 烘箱中过夜。
10. 将样品转移至 60 ℃ 的烘箱，使树脂发生聚合。

3.8. 大型骨样本的包埋

包埋成年小鼠下颌大小尺寸的样本可以得到较好的结果。对更大的样本则须要缩小体积或者剪切至小块以便于树脂的充分渗透。

1. 根据子标题 3.7 的步骤进行，但每次乙醇脱水的时间增加至 10 min，氧化丙烯步骤的时间为 20 min。
2. 将样本浸润在氧化丙烯∶环氧树脂为 3∶1 的液体中 3 h。
3. 将样本浸润在氧化丙烯∶环氧树脂为 1∶1 的液体中 3 h。
4. 将样本浸润在氧化丙烯∶环氧树脂为 1∶3 的液体中过夜。

5. 将样本浸润在纯环氧树脂中，将瓶口打开，振荡 6 h。
6. 新鲜环氧树脂包埋样本，在 40 ℃ 烘箱中过夜。
7. 根据子标题 3.7. 步骤 10 中进行聚合作用。

3.9. 矿化组织切片的制作

最好用钻石刀制作切片，可制作半薄切片，也可制作超薄切片（见注解 5 和 6）。

1. 用玻璃刀修剪组织块。
2. 使用 Histo 钻石刀，切割角 6 ℃ 制作半薄和超薄切片。
3. 将切片机手动设置为低速（1 mm/s）。
4. 为了避免组织块被弄湿，尽可能保持水平面低位。

3.10. 半薄切片亚甲蓝染色

亚甲蓝染色液可以将大多数组织成分染色，是一般目的的绝佳染色液。由于异染性，某些成分（如软骨和肥大细胞颗粒）被染成紫色。

1. 制作 1 ~ 2 μm 厚度的半薄切片。
2. 在玻璃切片上滴 1 滴水，在加热板（60 ~ 70 ℃）上烘干。烘干后继续加热 1 h 或更久。为了避免大组织样本的皱缩，烘干时温度最好在 50 ℃。在染色前干燥过夜。
3. 切片干燥后，在切片上加 1 滴过滤后的亚甲蓝染色液。
4. 染色约 15 s（由组织的类型和切片的厚度决定）。
5. 用蒸馏水广泛地冲洗切片。
6. 干燥后用 1 滴环氧树脂覆盖。
7. 用盖玻片覆盖切片，在加热板上（或 60 ℃ 烘箱中）加热几小时以使树脂聚合。

3.11. 改良的 Goldner's Masson 染色

Goldner 染色[1] 将非矿化骨染成红色，矿化骨染成绿色，钙化软骨染成亮绿色。对骨和软骨相关组织（图 23-1）也有较好的染色效果。所有的染色程序都在 68 ~ 70 ℃ 的加热板上进行。

1. 将切片磨成约 2.5 μm 厚。
2. 将切片收集在镀膜的玻片（如 Vectabond, Vector

Laboratories, #SP-1800）上，在热平板上干燥。

3. 蒸馏水湿润切片，甩干多余的水分。

4. 在热平板上用氯化铁染色 3 min。

5. 用热水快速清洗，在热平板上干燥。

6. 在热平板上用苏木精染色 25 s。

7. 用热水快速清洗，在热平板上干燥。

8. 在热平板上用酸性丽春红品红染色 8 min。

9. 用 0.5% 醋酸快速冲洗。

10. 在热平板上用 0.5% 磷钼酸染色 3 min。

11. 用 0.5% 醋酸快速冲洗。

12. 在热平板上用亮绿 SF 淡黄染色 3 ~ 5 min。

13. 用 0.5% 醋酸快速冲洗。

14. 在热平板干燥并用环氧树脂覆盖。

3.12. Von Kossa 染色

Von Kossa 染色[2]可将组织黑染。如使用亚甲蓝复染，组织的其他组分会不同程度地蓝染。

1. 将切片切成 2 μm 厚。

2. 收集切片至镀膜玻片（见子标题 3.11.，步骤 2），

在热平板上干燥。

3. 在环境温度下用 0.5% 乳酸银孵化切片 20 min。

4. 用双蒸水冲洗切片。

5. 在环境温度下用 0.5% 对苯二酚孵化 2 min。

6. 用双蒸水冲洗切片。

7. 在环境温度下用五水硫代硫酸钠孵化切片 2 min。

8. 用双蒸水冲洗切片。

9. 可使用亚甲蓝对切片复染（见子标题 3.10.）。

10. 干燥切片并覆盖。

3.13. 乙酸双氧铀染超薄切片

1. 离心铀酰溶液（10 min，2000 g）。

2. 滴几滴乙酸双氧铀在石蜡膜上。

3. 将栅格悬浮在液滴上（切片面对溶液）。

4. 黑暗下染色 4 ~ 8 min。

5. 用双蒸水充分冲洗切片。

6. 晾干后用硝酸铅染色。

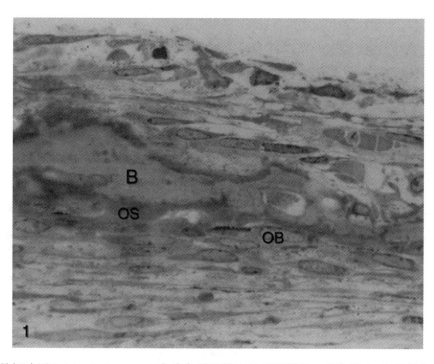

图23-1　对小鼠颅骨切片用Goldner's Masson三色染色后光镜下的显微照片。矿化骨（B）为绿色，类骨质（OS）为红色。该图为未脱钙骨，用环氧树脂包埋后染色而来。使用4%福尔马林和含1%戊二醛的0.1 M二甲胂酸钠缓冲液。OB，成骨细胞×3 000

3.14. 硝酸铅染超薄切片 [3]

1. 离心铅溶液（10 min，3000 g）。
2. 在石蜡条上滴几滴硝酸铅。
3. 在液滴周围放少许氢氧化钠颗粒。
4. 将栅格悬浮在硝酸铅液滴上。
5. 用有盖培养皿的盖子盖住液滴。
6. 染色 2~4 min。
7. 用双蒸水充分清洗切片。
8. 晾干切片。

4. 注解

1. 本章中的固定剂可以给出可重复的、可靠的结果（图 23-2 和图 23-3）。本方法按大容量设计。如果您的实验室不须要进行大量样本的处理，可以自行减少数量以适应个体需求。在醛类混合物中保存的一个好处就是可以在无明显超微结构损坏的情况下保存很长一段时间。但在开始固定组织样本前应在 1 周内配制福尔马林。

2. 除了本章提到的固定剂外，其他文献中所用的固定剂也可能得到很好的结果。不管用哪一种固定剂，避免使用磷酸盐缓冲液是很关键的。若使用磷酸盐缓冲液，尤其是当固定剂不新鲜的时候，很容易导致矿物质微晶的形成和沉淀（图 23-4）。这些晶粒在含矿物质组织（如骨）的连接处和软组织周围形成，甚至其中也有，尤其是液泡及线粒体。由于这些组织钙浓度相对较高，钙磷晶体可以快速地形成。

3. 用锇/氰亚铁酸盐做固定后处理可导致胞膜的显著增强。如果不须要如此，固定后处理应该用不含氰亚铁酸盐的锇进行操作（子标题 2.2. 和 2.3.）。

4. 注解 2 中提到的注意事项也适用于培养骨移植物时的培养基选择。不同的商业培养基含有不同浓度的磷酸盐。浓度越高，在钙质释放后晶体沉淀的概率就越高。在我们进行骨重吸收的研究期间有过这样的经历。我们发现阻断特定的蛋白水解酶可以引起破骨细胞邻近出现大面积未消化的脱矿骨基质。在使用 M199[4] 培养骨移植物时可以明显地出现这种现象。使用其他培养基（如 BGJb 培养基），晶体沉淀可能出现

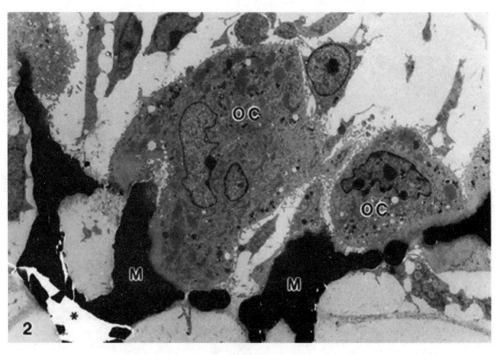

图23-2 用4%福尔马林和含1%戊二醛的0.1 M二甲胂酸钠缓冲液固定的小鼠跖骨低能量电子显微图。OC，破骨细胞；M，矿化软骨；星号显示由于矿化基质超薄切割引起的骨缺失（×5 000）

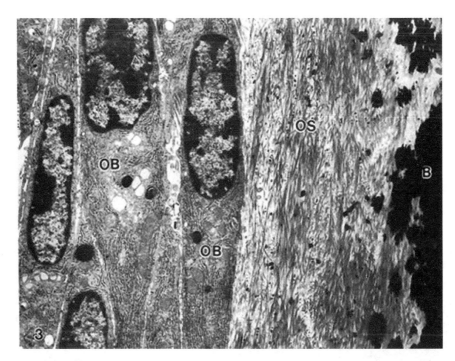

图23-3　被一层类骨质（OS）和矿化骨分开的成骨细胞（OB）电子显微图。用4%福尔马林和含1%戊二醛的0.1 M二甲胂酸钠缓冲液固定的出生10天的小鼠颅骨。未脱钙骨 × 16 000

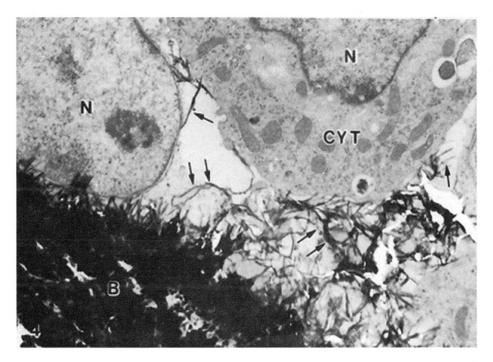

图23-4　从一个患有骨硬化的患者取得的未脱钙骨的切片电子显微图。注意这些因为使用磷酸盐缓冲液固定剂而形成的较大的微晶（箭头）。骨组织由4%福尔马林和含1%戊二醛的0.1 M磷酸盐缓冲液固定。B，骨；CYT，胞质；N，核；× 26 500

这些部位。

5. 在处理和切割矿化组织时产生的矿物质丢失是一个长期存在的问题。必须认识到在切割和收集切片时矿物质可能溶解，尤其是用低 pH 水收集切片时。Landies 等建议采用其他技术克服这个问题。

6. 在切片的含矿部分中，矿化组织的特点是高电子密度。然而，在这些切片中，由于强电子密度的缺失，常常让我们认为存在矿物质缺乏（图23-5）。这个问题常由切片的厚度导致。切片越薄，电子密度就越低。如果想要比较切片有无矿物质的同一区域，使用脱钙的超薄切片可能较好。为了完成此过程，收集在栅格上的切片并将其悬浮在 1 滴 0.1 M EDTA 上 10 min。切片在经历洗涤、复染和检测后，大多数矿物质被溶解了，但如脱钙的矿物质被环氧树脂包裹（如游离在液泡中的部分）被证明非常困难。

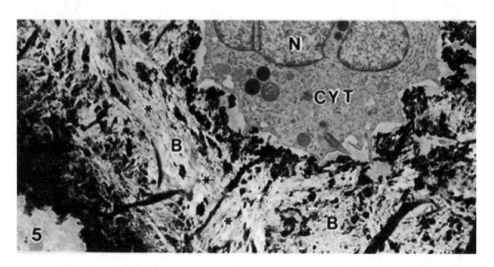

图23-5　对照患者取得的未脱钙骨的电子显微图。注意到骨（B）中电子半透明的区域（星号）。同一区域中更厚的切片部分有更高的电子密度（见图23-2—4中B指示区）。骨样本由4%福尔马林和含1%戊二醛的0.1 M二肼酸钠缓冲液固定。N，核；CYT，胞质；×15 500

参考文献

1. Gruber, H. E. (1992) Adaptations of Goldner's Masson trichrome stain for the study of undecalcified plastic embedded bone. Biotech. Histochem. 67, 30-34.

2. Rungby, J., Kassem, M., Eriksen, E. F. and Danscher, G. (1993) The von Kossa reaction for calcium deposits: silver lactate staining increases sensitivity and reduces background. Histochem. J. 25, 446-451.

3. Reynolds, E. S. (1963) The use of lead nitrate at high pH as an electron opaque stain in electron microscopy. J. Cell Biol. 17, 208.

4. Everts, V., Korper, W., Jansen, D. C., Steinfort, J., Lammerse, I., Heera, S., Docherty, A. J. P. and Beertsen, W. (1999) Functional heterogeneity of osteoclasts: matrix metalloproteinases participate in osteoclastic resorption of calvarial bone but not in resorption of long bone FASEB J. 13, 1219-1230.

5. Landis, W. J., Paine, M. C. and Glimcher, M. J., (1978) Use of acrolein vapors for anhydrous preparation of bone tissue for electron microscopy. J. Ultrastr. Res. 70, 171-180.

第 24 章

骨的扫描电子显微镜技术

Alan Boyde 著

祝俊雄、宋纯理 译

摘要

本章描述了使用扫描电镜成像骨及骨细胞的方法。反散射电子（backscattered electron，BSE）成像是目前在骨领域使用最广泛的技术，其后出现了二次电子（secondary electrons，SE）成像和能量发散 X 线（energy dispersive X-ray，EDX）分析模式。本章讨论了未经包埋的骨样本的制备和成像，如无地貌、抛光或粉碎、树脂包埋的组织块表面、树脂对骨基质空间的铸模等样本的 3D 表面的细节。本章还讨论了固定、干燥、骨细胞下侧和涂层侧的观察，具体介绍了利用碱性细菌链霉蛋白酶、次氯酸盐、过氧化氢、氢氧化钠或氢氧化钾的浸润移除细胞和未矿化的基质。本章重点描述了骨样本的三维 BSE 扫描电镜成像方法，推荐了用于 BSE 成像的几种树脂包埋的方法。PMMA 包埋骨的共聚焦和 SEM 成像须要在玻片上使用甘油；阴极射线发光（cathodoluminescence，CL）SEM 成像是另一种可视化荧光矿化标记如钙黄绿素和四环素的方法。在 PMMA 或其他树脂包埋的样本上形成空间管型是这种材料的重要应用。与 X 线显微照相术和显微断层摄影这些成像手段的关系也很重要。在实验室之间转运这些骨样本时最好在甘油中进行。环境 SEM（environmental SEM，ESEM，真空控制模式）在消除"装载"问题时很重要。这种问题在复杂、多孔的骨样本中很常见。

关键词：矿化、形态学、骨质疏松、小鼠遗传学、微硬化。

1. 前言

扫描电子显微镜（scanning electron microscopy，SEM）采用一束高度集中的电子扫描样品的表面。它有多种成像模式和自动化标准。在更深入地讲解实验步骤前，我会先描述对于骨成像而言非常重要的显微镜的一般特点和方法。

1.1. 仪器和成像模式

目前生产中的 SEM 仪器使用数字扫描模式。也就是当电子束扫过某点时，会自动停下来进行相关检测，然后移至下一点，最终为所有扫描点建立一幅图像。如果获得了有效的体视学测量特征，数字扫描是非常重要的。研究矿化组织中矿物质的含量的不同是 SEM 成像的主要应用。扫描其实还有另一个意思：移动样本。

载物台自动化可以通过扫描 XY 矩阵对大数量样本进行高分辨率扫描。这些图像可以建立一幅大型合成图。这对 SEM 关联其他低分辨率的成像方法如"临床"和实验室光学和 X 线方法非常有用。骨的成像方法有反散射电子（BSE）成像、二次电子（SE）成像和样本发射的 X 线成像。仪器的规格主要由成像方法决定，因此，在购买或使用仪器做定量检测时须要特别注意。

SEM 最常用于骨和牙的反散射电子成像，使用 EM 进行真正全自动数字扫描（并不是目前很多仪器使用的数字化模拟信号）。该系统非常稳定，不会随时间尺度的长短而上下波动。迄今为止，钨丝源的 SEM 是最稳定的。另外，SEM 必须有一个 BSE 探测器。这意味着探测器须要环绕电子束，即可在垂直入射时观察样本表面。一般情况下固态环形探测器位于 SEM 样本室的顶端。须要注意"柱内"探测系统在收集反散射电子的立体角较低。

BSE 在使用样本反射的高能电子研究矿物质成分时，可以在体积分辨率 < 1 μm³ 时进行检测[1]。信号的强度与混合物元素的平均原子序数"Z"成比例。幸运的是，骨和一些钙化组织比其他组织有着更多的高"Z"成分，更有利于进行 Z- 依赖成像和地形依赖的 3D 成像。尽管 BSE 是在骨 SEM 中最单独、最常使用的成像模式，但目前在生物医学 SEM 中最常见的成像方法是低能 SE 信号的使用。在这个成像模式中，大多数电子由干燥的样本表面的样本涂层（通常为金或另一种高 Z 材料）发射。这意味着我们并没有直接观察样本，而是在观察金涂层。此外，在样本进行干燥的过程中其本身很容易发生皱缩。即使有以上缺点，根据下面子标题 3 给出的方法，仍可以获得有用的信息。

在 SEM 中第 3 种常用的信号是在电子轰击下产生的 X 线衍射，尤其特征 X 线可用于元素识别。这是历史上将 SEM 应用于硬组织的开始。电子成像曾经仅被用于电子束轰击样品的区域。不幸的是，X 线的发射体积比用于定位目的的 BSE 或 SE 成像大（更深、更宽）[1]。在样本的某点检测 X 线的量和电子束流是可行的，但是它并不能确定 X 线来自于这个点还是来自更深或靶点旁边的区域（见注解 1）。为了避免这个问题，可以使用薄的切片，电子束通过旁路散射的机会就小了，或者您也可以通过在 SEM 中使用 EDX[2]，结合显微切割分离组织的一小部分。这两种方法均未在 SEM 系统中使用，所以我们将不讨论。

在 SEM 中有许多可行的其他方法，但仍然须要寻找更常规的方法。在这里我们仅简明地介绍，来帮助理解它们能做什么，但是我们在方法部分不讨论这些。

样本电流密度成像测量的是流向表面和通过样本不同区域的电流差异。这种差异由反散射的差异引起的。这可能在骨移植物的研究中非常有用，但在现代生物 SEM 中并未设置为一个主要特点。

在电子轰击下从样本中反射的光线叫做阴极发光（CL）（见注解 2）。在生物医学 SEM 的一般应用领域中几乎很少涉及，但是因为荧光标记在免疫组织化学中的大量运用也许可能会重新涉及。其在研究矿化前缘寻找标记如四环素有着特殊的应用[3]。然而，与 SEM 结合共聚焦 LM 显微镜是一种有着强大竞争力的方法，比在方法部分中所描述的运用更广泛。进行 CL 无须特殊处理样本，但对成像就须要了[4]。

环境 SEM（真空控制显微镜）可以在湿样未涂层的情况下进行检测，但是潮湿 SEM 对研究骨和骨细胞没有特别的优势。在低电压和扫码频率下同样可以对未涂层的样本进行研究。通过检测电子束与实时立体可视化结合，也可以用于研究骨和牙超薄切片的研究[5]。控制样品室的真空也可以实现对不完美涂层、干燥的样本进行分析。

1.2. 样本的种类及 SEM 数据的解读

用 SEM 分析骨可以获得大量信息。正确解读这些数据是非常重要的，下面会给出这类可以萃取的信息的常规解释，以及最适合用于特定目的的研究的样本类型。这部分方法的介绍会在子标题 3. 中涉及。

1.2.1. 具有 3D 表面细节的未包埋骨

用松质骨观察会获得最大的成功，例如，在鼠颅骨的内表面，被破骨细胞活动释放的成骨细胞、破骨细胞和骨细胞可以轻松地被鉴别（图 24-1a、b）。谨防将较薄的成骨细胞鉴定为假定的静息细胞 / 骨衬细胞，因为细胞又能通过制备方案变平。因为它们太薄，因而细胞没有成像，反而将位于细胞之下的骨基质成像了，尤其当使用 BSE 时。脂肪细胞是常见的骨内衬细胞。通常只有在 SEM 样本中还保留着脂肪细胞接触骨基质的那一侧，其下的骨基质才会被看到。

当对没有细胞的类骨质的自然表面进行成像时才可能将新生的类骨质（还未包含任何矿物质）可视化，也可以通过减少的电子反散射特性评价新近矿化的集团的相对成熟度（通过它们的矿物质成分偏低）（图 24-2）。

去除细胞或基质的骨表面被称为无机，脱蛋白或者矿化前沿[6,7]。这类样品最容易准备，与骨生物学相关的信息也非常丰富，因为大部分活动发生在表面。因为 SEM 有着相对较深的成像效果，因

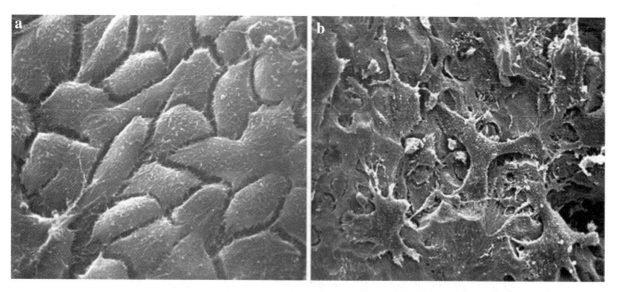

图24-1　（a）新生大鼠颅顶骨的成骨细胞、CPD、金溅射镀膜、10 kV SE，域宽87 μm。（b）破骨细胞释放活骨细胞。新生大鼠顶骨内表面显示几个破骨细胞，之前被包被的骨细胞被破骨细胞骨吸收释放。10 kV SE，域宽167 μm

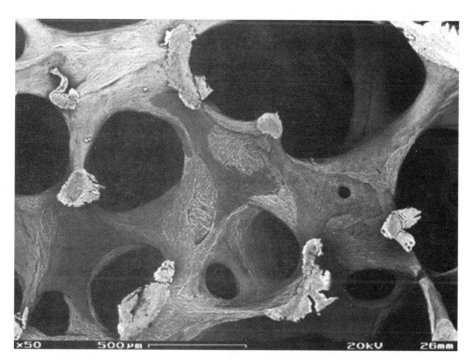

图24-2　BSE-SEM下的骨小梁分布。灰度越高则意味着骨包形成的时间越近，因为它们还没有很好地矿化。注意它们并不与之前的重吸收区域匹配。此为61岁男性的L4椎体样本。比例尺如图中所示

此可以高效地研究多孔的表面。如果将样本处理成适当的厚度，并且对两侧都进行研究，则80%的骨表面（和所有的切面）结构可以真实地表现出来（图24-3）。

我们可以根据无机或表浅地无机准备[7,8]区分不同的骨表面活动状态，如下：

矿化骨表面在矿化前胶原复制表现为不连续，因其矿化作用仍在进行。这个范畴可以分为以下

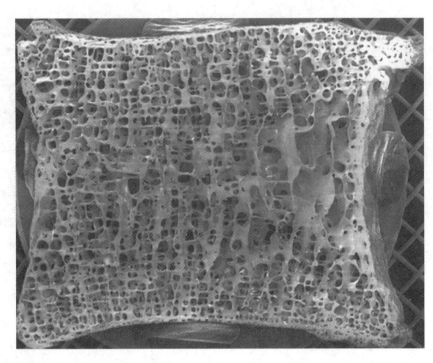

图24-3 低放大率（大视野）1kV SE成像。在如此低的电压下，样本在没有镀膜或不完美镀膜下仍能成像。30岁女性L4椎体4 mm切片。2.7 mm栅格为背景

子类：

1. 矿化活跃的板层骨，其中表征所有板层骨基质的分支束图案是可识别的，但是矿化的片段是分离的。

2. 几乎完全矿化的矿化板层骨，其中矿化段仅轻微不连续。

3. 矿化的编织骨，被认为缺乏矿物质与胶原束的联系，并且存在大量的微钙球体。

4. 矿化的纤维骨，存在外源的、穿透性的纤维的插入点，低于内在固有基质的间隔水平。

5. 钙化生长、关节软骨矿化前沿和纤维软骨的矿化[9]。这些都不是真正的骨，但它们也在骨器官中发现。

尽管胶原已经被完全去除，但矿化或静息表面的骨基质的胶原蛋白纤维束和原纤维看起来是完整的，这证明矿化现在有限的骨基质范围内是停止的。

延长静息表面的矿化水平已经超出了胶原本身，因为上覆的"基质"被矿化，胶原图像的细节部分也不清楚。

重吸收或重吸收表面以破骨细胞形成的骨吸收陷窝为特点。许多小的坑洞或凹陷聚集形成一个"Howship 陷窝"。重吸收或重吸收表面可在破骨细胞在重吸收和转换（邻近的浅凹伴有明显的线性踪迹）之间再分亚类，深的陷窝被直接挖掘至表面。深部活跃的骨吸收可在生长和高转换中的快速骨丢失中被发现。比如在生长的牙齿，牙槽穿透颌骨中，或在骨肿瘤的快速骨吸收中。如果在骨吸收陷窝存在脱矿物基质，就说明近期进行过重吸收或骨吸收仍然活跃。在无机样本中，与破骨细胞介导的脱矿胶原边缘已清除的陷窝相比，新形成的或仍有活性的骨吸收陷窝的质地更加粗糙。这个清除过程通常由破骨细胞及其他细胞一起完成，使陷窝底部变得光滑。

骨折表面在研究骨破坏的机制方面有着独特的地位。然而，并不推荐将通过弄断整个骨骼的方式作为准备步骤，因为湿骨是撕裂的而不是断裂的。这导致胶原纤维的劈开和胶原束突出表面。这些人为的痕迹可以在骨折前进行液氮冷冻以部分避免。如果骨被处理成无机骨，加以液氮冷冻也可能形成更平整的切面，因为胶原在断裂的过程中不再起作用。通过用乙醇处理形成无机骨可以得到最光滑的表面，因为其在液氮下冻得跟玻璃一样。带骨细胞

的干燥过的全骨也可以断裂，但是明显地，在干燥的断裂面很难找到骨细胞。

为了观察骨骼自然的内表面，切除一部分骨是很有必要的。最好对切面进行抛光，移除在剪切过程中形成的撕裂痕迹，而且这一步最好在乙醇脱水硬化组织后进行（见子标题 3.）。

一类未包埋的钙化骨是用于重吸收实验的骨或牙质的切片[10]。

1.2.2. 树脂包埋组织块表面、无地形、抛光或微粉碎：qBSE

为了使用 BSE SEM 信号来研究组织构成（密度：用 Z 表示：BSE 系数），与表面形貌学相比，尽可能除去表面成分是很有必要的。这个方法只能用于经包埋处理的样本，其含水间隙已被树脂填充代替。我们使用 PMMA，但包含苯乙烯的树脂更适合经受电子的轰击（Causton, personal communication, 1980）。通过钻石微细铣削可以获得最好的光学平面，但是此过程太冗长并且需要昂贵的仪器及熟练的技术，所以我们对它不进行更进一步的讨论，虽然这是目前最好的技术。

1.2.3. 树脂复制或骨基质中内部空间铸件

骨是一种典型的结缔组织，骨组织的大部分是基质，小部分为细胞。在成熟骨中，骨细胞陷窝和小管空间只有 1% 的体积。剩下的 99% 的固态矿化骨基质不能被电子穿透，因此阻止我们观察组织中存活的细胞。因此，腐蚀骨并留下骨细胞及管道结构，或观察血管是非常方便的。可以通过破坏树脂包埋骨的钙化骨基质来达到这种效果。剩下的空间显示了骨细胞居住的 3D 结构（它们确实居住在里面）。记住，这个空间并不能显示骨细胞或其小管结构，相反地，其显示了它们所在位置填充液体的限制，也许看起来很宽松。

2. 材料

2.1. 化学药品

1. SEM 固定剂　含 2.5% 戊二醛和 1% 福尔马林的 0.15 M 二甲胂酸钠缓冲液，pH 7.3。

为了制作 10% 福尔马林溶液，将 2.5 g 多聚甲醛溶解在 25 ml 水中，在搅拌下加热至 60 ℃。这必须在通风橱中完成，并且不能将溶液煮沸。溶液应是乳白色的。通过添加一滴或两滴 1 M NaOH 澄清。

为了制备最终的固定剂，将 2 ml 的 25% 戊二醛溶液（Agar Scientific, http : //www.agarscientific.com）加入至 2 ml 的 10% 甲醛、15 ml 的 0.2 M 二甲胂酸钠和 1 ml 水，以制备 20 ml 固定剂。

2. 磷酸盐缓冲盐水。

3. 工业甲基化乙醇（industrial methylated spirit, IMS）。

4. 氯仿水。通过向锥形瓶中的蒸馏水中加入几毫升的氯仿准备氯仿水，然后将其置于超声清洁槽中 30 min。在使用时移取或倒出上清液。可以永远存储。

5. Tergazyme。是一种细菌链霉蛋白酶的碱性溶液（Alconox Inc., New York, NY, USA）。

6. NaOCl 漂白溶液。最好从国内的杂货店新鲜取得，那里有一个更大的库存，其周转高于化工厂。

7. C-dag（Agar Scientific）。

8. 碳腻子粉（Agar Scientific）。

9. 塑料土。

10. 氟利昂 12（二氯 - 二氟甲烷）。

11. HMDS（六甲基二硅氮烷）。

2.2. 仪器

用于 SEM 观察的仪器并不包括在此，一般设备已经在子标题 1.1. 中讨论过。

1. 低速骨锯（Buehler Isomet http://www.buehler.co.uk，或 Bennett Lab Cut, Agar Scientific）。

2. 直碳化钨铣刀。

3. 碳化钨平辊铣刀［如 ISO 500 104 107175 023（H259）来源牙科供应］。

4. 旋转抛光机（如 Buehler 的 TexMet 2500, http://www.buehler.co.uk 或 Plano-Cloth M, MetPrep Ltd, sales @metprep.co.uk）与水性 1 μm 和 6 μm 的金刚石悬浮液。

5. 样品平整压力机（如 Agar Scientific）。

6. 金刚砂纸（各种等级至少为 1200 的砂砾）。

7. 临界点干燥器（例如来自 Agar Scientific）。

8. 金和（或）碳的溅射镀膜机（如来自 Agar

Scientific）。

9. 冷冻干燥设备，具有在约 -65 ℃温度阶段控制的真空设备，例如 Edwards Speedivac Pearse 组织干燥器。

2.3. 软件

1. 来自 Jasc 软件产品的 PSP5（免费软件）。
2. Me 软件（(Alicona, http://www.alicona.com/home/products/Mex/MeX.en.php)。
3. Tview.exe (http://www.skyscan.be)。
4. AnaglyphView(http://www.alicona.com/home/support_sales/Downloads.en.php)，免费获取。
5. 来源 http://www.syncroscopy.com.的 Auto-Montage。

3. 方法

我们将考虑各种骨细胞检查方法，包括有或没有细胞的骨组织和树脂铸件。许多方法对许多程序是通用的，将首先描述这些。

3.1. 切骨和骨头样本

3.1.1. 大骨

在冻结的情况下，使用带锯切割以减少包括骨在内的大量冻结的身体部位的尺寸。如果须要在开始包埋程序之前（见注解 3）减小骨的尺寸，不要使用带锯。

3.1.2. 小骨

使用铣刀从一侧去除组织以露出小梁的内部微架构（松质，海绵状）骨骼区域。铣削是优先选择的方式，因为切割表面可以遵循长骨的解剖学曲率。须要熟练地掌握这项技术，即使它不是您专业的一部分，因为您不能将已经砍掉了的骨头放回去。

3.1.3. 大骨的厚片

1. 在水或 IMS 冷却和润滑下使用低速金刚石锯。对稀疏的松质骨，如来自老年个体的腰椎椎体，应切割成 3 mm 的厚板。对密度更高的松质骨，如在马炮骨中的远端骨骺，应切成 1.5 ~ 2 mm。
2. 用水洗厚片。
3. 用 IMS 替代水硬化骨板。
4. 在放置在玻璃板上的湿和干燥的碳化硅纸上手工抛光钢板，使用 IMS 作为润滑剂。通常 1200 级纸将提供足够好的抛光。戴紧橡胶手套或手指套。

3.2. 用于 SEM 的细胞或组织的固定剂

固定之前的第一步是洗掉任何蛋白质流体，例如富集培养基或血清或血液，然后必须防止细胞由于固色和干燥而发生任何形态变化。混合醛固定增加了细胞膜的稳定性，以耐受溶剂替代和干燥的严苛要求。

1. 用磷酸盐缓冲液在 37 ℃下洗涤样品。
2. 将样品浸入固定剂（含 2.5% 戊二醛和 1% 甲醛的 0.15 M 二甲胂酸钠缓冲液中，pH 7.3），最初在 37 ℃，2 ~ 48 h。可以考虑添加单宁酸（见注解 4），但要注意这可能引起一些缓慢的去矿化。
3. 如果须要在干燥前保持组织，最好将其转移到用于支持固定剂的相同缓冲液的溶液中。70% 乙醇是一种很好的替代的缓冲液，因为它防止组织肿胀和收缩。

3.3. 干燥样本

3.3.1. 冰冻干燥

冷冻干燥（freeze drying，FD）是冷冻水冰的升华（见注解 5）。该方法需要合适的可用的组织冷冻干燥设备，例如 Edwards Speedivac Pearse 组织干燥器。

1. 固定后，用蒸馏水简单地清洗样品。
2. 置于氯仿水中 30 min。
3. 制备氟利昂 12（二氯二氟甲烷）的冷冻混合物。见注解 6。
4. 氟利昂 12 气体在一个大的热真空容器中通过被沸腾的液氮冷却的一部分铜管，使其收集在合适的容器如 Pyrex 玻璃结晶皿中。氟利昂 12 将在 -155 ℃下固化。
5. 从 LN₂ 中取出固体氟利昂 12 并稍稍熔化，如使用不锈钢仪器。

6. 将样品放在液态氟利昂 12 中，并将其保持浸没一会儿。

7. 然后转移带有氟利昂 12 附着层的冷冻样品液体到液氮，在那里它们将被保存直到下一步。

8. 最后，将所有样品转移到适合您的组织干燥器和泵的固定器上，并在 -65 ℃下过夜。

9. 逐步升高温度直到环境温度。

10. 取下并安装样品并进行 SEM 检查。

3.3.2. 临界点干燥

临界点干燥（critical point drying，CPD）涉及通过"绕过在该相图中的临界点"，将液体转化为气相，因为在该处和该时没有造成收缩的表面张力障碍（见注解 7）。这须要使用 CPD。

1. 最常见的是用乙醇替代组织水。

2. 通过在室温下将液态 CO_2 引入到承压容器的 CPD 室中来代替乙醇。允许液体 CO_2 间歇地逸出，以从室中冲洗溶解的乙醇。

3. 将室密封并将其温度升至 35 ~ 40 ℃，高于临界温度，也自动地高于 CO_2 的临界压力。

4. 允许高压 CO_2 气体逸出，留下干燥的样品以准备安装和涂层。

3.3.3. 挥发性溶剂下的空气干燥

挥发性溶剂（AD）风干产生与 CPD 类似的结果。这是一个简单得多的技术，涉及使用非常低的表面张力溶剂，让其蒸发以用中间溶剂如乙醇替换组织水。干洗溶剂，如氟利昂 113[11] 非常适合此方法，但目前不受欢迎，因为它们是卤代烃（见注解 8）。目前常用的是六甲基二硅氮烷（hexamethyldisilazane，HMDS）。

1. 将固定和乙醇取代的样品转移到 HMDS，留出时间进行交换。

2. 取出样品，放在黑色滤纸上吸干，允许液体蒸发（根据样品大小，将需要 5 ~ 10 min），最好在通风橱中进行。或者，从容纳样品的容器中移出多余的 HMDS 再进行干燥。HMDS 具有强烈的挥发性，取决于样品厚度，您会需要 5 ~ 30 min。

3. 为 SEM 安装和镀膜（见注解 9）。

3.4. 镀膜

当我们想要了解细胞的形状以及不是对基底成像，我们优选重金属（高 Z）涂层如溅射或蒸汽金。SE 或 BSE 都可以进行成像。

3.4.1. 溅射金

溅射镀膜机在任何生物 SEM 实验室中都能找到。根据各个镀膜单位提供的说明书或实验室的技术人员的讲解进行实验。重要的是，我们总是从一个在低涂层电流下仅持续一秒或几秒的短时涂层开始，并且在继续主涂覆操作之前使样品表面再次冷却。此举可避免过热和潜在地使可涂覆表面熔化。

3.4.2. 蒸汽金

这是通过在钨丝的发夹弯曲处包裹 0.5 mm 直径的金线来实现的，其中有大电流通过。在将样品置于真空室之前，应单独运行以通过熔化金来预先制备灯丝。然后当您重新加热时金沸腾而灯丝只会红热，从而节省了对样品的热损伤。在镀膜期间，应倾斜和旋转样品以获得更多表面的更好覆盖。

当对细胞表面和下面的基底进行成像时，碳涂层是优选的，因为其允许在低 kV SE SEM 条件下（例如 1 kV）对细胞表面成像，但是当使用较高 kV（例如 20 kV）的 BSE 时会使细胞变得透明。

3.4.3. 碳涂层

要通过蒸发将样品涂上碳层，在两个碳棒之间通过大电流使用电弧，其中之一是 1/8 英尺，杆变薄到 1/16 英尺。超过 1/4 英尺。在蒸发时，可倾斜、旋转或以其他方式移动样品以在所有表面上涂上碳。所需的设备通常在专门从事 TEM 工作的实验室能找到，以将碳蒸发到玻璃板上（见注解 10）。

3.5. 骨中细胞形态学 3D 成像

我们现在将考虑特定类型样本的程序，从一个表面上的细胞开始。我们在这里将考虑的样品类型是在硬基板上的样品。后者可能是扁平骨，例如，大鼠或小鼠颅骨的颅内表面，在组织培养条件下细胞生长的金属或陶瓷植入材料或玻璃盖片。

如果您对基底上的原位细胞感兴趣，那么您在生物医学领域的样品制备中存在最严重的问题，因为细胞会收缩而底物不会，相对变形将导致人为的改变。大多数情况下这将包括在硬基底上的（在现实生活中连续的）细胞之间的分离，以及细胞的扁平化。与用于所有其他生物软组织系统的 SEM 相比，其中的细胞或细胞片层收缩。它们的基质和准备造成的人工痕迹经常被错过或被忽视。不可避免的体积收缩也通常被忽略 [12,13]。

1. 如子标题 3.2. 所述保存样品。
2. 使用子标题 3.3. 中描述的方法之一干燥样品。
3. 如子标题 3.4. 所述镀膜样品，SE 成像使用金，BSE 成像用碳。

3.6. 检测与基底接触的骨细胞的底面

观察成骨细胞和破骨细胞与骨的接触位点：

1. 取好准备好的扁平骨的 FD、CPD 或 AD 样品（例如在子标题 3.3. 中制备的啮齿动物颅盖骨）。
2. 将一条胶带［如双面胶带（Sellotape）或导电碳胶带］贴在半球头 1/8 英尺处。铝铆钉，用滚动运动方式接触表面，剥离表面细胞。
3. 如子标题 3.4. 中在 SEM 中的 SE 成像所述，用金涂层所得无细胞的骨表面。

3.7. 骨形态学 3D 成像

可能 SEM 在骨的成像领域最常见和最有吸引力的使用是作为一个 3D 物体来观察钙化骨。这里笔者描述了骨和其他钙化组织基质等用于 3D 形态学成像的材料的制备。这涉及切割骨骼，去除细胞和软组织和未钙化的骨基质，并最终使样品成为无机状态。在我们想要保存细胞的显微镜的所有分支里，固定的速度非常重要。然而，在 SEM 研究骨骼的许多应用中，这并不那么重要，我们经常成功地使用深度冷冻的完整样本（见注解 11）。首先，如子标题 3.1. 所述，我们必须将样品减少到所需的合适尺寸，然后从骨骼中去除细胞以暴露骨基质本身。有几种方法来做到这一点，下面都有描述。将在下面进一步解释和说明一系列成像方法，其中一个窍门是在铅块方形切割的立方凹陷中放置预制骨块，以在 BSE 成像模式中实现"无形的"背景，使得样品似乎悬浮在空间中（图 24-4）。

3.7.1. 用 Tergazyme 活性酶移除细胞和软组织和（或）未钙化的骨基质

用 Tergazyme（一种细菌链霉蛋白酶的碱性溶液）浸渍，去除大多数软组织，但留下类骨质。这样的样品是非常坚固的。重要的是，样品不是先前固定在甲醛或戊二醛中，但通常固定（和存储）在 70% 乙醇中。

1. 仔细分离样本的大块肌肉。
2. 根据需要通过切割打开内部结构，抛光厚片，或者处理小骨头时使用直碳化钨铣刀。
3. 若为小鼠长骨，则将样品浸入 50 ℃ 的 4% Tergazyme 水溶液中 1～2 周，人或马的大块骨可至几个月。使用年轻的长骨成功时的可靠标志是因为去除未钙化的生长板软骨引起的骨骺分离。Tergazyme 处理通常是将透明关节软骨移除到钙化软骨的矿化前线的水平。
4. 用蒸馏水冲洗。
5. 在 IMS 中脱水并使其风干。
6. 为 BSE SEM 涂覆碳，通过倾斜获得 3D 图像（见子标题 3.9.2.）。确保松质骨切片是从两侧涂覆碳的。将它们安装在小型锥体的导电碳腻子以使它们可以翻转，并重新安装和观察另一边。

3.7.2. 煮沸骨以移除细胞、脂肪和非矿化基质

在一大壶水中慢煮煮沸骨头是用于大型解剖标本的常用制备技术。虽然这是一个很难控制的过程，但仍然很有用。添加洗涤剂可以帮助去除骨器官的脂肪成分（见注解 12）。一般预期首先除去非矿化基质，留下骨的矿化前制备物。

3.7.3. 埋葬骨头以移除细胞和软组织以及使用埋葬骨

19 世纪马的解剖学教科书会愉快地告诉您把骨头放在一堆腐烂的马粪中，其将提供必需的微生物群、蛋白水解酶和温度以去除细胞和软组织。毫无疑问，这样的样品在表面上将保持无机并非常坚固。埋在排水良好的土壤中的骨头可以是非常清洁的，"准备好"用于 SEM，并已被法医科学家和考古学家广泛使用。通常内部小梁结构将足够清洁以用于 SEM 研究，并可以显示区别出形成。静息或再吸收表面优良的细节。然而，有一个惊人的事实，即这

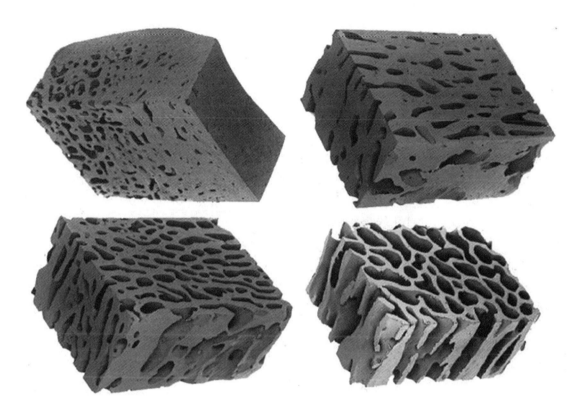

图24-4　从一匹18岁马的远端第三掌骨纵切的横截面块（约2.5 mm×3.7 mm）。将骨用碳镀膜，并简单地装在冲压在铅块中的方形凹槽中。铅块因为高信号水平表现为白色背景。20 kV BSE

样的骨头很大程度上可以从内部替代，并且包含无数土壤真菌和细菌引起的微小洞穴和隧道。

3.7.4. 用次氯酸盐将样本无机化

对小动物骨骼可以通过用次氯酸钠（NaOCl）漂白剂处理清除软组织和无机化（见注解 13 ）。

1. 稀释浓缩的 NaOCl 溶液，一般为 14% 的有效氯与水（1∶1）。此溶液具有较强腐蚀性，因此，应戴上橡胶手套并十分小心，不要将液体溅出来。

2. 在室温下将去肉的样品放在溶液中，不要盖紧，使气体可以从容器中逃逸。使用摇摆或倾斜台将更好。标记容器，以便其他人知道危险。对小的啮齿动物骨骼将在 24 h 内清洁，虽然样本仍然完整，在湿润时处理时将特别易碎。

3. 在蒸馏水中洗涤样品几次，以减少残留的 NaCl 盐浓度。这最好通过移液取出溶液并移入蒸馏水。

4. 用小刮刀从容器中提起样品，将它们放在黑色滤纸上以吸干。如果太脆不好处理，则吸走尽

可能多的液体，让它们在容器中干燥。对非常小的骨头可以吸入特制的玻璃移液管枪头（见下面的步骤6）来帮助转移至印迹纸上。

5. 在空气中干燥骨头。使用烤箱（37～50 ℃）可以加速进程。样品在空气干燥期间剩余的盐被吸回，并在内部结晶而不在样品表面显示。如果您把骨头留在步骤 2 的溶液中足够长，就不会有机基质留下，它们不会在干燥时收缩。

6. 将样品安装在碳导电胶带上。样品可能非常脆弱和难以处理，使用定制的工具会有所帮助。用生灯火焰融化细菌学用的玻璃移液管的末端，并做一个固体小球。用小球摩擦您的衣服，并用它拿起样品。样本将由于静电而跳到玻璃上。然后使它们靠近碳导电胶带，并在那里转移。样品将沉入碳导电带中并贴得越来越牢固。这个有用的过程可以如步骤 5 中那样使用烘箱加速。

7. 如子标题 3.4.3. 所述，进行 3D BSE SEM 成像所需的碳涂层。

3.7.5. 使用过氧化氢将样本无机化

对于用 Tergazyme 难以清洁的骨骼，可以使用过氧化氢溶液以完成清洁过程。H_2O_2 可以去除非矿化胶原而亲和矿化基质，留下具有矿化前线形态的样品，但仍然相当坚固。

1. 稀释 30% H_2O_2 储备液，最多用 6 倍多的水，取决于你多久检查一次进度（前者过夜，后者可过几天）。
2. 将骨头和溶液存放在松散或打孔的容器中以允许气体逸出。因为 H_2O_2 溶液极具有腐蚀性，因此要非常小心并戴上防护手套。在容器上做好标记，以清楚地在多用户中的环境中警告他人。
3. 用蒸馏水洗涤骨头，并用黑色滤膜（印迹）纸风干，可在 37～50 ℃的烘箱中进行，或脱水至 IMS 并从那里风燥。
4. 将干燥样品安装在碳导电带，如子标题 3.4.3 所述的进行碳涂层以用于 3D BSE SEM 成像。

3.7.6. 使用氢氧化钠或钾将样本无机化

如果您很着急，可以试用 50 ℃的 KOH 或 NaOH 的强溶液处理骨，过夜，以去除所有软组织和基质。溶液处理起来很危险，请使用手套并小心。您须要进行几次水洗以移除碱。样本将无机化并变得脆弱，跟次氯酸盐处理过的组织一样。让骨骼从水或 IMS 风干，如子标题 3.7.4. 步骤 6 前所述的进行。

3.7.7. 用过氧化钠使样本无机化

50 ℃的 Na_2O_2 溶液有很强的腐蚀性（必须非常小心地处理），但是是最快清洁骨头以留下无机样品的方法之一。其处理的标本与 NaOCl 或碱处理的样本一样，都很脆弱。可以让骨头从水或 IMS 中风干，并按子标题 3.7.4. 步骤 6 前的步骤来操作。

3.8. 体外破骨细胞蚀刻的骨和牙质切片

骨切片可用于破骨细胞活性的体外研究，包括利用破骨细胞来蚀刻骨结构。

接种在骨上的破骨细胞是揭示潜在的层状结构的大师。至今人们还没有发明比这更好的方法。为了研究在细胞混合物中是否存在具有功能的破骨细胞或测量其活性，牙质切片选择优先于骨，因为其有更大的组织连续性 [10]（见注解 14）。

通过反射的光学显微镜可以看出表面破骨细胞陷窝的存在，或染色后用透射光学显微镜观察 [14]。并通过共焦反射显微镜观察，也可以确定小窝的深度和体积（见其他章节破骨细胞形成和吸收在该体积下的替代量化方法）。

对于凹坑，有几个 SEM 成像选项（图 24-5a、b）。

3.8.1. 金镀膜样本的形态学 SE SEM 成像

如同所有的 SE 成像，边缘平行于电子束的方向（垂直于样品表面）看起来是亮的：这是由于 SE 可以使逃离的表面深度增加，并且大多数 SE 被施加到 SE 检测器前面的栅格的强正场捕获。形成立体图像。

3.8.2. 碳涂层样品的拓扑学 BSE SEM 成像

这可以是 A-B 模式，其中来自 2 扇区 BSE 环形检测器的相对的检测器段（或 4 扇区环形检测器的相对的一对检测器段）的信号被区分。这些图像传达了很强的深度感，但如果图像旋转，真正的陷窝看起来像是隆起的，所以要特别保持旋转感。通常优选具有明显的照明方向（正信号检测器的方向）作为地图符号——北或西北，同样适用于 SE 成像。具有四扇区环形 BSE 检测器的有效的替代方案是可以将一个扇区设置为关闭或阴性。这应对应于东南（左下）。

3.8.3. 碳涂层样品的 A+B 组成的 BSE SEM 成像

这是首选的和非常敏感的方法，用于简单地观察陷窝和测量它们的面积。该方法部分地依赖于以下事实：在体内破骨细胞活动的酸分泌期期间制备的脱矿物质胶原边缘被"其他"细胞除去，而这在体外实验中并不存在。因此，所有陷窝和将要形成陷窝显示出一层脱钙基质，其在组成 BSE 成像中显得较暗（图 24-5b）。这里还有一个实用点，这种"黑暗"必须与起源于切割表面的粗糙度的拓扑 BSE 的暗区域相区别。因此使用平滑切片（见注解 14）。

1. 为了准备用于 SEM 的骨或牙质切片，应去除所有细胞，但首先不是破骨细胞酸所形成的脱矿物质胶原边缘化。不要使用固定剂，而是将切片浸入蒸馏水，其将通过渗透性休克破坏细胞。

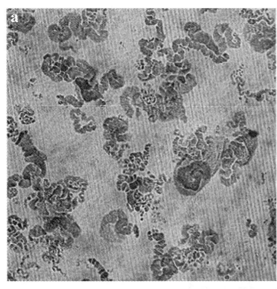 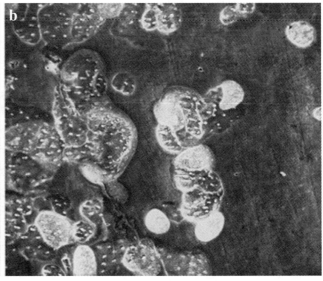

图24-5　（a）小鼠破骨细胞形成的抹香鲸牙本质骨吸收陷窝，移除细胞，碳包被，20kV BSE图片。场宽度=900μm。重吸收，或只是去矿化区域较暗。在这个例子中，已有大面积的表面被破骨细胞酸侵袭，但是损伤的深度非常小。（b）吸收陷窝由小鸡破骨细胞在抹香鲸牙本质中形成。除去细胞后，将样品用硝酸银简单染色。银沉积在吸收坑的去矿化胶原边缘中，并且在最近形成的凹坑中。它是最厚的，并且信号（由于SE和BSE两者）是最大的。金溅镀镀膜，10 kV标准Everhart-Thornley偏振闪烁体"SE"检测器成像。场宽度=194 μm。按照作者的观点，应使用3D方法来测量陷窝的深度和体积[14-17]

2. 在湿润的拇指和示指之间轻轻地擦拭切片。
3. 清洗并风干样品。
4. 将样品正确地安装在碳导电胶带上。
5. 通过蒸发涂上碳层。
6. 使用 20 kV BSE SEM 成像（见注解 15 和图 24-5b）。
7. 使用组合 BSE SEM 成像来识别陷窝和破骨细胞正在形成陷窝的地方。该方法描绘了由破骨细胞酸碰撞的区域，但是记住它不测量破骨细胞的工作功能，因为这取决于垂直于受攻击表面的进展，即陷窝的深度[15]。
   测量陷窝体积对于测量破骨细胞的速率是必要的，要做到这一点，须使用立体成像。
8. 决定您是否须要具有或不具有"边缘"的体积。后者更简单，因为现在可以通过用 H_2O_2 短暂处理除去细胞和脱矿质基质。
9. 对每个陷窝拍摄两幅图像，或者具有 10° 倾斜角差的陷窝复合体，并进行立体照相测量[10,16]。
10. 商业软件，如 Mex，可用于处理数字 SEM 图像以提取此信息。

3.9. BSE SEM 成像方法

与软组织材料的情况相比，用于 SEM 的骨（和牙齿）样品更接近原始物体。因此，以这种方式增强信息显示 3D 结构是值得努力的，并对观看者产生影响。

使用 3D 浸渍样品的数字 SEM 和 BSE 成像，人们可以有用地制作相同视野的图像集合，可以是（a）聚焦水平的不同，或（b）由单个检测器看到的视角，或者（c）不同检测器看到的视角。

3.9.1. 通过焦点机械扫描

尽管 SEM 以其广阔的景深而闻名，但事实上这是非常有限的。他可以处理在宽视场中或在更高的放大率下形成或再吸收表面的小梁骨的图像集，从而提取在任何一个部分中发现的最佳聚焦图像，并且保留在复合全对焦图像中[17,18]。

要制作全对焦图像：

1. 通过样品的垂直 Z 线移动，而不是通过改变透镜电流改变对焦水平，对同一场景拍摄几个图像。例如，如果您有一个 3 mm 厚的样品，以每个图像之间的聚焦偏移为 250 μm，拍摄 11 张图像。如果您的场为 500 μm 深，以 50 μm Z 分离度拍摄 11 幅图像。如果使用阶段自动化，那这些就不那么重要了。

2. 使用自动蒙太奇软件处理图像以得到全对焦图像。请参见参考文献 17 用于说明所有步骤和所得到的图像。

3. 使用相同的处理来得到 3D 轮廓图，显示出哪些区域具有相同的距离 / 高度。

3.9.2. 机械倾斜

通过在记录一个视场时多次机械地倾斜样品，可以依次显示图像或构建电影文件以通过利用运动视差[18] 来显示 3D 关系。这些电影的简单示例可以从如 Bone Research Society 网站（http://www.brsoc.org.uk/gallery/）中检索获得。

1. 在 SEM 阶段将视场转到偏心（或"同心"）位置。这意味着您已经找到一个工作距离和匹配的扫描旋转值，以便在样品倾斜时图像看起来不移动。

　　为了把工作做到最好，使用 1° 倾斜角差，并且几乎从不小于 2.5°。

2. 使用合适的软件来回显示图像序列。来自 http://www.skyscan.be 的 tview.exe 程序用于显微成像图像是非常好的。否则，使用 Paint Shop Pro 5 中的动画商店（免费软件）构建 AVI 或 GIF 文件。可以将 GIF 文件直接植入到 PowerPoint 演示文稿中，并且"随幻灯片变换"（这意味着您不必记住或跟踪文件名）。

　　对于简单的立体对成像，我们将使用 6° 倾斜角度差。在这种情况下，立体对可以为 GIF 文件，每 1/4 秒交替显示视图。

　　或者，可以对它们进行处理以制造在计算机监视器屏幕和数据投影仪上非常好地显示的 3D 浮雕（红 - 绿或红 - 蓝）版本。使用 PSP5 制备 3D 浮雕图片的方法如下：

1. 假设样品"侧向"倾斜，使得构成立体对的两个图像不再须要旋转。SEM 扫描旋转将被设置为当使用 X 或 Y 台控制时，特征仅在 X 或 Y 中移动。如果视差位于错误的位置，即从上到下

的方向，您可能须要将两个图像旋转 90°。

2. 如果在第一种情况下很好地记录了图像，那么在视场的中心附近两个图像将会重叠，即在 X 或 Y（在图像平面中垂直）中（立体视差，瞳孔轴方向，水平）。跳转到步骤 14。

3. 要叠加两个图像以消除 Y 视差并最小化 X，并选择高度与显示屏幕的高度一样，请打开这两个图像。让我们假设是 TIF 格式，只要 PSP 5 能读取的格式就没有关系。

4. 复制其中一个 [为参数的缘故，右边，Rt，更倾斜的视图]，并再次关闭它。

5. 编辑　粘贴为新图层：[Ctrl L]。

6. 视图　工具栏：图层调色板。

7. 使用滑块将 Layer1 的比例调整为大约 50%。您现在可以看到两个图像重叠以及目标工具。移动 Rt.，Layer1 图像，直到靠近视场中心的特征重叠。

8. 使用裁剪工具删除不重叠或不需要的区域。

9. 使用滑块将 Layer1 的比例调整为 100%。

10. 文件　另存为 [F12]：使用原文件名 + _b.TIF 作为文件名。

11. 使用滑块将 Layer1 的比例调整为 0。

12. 文件　另存为 [F12]：将原文件名 + _a.TIF 作为文件名。

13. 关闭图像。

14. 打开文件名 _a.TIF [这是右眼图像]。

15. 打开文件名 _b.TIF [这是左眼图像]。

16. 颜色　通道组合：从 RGB 组合。

17. 选择红色通道源 filename_b：绿色通道源 filename_a：蓝色通道源 filename_a：OK。您现在有浮雕图像了。

18. 使用选项　LZW 压缩：10。将图像另存为 Anag_filename.JPG。

　　如果您要使用它作为 PowerPoint 幻灯片，最好建议将其大小减少到 940 像素宽、710 高，复制它 [CtrlC]，并将其直接粘贴 [Ctrl V] 到一个空白的幻灯片。不要在 Powerpoint 中使用边框，因为会失去了你如此努力地得到的图像分辨率。数据投影机与它们直接到视野的边缘一样好。

　　作为替代，您可以按照程序中给出的说明使用 AnaglyphView 软件。

3.9.3. 更改 BSE 检测器的位置（迪斯科照明）

1. 将四扇区架在 BSE 检测器上，在图像捕获期间仅使用检测器扇区中的一个来记录每个视场的四个图像。将其保存为 filename1.tif 等，其中 1 表示使用的检测器段。

  使用相邻扇区图像来重建图像并用红色、绿色和蓝色作为 RGB 图像的成分。

2. 使用 PSP 5，打开三个图像 filename 1.tif、filename 2.tif 和 filename 3.tif。

3. 颜色　通道组合：从 RGB 组合。

4. 选择红色通道源 filename 1.tif：绿色通道源 filename 2.tif：蓝色通道源 filename3.tif：OK。现在您已经为表观照明图像的方向编码了颜色，现在颜色真正编码样品表面斜率和方向（图 24-6）。

5. 另存为 filename 123.jpg。如果您想在 PowerPoint 中使用您的图像，同样的注释也适用（见子标题 3.9.2，步骤 18）。

3.9.4. 更改 BSE 检测器位置（开、关和远照明）

  一个替代的程序是使用三个检测器（见注解 16），但在这里我们将它作为连续定位的同一个检测器，模仿一个光源在一个直线上移动穿过样品（例如参见 http：//www.brsoc.org.uk/gallery/. *骨质疏松骨成像*）。

1. 记录一个对称的俯视图，将所有的检测器片段都打开且为正：这将用做最终 RGB 图像的红色成像。

2. 将其另存为 filename_in.tif。

3. 将检测器移离轴，使电子束可以到达其一侧，而不是通过其中心。

4. 在增加检测器增益后记录第二个图像——它不再收集 BSE 这么大的立体角。

5. 将其另存为 filename_off.tif。

6. 将检测器进一步离轴，进一步增加检测器增益。

7. 记录第三张图像，将其另存为 filename_far.tif。

8. 使用 PSP5 重建 RGB 图像。

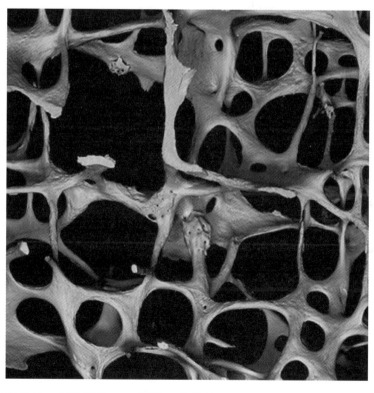

图24-6　来自89岁女性的浸软的、碳涂层的3 mm厚的L4椎体的20-kV BSE图像。场宽度= 4.7 mm。用"高架"固态BSE检测器的单独象限记录相同的场。三个图像用于RGB图像的红色、绿色和蓝色成分。结果是不同的斜率被看做不同的颜色和强度。这种方法在参考文献18中有所描述

9. 打开三个图像 filename_in.tif、filename_off.tif 及 filename_far.tif。

10.颜色　通道组合：从 RGB 组合。

11.选择红色通道源 filename_in.tif：绿色通道源 filename_off.tif：蓝色通道源 filename_far.tif：OK。

　　再次，颜色真实地编码样品的表面斜率和方向，红色为顶部，绿色为从一侧倾斜，并且蓝色从相同侧切线入射。图像很容易解释[18]。

12.另存为 filename_IOF.jpg。有关将图像用做 Powerpoint 幻灯片的信息请参阅子标题 3.9.2，第 18 步。

3.10. 包埋骨的 BSE 成像

　　制作扁平块表面适合共焦显微镜成像和产生模型：

　　您可能幸运地从另一个研究者那里借用 PMMA 骨块，他已经为常规的骨"组织形态学"做了所有艰苦的移植物的包埋和定向和切片（关于 PMMA 的包埋和组织形态测定的详细信息请参见第 19 章）。有大量的已经非常仔细地准备的人类髂嵴骨活检。虽然可以加入软化剂以使切片更容易，但是这些块对于 SEM 研究仍然是很好的。我们通常最初将这样重复使用的组织块在接收状态下成像，因为我们可以将 BSE SEM 图像精确地匹配到最后的薄片切片和染色的 LM 切片。为了去除由切片刀产生的粗糙的"耕地"效应，我们通过抛光来修整表面，然后对组织块进行碳涂层。

3.10.1. 创建一个抛光的表面

1. 如果需要，使用带锯切除多余的不需要的 PMMA，同时考虑定向组织块以产生要在 SEM 中检查的切割和抛光表面（以及保持手指远离刀片）。最好不要在老虎钳上夹住组织块，并且使用手持钢锯，因为您可以通过挤压块中的硬组织把它弄断。然后，在试块上写上样本 ID。

2. 在连续冷水的润滑下，使用连续的更细级别的碳化硅纸轮，将组织块的侧面与预期的块表面成直角。查看组织块的两侧将帮助您可视化所需的块表面平面。开始研磨到您想要的组织块表面的平面。1200 砂纸的完成表面是可接受的，

并提供了一个良好的表面。您必须使用铅笔或钻石写样本 ID。不要使用记号笔，否则可能会丢失标签。

3. 研磨块的底部以使其平行于所需的顶部表面。再次，用 1200 砂完成是最好的，不要忘记用铅笔在组织块的基底上写 ID。

4. 在旋转抛光机上的抛光布上用 6 μm 金刚石的水悬浮液 1200 粒度抛光顶部表面。

5. 在超声波浴中的蒸馏水中冲洗块，以释放所有附着的 6 μm 金刚石。

6. 在立体显微镜下检查完成度。如果须要，回到 1200 砂碳化硅纸抛光。

7. 使用 1 μm 金刚石在单独的抛光布上抛光 6 μm 金刚石抛光过的表面。将用于不同等级钻石的抛光布小心地保持在标记清楚的容器中。

8. 用蒸馏水在超声波浴中冲洗，以释放任何附着的金刚石，然后再次冲洗。

9. 用干净的纸巾吸干。

10.在立体显微镜下检查完成度。切记不要触摸抛光过的顶部表面。

11.如步骤 1–18 中所述将样品安装在适当的 SEM 板上。

12.对于我们的 Zeiss DSM 962，我们从 3 mm 厚的铝合金板切割 80 cm × 80 mm 的板。目前的 SEM 提供 100 mm × 100 mm 和 125 mm × 125 mm 样品阵列。

13.在安装之前或之后，使用好的艺术家用的水彩画笔来绘制轨道，以提供一条通往两侧顶部旁接地的导电路径（见注解 17）。使用适当稀释的胶体石墨（"C-dag"），以至少在三个位置达到块表面的顶部和底部边缘。

14.准备一个大的可以容纳约 4 英寸直径的 CC 卷轴塑料培养皿，通过用普通办公级 25 mm 宽的双面胶带覆盖盖子，将不粘的一面留给导电带。

15.在不粘的一面上布置 8 mm 宽的碳导电（CC）带（也来自 Agar Scientific）的长度。使用单刃刀片在 1.5 mm 宽的条（标签）上切割。

16.使用 CC 标签将附着的样品附着到板上。该标签将在从 C-dag 接地区域到每个块的底部的侧面上延伸。每区三片将提供稳定的安装。

17.对于具有大量几乎相同的块的实验，可以在板（筏）上布置 CC 带"电车线"以便于安装。在

不粘的 Petri 表面上切割 8 mm CC 带，宽 2 mm，呈长条形。以等于块宽度的间距将这些条带应用在板上。在安装阵列期间或之后应用 C-dag，确保已通过安装胶带将块顶部表面连接到金属板（见注解 17）。

18. 让 C-dag 干燥　我们的实验室需要几分钟。

19. 将一块 "Post It" 便条纸贴在平板的裸片上，在那里您将附加 BSE 标准，以防止碳沉积在这一领域（CC 胶带会从基底剥离蒸发的碳涂层）。

20. 通过蒸发用碳涂层样品。

21. 取出 "Post It" 纸张，并在将它放置在 SEM 之前将已经用于 qBSE 成像的碳涂层和 CC 标签粘贴到平板上 [19-21]。

3.10.2. 从 PMMA 或其他树脂包埋样本制造模型

在 PMMA 块成像之后，矿化组织可以溶解以产生内部空间铸型，全部是骨髓和骨小管间隔（图 24-3 和 24-7），或者在骨细胞腔隙系统的更细小的尺度。所有钙化组织基质和矿物质在这个过程中被破坏（见注解 18 和 19）。

1. 将抛光块放入深盘中。如果它们已经用碳涂层用于早期的 qBSE 成像，那么它并没有太大的关系。在我们的手中，永远是这样的情况，并且我们可以随后将块的平面 qBSE 图像面对准备的模型的顶部表面。

2. 加入强（如 5 N）HCl。为其他实验室用户添加警告标志。

3. 放在摇动或旋转的摇床上 1 到几天。

4. 用水洗涤并加入完全浓度的 NaOCl 漂白剂。

5. 保持重复，交替，步骤 2—4，直到没有骨矿物质或基质留下。

6. 首先，似乎样品没有发生任何事，骨骼似乎是连续的组织。如果所有的骨细胞陷窝和小管充满了 PMMA，并且所有都结合在了一起，这是会发生的。为了分散这些更细的元件并仅留下主要的血管通道和骨髓空间作为模型，对于切片来说必须用来自细菌移液管的轻轻喷射的水冲洗以将较小的成分冲走。它们也可以通过超声波驱散。

7. 最后，必须用蒸馏水冲洗铸件并使其干燥。最好使用冷冻干燥，使冰在原位保持精密的血管通道，防止可能通过简单的空气干燥而发生表

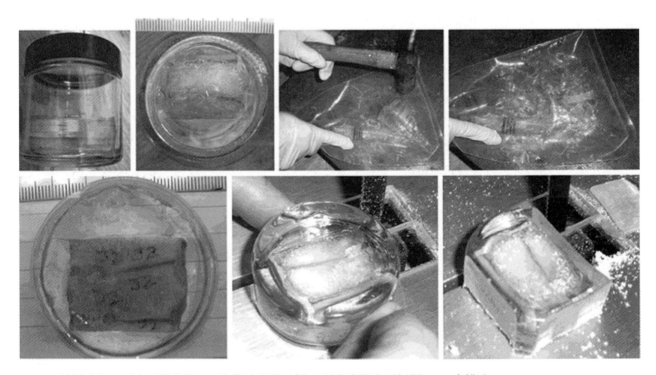

图24-7　从树脂包埋到表面抛光的BSE成像过程的示例。所有步骤在子标题3.10.1中描述

面张力的重新定位。

　　冷冻干燥铸件：

1. 将样品保持在沸腾的液氮上，直到冷冻，然后把它们放入液氮。Pyrex 玻璃结晶皿是理想的容器。或者，将它们放在盘子中并与二氧化碳冰（干冰）接触冷冻。

2. 将所有样品在其容器中一次性转移（如果您正要使用，用一些液氮覆盖）到可以用旋转真空泵泵送的腔室，关闭腔室和泵。

　　首先，氮气会沸腾，并在初始抽空阶段减少冰的冷凝。接下来，作为支撑铸件的冰将升华。

3. 使样品恢复至室温。

4. 可能难以将蒸发或溅射的金涂层施加到对于 SE 成像足够好的复杂 3D 模型，然而，为了获得一些以区分铸件的表面信号，金是必须的。因此，首先通过碳蒸发涂层样品。

5. 然后通过蒸发或溅射施加金涂层。

6. 使用用于 3D SEM 倾斜视图形成 BSE 的图像（参见注解 20 和图 24-8a、b）。

3.11. SEM 与其他成像手段的相关性

　　通过 SEM 对骨样本的研究可以与其他 3D 数字成像方法有用地相关，包括 CSLM、微断层摄影、点投影 X 线显微照相术（Faxitron）和平床光学扫描，并且我们常规地使用所有这些技术。说明见下面的参考文献。

3.11.1. PMMA（或其他树脂）包埋骨 SEM 成像与共聚焦（或其他 LM）

　　为 BSE SEM 准备表面后，然而在上机和碳涂层之前，可以使用共聚焦自发荧光显微镜（CSLM）成像，以提供骨 - 器官细胞的良好组织学图像，同时可以把两种类型的图像结合在一起[22-24]。CSLM 甚至比 BSE SEM 更不能容忍块表面平的误差。

1. 在 CSLM 中，使用两条橡皮泥临时安装在载玻片上，并施以平整的压力以压平。

2. 对于高分辨率工作（共聚焦在低孔径下不共焦），将甘油置于 PMMA 块表面上，并施加 170 μm 厚的玻璃盖玻片。甘油具备与 PMMA 匹配的优异的折射率，并且侵蚀 PMMA。

3. 在盖玻片的顶部表面应用浸镜油（假设显微镜

为垂直的结构）。浸镜油会侵蚀 PMMA，所以要保持清洁。小心不要在盖玻片边缘混合油和甘油，因此，请注意使用过大的盖玻片。

4. 最好使用反射光共焦图像聚焦来确定块的顶表面的水平，因为这在聚焦峰处非常锐利。尝试获得在顶部 1 ~ 2 μm 以及稍深的图像。

5. 用包括样本系列 ID 和块号、物镜放大率、字母字段标识符和在微透镜视场中心处的块顶表面下方的焦深（例如 ID123_63xa_02.TIF）的方案命名图像。您将使用最高焦点图像匹配 SEM 场景，但可能在 3 μm 深处会有一个更有趣和连续的图像。我们尝试为反射光通道保留 RGB 图像的蓝色通道，这通常是 SEM 成像的最佳匹配。然后绿色和红色通道可以用于不同的自体荧光谱带，或用于来自例如钙黄绿素和茜素内部矿化前标志物的荧光。记录所有可能的感兴趣场景。

6. 在 CSLM 后，取出盖玻片，用蒸馏水冲洗块表面以除去甘油并吸干。

7. 在安装和镀膜阶段的步骤 11（参见注解 20）重新加入先前的方案（见子标题 3.10.）。

8. 在 SEM 旁边的监视器上显示 CSLM 图像，并通过合成的 BSE 成像查找并记录相同的区域。使用拓扑 BSE 成像（相对的检测器半部之间的差异图像）可以有助于匹配反射的共聚焦图像。

9. 处理配对和匹配的 CSLM 和 BSE SEM 图像（见注解 21 和 22）。为此目的我们开发的免费软件可从作者处获得（"Honza 的程序"，参考文献 22）。参见图 24-9。

3.11.2. X 线显微成像 (XMT 或 μCT)

　　X 线显微成像（XMT 或 μCT）设备可从几个供应商处购得。所有这些设备出人意料地比优秀的自动数字 SEM 昂贵得多，并且在差了数千倍的体积分辨率下提供噪声数据。然而，XMT 的巨大优点是样品保持完整性，并且获得了可以通过在任何平面中"重新切片"的可视化的完整 3D 数据集。最好的 XMT 实验室设备正确地重建每个体素的线性吸收系数，并在我们的部门（http // www.microtomography.com）中率先采用。PMMA 块表面可以在 XMT 数据库中找到，并且与 qBSE 图像完全匹配。

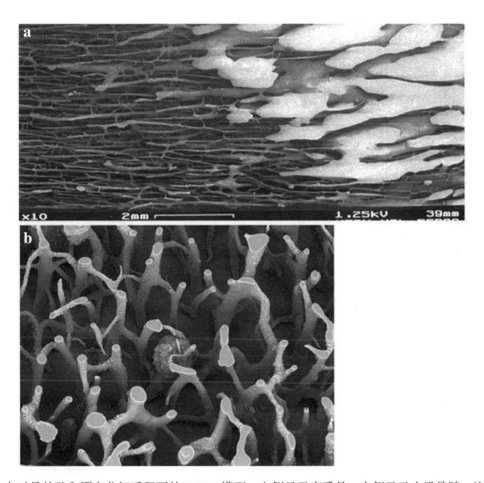

图24-8 （a）在对骨的酸和漂白分解后留下的PMMA模型，左侧显示密质骨，右侧显示小梁骨髓。注意两者之间的渐进过渡。通过超声波从铸件中解离骨细胞。样品来自12岁马的第三掌骨干，并用1.25 kV SE图像的金溅射镀膜样品。比例尺在图中显示。（b）2岁马的第三掌骨轴的横切面，用PMMA包埋，并通过酸和漂白剂溶解转化为铸件。这是在皮质的外表面形成的原发性骨性（丛状）骨。在中心可以看到一个朝向您的切割形成的锥，您可以看到原始破骨细胞挖掘老骨的痕迹。破骨细胞仍在塑料内，但我们不能在这种模式下看到它们。通过超声波使骨细胞从模型中解离，但是最靠近游离骨表面的那些，即具有与骨髓空间的接触的小管的那些被保留了，并且是装饰模型的最小特征。这可用作在即时版本中显示3D的电影序列。场宽=1.937 mm。金涂层样品的20kV BSE SEM

3.11.3. Faxitron 点投影显微照相术

Faxitron 点投影显微照相术使用精细聚焦的电子束以提供一个微小的 X 线源，使投影放大 5 倍而可以有用地使用（见第 29 章）。在 0.5 ~ 1.5 mm 厚度范围内（更薄更好）的 PMMA 内的骨截面的 Faxitron 图像可以与 BSE SEM 蒙太奇图像相匹配。

3.11.4. 平床扫描仪光学成像

平板扫描仪光学成像是最便宜的数字成像方法。SEM 筏上的浸渍的骨切片或包埋的组织块或铸件或整个样品阵列可用于获得 3D 参考图像。在后

一种情况下，在筏上提供一些支持物以将样品保持在扫描仪台上方。对于大多数平板扫描仪，仅须要将样品 25 mm 侧向移动并记录第二图像以得到优异的立体对。尽管所有这些方法比 SEM 可能的分辨率低，但是宽场图像对于理解大样本内的哪个位置是非常有用的。

3.11.5. 纳米压痕

杨氏模量（硬度）和显微硬度的纳米机械测试也可获得优异的相关性。我们使用为 qBSE 成像准备的相同 PMMA 块和现有的 BSE 图像来定位感兴

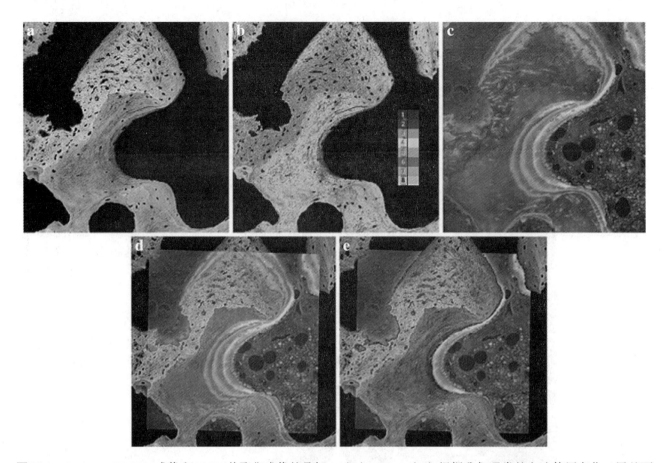

图24-9　20 kV BSE SEM成像和CLSM共聚焦成像的叠加。（a）BSE。（b）根据我们通常的方法使用卤化二甲基丙烯酸酯标准物（参见参考文献19—24）处理相同的图像以证明骨矿化程度的变化。查阅表解释了比例，其中值0是来自单溴化的信号水平，而来自单碘化标准的信号水平是255。（c）显示四环素标记的共聚焦图像，其对于自发荧光的黄绿色背景呈现橙色，并且覆盖时具有不同程度的SEM对CSLM贡献（d、e）。SEM图像的视场宽度为713 μm。对少年男性营养性骨软化症患者的髂嵴活检。来自Schnitzler等1994年的19例研究（Schnitzler CM，Pettifor JM, Patel D, Mesquita JM, Moodley GP, Zachen D 1994. Metabolic bone disease in black teenagers with genu valgum or varum without radiologic rickets: a bone histomorphometric study.J Bone Miner Res 9:479-486）

趣的特定区域。然后，使用 UMIS 设备选择并扫描测试点典型地在 20 μm 中心的密集阵列。使用微小的剩余压痕进行定位，然后我们使用更高分辨率的 qBSE SEM 重新成像相同的领域，以获得电子反向散射的测量，其可以通过基点与某点的硬度相关[19,24-26]。

3.12. 骨样本的运输

我们在国际空运货运的骨样品方面有许多失败的经验，例如，由于冻结材料的解冻，盖子的脆性断裂或低温下的罐的密封，固定溶液的泄漏等。现在我们推荐将所有组织固定在适当缓冲的甲醛中

24 h，然后转移（通过 70% 和 100%乙醇，虽然它也可以直接）到甘油中运输。甘油具有非常低的蒸气压，样品一般不会干燥。样品可以以最小的流体体积发送，这大大降低了运输成本和风险。运输过程中的温度也没有问题，因为甘油的结冰温度很低，并且如果是这样也没有关系。

1. 甘油置换后，在戴橡胶手套的情况下从手指和拇指之间的骨切片中擦去多余的甘油，并放置在拉链锁的聚乙烯袋中，在袋内的卡片上用铅笔书写上标签。
2. 将较小的样品成批装进更大的拉链锁袋，放进一些纸巾，以清除任何可能的泄漏。

3. 包装并运到目的地。

4. 到达时，当准备好时，用乙醇或 IMS 除去甘油，并根据需要进行浸渍或包埋方案。

4. 注解

1. 重要的是警告不要使用 EDX 来确定大块骨样品 Ca：P 比率。如果您使用 EDX，使用最小的过电压比以保持穿透体积较小，虽然这不能防止 P X 线的激发体积远远大于 Ca[1]。永远不要相信来自邻近界面的 EDX 数据，并且在真正的骨骼世界中，空间中的界面在真实组织中永远不会太远。此外，你几乎肯定会在样品制备期间改变了成分组成，因为冷冻将溶质重新定位到不遵守细胞边界的冰晶界，所有的化学固定方案都可能改变 pH，并重新分布 Ca^{2+}、Mg^{2+} 和磷酸盐等。

2. 对于 CL，显微镜必须能够捕获光而不是电子（注意，许多系统并没有）。另外，您应该小心，在 CL 光照亮你的问题前不要熄灭它。在样品中激发光的体积大于将收集的其他任何信号。因此，与 X 线一样，从其收集 CL 的面积和体积将大于 SE 和 BSE 成像可能的电子束分辨率。您可能希望通过减少电子束电压和电子束穿透来减少这个问题，但不要这么做。辐射损伤随着电压降低的立方体定律函数而增加。保持在 20 kV 或更高，您会受到更少的辐射伤害。最后，CL 光必须逃离样品才能使用。金属和碳表面涂层会产生干扰，因此应使用透明导电涂层。在这一领域做的工作很少，但是已经描述了两种方法：氧化铟的蒸发涂层，或者干燥有机抗静电喷雾的溶液，例如 Duron（来自 Agar Scientific）。关于 CL 在骨研究中的潜力的一个特别的领域是包括明亮的 CL 发射体（荧光体，样品包埋方案中的闪烁体）。有机闪烁体可以包括在包埋介质中以突出骨内的空间，或者潜在地研究空间的连续性。

3. 无论是冷冻、新鲜、固定还是解冻，都应在埋入骨头之前的制备步骤中尽可能地避免使用带锯等粗糙的方法。这是因为微小的骨碎片（切屑）在骨髓和椎管中受到撞击，并且在包埋过程中在这些部位存活。对于人髂嵴环钻核心活检样本而言也是如此，其中来自外围区域的结果必须被丢弃。因此，最好使用水润滑的慢速金刚石锯切割或重新切割骨头。如果骨骼已经牺牲掉，您也可以使用 IMS 作为切割冷却剂和润滑剂。然而，如果切割表面是通过浸渍来制备的以观察骨头，则碎片骨可以在制备期间被洗掉并抛光切割的表面。显然，如果您对骨髓组织学也不感兴趣，可以用 BSE SEM 图像编辑移除异常的骨碎片。

4. 已经建议后固化时用丹宁酸以在干燥期间提供组织更大的稳定性[27]并且帮助防止收缩。一个简单的过程是首先根据给定的方案将样品固定在戊二醛中，然后在按照给出的方案进行干燥之前在 1% 单宁酸的二甲胂酸盐缓冲液中后固定 1 h。

5. FD 的主要问题是在冷冻过程中冰晶的生长而导致细胞膜穿孔的产生。戊二醛和甲醛固定将减少这个问题。更重要的是保持冰晶小得让人看不到，这可以通过在氯仿水中快速冷冻样品来完成。这里的逻辑是形成包合物，并且从较低的冷冻温度开始大量较小的冰晶体成核。

6. 如果您可以使用这种机器[28]，您也可以使用由专用碎浆器制备的液氮浆。

7. 遗憾的是，骨样品的软组织（细胞）组分可能在固定期间收缩，并在乙醇（或其他）取代期间不可避免地收缩，在液态 CO_2 中再次收缩，并且在 CO_2 转化为气相时，样品处于大气压力之后将再次收缩，并且当被镀膜和在 SEM 样品室[12]中时再收缩一点。所以您可能会问，"为什么要这么麻烦？"这些公认的问题之所以几乎被普遍忽视，是因为 SEM 软组织样本的方法的成功。这里，整个样品一起收缩，并且这种收缩可以通过改变所述放大率来解决。然而，当考虑骨（或类似的硬组织）样品时，记住如果它是由金属或玻璃组成的，基质不会收缩，并且如果它由钙化骨组成的只会收缩一点，然而细胞确实收缩，并在基底上拉伸，因此变薄，并且通常在相互连接处被拉开。

8. 整个骨骼研究灶区所有活动的全部释放可能与清洁一套衣服一样，但在实现这一过程中却被忽略了。

9. 该过程之后，细胞在基底上将被很好地平整，在解释图像时必须记住这一点。

10. 建议不要使用经常在 SEM 实验室中发现的"碳线"涂层器，因为这些设备通常只适应小的样品阵列，蒸发过程仅持续几分之一秒。因此，不可能通过旋转和倾斜样品确保碳从各个方向在表面上着落。

11. 只要我们不去研究细胞，就没有理由不冻结整个身体部分，以便在解剖和切片之前保持组织。在常规冷冻期间，所有细胞被冰晶生长严重损坏，但是骨基质的设计是为了防止这种损伤，软骨基质也可以存活。

12. 脂肪也可以在浸入三氯乙烯中进行煨煮之前除去。过度处理将使钙化的骨基质胶凝，并使骨部分无机化。

13. 用次氯酸盐清洁后，含有脂肪的骨骼可能仍然保持多脂肪或蜡状。可以首先通过脱脂来避免这种情况，将其在 50 ℃的烘箱中在 IMS 中浸泡是一种简单的解决方案。

14. 对于牙质切片将理想地从由大型哺乳动物牙齿制备的牙质的成形"梁"上切割。如果您不介意燃烧牙质的气味，可以用带锯切割牙齿（象牙）。您当地的地质部门用于切割岩石样品的非常强大、高速的水冷锯，可以请求他们的帮助。大多数大型哺乳动物受到 CITES 法规的保护，但它们的牙齿可以从海关当局获得。它们是在强制执行这些法律时使没收而来。我们喜欢鲸鱼和海象牙本质，但大象象牙牙质（象牙：避免牙骨质！）被许多其他实验室使用。在后一种情况下，通常的做法是切割极大面积的切片，并打出圆盘以适合多孔培养皿的尺寸。

　　切割片的两侧是不相等的。您必须知道哪个是哪个，并选择更光滑的一面。造成这种差异的原因是切片所切割的牙齿不是完全水合的。在水中和水下进行切割的过程中，被切掉的切片会重新水化，并且通常从金刚石切割轮上翘曲：这是粗糙的一面。保留在实心梁上的一侧被抛光到一定程度，并且将是要采取的下一个切片的"外侧"：这是平滑的一面。在粗糙面上用石墨铅笔标记每个样品，并将切片的粗糙面朝下放置在组织培养孔中，在顶部含有破骨

细胞。

15. 制备的"SEM"样品也非常适合反射映射模式共聚焦显微镜，虽然不是所有的共聚焦显微镜在映射模式下可以很好地工作。

16. 现在一些 SEM 制造商提供他们称为 3 或 5 段 BSE 检测器。这些实际上包括围绕电子束的 2 或 4 扇形环形检测器，在离轴的侧面有另一个矩形芯片。现在您可以选择两个相对的扇区或扇区对和偏轴检测器以提供您的三个输入图像。

17. 确保块顶表面的接地是非常重要的。任何一个实验系列中的组织块通常具有几乎相同的厚度。如果一些需要更厚，可以通过用氯仿或丙酮润湿，向块的底部添加一片 PMMA，然后将块压入其中。这必须在最终完成之前完成。组织块的侧面须要重新整修。样品可以使用 MMA 之外的树脂包埋，如在甲基丙烯酸二醇酯或环氧树脂中。虽然它们很好切,但环氧树脂不好抛光。

18. 蚀刻严格涉及以不同速率去除系统中的所有组分。在这里，我们试图只去除基质和矿物质并保持树脂完整。完全矿化的骨基质中的 PMMA 是如此稀疏，使得当支撑它的胶原和矿物质被除去时就分散了。在新形成的骨包中，PMMA 保留了下来。这可以用来证明这种较新的、较不成熟的骨在 SEM 中的 3D 分布。

19. 如果您想研究骨细胞缺陷和骨小管的模型，那些最接近最近的骨表面的将保持附着在铸件上。如果您想要一个骨细胞陷窝和骨小管深到自然表面的样品，把 PMMA 块切成薄片，并使用丙酮或氯仿将其黏合到其他 PMMA 片，或者，在包埋之前切割成薄切片，以便使用实际样品之外的剩余的块状 PMMA 来支持最终的铸件。

20. 您还可以在 BSE SEM 之后进行相关的 CSLM 或其他 LM 成像，但是必须解决由碳导电涂层反射和吸收引起的光损耗问题。

21. 作为 CSLM 的第一替代方案，尝试对常规 LM 的块表面染色。在 70％乙醇的甲苯胺蓝可以在不到 1 min 内染色 PMMA 块的顶部。用蒸馏水冲洗。通过"外荧光"获得厚骨块样品的良好照明，即用紫色、蓝色或绿色照明使大块样品发荧光，从而使块顶部的染色层发背光。

22. 也可以尝试宽场常规荧光 LM。您可以看到矿化标签像如钙黄绿素等，因为您会从最顶层获得

更清晰的聚焦信息，由于缺乏在宽场荧光聚焦平面的辨别和深度的散射，深层会越来越模糊。

致谢

我感谢 Maureen Arora，她耐心地帮助我们开展了许多本章描述的成千上万的样本程序。她的工作一直由 Horserace Betting Levy Board 资助。

参考文献

1. Howell, P. G. T and Boyde, A. (2003) Volumes from which calcium and phosphorus X-rays arise in electron probe emission microanalysis of bone: Monte Carlo simulation. Calcif. Tissue Int. 72, 745-749.

2. Boyde, A. and Shapiro, I.M. (1980) Energy dispersive X-ray elemental analysis of isolated epiphyseal growth plate chondrocyte fragments. Histochem. 69, 85-94.

3. Boyde, A., Reid, S. A. (1983) Tetracycline cathodoluminescence in bone, dentine and enamel. Histochem. 77, 525-533.

4. Boyde, A., Reid, S. A. (1983) Simple collectors for cathodoluminescence in the SEM made from aluminium foil. J. Microscopy 132, 239-242.

5. Boyde, A. (2008) Low kV and video-rate, beam-tilt stereo for viewing live-time experiments in the SEM Chap. 7 pp. 197-214 and colour plates 4-11. In: Schatten H, Pawley JB (eds) Biological Low Voltage Scanning Electron Microscopy Springer New York. ISBN 978-0- 387-72970-1.

6. Boyde, A. (1984) Methodology of calcified tissue specimen preparation for scanning electron microscopy. In: Methods of Calcified Tissue Preparation, pp251-307: Dickson GR (Ed), Elsevier, Amsterdam.

7. Boyde, A. (1972) Scanning electron microscopic studies of bone. In: The Biochemistryand Physiology of Bone, 2nd edn, Vol.1, pp259-310 Bourne GH (Ed) Academic Press, New York.

8. Boyde, A., Jones, S. J. (1996) Scanning electron microscopy of bone: instrument, specimen and issues. Microscopy Research and Technique 33, 92-120.

9. Boyde, A., Jones, S. J. (1983) Scanning electron microscopy of cartilage. In: Cartilage I: 105-148, Hall BK (Ed), Academic Press, New York.

10. Boyde, A., Ali, N. N., and Jones, S. J. (1984) Resorption of dentine by isolated osteoclasts in vitro. Brit. Dent. J. 156, 216-220.

11. Boyde, A., and Maconnachie, E. (1983) Not quite critical point drying. In: Science of Biological Specimen Preparation, pp71-75: Revel JP, Barnard T, Haggis GH (Eds) SEM Inc, AMF O'Hare, IL.

12. Boyde, A., and Maconnachie, E. (1979) Volume changes during preparation of mouse embryonic tissue for scanning electron microscopy. Scanning 2:149-163.

13. Boyde, A., Bailey, E., Jones, S.J., and Tamarin, A. (1977) Dimensional changes during specimen preparation for scanning electron microscopy. Scanning Electron Microscopy 1,507-518.

14. Boyde, A., Ali, N. N., Jones, S. J. (1985) Optical and scanning electron microscopy in the single osteoclast resorption assay. Scanning Electron Microscopy 3, 1259-1271.

15. Boyde, A., and Jones, S. J. (1991) Pitfalls in pit measurement. Calcif. Tissue Int. 49, 65-70.

16. Boyde, A. (1973) Quantitative photogrammetric analysis and qualitative stereoscopic analysis of scanning electron microscope images. J. Microscopy 98, 452-471.

17. Boyde, A. (2004) Improved depth of field in the scanning electron microscope derived from through focus image stacks. Scanning 26, 265-269.

18. Boyde, A. (2003) Improved digital SEM of cancellous bone: scanning direction of detection, through focus for in-focus and sample orientation. J. Anat. 202:183-194.

19. Ferguson, V. L., Bushby, A. J., and Boyde, A. (2003) Nanomechanical properties and mineral concentration in articular calcified cartilage and subchondral bone. J. Anat. 203, 191-202.

20. Howell, P. G. T., Davy, K. M. W., and Boyde, A. (1998) Mean atomic number and backscattered electron coefficient calculations for some materials with low mean atomic number. Scanning 20, 35-40.

21. Boyde, A., Travers, R., Glorieux, F. H., and Jones, S. J. (1999) The mineralization density of iliac crest bone from children with osteogenesis imperfecta. Calcif. Tissue Int. 64,185-190

22. Boyde, A., Lovicar, L., and Zamecnik, J. (2005) Combining confocal and BSE SEM imaging for bone block surfaces. European Cells & Materials 26, 33-38.

23. Doube, M., Firth, E. C., and Boyde, A. (2005) Registration of confocal scanning laser microscopy and quantitative backscattered electron images for the temporospatial quantification of mineralization density in 18-month old thoroughbred racehorse articular calcified cartilage. Scanning. 27, 219-226.

24. Doube, M., Firth, E. C., and Boyde, A. (2007) Variations in articular calcified cartilage by site and exercise in the 18-month-old equine distal metacarpal condyle. OsteoArthritis &Cartilage 15, 1283-1292.

25. Bembey, A. K., Oyen, M. L., Bushby, A. J., and Boyde, A. (2006) Viscoelastic properties of bone as a function of hydration state determined by nanoindentation. Philosophical Magazine 86 (33-35 SPEC. ISSUE), 5691-5703

26. Oyen, M. L., Ferguson, V. L., Bembey, A. K., Bushby, A. J., and Boyde, A. (2008) Composite Bounds on the Elastic Modulus of

Bone. J. Biomechanics 41:2585-2588.

27. Levanon, D., and Stein, H. (1999) Tannic acid and thiocarbohydrazide as structural reinforcement agents in the preparation of rabbit knee articular cartilage for the scanning electron microscope. Histochem. J. 31, 71-73.

28. Severs, N. J. (2007) Freeze-fracture electron microscopy. Nature Protocols 2, 547-576.

第 25 章

破骨细胞的共聚焦显微镜荧光成像技术

Fraser P. Coxon 著

祝俊雄、宋纯理 译

摘要

为了理解破骨细胞的生物学，将这些细胞培养在生理基质上如骨或牙质是很有必要的，以便它们可以在体外可以吸收骨。然而，由于所研究的样品的深度，给荧光显微镜分析带来了麻烦。凭借其光学切片的优秀能力，共聚焦显微镜是这类样品分析的理想工具，可以使蛋白质在吸收骨骼的破骨细胞内精确定位。此外，通过在轴向维度上采集一系列图像，可以产生轴向截面图并且重建破骨细胞的 3D 图像，能够更容易地识别感兴趣结构的空间结构。

关键词：共聚焦显微镜、破骨细胞、吸收、牙质、荧光。

1. 前言

破骨细胞在体外和体内的成像对于加深我们对这种复杂细胞的活动的理解至关重要。简单的透射光显微技术使得能够确定基本参数，如破骨细胞的大小、形态和多核性，而在塑料或玻璃上培养的破骨细胞的荧光显微技术能够确定蛋白质的亚细胞定位。然而，当在这样的底物上培养时，破骨细胞不能极化，因此与在体内破骨细胞的表现非常不同。为了简单但非常有效地模拟体内环境，破骨细胞可以在体外矿化基质（例如皮质骨或牙质）上培养，破骨细胞将在其上极化和吸收矿化基质。这些破骨细胞的形态类似于体内的破骨细胞，呈圆形（细胞深度可以为 30 μm 或更多），而在玻璃或塑料上培养的破骨细胞伸展过于广泛，仅在含核的区域具有明显的深度（图 25-1）。

使用常规荧光显微镜在矿化表面上对破骨细胞成像可以通过如染色聚合肌动蛋白来评估细胞骨架极化（见第 10 章），但是对于区别度更高的成像，细胞的深度存在明显障碍。高数值孔径显微镜物镜有限的聚焦深度将清晰的图像限制在较浅的区域，从聚焦平面上方和下方散射或反射的失焦光明显降低了对比度。这些问题由于矿化基质的自发荧光的性质愈发复杂化。激光共聚焦显微镜却很好地解决了这些问题，因为通过设计限制了照明场和收集到相同焦平面中的单个点的光（因此名称是共焦的）。这有效地对感兴趣样本进行光学切片，从图像中移除了离焦光并且使得亚细胞结构能够在轴向（z）维度上被分辨，即使是在厚的样本内。此外，与通过宽场系统上的带通滤波器的激发相比，通过共聚焦系统上的单色激光发射源明显减少了从矿化基质发射的自发荧光（图 25-2）。此外，共聚焦显微镜能够通过沿着轴向维度（"z-堆叠"）连续的光学截面重建 3D 结构，而不需要物理的切片。因此，共焦显微镜和常规荧光显微镜之间的差异可以被认为是 CT 和 X 线之间的差异。活细胞的成像也是可能的，允许潜在地捕获四维数据集，尽管速度限制将其有效性限制为截面而不是 3D 成像（见子标题 3.10.）。最后，对共聚焦显微镜为基本的激光激发也开辟了许多更先进的成像应用的可能性，包括荧光共振能量转移（fluorescence resonance energy transfer，FRET）和光漂白后的荧光恢复（ fluorescence

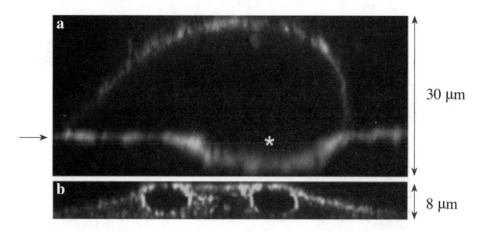

图25-1 玻璃和牙本质上破骨细胞形态的比较。（a）在牙本质上培养的重吸收中的兔破骨细胞的zx切片，玻连蛋白受体染色阳性的膜。对牙本质表面使用AF-ALN染色。牙质表面标有箭头。吸收陷窝带星号。（b）在玻璃上培养的兔破骨细胞的zx切片。使用小麦胚芽凝集素-Alexa Fluor 488染色，显现质膜和核周高尔基体（仅显示细胞的中心区域）。注意这些不同基底上的细胞的深度有着显著差异

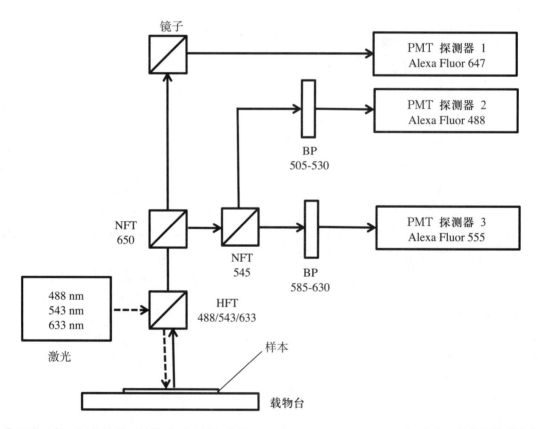

图25-2 典型的绿色、红色和近红外荧光团（例如分别为AF 488、AF 555和AF 647）的三通道成像的共聚焦显微镜的典型配置。HFT=初级二向色分束器，仅将指定波长的光投射到样本上；NFT =二次色，缺陷光短于指定波长；BP=带通滤波器，透射指定波长范围的光。虚线箭头=激发光，实箭头=发射光

recovery after photobleaching，FRAP），在子标题3.9.和3.10.中有简要的概述。然而，重要的是要记住，共聚焦显微镜是光学显微镜的一种形式，因此，其分辨率受到光的波长的限制。为了以最高分辨率辨别细胞内结构，需要电子显微镜。

1.1. 共焦显微镜的原理

激光共聚焦显微镜的原理在 1957 年由明斯基[1]发明并申请专利。然而，直到 1987 年，激光扫描共焦显微镜才成为商用，并且首先用于生物样品中的荧光成像[2]。共聚焦显微镜的基础是通过使用针孔实现光学切片。然而，与常规荧光显微镜相比，对于这类显微镜还有其他重要的差异。在常规的宽视场显微镜中，整个样品位于来自汞或氙源的光中，通过使用传输相当窄范围的波长的带通滤光器来隔离所需的光波长。相比之下，共焦显微镜中的照明通过将聚焦光束（通常来自传送单色波长的高功率激光源）扫描到样本上以一次对单个像素成像来实现（由使用限定的要求的共焦针孔）。为了建立 2D图像，通过由电流计电机驱动的两个高速振动镜，

以光栅的模式用激光扫描感兴趣的区域上。这一点造成的一个重要结果是，与常规宽视场显微镜相比，它倾向于减慢图像采集速率。发射的荧光由物镜收集，通过与激发光相同的扫描镜（被称为反射的过程）返回，并聚焦在检测器针孔孔径处。

用户控制的针孔直径决定了所得光学部分的有效厚度（图 25-3）。然而，针孔的使用意味着发射的荧光信号通常非常弱并且须要使用高灵敏度的光子检测器（光电倍增管或 PMT）。这些不需要空间区分，因为图像是逐像素扫描的，并且可以快速响应变化的光强度的连续通量。这些检测器的灵敏度通过设置"增益"来调节，该"增益"是指检测器内的电子放大。

1.2. 对破骨细胞使用共聚焦显微镜

在 20 多年前首次描述了使用共聚焦显微镜观察在生理学基质（牙质）上培养的破骨细胞，其中通过针对黏着斑蛋白的免疫染色分析与基质的附着位点[3]。另一项研究不久后进一步分析了玻连蛋白受体和细胞骨架相关蛋白在骨中培养的破骨细胞的

1 μm 光学切片	13 μm 光学切片

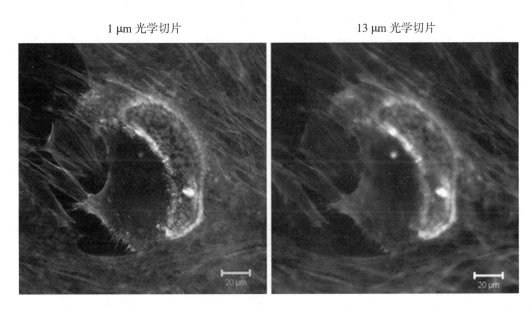

图25-3 针孔尺寸对轴向分辨率的影响。图像显示在牙本质上培养的骨吸收中的兔破骨细胞的F-肌动蛋白环，使用TRITC-鬼笔环肽染色。左图使用1艾里单位的最佳针孔设置拍摄得到的1 μm光学截面。右图显示相同的视野下使用针孔在其最宽设置下收集的图像，从而得到13 μm的光学截面。请注意与右图模糊的离焦光线相比左图的清晰度，也可以看到污染基质细胞中的压力纤维

分布[4]。随后，共聚焦显微镜已被证明特别有助于在骨吸收的破骨细胞识别膜结构域和细胞内囊泡的运输路线，而这些信息不能使用常规荧光显微镜研究确定。通过免疫染色在皱褶缘处 LAMP（溶酶体相关膜蛋白）的定位提供了这一破骨细胞特异性结构的溶酶体性质的第一证据[5]。此外，对破骨细胞中的病毒蛋白质的运输的研究证实，皱褶缘缺乏正常血浆膜的性质，并且还鉴定基底外侧表面的极化为两个不同的结构域[6]。然后，对以后发展有巨大影响的研究利用共聚焦显微镜（特别是在体外再吸收破骨细胞的轴向视图）以及电子显微术，已优雅地证明了含有降解的骨基质的囊泡从皱褶缘经转胞吞运输到破骨细胞对侧上的这些膜结构域之一，因此被称为"功能性分泌结构域"[7,8]。这些研究已经被从皱褶缘进入转胞吞通路的葡聚糖的摄取[9]和其他表明破骨细胞吸收骨基质摄取的研究[10]所支持。

其他研究已经利用类似体外培养，在生理底物如象牙或牛骨上的破骨细胞以证明 TRAcP 和组织蛋白酶 K 的细胞内定位[11]、组织蛋白酶 K 在吸收陷窝[12]中的定位、细胞骨架相关蛋白质如 Pyk2 和 p130Cas[13,14]的定位、皱褶缘靶向 V-ATP 酶[15]以及通过敲除 Rab7[16]破坏它。最近，随着荧光蛋白（如 GFP）标记蛋白质的发展，以及用于转染破骨细胞的方法（见第14章）的发展，共聚焦显微镜已被用于研究细胞内蛋白质的定位，而这用免疫染色的抗体是难以实现的[17,18]。这种标记体系能够使用活细胞成像实时监测蛋白质定位（见第26章）。这种方法的一个很好的例子是研究在羟磷灰石表面培养的活的表达 GFP-actin 的破骨细胞的肌动蛋白环的动力学[19]。最后，我们使用过的共焦显微镜的应用是使用荧光标记的阿仑膦酸类似物[10]（图25-4）和纯化的荧光标记的利塞膦酸盐类似物[20]分析破骨细胞对牙本质表面的双磷酸盐的摄取。这样的化合物也是可视化固定后破骨细胞培养物中牙质表面的有用试剂，并且可以相对容易地合成粗制剂（见子标题 3.1）。

本章主要提供了通过共聚焦显微镜分析破骨细胞时的概述，而不是提供具体方案，并且包括如何产生和分析 3D 数据集、荧光团的光谱解离以及一些高级荧光探针，可以开发共聚焦显微镜更多的应用。

2. 材料

2.1. 设备

有几种类型的共聚焦显微镜，虽然这里只讨论最广泛使用的激光扫描类型（LSCM），其主要制造商是蔡司、徕卡和奥林巴斯。其他类型包括旋转盘（Nipkow 盘）系统，其使用"多光束"扫描方法来实现比 LSCM 更快的扫描，因此，在全分辨率（例如活细胞成像应用）时可以更快地成像。

历史上，最常见的 LSCM 是具有大约 488 nm、543 nm 和 633 nm 的激发波长的 3-激光系统，这对于用绿色、红色和近红外（NIR）发射的荧光团染色的标本区域成像是非常理想的（见注解 1）。部分较不常见的，由于成本较高，是可提供适合于在蓝色区域（例如 DAPI）发射的荧光团的紫外（UV）激发波长（通常为 405 nm）的蓝色二极管激光器。在任何情况下，这样的激光器不适合用于成像牙本质上的细胞，因为在这些波长下的牙本质具有极高的自发荧光（见注解 2）。我们常规使用能够在 458 nm、488 nm 和 514 nm 发射的氩激光器的 Zeiss LSM 510 META 系统和提供 543 nm 和 633 nm 激发的两个氦-氖激光器（图 25-2）。这些已经普遍用于共聚焦系统的气体基激光器已开始被更有效的固态激光器取代，而配备有四个激光器（包括 UV 和红外波长）的系统正变得越来越普遍。系统有两个或三个 PMT。后者使得能够同时进行三通道成像，而前者须要顺序扫描，利用单个 PMT 来检测多于一个的荧光团。物镜是关键的考虑因素，因为其确定了放大率、视场和分辨率，并且其质量决定了光透射的效率以及所得到的图像的对比度和像差。为了实现最高分辨率，须要使用高数值孔径的油浸透镜（通常为 40-63×）。这些被优化为与 0.17 mm 厚的盖玻片一起使用，并且须要与玻璃具有相同折射率的油（1.518）。须要注意的是，这种透镜的工作距离非常短。

2.2. 常规试剂

1. 10% 胎牛血清，100 U/ml 青霉素，100 μg/ml 链霉素，1 mM L-谷氨酰胺补充的 α-最低必需培养基（α-MEM）。

2. 胎牛血清（FCS）。

3. 磷酸盐缓冲盐水（PBS），pH 7.2。

4. 含 4% 多聚甲醛的 PBS（可按意愿含 2% 蔗糖）。

5. Triton 破膜缓冲液　含 0.5 % Triton X-100 的 PBS，pH 7.2。

6. 皂苷破膜缓冲液　含 0.1 % 皂苷（Calbiochem，UK）的 PIPES 缓冲液，pH 6.8 中。

7. 牙本质或牛皮质骨的无菌骨片（细节见第 10 章）。

8. 羟 基 磷 灰 石 涂 覆 的 玻 璃，例 如 BioCoat Osteologic TM（BD Biosciences），可以用做骨或牙质的替代物。

9. 二抗；我们使用在山羊中产生的亲和纯化抗体，与 Alex Fluor 488、555 或 647（Invitrogen） 共轭结合。

10. 玻璃载玻片。

11. 抗褪色安装试剂，如 VectaShield（Vector Labs）或 SlowFade® Gold（Invitrogen）。

12. 指甲油。

13. 0.17 mm 厚度的玻璃盖玻片（广泛可用）。

14. 无荧光浸油（我们使用 Zeiss Immersol 518 F）。

2.3. 合成荧光 BPs 的试剂

1. Alexa Fluor-488 羧酸 2,3,5,6- 四氟苯酯（AF-488; Invitrogen）。

2. 具有游离氨基的二膦酸盐，例如阿仑膦酸盐（可从几个供应商获得，包括 Discovery Fine Chemicals，Wimborne，UK）。

3. 0.1 M 碳酸氢钠，pH 9。

4. 1 mM 氯化钙溶液。

5. 1 mM EGTA。

6. 二甲亚砜。

2.4. 染破骨细胞结构的有用的探针

1. 核染料。由于历史原因，其中最常见的是 DAPI，但是它具有一个缺点，它激发的光是在 UV 光谱中，因此需要 UV 激光器，而这可能是非常昂贵的，并且在共聚焦系统中并不是普遍使用的。此外，由于极高的自发荧光，DAPI 发射的短波长对于牙质的成像是禁止的。然而，

现在存在大量的替代核染料，其具有跨可见光和近红外波长的激发和发射光谱。我们最常使用 TO-PRO-3（Invitrogen），其以 NIR 波长发射并与 633 nm 激光或类似物相容。

2. Lysotracker-Red 或 Lysotracker Green(Invitrogen)；Lyso-ID®Green（Enzo Life Sciences）。这些是在酸性泡囊，即核内体和溶酶体中选择性累积的酸性染料，因此是这些细胞器的有用标记（图 25-6）。这些探针被设计成用于活细胞检测，但也与醛固定相容。

3. 与选择的荧光团偶联的麦胚凝集素（Invitrogen）。该植物凝集素结合糖基化蛋白质，因此染色质膜、高尔基体和分泌途径。如果仅须要质膜染色，则细胞不应在染色前透化。

4. MitoTracker 探针(Invitrogen；可用于绿色、橙色、红色和 NIR 发射波长)。该试剂可用于标记活细胞中的线粒体，在 Mito Tracker Green 的情况下，由于其在水溶液中缺乏荧光而不需要洗涤步骤。它还与醛固定相容，同选择其他抗原的免疫染色使线粒体在固定细胞中可视化。

5. 魔法红组织蛋白酶 K 底物（ImmunoChemistry Technologies）。这使得组织蛋白酶 K 活性在活细胞中可视化。这是与红色荧光团（Magic Red，TM）连接的组织蛋白酶 K 特异性的可渗透的底物序列 LR，其一旦被活性组织蛋白酶 K[21] 切割就发荧光。这种对其他组织蛋白酶特异性的底物已经被用于巨噬细胞中吞噬体的研究 [22]。现在类似的探针（Cat K 680 FAST）可从 VisEn Medical 中获得。

6. 荧光鬼笔环肽缀合物。真菌毒素鬼笔环肽与聚合的 F- 肌动蛋白相结合，因此可用于容易地观察固定细胞中的肌动蛋白细胞骨架（图 25-2 和 25-6）。这可与多种供应商的多种荧光团结合使用。我们主要使用由 Sigma 生产的荧光素或罗丹明的缀合物。

7. 抗 -α 微管蛋白抗体（如 T5168，Sigma）。微管蛋白的抗体是微管的基本蛋白质组分，是可视化固定细胞中的微管网络的优秀工具。还有用于微管网络的直接探针，例如来自 Invitrogen 的 Tubulin Tracker™ Green（Oregon Green488 Taxol，双乙酸盐），其是微管结合蛋白紫杉醇的荧光缀合物，并且设计在活细胞中使用。

2.5. 图像分析软件

虽然可以在图像捕获软件中执行采集后的图像分析，但是该软件通常不会提供大量功能。为此目的，专用的图像分析软件值得考虑。好的例子包括 Imaris（Bitplane）、Volocity（PerkinElmer）、Image-Pro（Media Cybernetics）或广泛使用的开源软件 ImageJ（http://rsb.info.nih.gov/ij/index.html）。

3. 方法

3.1. 合成荧光标记的阿仑膦酸

荧光标记的双膦酸盐是在共聚焦显微镜成像中使骨或牙质的表面可视化的优异工具[10]。标记的阿仑膦酸盐的合成相对简单，是因为阿仑膦酸的伯胺基团与荧光团的琥珀酰亚胺酯之间发生反应，以在阿仑膦酸盐和荧光标签[23]之间产生稳定的酰胺键。或者，还存在可商购的荧光双膦酸盐类似物，例如 OsteoSense 680（VisEn Medical），其在 NIR 光谱中发荧光并且与共聚焦系统上广泛使用的 NIR 激光（例如氦-氖 633 nm 激光）相容。由于经济原因，所述方案使用 1 : 10 AF-488 : ALN 的比率，因此，最终仅有一小部分阿仑膦酸盐将用荧光团标记，但足以有效标记矿化表面（见注解 3）。

1. 将溶解在 DMSO 中的 1 mg 小瓶（1.1 μmol）胺反应性探针 Alexa Fluor-488 羧酸 2,3,5,6- 四氟苯酯（AF-488；Invitrogen）与 11 μmol 阿仑膦酸盐 [溶解在 0.1 M 碳酸氢钠中，pH 9.0（即 1 : 10 摩尔比）] 混合。

2. 用 0.1 M 碳酸氢钠调节体积至 1 ml，pH 9.0，并在室温下搅拌溶液 2 h。

3. 加入 20 μmol CaCl$_2$ 并离心混合物（14 000×g，10 min），沉淀阿仑膦酸盐。

4. 在 1 ml 蒸馏水中洗涤沉淀 5 次。为了结合 Ca^{2+}（并因此重溶阿仑膦酸盐），向沉淀物中加入 20 μmol EGTA。

5. 加入 100 μl PBS 直至所有的 alendronate-Alexa Fluor-488（AF-ALN）溶解，然后混合溶液

30 min。最终溶液（称为 AF-ALN）将含有标记的阿仑膦酸盐和游离阿仑膦酸盐。标记的阿仑膦酸盐是非常稳定的，并且将持续数年等分并在 −20 ℃下在黑暗中储存。

6. 该化合物将非常容易结合骨和牙质，因此，以 10 μM 或甚至更低的浓度可以有效地标记矿物表面。在 dH$_2$O 稀释、固定，并用 AF-ALN 孵育 10 min，穿透细胞膜（图 25-4 和 25-6，见子标题 3.3.）。

3.2. 培养破骨细胞用于共聚焦显微镜检查

可以使用来自多种来源的破骨细胞。从新生大鼠[4] 或兔[9,10] 分离的成熟破骨细胞具有它们是真实的破骨细胞的优点，并且它们的形态和行为在体内类似于破骨细胞。或者，破骨细胞可以在体外从小鼠骨髓细胞的培养物或从人外周血单核细胞产生，如其他章节所述。在这些情况下，破骨细胞可以直接在选择的底物（例如玻璃盖玻片或牙质）上产生，或者可以在塑料或胶原包被的培养皿上产生，然后转移到骨片用于吸收研究。我们倾向于在转移到牙本质之前在塑料上产生（至少部分）人破骨细胞，因为这样的培养物趋于更坚固和可再现（见第 11 章）。也可以通过从巨细胞肿瘤（破骨细胞瘤）样品分离来培养真正的人破骨细胞[7]。这些破骨细胞具有正常的表型和功能，因为它们不是这些肿瘤中的肿瘤细胞类型，但是材料来源是限制因素。

3.2.1. 在玻璃上培养破骨细胞

尽管玻璃是通过共聚焦显微镜成像破骨细胞最方便的基片，但是在该基质上破骨细胞的形态与当在生理基质如牙质上培养时完全不同。在玻璃上，细胞更为扁平，并且不能形成作为再吸收的破骨细胞的特征的膜结构域，包括密封区 / 肌动蛋白环和皱褶缘（图 25-1）。如果在玻璃上培养，我们最常使用直径 9 mm 的盖玻片，在 70% 乙醇中灭菌并插入 48 孔板中。羟磷灰石涂覆的玻璃是更生理性的底物，在其上可以评估破骨细胞再吸收活性（或在这种情况下更准确的是，酸化细胞外环境的能力）[19]。

3.2.2. 破骨细胞在牙本质上的培养

牙本质是我们培养破骨细胞优选的生理底物。

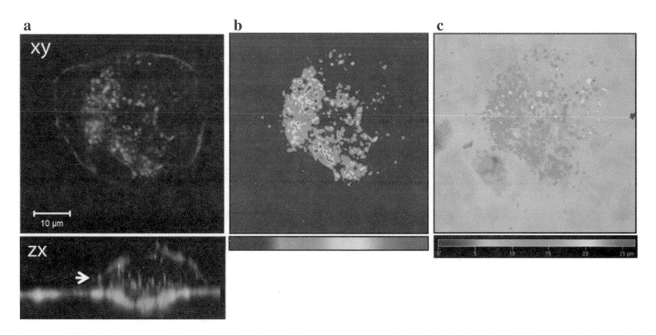

图25-4　破骨细胞对AF-ALN的细胞内摄取。将兔破骨细胞在AF-ALN包被的牙质（绿色）上培养24 h，然后固定并对玻连蛋白受体（红色）进行染色。（a）所示图像为1 μm光学截面，箭头表示xy扫描的位置。注意AF-ALN在吸收陷窝中的丰度和AF-ALN在整个细胞深度的点状细胞内结构中的积累。（b）通过定量表（8位图像；蓝色=0，红色=256）进行荧光强度分析（仅显示出AF-ALN）。（c）深度的编码表示单个2D图像中的荧光体的轴向位置。在这种情况下，在相同细胞中的AF-ALN染色的轴向位置通过对查找表（蓝色=再吸收陷窝的底部，红色=破骨细胞的顶部）的假着色来表示

虽然牛皮质骨也是高度合适的，但是哈弗斯系统的存在有时会使图像的解释复杂化。

1. 在用70％乙醇灭菌前，在一侧用铅笔不对称地标记牙质片。当插入96孔板时，确保标记的侧面朝下。该标记将防止在培养后处理盘时细胞是在哪一侧上发生的混淆。

2. 在接种细胞前，在培养基中预浸泡牙本质30 min。在牙本质上接种破骨细胞的方案的细节可在本书中涉及破骨细胞产生或分离的各章中获得。然而，出于成像目的，有时更好地以比定量的重吸收略低的密度培养破骨细胞，以获得最佳的图像清晰度。

3. 如果研究重吸收细胞，24～48 h是成熟破骨细胞的理想孵育时间。破骨细胞将在接种的几小时内开始吸收牙本质，并且在24～48 h内应当在牙质上吸收相当大的凹陷和痕迹。准备额外的"哨兵"牙质盘是很有用的，其可以在固定实验的剩余部分之前去除以检查再吸收活性。

4. 固定前，根据需要用荧光探针（见子标题2.4）

标记细胞。例如，如果分析过表达荧光蛋白轭合物的细胞，则可以通过在固定或活细胞成像前在温和的破膜缓冲液（含0.1％皂苷的PIPES缓冲液，pH 6.8）中孵育15 min来减少高表达细胞中的细胞质背景。

5. 在所需培养期结束时，用PBS冲洗培养物，并在4％多聚甲醛的PBS中固定10 min，或者与用于免疫染色的抗体最相容的固定方法。蔗糖（2％）可以包括在固定剂中，以防止可能引起可以改变细胞形态的非特异性内吞的渗透通量。

6. 在4℃下的PBS中储存，直到准备染色和安装。

3.3. 破骨细胞的染色

1. 如果对细胞内抗原进行免疫染色，则必须在染色前透化细胞。我们常规地用0.5％（v/v）Triton X-114在PBS中孵育15 min。如果仅用小麦胚芽凝集素染色细胞膜，则该步骤省略。如果用荧光BPs染色牙质，破膜是确保化合物渗透到

破骨细胞下所必需的。

2. 可以用 96 孔板中剩余的破骨细胞进行染色，每孔使用约 50 μl。或者，为了节省试剂，在染色期间，可以移除盘并将其放置在加湿室中的一片石蜡膜上。在这种情况下，每个骨片可以使用 <50 μl。染色程序应针对每种抗体进行优化。在大多数情况下，我们用在 PBS 中的 10% 山羊血清（我们使用的二次抗体的种类）阻断 1 h，然后在室温下与一级和二级抗体孵育 1 h，或在 4 ℃ 下在含有 5% 山羊血清的 PBS 中过夜。

3. 对于荧光团共轭的二抗有很多选择。我们倾向于使用在山羊中产生的与 Alex Fluor 荧光团（Invitrogen）共轭的亲和纯化的抗体。其具有高量子产率、良好的光稳定性和 pH 不依赖性荧光（不同于一些荧光团如荧光素）。对于我们的 LSM 510 共聚焦，其激光线有 488 nm、546 nm 和 633 nm，Alexa Fluor 488、Alexa Fluor 555 和 Alexa Fluor 647 的共轭抗体是最好的选择。

4. 细胞器探针例如鬼笔环肽或荧光 BP（见子标题 3.1）可以包括在二次抗体孵育中，或者之后单独染色。

5. 染色后，应将片层在 PBS 中至少洗涤 4 次，然后转移到载玻片上。最简单的方法是将 25 号针推入圆盘，然后使用镊子轻轻地移到载玻片上。

6. 将圆盘安装在盖玻片下。可以在每张载玻片上放置几张光盘，然后添加一滴 VectaShield 作为防褪色封顶剂（见注解 4）。将适当尺寸的盖玻片放置在顶部之后，用指甲油密封边缘（见注解 5）。可以在黑暗中储存载玻片，直到通过共聚焦显微镜进行分析。

3.4. 用共聚焦显微镜观察破骨细胞

1. 使用 10× 物镜找到要通过目镜扫描的样品，然后使用更高放大倍率的物镜进一步分析。对于破骨细胞成像，我们最常使用具有高数值孔径（1.3）的 40× 油浸物镜（Zeiss Plan-NEOFLUAR）。由于破骨细胞的大小，很少需要更高放大倍数的物镜。

2. 选择所需的扫描配置，然后将针孔设置为 1 艾里单位，以获得最佳图像分辨率。此设置通常存储在配置设置中（图 25-3，见注解 6）。光学

截面的深度将取决于所使用的透镜和成像的荧光团，例如用 40× 透镜（见下面的步骤 3）。对于绿色发射荧光团如荧光素，其将为 0.9 μm。如果扫描多个荧光团，应设置 1 个艾里单位以捕获具有最长波长的荧光团，然后调整其他荧光团的针孔，以确保在每种情况下具有相同的光学截面。

3. 选择所需的数据深度，8 位（256 级强度）或 12 位（4 096 级强度，见注解 7）和图像分辨率（512×512 像素通常是默认设置，见注解 8）。

4. 使用顺序线扫描成像。在这种设置中，激光器将在移动到下一条线之前依次用每个激光器扫描每条线（即每次只打开一个激光器）。这种顺序扫描而不是同时扫描降低了在采集期间通道之间透背的机会。

5. 在连续扫描的同时在成像的样品中选择理想的焦平面。如果在牙本质盘上分析破骨细胞，存在一个问题，即难以确保当安装到载玻片上时它们是完全平坦的。因此，当通过共焦成像时，可能看不到光学切片内感兴趣的领域中的所有牙质表面（见注解 9）。

6. 初始扫描后，选择最终扫描所需的特定区域（通常可用做裁剪工具）。然后以相同的用户定义得分辨率（例如 512×512 像素）扫描该区域。应注意避免不必要的过采样（见注解 10）。

7. 针对要依次捕获的每个荧光团优化检测器设置（使用检测器增益和偏移控制）（见注解 11）。通常推荐通过单次扫描、改变增益和偏移以改善扫描之间的图像，而不是连续扫描，以避免样品在最终扫描之前过度暴露于激发波长。捕获明场图像（例如相位对比）也可以被设置为通道之一，并且可以用于证明在盖玻片上培养的细胞的细胞形态。然而，在骨或牙质上培养的细胞不能使用透射光可视化。

8. 得到最终扫描。在这一点上，使用平值可能是有帮助的，特别是如果一个或多个荧光团比较弱，并且因此在图像中存在大量噪声。这通过采用用户定义的重复扫描数，然后对来自图像中的每个像素的扫描荧光强度进行平均来达到效果。由于正信号应出现在每次扫描中，而噪声将随机出现，平均值应显著降低噪声，以不影响真实信号，从而提高信噪比。在我们的系

统上，作为一般规则，如果检测器增益需要高于 600，则平均值是有帮助的，并且越高于该值，则用于改善图像的扫描的数量应越大。

3.5. 数据采集后的可视化

1. 要记住，PMT 只检测光子，并且来自共焦显微镜图像中显示的任何颜色是伪彩色，可以由用户为每个扫描通道选择（见注解 12）。在三通道成像中，绿色、红色和蓝色是最普遍使用的，如果使用这种荧光团，蓝色通常保留用于近红外波长（见注解 13）。

2. 当分析单个荧光团时，荧光强度可以显示为"热图"而不是灰度，这可以帮助更清楚地显示比较昏暗的特征（图 25-4b）。

3. 用于扫描图像的所有参数都嵌入图像文件中，这意味着可以直接插入比例尺，测量点到点的距离，并使用自由选择工具确定感兴趣结构的面积。

4. 荧光强度可以在选择的点处或在感兴趣的线上测量（"轮廓"视图，图 25-5b）。这对于揭示由于额外存在不同荧光团而对肉眼不明显的低水平的特定荧光团的存在是特别有用的。

5. 共定位分析。共聚焦软件使得能够在逐个像素的基础上确定两个或更多个荧光团之间实现共定位（图 25-5a）。每个通道的阈值化使得能够表现出共定位的像素的"门控"，类似于使用 FACS 对细胞群体进行分选的方式。重要的是，要记住解析这些数据时的分辨率的局限性，特别是在轴向维度上。例如，虽然定位于胞内囊泡的两种蛋白质可能看起来是共定位的，但是实际上它们可以驻留在单独的结构上，因为诸如溶酶体的结构可以仅具有 100 nm 的直径，而轴向分辨率通常仅为 500 nm，即不足以解决这种大小的溶酶体。

6. 要进行比制造商软件更加强大的分析，有许多专门的图像采集后的分析软件包（见子标题 2.5）。

3.6. 生成 3D 数据集

在收集图像的"Z 堆叠"以便重建样品的 3D 图像或截面图（在任何平面中）中需要显微镜载物台，其在轴向尺寸上机动化以使得能够实现极小的位置增量（通常是亚微米）。因此，这是共焦显微镜的通用要求（见注解 14）。当分析生理基质如牙本质上的重吸收破骨细胞时，产生 z- 堆叠是非常有用的。然而，由于缺乏细胞的深度，通常并不需要在玻璃盖玻片上培养的破骨细胞。

1. 首先，通过聚焦连续扫描，须要确定扫描样品的顶部和底部位置（对骨吸收的破骨细胞，这通常是从感兴趣的细胞的顶部到吸收陷窝的底部）。这应该尽可能迅速地进行以减少光漂白。重要的是，当进行 z 扫描时，考虑待扫描样本的整个深度，必须优化 PMT 的设置。例如，如果成像 F- 肌动蛋白，目前在再吸收破骨细胞中的最高信号将来自 F- 肌动蛋白环，而来自靠近质膜的皮层 F- 肌动蛋白的信号更弱（见注解 15）。

2. 一旦指定了样品的顶部和底部，须要设置步骤间隔。这将取决于每个图像的轴向分辨率（即光学切面的深度），其本身取决于所使用的物镜和针孔直径（见子标题 2.1.）。根据尼奎斯特采样理论，最佳间隔是光学切片的一半。对于用 40 倍物镜分析的破骨细胞再吸收，很容易地需要 50 次或更多次扫描（样品的深度可以为 25 μm 或更大）。40 × 物镜可以给出 1 艾里单位下约 1 μm 荧光素的光学切片。

3. 应用所需的帧平均以减少样本中的噪声。考虑到堆叠中需要的扫描数量，扫描时间和潜在的光漂白更是一个主要考虑因素。

4. 开始扫描。样品将被从顶部扫描到底部，产生一个图像库。请注意，这可能需要几分钟才能完成。

3.7. 可视化 3D 数据集

1. 一旦生成来自 z- 堆叠的数据，软件就可以显示轴向尺度中的即时截面视图（xz 和 yz）（图 25-4，见注解 16）。这些视图可用于例如确定细胞内蛋白质在褶皱缘的潜在定位。

2. 通过改变被分析的数据集的俯仰和偏航，可以根据需要"层切"样品的任何部分。

3. 由于体积数据是在 z- 堆栈扫描期间收集的，所以可以生成 3D 重建。在单个 xy 2D 图像中查看来自整个图像序列的数据的有用方式是创建

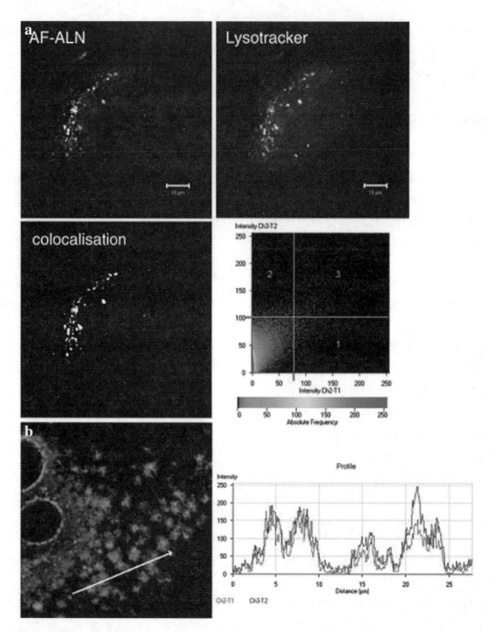

图25-5　共聚焦图像中的荧光团共定位。（a）用AF-ALN在玻璃上培养的兔破骨细胞4 h（左图）和用lysotracker红染色的酸性小泡（右图）。对于每个荧光团选择与正染相关的阈值强度，如散点图中所示。区域3中的像素（即表现出两种荧光团共定位的像素）显示在左下图中。（b）通过测量感兴趣区域的强度来评估共定位。对玻璃上的人类破骨细胞用小麦胚芽凝集素-Alexa Fluor 488（绿色）和TRITC-鬼笔环肽（红色）染色。在图像中的箭头表示的区域上显示强度。注意，不仅存在高度的空间共定位，而且跨越感兴趣区域的每个荧光团的强度是非常相似的

最大强度投影（maximum intensity projection，MIP）视图（图 25-6）。该方法在每个像素处应用整修 z- 堆叠的最大荧光强度（而不是荧光的总和，这将导致许多饱和区域和图像清晰度的损失）。这可用于确定蛋白质的皱褶边界定位，在这种情况下，染色将由肌动蛋白环描绘。

4. 一些共焦图像捕获程序允许从数据中任何角度

形成即时 MIP 视图。我们使用 Zeiss Zen 采集软件，它可以简单地通过拖动图像旋转到所需的角度（图 25-6a）。这样的图像可以进一步通过等值面渲染进行处理，其中检测图像内的染色结构的表面并且分配一个不透明颜色（见注解17）。这对于在 3D 视图中识别染色牙质的表面特别有用（图 25-6c）。

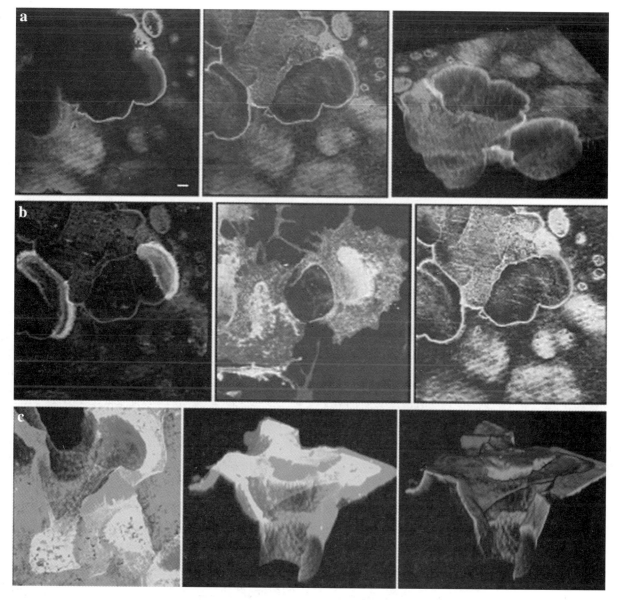

图25-6　3D共聚焦数据集的示例。图像显示在牙本质上培养并用AF-ALN（绿色）、TRITC-鬼笔环肽（红色）和玻连蛋白受体（蓝色）染色的破骨细胞。（a）左图显示牙本质表面水平的单个xy图像。中间图显示了来自相同细胞的MIP图像，即将来自细胞顶部的图像组合到吸收陷窝的底部。右图显示了来自更接近牙本质平面的角度的MIP图像。（b）（a）中所示破骨细胞的立体图像（用红绿色眼镜观察）。左图显示F-肌动蛋白，中图显示玻连蛋白受体。右面板显示AF-ALN。（c）不同的破骨细胞仅显示F-肌动蛋白和AF-ALN。左图显示MIP图像。中图显示从更接近牙本质平面的角度的MIP图像。右图显示与中间面板中的图像相同的角度的渲染等值面。请注意渲染图像增加的清晰度

5. 深度编码可用于表示单个 2D 图像中荧光团的轴向位置。在这种情况下，只可以显示单个荧光团，因为轴向维度中的位置通过对查找表（图 25-4c）的假彩色来表示。请注意，如果使用此选项，荧光强度信息将丢失。

6. 3D 数据也可以显示为红绿色浮雕图像，用于用红绿色眼镜观察。该选项通常在图像采集软件中可用，并且提供图像内轴向尺寸的更生动的图示（图 25-5b）。因为这依赖于使用红色和绿色图像来编码深度信息，它只能应用于图像中的单个荧光团。

7. 以上概述的重建展示了来自单一观点的数据。使用多个视点创建 3D 动画可以给观察者一个样品中染色结构空间组织的更好的视觉印象。此功能

在专用采集后成像软件（如 Imaris 或 Volocity）中功能最强大。可构建样品可以"流过"并且在期望的时间打开或关闭不同通道或在选定位置切除的电影。

3.8. 光谱成像

在许多共聚焦系统上，可以通过使用称为光谱成像的技术来区分发射光谱重叠紧密的荧光团，并且发展出了许多不同的策略。在我们使用的 Zeiss LSM 510 META 系统上，这是通过使用检测器阵列来实现的，每个检测器仅检测特定波长范围的光（每个检测器 10nm）。以这种方式，为已经扫描的每个像素建立荧光发射谱，然后通过将此与样品中存在的荧光团的预扫描参考谱进行比较来鉴定荧光团（见注解 18）。由于自发荧光还具有特征发射光谱，因此可以将其设置为参考，然后在解混合发射光谱之后从最终图像中去除。这种方法也开辟了扫描和区分样品中超过 3 个荧光团的可能性。引人注目的是，已经证明可以使用 Olympus FV 1000 共聚焦显微镜[24]在标记的神经元的单个样品中检测前所未有的 90 种不同的荧光光谱。

用这种方法使用我们的 LSM 510 META 的一个小的缺点是，光在任何一个时间被分至几个检测器，因此降低了扫描的灵敏度。然而，利用最近开发的共焦系统，例如 Zeiss LSM 710，在没有任何灵敏度的损失下，光谱成像是可能的。

3.9. 活细胞共聚焦显微镜成像

使用共聚焦显微镜，而不是宽视场荧光显微镜，对破骨细胞进行实时成像是可能的，虽然有许多因素须要考虑。共聚焦显微镜的主要缺点是相对较慢的扫描时间和光毒性，其是由扫描激光器产生的过氧化氢引起的。然而，通过光学性能和检测器灵敏度的改进使扫描时间更快，已经有助于减少这些问题。共聚焦显微镜在活细胞中的特殊应用包括分别在光漂白后的荧光恢复（FRAP）和使用可光活化荧光团（如 paGFP 见下面的子标题 3.10.）[25]的动态研究，其依赖在用户定义的感兴趣的区域用高功率扫描激光器漂白和激活荧光探针。FRAP 已经被用于研究破骨细胞以阐明和 Pyk2 在 F- 肌动蛋白环

内的伪足动力学中的作用，通过在来自缺乏这些蛋白质的小鼠的破骨细胞中表达 GFP- 肌动蛋白，与野生型小鼠相比[26-27]。有关骨细胞活体成像的更多信息，请参阅第 26 章。

3.10. 共聚焦显微镜的高级用法和探针

在过去几年中，在用于共聚焦显微方法的荧光探针的开发中已经取得了巨大的进步。虽然这些尚未被用于破骨细胞的研究，但是在将来它们应当证明对于进一步理解破骨细胞的细胞生物学是非常有用的。

随着 GFP 的衍生发展已经产生了新的技术，例如荧光共振能量转移（FRET）。这种技术已被广泛用于确定两种蛋白质在完整的细胞中是否相互作用，并且基于以下原理工作：激发电子状态下的供体荧光团可以通过非辐射方式将其激发能量转移到受体荧光团，但是仅当荧光团彼此在 10 nm 内发生（见参考文献 28）。使用的最常见的 FRET 对是 GFP 变体 CFP 和 YFP（分别为青色和黄色发射）。

光可激活荧光团，使得过表达的蛋白质仅在用户定义的感兴趣区域中可视化。在 paGFP 的情况下，通过 405 nm 激光的照射引起结构改变，激活 paGFP，然后可以使用用于 GFP 的正常激发 / 发射使其可视化[29]。这个探针在活细胞成像研究中特别有效，能够进行追踪实验或跟踪单个亚细胞囊泡。已经开发了在暴露于 UV 光时改变它们的荧光发射的探针，例如 Kaede。Kaede 发绿色，但在 UV 照射后，它被切割成荧光亮红色的稳定形式[30]。由于使用标准汞灯照明和典型的 UV（DAPI）滤光器组的光转换是有效的，因此不需要 UV 激光器。

3.11. 得到光学切片的非激光共聚焦方法

存在几种共聚焦显微镜的替代物，也能够实现荧光标记的生物样品的光学切片，在此做简要介绍。首先，可以使用去卷积。其是利用数学算法来消除使用常规荧光显微镜获得的图像的 z- 堆叠中的失焦光。通常，该方法适用于薄且相对较暗的样品。使用常规宽场照明的另一种技术是结构化照明（诸如 Zeiss Apo Tome）。其是使用网格系统来实现接近共焦质量的光学切片。该系统具有相对便宜的优点，

但其缺少激光共焦显微镜的通用性。最后，多光子显微镜是仅在样品内选定的深度激发荧光团，通常通过两个激光线的会聚来实现，每个激光线具有激发荧光团所需的波长两倍。只有这两个光束相遇时，能量等于激发感兴趣的荧光团所需的能量。然而，该设备非常昂贵，并且真正专用于深部组织成像，特别是在生物组织中，因为所使用的长波长导致比 LSCM 少得多的光损伤。

4. 注解

1. 远红荧光团对肉眼是不可见的，因此在通过目镜检查染色样本时看不到。因此，建议保留该通道用于不需要可视化来识别用于扫描的优选区域的染色。

2. 骨和牙本质的自发荧光主要在短波长（即在可见光谱中的蓝绿色）。因此，如果可能，最好在具有较长波长荧光团（例如红色和近红外波长）的基底上对破骨细胞染色，特别是如果预期染色相对较弱。

3. 我们还使用近红外荧光团 Alex Fluor 647 标记了 ALN，使我们能够根据样品中使用的其他荧光团选择最合适的荧光团。

4. VectaShield 有两种形式，一种为液体状态，另一种须要在室温下孵育 20 min（VectaShield HardSet）。虽然两者都可以使用，后者使得具有安装在其上的牙本质盘的载玻片更容易处理。Invitrogen 还产生 24 h 后硬化的封固剂（ProLong® Gold）。

5. 牙本质片的厚度意味着在载玻片和盖玻片之间将存在相似尺寸的间隙，因此可能需要相当多的指甲油。如果片不是完全平坦的，这可能更夸张，这也可能导致盘在分析期间能够在盖玻片下略微移动。一种方法是使用指甲油将其他盖玻片附着到载玻片上，牙本质片将被安装在这个区域，以减少这种间隙。

6. 艾里单位是指荧光团的艾里斑的直径，其是来自该光源的衍射图案的内部强光圈。此设置将允许约来自艾里斑的 95 % 的光通过，同时保留最佳的共焦图像。

7. 选择数据深度时，应考虑如何分析图像。例如，如果它们仅用于视觉目的，则 8 位（256 色度的灰度）就足够了，因为这超出了人眼的分辨能力。如果要测量荧光强度，那么值得考虑捕获 12 位数据（4096 种灰度）。

8. 选择图像分辨率时，也会考虑对扫描时间和文件大小的影响。然而，最重要的是确保图像的分辨率适合出版（通常以 300 dpi 打印）。

9. 如果牙本质表面不平整，建议在 z 中拍摄一系列图像。这些图像将扫描整个所关注的牙本质表面，然后可以将该数据合并在最大强度投影（MIP）图像中。

10. 用共聚焦显微镜放大和扫描所选区域的能力引入了过采样（即以超过显微镜的光学能力的分辨率捕获图像）的可能性。蔡司共聚焦显微镜通过具有"最佳"功能来消除这个问题。该功能将所选择的变焦设置的图像分辨率设置为光学上的最大值。如果此功能不可用，则对于可见光和高数值孔径物镜（>0.8），0.1～0.2 μm 的像素尺寸是理想的。

11. 应注意确保检测器增益和偏移设置为利用全动态范围，但不会丢失标尺顶部或底部的强度数据。大多数系统具有范围指示器，其将作为蓝色像素的背景（0）电平和作为红色像素的最大强度（256 位用于 8 位图像），使得能够轻易地优化这些设置。

12. 蓝色和红色在黑色背景下的对比度是很差的（人眼对绿光最敏感），因此，如果对单个荧光团成像，应使用灰度级。可以在图像中显示昏暗特征的极其有效的一种替代方案是将图像伪彩色为彩虹或光谱查找表，其中的颜色表示荧光强度（图 25-4b）。

13. 对于两个荧光团的共定位研究，绿色和红色是历史上一直选择的假色，其中共定位由黄色像素指示。然而，这可能对于具有色盲的人造成问题。一个有用的替代方案是使用绿色和品红色，其显示共定位的区域为白色。

14. 一些共聚焦系统，例如 Leica SP 5，使得能够"实时"扫描轴向视图，而无须在重建期望的视图之前生成整个 3D 数据集。这是通过使用检流计驱动级实现，允许在轴向尺寸上的极快速的级控制，并且特别适用于活细胞成像。

15. 当逐渐向深组织成像时，可能发生上述组织对荧光信号的猝灭。可以通过在样品的底部设置与顶部不同的（更高的）检测器增益（在 Zeiss 系统上称为自动 z 校正功能）来补偿这一点。然后，当软件从样本的顶部移动到底部时，通过线性增量增加增益。然而，当对牙本质片上培养的破骨细胞成像时，这种猝灭很少是个问题。

16. 当以这种方式扫描时，重要的是注意，轴向分辨率不可能与 xy 分辨率一样高，导致轴向视图中产生"橄榄球"伪像，其结构看起来比它们实际上要长。增加 NA 和减小针孔的直径将增加 z 分辨率。实际上，在共焦显微镜系统中可以实现的 z（轴向）最大分辨率约为 0.5 μm，比在 xy 维度中差 2～3 倍。

17. 等值面渲染导致荧光强度信息的损失，因为其目的仅仅是重建存在于检查中的结构中的表面。如果细胞内结构被可视化，则可以产生切割图像。

18. 如果已知图像中存在仅包含一个荧光团的单个像素，则也可以不使用参考光谱来解混合荧光团。然后可以手动或自动地从这些像素获得光谱：如果使用 Zeiss LSM510 META，可通过使用自动成分提取（ACE）设备来完成。

参考文献

1. Minsky, M. (1988) Memoir on Inventing the Confocal Scanning Microscope. Scanning 10, 128-138.

2. White, J. G., and Amos, W. B. (1987) Confocal Microscopy Comes of Age. Nature 328, 183-184.

3. Taylor, M. L., Boyde, A., and Jones, S. J. (1989) The Effect of Fluoride on the Patterns of Adherence of Osteoclasts Cultured on and Resorbing Dentin - A 3-D Assessment of Vinculin-Labeled Cells Using Confocal Optical Microscopy. Anatomy and Embryology 180, 427-435.

4. Lakkakorpi, P. T., Helfrich, M. H., Horton, M. A., and Väänänen, H. K. (1993) SpatialOrganization of Microfilaments and Vitronectin Receptor, Alpha-V-Beta-3, in Osteoclasts - A Study Using Confocal Laser Scanning Microscopy. J. Cell Sci. 104, 663-670.

5. Baron, R., Neff, L., Brown, W., Courtoy, P. J., Louvard, D., and Farquhar, M. G. (1988) Polarized Secretion of Lysosomal-Enzymes-Co-Distribution of Cation-Independent Mannose-6-Phosphate Receptors and LysosomalEnzymes Along the Osteoclast Exocytic Pathway. J. Cell Biol. 106, 1863-1872.

6. Salo, J., Metsikko, K., Palokangas, H., Lehenkari, P., and Väänänen, H. K. (1996) Bone-resorbing osteoclasts reveal a dynamic division of basal plasma membrane into two different domains. J. Cell Sci. 109, 301-307.

7. Nesbitt, S. A., and Horton, M. A. (1997) Trafficking of matrix collagens through bone resorbing osteoclasts., Science 276, 266-273.

8. Palokangas, H., Mulari, M., and Väänänen, H. K. (1997) Endocytic pathway from the basal plasma membrane to the ruffled border membrane in bone-resorbing osteoclasts. J. Cell Sci. 110, 1767-1780.

9. Stenbeck, G., and Horton, M. A. (2004) Endocytic trafficking in actively resorbing osteoclasts. J. Cell Sci. 117, 827-836.

10. Coxon, F. P., Thompson, K., Roelofs, A. J., Ebetino, F. H., and Rogers, M. J. (2008) Visualizing mineral binding and uptake of bisphosphonate by osteoclasts and non-resorbing cells. Bone 42, 848-860.

11. Vääräniemi, J., Halleen, J. M., Kaarlonen, K., Ylipahkala, H., Alatalo, S. L., Andersson, G., Kaija, H., Vihko, P., and Väänänen, H. K. (2004) Intracellular machinery for matrix degradation in bone-resorbing osteoclasts. J. Bone Miner. Res. 19, 1432-1440.

12. Xia, L. H., Kilb, J., Wex, H., Li, Z. Q., Lipyansky, A., Breuil, V., Stein, L., Palmer, J. T., Dempster, D. W., and Brömme, D. (1999) Localization of rat cathepsin K in osteoclasts and resorption pits: Inhibition of bone resorption and cathepsin K-activity by peptidyl vinyl sulfones. Biol. Chem. 380, 679-687.

13. Bruzzaniti, A., Neff, L., Sandoval, A., Du, L., Horne, W. C., and Baron, R. (2009) Dynamin reduces Pyk2 Y402 phosphorylation and SRC binding in osteoclasts. Mol. Cell Biol. 29, 3644-3656.

14. Lakkakorpi, P. T., Nakamura, I., Nagy, R. M., Parsons, J. T., Rodan, G. A., and Duong, L. T. (1999) Stable association of PYK2 and p130(Cas) in osteoclasts and their co-localization in the sealing zone. J. Biol. Chem. 274, 4900-4907.

15. Toyomura, T., Murata, Y., Yamamoto, A., Oka, T., Sun-Wada, G. H., Wada, Y., and Futai, M. (2003) From lysosomes to the plasma membrane: localization of vacuolar-type H+-ATPase with the a3 isoform during osteoclast differentiation. J. Biol. Chem. 278, 22023-22030.

16. Zhao, H., Laitala-Leinonen, T., Parikka, V., and Väänänen, H. K. (2001) Downregulation of small gtpase rab7 impairs osteoclast polarization and bone resorption. J. Biol. Chem. 276, 39295-39302.

17. Van Wesenbeeck, L., Odgren, P. R., Coxon, F. P., Frattini, A., Moens, P., Perdu, B., MacKay, C. A., Van Hul, E., Timmermans, J. P., Vanhoenacker, F., Jacobs, R., Peruzzi, B., Teti, A., Helfrich, M. H., Rogers, M. J., Villa, A., and Van Hul, W. (2007) Involvement of PLEKHM1 in osteoclastic vesicular transport and osteopetrosis in incisors absent rats and humans. J. Clin. Invest. 117, 919-930.

18. Pavlos, N. J., Xu, J., Riedel, D., Yeoh, J. S., Teitelbaum, S. L., Papadimitriou, J. M., Jahn, R., Ross, F. P., and Zheng, M. H.

(2005) Rab3D regulates a novel vesicular trafficking pathway that is required for osteoclastic bone resorption, Mol. Cell Biol. 25, 5253-5269.

19. Saltel, F., Destaing, O., Bard, F., Eichert, D., and Jurdic, P. (2004) Apatite-mediated actin dynamics in resorbing osteoclasts. Mol. Biol. Cell 15, 5231-5241.

20. Roelofs, A. J., Coxon, F. P., Ebetino, F. H., Lundy, M. W., Henneman, Z. J., Nancollas, G. H., Sun, S., Blazewska, K. M., Lynn, F. B., Kashemirov, B. A., Khalid, A. B., McKenna, C. E., and Rogers, M. J. (2010) Fluorescent Risedronate Analogs Reveal Bisphosphonate Uptake by Bone Marrow Monocytes and Localization Around Osteocytes In Vivo. J. Bone Miner. Res. 25, 606-616

21. Coxon, F. P., Taylor, A., Van Wesenbeeck, L., and Van Hul,W. (2009) Plekhm1 is involved in trafficking of cathepsin K-containing endosomal vesicles in osteoclasts. Bone 44, S248.

22. Erwig, L. P., McPhilips, K. A., Wynes, M. W., Ivetic, A., Ridley, A. J., and Henson, P. M. (2006) Differential regulation of phagosome maturation in macrophages and dendritic cells mediated by Rho GTPases and ezrin-radixinmoesin (ERM) proteins. Proc. Natl. Acad. Sci. USA. 103, 12825-12830.

23. Thompson, K., Rogers, M. J., Coxon, F. P., and Crockett, J. C. (2006) Cytosolic entry of bisphosphonate drugs requires acidification of vesicles following fluid-phase endocytosis, Mol. Pharmacol. 69, 1624-1632

24. Livet, J., Weissman, T. A., Kang, H. N., Draft, R. W., Lu, J., Bennis, R. A., Sanes, J. R., and Lichtman, J. W. (2007) Transgenic strategies for combinatorial expression of fluorescent proteins in the nervous system. Nature 450, 56-62.

25. Lippincott-Schwartz, J., Altan-Bonnet, N., and Patterson, G. H. (2003) Photobleaching and photoactivation: following protein dynamics in living cells, Nature Cell Biol. 5, S7-S14.

26. Destaing, O., Sanjay, A., Itzstein, C., Horne, W. C., Toomre, D., De Camilli, P., and Baron, R. (2008) The tyrosine kinase activity of c-Src regulates actin dynamics and organization of podosomes in Osteoclasts. Mol. Biol. Cell 19, 394-404.

27. Gil-Henn, H., Destaing, O., Sims, N. A., Aoki, K., Alles, N., Neff, L., Saniay, A., Bruzzanitti, A., De Camilli, P., Baron, R., and Schlessinger, J. (2007) Defective microtubule-dependent podosome organization in osteoclasts leads to increased bone density in Pyk2(-/-) mice. J. Cell Biol.178, 1053-1064.

28. Kenworthy, A. K. (2001) Imaging protein-protein interactions using fluorescence resonance energy transfer microscopy. Methods 24, 289-296.

29. Patterson, G. H. and Lippincott-Schwartz, J. (2002) A photoactivatable GFP for selective photolabeling of proteins and cells. Science 297, 1873-1877.

30. Ando, R., Hama, H., Yamamoto-Hino, M., Mizuno, H., and Miyawaki, A. (2002) An optical marker based on the UV-induced greento-red photoconversion of a fluorescent protein. Proc. Natl. Acad. Sci USA. 99, 12651-12656.

第 26 章

骨细胞和器官培养的活体成像

Sarah L. Dallas, Patricia A. Veno 著

祝俊雄、宋纯理 译

摘要

在过去的 20 年中，使用光学和共聚焦显微镜的活细胞成像的能力已经有了前所未有的进步。连同绿色荧光蛋白及其衍生物的发现和大量荧光成像探针和衍生物的开发，现在可以对几乎任何细胞内或细胞外蛋白质或结构进行成像。传统的固定后骨细胞和组织的静态成像可以在特定时间点进行快照观察，但是可能经常错过研究事件的动态变化。本章介绍了用于研究骨细胞和骨器官培养物的活细胞成像方法的应用的概述。与其强调成像设备的技术，我们更集中于我们认为使用中最实际的重要原则，研究人员在自己实验室中的设备得到这些技术，以及我们实验室进行骨细胞和器官培养实时成像时使用的详细流程。

关键词：活细胞成像、细胞外基质、骨细胞、骨骼细胞、动态成像。

1. 前言

我们对矿化组织生物学的许多理解来自于静态成像技术，例如利用光学和电子显微镜，并结合化学和生物化学分析和（或）分子遗传学的方法[1-4]。然而，发生在矿化组织中的生物过程，例如骨形成、重塑和骨折愈合，是具有时间维度增加的动态事件。与静态成像相反，活细胞成像使得活体标本（例如细胞、组织或整个胚胎）中的时间变化可视化，并允许作为时间函数进行细胞、亚细胞和组织行为的定量。活细胞成像技术已被应用于胚胎发育 / 形态发生及干细胞生物学的研究，并获得对各种细胞过程，以及细胞外基质的装配和重组[5-14]的定量解读。目前的技术，使用荧光分子和 pH 敏感染料或重组荧光蛋白，可以标记几乎任何细胞内或细胞外结构。加上诸如荧光共振能量转移（FRET）、光脱色荧光恢复技术（FRAP）和激光共聚焦显微镜成像技术的应用，可以获得细胞生物物理学、生物化学、空间 / 时间和动力学信息，以及亚细胞组分和蛋白质信息（在参考文献 9、11、14 — 19 中综述）。这些方法增强了我们对许多过程中基本的形态发生、发展和体内细胞功能的理解。活细胞成像技术现在以惊人的速度发展，这些方法可能很快就能成为大多数矿化组织研究实验室的标准。

在本章中，很难提出用于骨细胞和器官培养物的"一刀切"的实时成像方案，因为实验的具体情况将取决于研究者可用的成像设备的配置以及所研究的生物事件的具体细节。然而，在本章的介绍中，我们将首先概述与大多数标准实时成像系统相关的活细胞成像的一般注意事项。随后是我们实验室进行骨细胞和骨器官培养物实时成像的材料和方法部分中的详细方案。与其强调成像设备的技术等问题，我们更强调我们认为最实际使用的重要原则，即研究者在他们自己的实验室中设置的这些技术。

1.1. 培养骨细胞和骨器官培养物活体成像的一般注意事项

活细胞成像实验的主要考虑包括确保显微镜设备适合于被成像的生物事件，确保细胞或组织可以维持在生理温度、pH 和渗透压等，使成像的潜在光毒性作用最小化过程，选择适当的成像探针（并且意识到它们的优势和限制），在时间推移采集期间最小化焦点漂移，以及处理由时间推移成像实验产生的大量数据。

1.2. 仪器的一般注意事项

存在许多不同的显微镜配置适用于来自制造商如 Zeiss、Nikon、Olympus 和 Leica 的骨细胞和器官培养物中的活细胞成像。这些包括宽场落射荧光、共聚焦和多光子显微镜系统等。回顾这些系统的优点和缺点超出了本章的范围，但是不管系统如何，最优的活细胞成像对显微镜配置和计算机软件有一定的要求，概述如下：

（1）培养箱：我们建议在显微镜周围配一个完全封闭的 37 ℃孵化箱，包括样品台和镜头。这使得由于环境室温的改变而引起的焦点漂移最小化，其可以改变透镜和样品之间的空气温度。对于长期哺乳动物细胞培养，优选碳酸氢盐缓冲的培养基，因此需要 5% CO_2 的环境。这通常通过覆盖样品的 CO_2 加湿罩来实现，因为用加湿的 CO_2 填充整个孵育室可能潜在地腐蚀显微镜组件。加湿对于防止由于培养基的蒸发而引起的摩尔渗透压浓度的变化是很重要的。

（2）相机：对于使用荧光探针的活细胞成像，高分辨率、高灵敏度的 CCD 相机是收集最大信号同时最少化曝光时间所必需的。高分辨率相机可以通过将像素阵列相加在一起以增加信噪比来"分箱"，这减少了所需的曝光时间。我们的实验室通常使用 2×2 分级为骨细胞的时间推移成像。单色相机比彩色相机更敏感，应该避免。非常快速的生物事件（例如小于 1s）的成像需要能够捕获 100 帧/秒或更高的捕获速率的高时间分辨率相机和在极短时间内捕获足够信号的高灵敏度。

（3）高品质镜头：为了使发射光收集效率达到最大，需要高数值孔径（numerical aperture，NA）镜头。然而，这通常意味着更短的工作距离，并且其中许多透镜中仅被配置为通过 0.17 mm 玻璃盖玻片表面成像。因此，需要玻底培养室。也可以使用水浸透镜，可以增加工作距离，同时仍然保持相当高的数值孔径。光学应该配置为明场和微分干涉对比（differential interference contrast，DIC）以及荧光照明。

（4）高稳定光源：高度稳定的光源对活细胞成像至关重要。这对于长期（超过几个小时）荧光成像和在要进行定量分析的实验中特别重要。标准水银弧光灯或金属卤素灯源可能不具有足够的长期稳定性，这可能导致图像序列内的一个或多个图像帧的"闪烁"（由于所有像素值的强度的增加）。这是由灯光强度的波动引起的，所以随着曝光时间的加长（例如当对不是非常亮的荧光探针成像时），问题会更大。这种闪烁使获得定量数据非常困难。因此推荐高度稳定的光源，例如 Exfo Exacte 金属卤化物灯（Exfo Life Sciences，Inc.，Mississauga，ON，Canada）。近来，基于 LED 的照明系统已经出现在市场上，其也可以具有用于实时成像的良好稳定性。

（5）高精度电动 x、y 和 z 载物台：精确的电动 x、y 和 z 载物台对于实现多场（例如控制和处理的单元）成像以及允许从多个 z 平面获取信息是必要的。应使用线性编码级。应将显微镜安装在防震台上，以从外部振动隔离系统。

（6）软件要求：软件应配置为驱动显微镜系统的所有电动部件（例如 x 和 y 载物台、z 电机、光源、滤光轮、相机快门和聚光镜转盘等）。软件应该支持"多维成像"（即允许在单个用户界面编程时相变化，多个台位置，多个波长，多个 z 平面等）。

不同供应商的许多显微镜配置都可以满足上述条件。我们实验室常规使用的是宽场落射荧光系统，在下面的图 26-1 中描述。

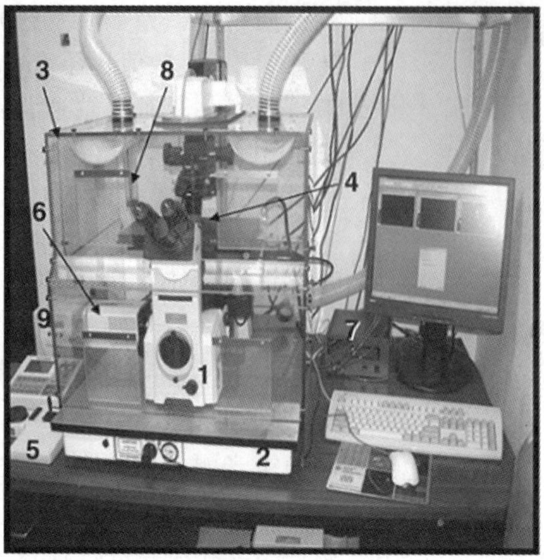

1=Nikon TE 2000E 倒置显微镜台

2= 防震台

3="Cube in a Box" 完全密封孵育柜

4= 机动控制载物台

5= 操纵杆控制器

6= 高清 CCD

7="The brick" 气体混合系统

8= 恒温恒湿 5%CO$_2$ 进气管

9= 精密金属卤化物灯

图26-1　我们实验室用于骨细胞活细胞成像的宽视场荧光显微镜系统。该系统具有50 nm精度线性编码机动的z载物台，一个Prior x、y载物台和载物台控制器（Prior Scientific Inc., Rockland, MA）的Nikon TE2000 E倒置显微镜（Nikon, Inc., Melville, NY）和CFI平面消色差透镜（×4, 0.2 NA, 15.7 mm WD；×10 DIC, 0.45 NA, 4mm WD；×20 DIC, 0.75 NA, 1mm WD；×40 DIC, 0.95 NA, 0.14 mm WD）。显微镜系统具有12位灰度分辨率的光学酷拍HQ冷却CCD照相机（Roper Scientific, Ottobrunn, Germany）和Exfo Exacte高度稳定的金属卤化物灯源（Exfo Life Sciences, Inc., Mississauga, Ontario, Canada）。将系统封装在定制的"Cube in a Box"孵育系统中，并且通过连接到加湿器和"The Brick"气体混合器（Life Imaging Services, Reinach, Switzerland）的CO$_2$罩输送5% CO$_2$。图像采集和所有硬件组件由Metamorph软件（Molecular Devices, Sunnyvale, CA）控制。将显微镜系统安装在抗振台上以为系统隔离外部振动

1.3. 图像质量与光毒性

当进行活细胞成像时，在获得用于定量测量的足够高的信噪比和获得足够的图像分辨率之间是有矛盾的，同时还须要避免对细胞的光毒性效应［参见 Frigault 等[11]］。为了保持细胞活力，研究者可能必须接受比适用于固定标本图像更低的图像质量和分辨率。光损伤主要是由自由基物质与细胞组分的氧依赖性反应引起的。激发荧光蛋白或染料时产生了这些自由基。对于活细胞成像，采用优化通过显微镜的光路的效率和最大化地收集发射信号（例如，通过使用高 NA 透镜）使激发光的量最小化是很重要的。

对细胞潜在的光毒性取决于几个因素，包括：①被成像的荧光团的数目及其激发波长（朝向光谱的蓝色和紫外端的波长比朝向红色端的波长更具有光毒性）。②光的强度和曝光时间（用低强度进行更长时间的曝光比高强度进行短时间曝光更好）。③要成像的场的数量和位置以及要成像的 z 平面的数量（我们已经发现，确保成像场被良好分离，即不重叠，并且间隔至少三个场的直径是比较好的）。④实验的持续时间和图像采集之间的时间间隔（如果实验时间长，则可能需要更大的时间间隔，以减少细胞光毒性损伤的积累）。⑤被成像的荧光团的强度和细胞定位（核定位的荧光团更可能导致对 DNA 的光损伤，并且荧光团探针的浓度越高，潜在的损害就越高）。氧自由基清除剂也可以用于培养基中以保护细胞免受自由基的影响。

考虑到这些因素，我们对长时间（24～72 h）推移成像的常规方法是每 cm^2 成像区域最大成像 2～3 个像场，以确保这些成像区域良好分离（即不重叠和至少间隔三个场直径）。我们常规地在 DIC 中加 1～2 个荧光通道（可能的话还要避免蓝色荧光团）。我们使用 5～11 个 z 平面，间隔 1～1.5 μm。这取决于样品的厚度。为了减少光毒性，我们通常将光强度降低到 Exfo Exacte 金属卤化物灯最大输出的 12% 或 25%。另外，如果可能，中性密度滤光器可以放置在光路中以减少光强度。相机在 2×2 合

表 26-1　用宽场荧光显微镜成像活细胞样本的建议

提高效率	• 使用高 NA 孔径 • 使用针对每个荧光团最佳的滤光片组 • 将 100% 的光线发送到相机（检测）端 • 进行荧光成像时取出 DIC 棱镜和分析仪（如果可能的话）
提高灵敏度和信噪比	• 避免使用彩色摄像机 • 使用高分辨率、高灵敏度的 CCD 相机 • 在高分辨率相机上使用组合模式（例如 2×2）
最小化光暴露 / 光毒性	• 保持激发光的水平尽可能低 • 避免荧光团朝向光谱的蓝色端 • 尽量减少同时成像的探针数量 • 使用氧自由基清除剂（例如抗坏血酸） • 使用 DIC 定位感兴趣的细胞，而不用荧光（如果可能的话） • 在选择成像视野期间，将细胞暴露于最小的激发光 • 使用 ND 滤镜降低激发光的强度 • 确保成像区域分离良好（如果可能）

由 Frigault 等改良 [11]

并模式下操作，曝光时间通常在 30 ~ 200 ms。这些条件应针对每个探针进行优化。表 26-1 总结了使用宽场荧光显微镜成像时进行优化的一些建议，其可以在设计成像方案时作为出发点或指导。

1.4. 选择成像区域

当为时间推移实验选择成像场时，重要的是使在荧光照射下观察样品花费的时间最少，因为这可以漂白探针和（或）引起光毒性。如果选择多个场，则优选（在被成像的生物学的约束内）确保它们被良好地隔开，以避免细胞暴露于来自相邻或重叠场的激发光。如果尚未开始成像，则成像场的选择可能更具有挑战性。例如，我们常规地对细胞外基质蛋白（例如纤连蛋白）的装配进行成像。在视频开始前很少或没有纤连蛋白探针掺入，但是在 24 ~ 48 h，已经广泛地沉积了纤连蛋白基质（见子标题 3.3.2.）。因此，在视频采集的开始，您真的不知道"变化"将在哪儿发生，也难以估计尚未形成的荧光标记结构的暴露时间。在这种情况下，我们建议估算先前实验或静态培养的暴露时间，该静态培养代表培养在成像结束时的表现。

1.5. 选择时间间隔

图像采集之间的时间间隔由所观察的生物过程、成像电影场的数量以及荧光染料的数量和波长所决定。我们的实验室侧重于骨细胞动力学和骨细胞外基质蛋白的装配动力学的成像。这些事件需要几个小时或几天完成，因此每 15 ~ 30 min 进行采图是适当的。然而，如果事件仅需要几分钟或几秒钟就完成，则显然需要更短的时间间隔。当您设置时间间隔进行拍摄实验时，您应该首先选择一个适合该事件时间范围的时间间隔。然后，您应该以较小的时间间隔拍摄图像，以确保您选择的时间间隔不会错估或忽略重要的动态事件（图 26-2，此概念的示意图）。

1.6. 探针的种类及其局限

有许多可用的荧光探针和染料，其可以以几乎无限的组合用于细胞、细胞内和细胞外蛋白质和分子的成像。这些包括荧光抗体、荧光标记蛋白、荧光染料和用于标记细胞核、细胞器和膜的探针，用于评估 pH 和离子通量的探针，用于监测酶活性的探针等（见注解 1）。活细胞成像的一个重大进步是由 Roger Tsien、Martin Chalfie 和 Osamy Shimomura 发现和发展的绿色荧光蛋白（GFP）及其衍生物。GFP 是重要的成像细胞和蛋白质的分子工具，因此他们获得了 2008 年的诺贝尔化学奖（在 Wiedenmann 等 [19] 中查看）。重要的是，每种类型的探针都有自己的优势和限制，每个探针都可能提

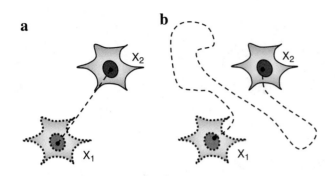

图26-2 示意图显示了在动态事件成像中选择适当时间间隔的重要性。在该示例中，细胞在15 min时间段内从位置X1移动到位置X2。如果运动轨迹近似于（a）中所示的，图像采集之间设定为15 min可以较可靠地估计细胞运动，并且对时间间隔的进一步优化不会显著地提高测量的准确性。相反，如果运动轨迹接近（b）中所示的轨迹，则15 min将不能可靠地估计细胞运动，因为在图像采集之间遗漏了大量的运动。在这种情况下，需要使用更短的时间间隔来确保精确测量细胞的活动性质

供不同的信息。例如，荧光抗体可以用于定位特定细胞外基质（ECM）蛋白已经被吸收入基质中，然后监测标记的原纤维群随后进入的位置[20]。然而，这些探针对观察新蛋白进入 ECM 时可能不太有用。荧光标记的纯化 ECM 蛋白可能更适于监测新蛋白进入 ECM（见子标题 3.3.2.），但可能不能重现 ECM 组装中涉及的所有细胞内的步骤。GFP 融合构建体还可以用于对细胞外基质蛋白的装配进行成像，并且可以更好地揭示装配过程中的细胞内步骤[21]，但是将约 27 kDa 的额外序列并入目标蛋白质中可以改变其细胞内运输和（或）功能。由于每个探针都有优点和缺点，最有信息的方法是使用多种类型的探针来解决关键的生物学问题。无论探针的特征如何，人们必须始终牢记任何类型的成像探针都具有干扰细胞并改变其正常功能的潜在影响，并且在解释实时成像数据时必须考虑这点。

1.7. 焦点漂移

显微镜焦平面的变化（即样品漂移出焦点）是时间流逝显微镜中经常遇到的问题，特别是对于长时成像。焦点漂移可能有许多原因，包括：①透镜和样本之间的空气温度的变化和（或）容纳器械的

房间的温度变化。②培养瓶中培养基体积的变化（例如蒸发 / 泄漏）。③湿度变化。④由于齿轮滑动等引起的 z 电机的机械不稳定性。⑤未牢固安装在显微镜上[6]，"样品漂移"［例如，器官培养物断开其固定和（或）细胞层或器官培养物的收缩或卷起］。如果没有反馈装置来连续监测和校正焦距，建议围绕显微镜（图 26-1）建一个全封闭培养室，以使温度波动最小化。在启动延时成像实验之前，整个系统应该达到工作温度至少 24 ~ 48 h，以确保温度稳定。确保培养室牢固地安装在显微镜载物台上，并限制侧向或轴向运动。许多较新的显微镜系统具有在实验期间校正焦点漂移的 Perfect focus（Nikon Instruments，Inc.，Melville，NY）或 Definite Focus（Carl Zeiss Microimaging，Inc.，Thornwood，NY），特别是对于长期实时成像。

1.8. 数据存储和处理

当执行活细胞成像时，数据存储是一个重要的考虑因素，因为这些实验产生非常大的数据文件。在我们进行的典型实验中，我们在 DIC 中成像 12 ~ 20 个单独的场、5 ~ 9 个 z 平面的两个荧光通道和 192 个时间点。这将产生 30 ~ 50 Gb 的图像数据。因此，在处理数据的存储和备份时须要做大量规划（见注解 2）。

在子标题 3.3 中，我们给出了我们实验室用于骨细胞和骨器官培养物的实时成像的三个实验方案实例。这些是：①原发性成骨细胞的活体成像，使用 GFP 转基因来监测分化以及使用茜素红染料监测矿物沉积。②成骨细胞样细胞系的活体成像以监测纤连蛋白组装至骨 ECM 的动态过程。③使用 GFP 转基因进行新生小鼠颅盖的活体成像以观察骨细胞的运动性质。所需的具体材料和组织如下。

2. 材料

2.1. 动物、细胞和组织

1. 在牙本质基质蛋白 -1（Dmp1）启动子[22] 的 8 kb 片段的控制下表达绿色荧光蛋白（GFPtpz）的

topaz 变体的新生（1～10 天龄）转基因小鼠。这些小鼠由 Drs David Rowe 和 Ivo Kalajzic（康涅狄格大学健康中心）友情提供。这种转基因已被广泛表征并显示在骨细胞中选择性地表达 GFP，在成骨细胞中表达量很低甚至不可检测 [22-23]。

2. 2T3 成骨细胞系　该克隆成骨细胞系源自在骨形态发生蛋白 -2（BMP₂）启动子控制下表达 SV40T- 抗原的转基因小鼠中分离的原代成骨细胞。细胞系在培养物中矿化，并且在多种测定中与原代成骨细胞类似地起作用 [24]。

3. 从 5～7 天龄的野生型或 Dmp1-GFP 转基因新生小鼠颅盖分离的原代颅盖成骨细胞，如别处所述 [25]。有关分离原代成骨细胞的程序另见第 2 章。

2.2. 细胞和组织培养试剂

除非另有说明，所有组织培养基和试剂购自 CellGro（Mediatech, Inc., Manassas, VA）或 Gibco（Invitrogen Corporation, Carlsbad, CA）。胎牛血清购自 Hyclone（Logan, Utah），并进行热灭活。

1. 用于 2T3 细胞的生长培养基　补充有 10% 胎牛血清（FBS）、2 mM L- 谷氨酰胺（LG）和 100 U/ml 青霉素 / 链霉素（P/S）的 α-MEM。

2. 用于原代成骨细胞的生长培养基　补充有 10% FBS、2 mM LG，100 U/ml P/S 和 30 μg/ml 庆大霉素的 α-MEM。

3. 用于矿化原代成骨细胞的培养基　补充有 10% FBS、2 mM LG、100 U/ml P/S、30 μg/ml 庆大霉素和 50 μg/ml L- 抗坏血酸（在使用当天添加，见步骤 6）的 α-MEM 和 0.5～4 mM β- 甘油磷酸酯（β-GP）。

4. 培养新生小鼠颅盖的培养基　补充有 5%～10% FBS、2 mM LG、100 U/ml P/S 和 50 μg/ml L- 抗坏血酸（在使用当天从原液中添加，参见步骤 6）的 BGJb 培养基，含或不含 5 mM β-GP（见步骤 7）。

5. Dulbecco 磷酸盐缓冲盐水（PBS），pH 7.2。

6. 抗坏血酸原液　在 α-MEM 或 BGJb 培养基（无添加剂）中为 10 mg/ml。用 0.2 μm 过滤器消毒，并等分为单次使用的量存储在 -20 ℃，避光。

7. β- 甘油磷酸（β-GP）原液　在 α-MEM 或 BGJb 培养基（无添加剂）中为 500 mM。用 0.2 μm 过滤器灭菌，分装保存于 -20 ℃。

8. 茜素红色活体染料原液　在 0.9% NaCl₂+2% NaHCO₃（pH 7.4）中为 10 mg/ml。用 0.2 μm 过滤器灭菌，并在 4 ℃ 避光保存。在培养基中制备稀释到细胞培养基中 0.1 mg/ml 的工作液。

9. 1× 胰蛋白酶 /EDTA 溶液（Cellgro, Cat # 25052C 1 : 0.05% 胰蛋白酶，54 mM EDTA，在不含钙或镁的 Hank 平衡盐溶液中）。

10. 组织培养级人血浆纤连蛋白（Invitrogen, Cat # 33016-015），用于使用荧光标记试剂盒产生荧光纤连蛋白探针（见子标题 2.3，步骤 1 和子标题 3.3.2）。由于还需要未标记的纤连蛋白，在 -80 ℃ 下以 1 mg/ml 在 PBS 中储存一些单次使用的纤连蛋白的等分试样。

2.3. 其他缓冲剂、溶液和试剂

1. Alexa 555 蛋白标记试剂盒（Molecular Probes, Invitrogen Corporation, Carlsbad, CA）。

2. 热压处理的硅脂。

3. 热压处理的蒸馏水。

4. 含 4% 多聚甲醛的 PBS，pH 7.2　向 250 ml dH₂O 中加入 40 g 多聚甲醛制成 2× 储备液。在通风橱中加热至 60 ℃，加入最多 10 滴 1N NaOH 以帮助溶解。溶解时冷却至室温。加入 100 ml 10×PBS，用 dH₂O 调节体积至 500 ml。使用 1N HCl 将 pH 调节至 7.4 并过滤。等分并存储在 -20 ℃ 长达 2 个月。使用前用 dH₂O 稀释至 1 倍，并弃去任何残留物。

5. 10% 中性缓冲福尔马林（可从大多数组织学供应商处直接获得）。

2.4. 设备

1. 用于活细胞成像的尼康 TE2000E 倒置宽场落射荧光显微镜（具体规格见图 26-1）。

2. 配置有 Metamorph 离线软件（Molecular Devices, Downingtown, PA）、ImageJ（从 NIH 免费下载）和 AutoQuantX AutoDeblur + Auto Visualize 解卷积软件（Media Cybernetics, Inc., Bethesda, MD）的计算机工作站。

3. 2 孔和 4 孔 Lab-Tek 带盖的盖玻片（Nalgene Nunc International, Rochester, NY, Cat # 155380

和 155383）。

4. T75 和 T150 组织培养瓶。

5. 用于组织培养的一次性无菌塑料移液管（2 ml、5 ml、10 ml 和 25 ml 尺寸）。

6. 90 mm 无菌培养皿（非组织培养处理）。

7. 无菌枪头（10 μl、200 μl 和 1 000 μl 大小）。

8. 4 mm×35 mm 无菌培养皿，其中放置无菌组织或 Whatman 纸。

9. 50 ml Falcon 管。

10. 0.2 μm 无菌过滤器。

11. 灭菌解剖器械（直钳和弯钳，直的和弯的弹簧剪刀，直和弯的 3.5 "剪刀，大镊子，4.5" 剪刀）。

12. 22 mm×22 mm 塑料盖玻片。

13. 单孔打孔器。

14. 用于计数细胞数的标准血细胞计数器或 Coulter 计数器。

15. 具有光纤照明器的解剖显微镜。

3. 方法

3.1. 原代成骨细胞的准备和培养

所有步骤使用无菌细胞培养技术，并在生物安全柜中执行所有的细胞分离/操作。用于细胞和组织培养的所有培养基和溶液应当是无菌的，并且在使用前应该温热至 37 ℃。

1. 从 5～7 天龄的 Dmp 1-GFP 转基因小鼠的颅盖中分离原代成骨细胞。根据 Kalajzic 等描述的方法，使用含 0.2% 胶原酶和 0.05% 胰蛋白酶的 HBSS 或无添加剂的 α-MEM 培养基，进行四个连续的 20 min 消化来分离细胞[25]。丢弃第一个消化物，并将第 2 — 4 个消化物合并为成骨细胞群。在第 2 章中提供了分离原代成骨细胞的技术的详细描述，因此这里不再描述该过程。

2. 将原代成骨细胞以 $2×10^6$ 个细胞/培养瓶置于含 20 ml 生长培养基中的 T75 培养瓶中。

3. 在 37 ℃、5% CO_2 湿化培养箱中培养，直到细胞达到融汇（2～3 天）。然后用 1×PBS 洗涤 1 次，并用 3 ml 胰蛋白酶/EDTA 溶液消化细胞，消化时在 37 ℃孵育 5 min。

4. 将细胞悬液转移到含有 20 ml 用于原生成骨细胞的生长培养基的 50 ml Falcon 管中，并上下吸移数次以重悬细胞。

5. 使用血细胞计数器或库尔特计数器计数细胞，并在培养基中适当稀释以在 $2×10^4/cm^2$ 的生长区域进行实验（见注解 3）。

3.2. 准备新生小鼠颅骨

所有步骤使用无菌解剖并在步骤之间用 70% 乙醇中重新消毒仪器（确保使用在骨组织上检测之前乙醇已完全干燥）。应动作迅速，以避免在解剖过程中组织发生干燥。

1. 通过快速断头术安乐死 2～4 只 4～10 天的 Dmp1-GFP 小鼠。

2. 不去移除皮肤，用镊子垂直夹持鼻子，将每个头非常迅速（<1 s）地浸泡在 70% 乙醇中。

3. 立即在含有 45 ml 无菌 PBS 的 Falcon 管中洗去乙醇。

4. 用 45 ml 无菌 PBS 再洗涤一次。

5. 将头部存储在含有 30 ml 培养基、适用于新生小鼠颅盖的 90 mm 培养皿中。

6. 将其放置在 90 mm 培养皿中并使用弯剪和镊子去除颅骨上的皮肤，一次解剖一个头颅。当您这样做时，应避免骨头表面接触有毛发的一侧皮肤（皮肤内部是无菌的，但外表面是潜在的污染源）。

7. 将解剖仪器放回 70% 乙醇中，使用另一套新的仪器解剖出颅骨。这是通过握住动物的鼻子，并在枕骨的后面推动弯曲的弹簧剪刀通过头骨。然后进行三个切割，如图 26-3 所示。

8. 用钳子夹住边缘，取出颅盖，依次在含有 30 ml 无菌 PBS 的三个 90 mm 培养皿中洗涤。

9. 将单个颅盖存储在含有 2 ml 培养基的 12 孔板的孔中。

10. 为每个鼠头重复步骤 6 — 9。

11. 当您解剖了所有的颅盖，一次将一个颅盖转移到含有 30 ml PBS 的 90 mm 培养皿中。

12. 在具有光纤照明器的立体显微镜下，使用细镊子去除松散粘连的结缔组织、肌肉和大血管/窦。

13. 小心地移除颅骨顶部和底部表面上的两片骨膜。先通过在缝线附近轻轻刮擦以暴露骨膜的边缘，

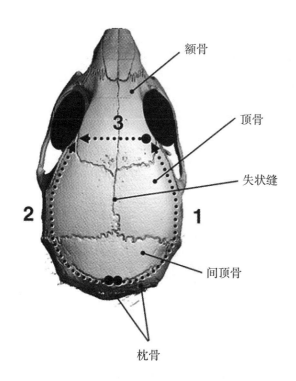

额骨

顶骨

失状缝

间顶骨

枕骨

图26-3 图片展示了用于分离小鼠颅骨的解剖程序。标记顶骨、额骨、顶间骨和枕骨以及矢状缝合线。1、2和3的虚线箭头表示应当进行的切割顺序和切割的方向（microCT图像由Dr. Yasuyoshi Ueki，University of Missouri，Kansas City提供）

然后用镊子夹住边缘并轻轻地向后剥离。骨膜像膜一样脱落（见注解4）。避免镊子接触顶骨的骨表面，因为这是您要进行成像的地方。

14.将每个颅骨从中间缝合线切割（矢状）成两半，并放回到培养基中存储，然后安装成像。

3.3. 延时成像技术

3.3.1. Dmp1-GFP 转基因小鼠原代成骨细胞的矿化动力学和骨细胞转变的延时成像

在该模型系统中，来自 Dmp1-GFP 转基因小鼠的原代成骨细胞在矿化条件下培养。由于 Dmp1-GFP 转基因对早期骨细胞具有选择性[22-23]，GFP 表达成像是晚期成骨细胞向骨细胞表型转变的指示。通过使用低浓度的作为钙的重要染料的茜素红，矿化的动力学可以与成骨细胞到骨细胞分化同时成像[26]（图26-4）。

1. 将分离自 Dmp1-GFP 转基因小鼠的原代成骨细

胞（见子标题3.1.）以 2×10^4 个细胞 /cm² 置于 4 孔 Lab-Tek 带盖玻片中（见注解 5）。请记住，GFP 转基因在成骨细胞中不可表达，因此细胞在培养几天后开始分化才会观察到 GFP 阳性细胞。

2. 在 37 ℃湿化的 5% CO_2 培养箱中，用 0.8 ml 生长培养基 /孔中培养 2～3 天,直到细胞达到汇合。

3. 将培养基更换为含有 50 μg/ml 抗坏血酸和 0.5 mM β-GP（见注解 6 ）的 0.8 ml 培养基。再培养 5～7 天（每 3 天更换培养基），直到您看到出现小的 GFP 阳性细胞群。这些划分了将发生矿化的位置。

4. 将培养基更换为含有 50 μg/ml 抗坏血酸和 4 mM β-GP、0.5 μg/ml 茜素红染料的 0.8 ml 矿化培养基。

5. 在无菌通风橱中，用无菌的 24 mm × 50 mm 玻璃盖玻片替换 Lab-Tek 载玻片的塑料盖，并在每个角上使用一小块无菌硅脂以保持盖玻片的位置（这是必要的，因为显微镜通过塑料进行 DIC 光学成像不是最佳的 ）。

6. 将载玻片放在显微镜载物台上（显微镜孵化箱内）。将湿化的 CO_2 罩放置在样品上。放置四个 35 mm 含有无菌组织或 Whatman 纸的培养皿，在 CO_2 罩下浸泡在无菌蒸馏水中，放在样品周围以帮助保持湿度。样品应平衡至少 1 h，然后开始延时采集（见注解 7 ）。

7. 在平衡期间，可以在 Metamorph 软件中指定延时图像采集的参数，并且可以选择成像场，但是每个场的最终聚焦将在样品完全平衡之后进行。

8. 在 Metamorph 软件中，选择 20 × DIC 放大倍率设置。

9. 使用 Metamorph 软件的"多维采集"（MDA）界面设置成像实验的参数。这允许用户指定波长的数量、光照明设置、曝光时间、相机像素合并、成像持续时间、获取的时间间隔以及要成像的场的 x、y 和 z 坐标等。

10.在 MDA 界面设置实验的持续时间为 72 h，采集的时间间隔为 20 min。

11.为要成像的波长选择适当的照明设置。在这个例子中，有三个成像通道，包括 DIC、GFP 和茜素红。GFP 最好用优化的 GFP 滤光片成像，但也可以使用 FITC 滤光片成像。茜素红可以使

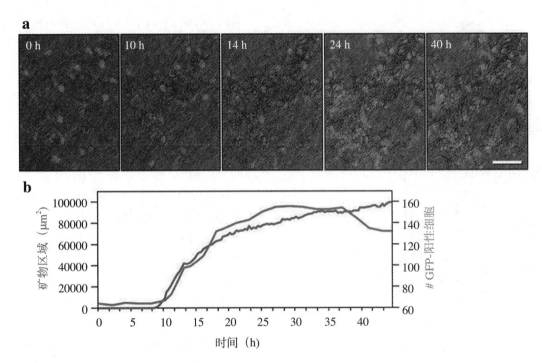

图26-4 （a）来自Dmp1-GFP转基因小鼠的矿化原代成骨细胞培养物的延时成像图，其中茜素红被用做矿物沉积的重要染料。当在培养物中形成GFP阳性细胞簇时开始该视频，并且在DIC和两个荧光通道48 h中每20 min获取图像。显示了DIC、GFP和茜素红的三重合并的图像。Bar=100 μm。（b）从（a）中所示对矿化动力学的定量的延时序列。使用ImageJ软件通过阈值化茜素红图像堆叠，然后测量矿化区域（红线）来定量矿化。计数GFP阳性细胞的数量（绿线）。注意添加4 mM β-磷酸甘油后10 h开始矿物质沉积，并一直增加至40 h。矿物沉积特异性地发生在存在GFP阳性细胞簇的地方，并且矿化伴有GFP阳性细胞数量的增加。这些数据表明负责矿物沉积的细胞已经转向骨细胞表型

用 TRITC 过滤器成像。我们建议使用来自 Exfo Exacte 金属卤化物灯光输出的 12%～25%，如果可能，在光路中使用 ND4 或 ND8 滤波器，但这取决于探针的亮度（请参见下面设置曝光时间的步骤 13 － 15）。

12. 接下来，须要输入要成像的场的坐标。首先，在 DIC 照明下定位细胞的焦平面，以最小化光损伤。在这个模型系统中，GFP 阳性细胞簇指示矿物将被沉积的位置，因此改至 GFP 滤波器以定位 GFP 阳性细胞簇。在实时相机模式中（2×2 分档），移至成像区域的位置，并将坐标添加到平台位置列表。在选择包含 GFP 阳性细胞簇的区域时尽可能保持低光强度，并最大限度地减少照射细胞的时间。每孔应选择 3～5 个成像视野，以确保足够的视野间隔和最小的光毒性。我们通常从孔的顶部选择一个，一个接近中间，一个接近底部（见注解 8）。

13. 使用 2×2 相机分档，在 10～200 ms 选一个 GFP 曝光时间。确保图像的背景区域中的信号强度与 GFP 阳性细胞之间存在足够的差异。5 倍的差异是理想的，但是在活细胞成像的情况下，2 倍的差异是可以使光毒性最小化的合理折衷。如果信号太低，则应考虑增加激发光的强度。确保图像没有过度曝光的区域（即像素强度已经处于其最大值的位置）（见注解 9）。

14. 更改为 DIC 照明并调整偏振器以优化 DIC 图像。重复步骤 13 中为 DIC 图像设置曝光时间的过程（DIC 的曝光时间通常在 1～10 ms）。如果 DIC 图像曝光过度，则可能须要在光路中使用中性密度滤光片。

15. 遵循与 GFP 相同的原则设置茜素红的曝光时间，但是其更具挑战性，因为在电影开始时没有矿物质，因此没有用于设置曝光时间的图像特征。这是一个例子，使用包含与期望在延时实验中形成的相似量的矿物质的静态培养物进行预实验，以便估计近似曝光时间。在我们的尼康系统上，

使用 TRITC 滤光片组，曝光时间为 100 ms，并有 ND 8 线性滤光片和 Exfo Exacte 金属卤化物灯 25% 的光输出，我们取得了良好的成功。

16. 使用 z 系列菜单选项卡在 z 轴上指定成像参数。将模式设置为"在当前范围"。在此模式下，软件将使用您输入位置的 z 坐标作为中心 z 位置，并收集该焦平面上方和下方的图像。设置收集五个 z 平面，间隔 1 ~ 1.5 μm（见注解 10）。设置参数以一次获取一个波长的 z 序列（这将更快，并且将减少滤光轮转换器的磨损）。

17. 设置完用于采集的所有参数并且样本完全平衡后，在开始正式电影采集之前，应该再次访问每个阶段的位置以用于最终聚焦（在 GFP 照明下）。覆盖须要调整焦点的任何位置的坐标。

18. 开始影片采集并至少监视开始的 3 ~ 4 个图像，以确保采集已正常运行，并且没有明显的焦点漂移。

19. 在延时拍摄期间定期监视图像，以检查焦点漂移。如有必要，须重新对焦。

20. 在成像周期结束时，如果需要，收集每个位置的详细 z 堆叠（见注解 10）。这可以通过移动到每个阶段位置，聚焦样本并输入顶部和底部的坐标来完成。然后可以指定 z 平面的数量或 z 平面的间距（例如，0.3 ~ 0.5 μm 适合于 20× 放大率）。

21. 完成所有的成像后，将样本固定在 4% 多聚甲醛或 10% 中性缓冲福尔马林中 5 ~ 10 min，以便可以进行其他染色，如针对骨细胞标志物的免疫染色等（见注解 11）。

22. 在拍摄电影期间和回顾数据时，监测细胞光毒性的迹象也很重要（见注解 12）。

图 26-4 显示了来自 Dmp1-GFP 转基因小鼠的矿化原代成骨细胞培养物的延时拍摄中选择的静止图像。

3.3.2. 2T3 成骨细胞样细胞纤连蛋白装配的延时成像

在该模型系统中，在荧光标记的纯化纤连蛋白（作为用于监测纤连蛋白装配的探针）的存在下培养 2T3 成骨细胞样细胞。细胞将在其细胞表面上组装外源纤连蛋白，并在 24 ~ 48 h 内产生广泛的纤连蛋白纤维网络（图 26-5）。

1. 使用来自 Molecular Probes（Invitrogen Corporation，Carlsbad，CA）的 Alexa 555 蛋白标记试剂盒提前制备标记的纤连蛋白探针（见注解 13）。使用 1 mg 纯化的纤连蛋白进行标记，并根据制造商的说明进行实验。不同的是不应使用来自试剂盒的洗脱缓冲液，因为其含有叠氮化钠。相反，对所有柱平衡和洗脱步骤使用组织培养级 PBS。用 0.2 μm 过滤器过滤消毒探针，在 -80 ℃ 避光存储一次性用量等分的标记探针。

2. 取一个 T75 瓶的 90% ~ 100% 汇合的 2T3 细胞（如果使用 100% 汇合的细胞，在它们刚刚达到汇合时使用）。在 1×PBS 中洗涤，用 2 ml 胰蛋白酶消化。

3. 将细胞悬液转移至含有 20 ml 生长培养基的 50 ml Falcon 管中。

4. 在血细胞计数器或库尔特计数器中计数细胞数目，并将细胞在 0.8 ml 生长培养基中以 4×10^4 细胞 /cm^2 铺板到以盖玻片为底的 4 孔 Lab-Tek 带盖玻片中。

5. 如果要成像亚汇合细胞中的装配，先在 37 ℃ 下湿化的 5% CO$_2$ 培养箱中孵育过夜使细胞黏附。如果在汇合的细胞中进行成像，先培养 2 ~ 3 天以使细胞达到汇合。每 2 ~ 3 天更换一次培养基。

6. 更换为含 50 μg/ml 抗坏血酸的新鲜培养基，并在无菌罩中用无菌的 24 mm×50 mm 玻璃盖玻片替换 Lab-Tek 载玻片的塑料盖（见子标题 3.3.1，步骤 5）。

7. 按子标题 3.3.1 步骤 6 所述，将载玻片置于显微镜载物台上，平衡至少 1 h，然后进行成像。

8. 在平衡期间，可以在 Metamorph 软件中指明延时图像采集的参数，并且可以暂时选择成像场，但是每个场的最终选择 / 聚焦将在样品完全平衡之后进行。

9. 有关在 Metamorph 软件中如何使用 MDA 界面设置成像参数的详细信息，请参阅子标题 3.3.1。使用 20× 放大倍数，并将实验的持续时间设置为 48 h，采集的时间间隔为 20 min。指定两个波长——DIC 和 TRITC（用 Alexa 555 探针成像）。在 Exfo Exacte 金属卤化物灯的 25% 的光输出下使用 TRITC 照明设置，在光路中使用 ND4 滤光片。

10. 使用 DIC 照明定位细胞的聚焦平面，以使光损伤最小化。选择成像场的临时位置，每个孔选择 3~4 个图像场，适当间隔（即在孔的顶部、中间和底部）。这些将在您添加荧光纤连蛋白探针后进行优化。

11. 在含有 50 μg/ml 抗坏血酸的生长培养基中以 10× 浓度制作探针。最终浓度（即 1×）为 5 μg/ml Alexa555 标记的纤连蛋白和 5 μg/ml 未标记的纤连蛋白。确保在 37 ℃水浴中迅速解冻冻存的纤连蛋白小瓶，以避免成分聚集。

12. 通过去除 80 μl 培养基并加回含有 10× 探针的 80 μl 培养基（最终浓度为 1×），将 10× 探针直接添加到载物台上的载玻片上（见注解 14）。

13. 等待 15~20 min，使探针开始在细胞表面上结合，然后重新观察先前选择的每个临时位置。更改为 TRITC 照明，并确认您可以看到开始在细胞表面组装的小纤维。使用这些进行聚焦并输入区域的新坐标。如果您看不到小纤维，在位置附近寻找一个更好的场，并更新新的坐标。应尽可能快地工作，以尽量减少细胞暴露，也因为纤连蛋白装配的发生相对较快，如果选择时间过长，您将错过重要的早期动态事件。

14. 使用 2×2 相机分档，如子标题 3.3.1.，按步骤 13 — 15 中所述，为 10~200 ms 的 TRITC 选择一个曝光时间。当设置曝光时间时，要考虑到，从电影开始时在细胞表面上并入少量纤连蛋白到在电影结束时形成广泛的原纤维网络，随着电影的进展，纤连蛋白原纤维的亮度会显著增加（图 26-5）。

15. 更改为 DIC 照明并调整偏振器以优化 DIC 图像。重复子标题 3.3.1. 步骤 14 中的步骤，设置 DIC 图像的曝光时间。

16. 按照子标题 3.3.1. 步骤 16 中所述设置 z 系列的参数。

17. 一旦设置了用于获取电影的所有参数，在开始获取电影之前再次访问最终聚焦的每个位置（在 TRITC 照明下）。重新输入须要调整焦点的位置的坐标。

18. 开始影像采集，至少监测最初采集的 3~4 个图像，以确保采集正常运行，并且没有明显的样

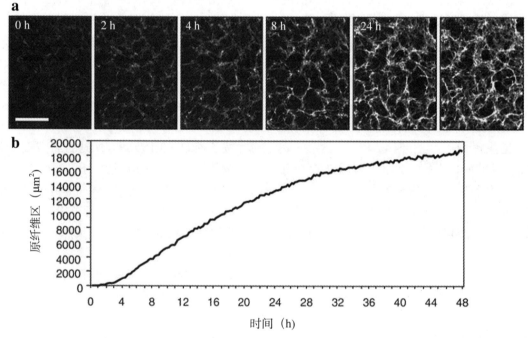

图26-5 （a）延时成像2T3成骨细胞样细胞中的纤连蛋白纤维组装的代表性静态图像。在48 h中每15 min获取一次图像。对纤连蛋白在红色荧光通道中使用Alexafl uer 555标记的探针（显示）成像，并且细胞在DIC（未示出）中成像。注意，纤连蛋白的装配是从细胞表面上的短纤维的装配开始的。然后这些纤维聚结形成在24 h和48 h观察到的更广泛的纤维网络。Bar=100 μm。（b）定量纤连蛋白组装动力学是从图（a）所示的延时序列开始的。使用Image J软件对FN图像堆叠进行阈值化，随后测量纤维的面积

本漂移。

19. 在延时拍摄期间定期监视图像，以检查焦点漂移，如有必要重新对焦。还要监测光毒性的迹象（见注解 12）。

20. 在成像周期结束时，如果需要，收集每个位置的详细 z 堆叠，如子标题 3.3.1. 步骤 20 中所述。

21. 完成所有成像后，将样本固定在 4% 多聚甲醛或 10% 中性缓冲福尔马林中 5 ~ 10 min，以便进行其他染色，例如其他 ECM 蛋白和成骨细胞标志物等的免疫染色（见注解 11）。

图 26-5a 显示了来自 2T3 成骨细胞培养物中纤连蛋白装配的延时成像的选择的静止图像。

3.3.3. Dmp1-GFP 转基因小鼠颅骨骨细胞的延时成像

在这个模型系统中，成像的是表达 Dmp 1-GF 的转基因的小鼠颅盖。新生小鼠的颅盖非常薄（30 ~ 50 μm），这使得其非常适合成像，并且 Dmp1-GFP 转基因是为骨细胞而选择的[22-23]，其可以在分离的骨外植体内使成像的部分和全部嵌入骨细胞内。此外，我们的实验室已经确定了表面活动 Dmp1-GFP 阳性细胞的类型，似乎代表了已经开始转向骨细胞表型的成骨细胞亚群[27]。

对于成像长达 24 h，在无菌塑料盖玻片的观察窗下安装半片 Dmp1-GFP 小鼠（见子标题 3.2.）的颅骨至 2 孔或 4 孔 Lab-Tek 带盖玻片。通过在塑料盖玻璃上冲成 22 mm × 22 mm 的孔并修剪它们以配合到孔中来制备。使用无菌硅脂将覆盖玻片黏附到载玻片的底部（图 26-6）。确保硅脂不会接触骨样本。每孔使用 600 μl 或 1200 μl 培养基，分别用于 4 孔或 2 孔的载玻片。对于长期成像，可以在具有盖玻片底部的灌注培养室中维持颅盖（见注解 15）。

1. 用无菌的 24 mm × 50 mm 玻璃盖片替换 Lab-Tek 载玻片的塑料盖（见子标题 3.3.1.，步骤 5）。将载玻片放在显微镜载物台上平衡至少 1 h，然后成像，如子标题 3.3.1. 步骤 6 所述。

2. 在平衡期间，在 Metamorph 软件中设置采集延时图像的参数（有关如何使用 MDA 接口进行此

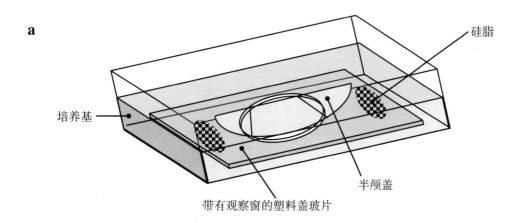

培养基

硅脂

半颅盖

带有观察窗的塑料盖玻片

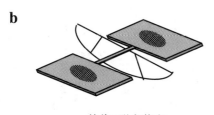

替代T形安装座

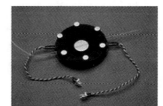

灌注培养室

图26-6 （a）该示意图显示了在用于延时成像的Lab-Tek室盖玻片孔中安装的半颅盖。将半颅盖安装在带有观察窗的塑料盖玻片下。顶骨位于观察窗的下方，因为这是成像的区域。使用无菌硅脂将盖玻片黏附到孔的底部。（b）（a）中系统的替代安装方法，其中半颅盖保持在T形安装座下。（c）来自Warner Instruments（Hamden，CT）的灌注室系统，其可用于细胞和组织的灌注培养

操作的详细信息，请参阅子标题 3.3.1.）。将放大倍数设置为 20×，实验持续时间为 24 h，采集的时间间隔为 15 min。指定两个波长，DIC 和 GFP。将 GFP 照明设置为 Exfo Exacte 金属卤化物灯光输出的 12% 或 25%，在光路中使用 ND4 或 ND8 滤光片。

3. 使用 DIC 照明定位骨细胞陷窝的焦平面，以使光损伤最小化，并移动到顶骨的中心。切换到 GFP 照明，并选择包含"焦点内的"骨细胞的临时成像视野的位置。每一半选择三个图像场，间隔至少 2～3 个场的直径。动作应快速，以最小化细胞在激发波长下的暴露。

4. 使用 2×2 相机分档，如子标题 3.3.1. 步骤 13 中所述，为 10～200 ms 的 GFP 选择曝光时间。

5. 调整为 DIC 照明并调整偏振器以优化 DIC 图像。您应该能够清楚地看到骨细胞陷窝。重复子标题 3.3.1. 步骤 14 中设置曝光时间以用于 DIC 成像。

6. 如子标题 3.3.1 步骤 16 中所述设置 z 系列的参数。对于颅盖成像，我们通常收集 7～9 个 z 平面，间隔为 1.5～2 μm，因为样本比细胞单层要厚。

7. 一旦设置了用于获取电影的所有参数，在开始电影获取之前再次观察每个用于最终聚焦位置（在 GFP 照明下）。

8. 开始影片采集，并至少监视开始采集的 3～4 个图像，以确保采集正常运行，并且没有明显的样本漂移。

9. 在延时拍摄期间定期监视图像，以检查焦点漂移，如有必要则重新对焦。监测光毒性的迹象。

10. 在成像周期结束时，如果需要，收集每个位置的详细 z 堆叠，如子标题 3.3.1. 步骤 20 中所述。

11. 当您完成所有的成像后，将样本固定在 4% 多聚甲醛或 10% 中性缓冲福尔马林中。如果可能，将其固定在载玻片上，以便进行其他染色，例如针对骨细胞标志物、肌动蛋白细胞骨架和细胞核等的免疫染色（见注解 16）。

图 26-7 显示了来自新生小鼠颅骨外植体中 Dmp1-GFP 阳性骨细胞的延时成像选择的静止图像。

3.4. 图像集的采集后处理、电影的生成和动态事件的定量

在获取延时图像序列之后，通常须要进行大量的图像处理以产生最好地描绘被研究的生物学的电影并且促进对动态事件的定量。下面我们总结了一些在处理步骤中可能需要的主要原则。

3.4.1. 从多维成像数据集生成聚焦的图像集

使用 Metamorph 软件可以在"查看多维数据"界面中查看图像数据集。可以查看给定波长的所有图像以及具有沿着顶部的时间点和沿着 z 平面的矩阵形式的成像场的整体视图。用户可以点击任何图像进行查看，并且可以通过时间点或 z 平面滚动。为了从图像矩阵生成对焦图像集，存在几个选项，包括：

1. 可以从每个时间点的所有 z 平面或从 z 平面的子集生成最大或最小 z 投影（见注解 17），然后使用"加载图像"功能加载 z 投影以生成新的图像集。

2. "最佳聚焦"算法可用于从每个时间点的 z 平面

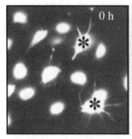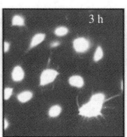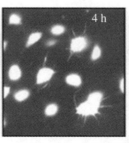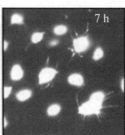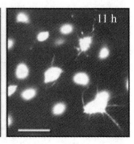

图26-7 来自延时成像的7日龄新生儿小鼠颅骨外植体Dmp1-GFP阳性骨细胞的静态图像。使用用于GFP（显示）的绿色荧光通道和用于骨外植体的DIC（未显示）得到图像，每20 min获取图像，持续12 h。静止图像说明了空隙内骨细胞的运动性质。特别要注意的是，用星号标记的两个骨细胞显示其树突状运动，其在延时成像期间在不同的时间采用不同的配置。Bar=30 μm

自动选择单个"最佳聚焦"图像平面，然后加载所选择的图像以生成新的图像集。

3. 用户可以从每个时间点的 z 平面手动选择最佳聚焦图像。如果存在少量焦点漂移，则可以使最佳聚焦平面在采集期间向上或向下移动到不同的 z 平面，这通常很有用。

4. 选择 z 平面时可以结合自动选择和手动选择，因此，软件多被用于最佳聚焦图像的初始选择，但是如果在图像处理期间存在少量的焦点漂移，则在采集期间由用户手动校正。

使用其中一个方法生成聚焦图像集，然后可以将其转换为电影文件（见子标题 3.4.5.）或可以进一步处理。ImageJ 软件可以从 NIH 免费下载，也有一些插件，如"智能投影仪"，其可以在延时序列优化每个时间点的 z-stacks 投影。

3.4.2. 缩放、对比度和背景减除

通过比例缩放和亮度 / 对比度调整以增强图像集的视觉效果。12 位图像由 4096 个可能的灰度级组成，16 位图像具有 65 536 个可能的灰度级。然而，许多重要的图像信息可以包含在朝向灰度级的较低端的像素强度的较窄范围内（特别是对不太亮的探针）。此外，大多数计算机监视器只能显示 256 个灰度级。Metamorph 中的缩放图像命令可以在包含重要图像信息的 12 位或 16 位图像中选择较小范围的灰度值，并重新缩放其强度，以便在显示器的灰度级范围内更好地显示它们。这可以让您看到灰度值的差异，而这些差异原本可能无法在视觉上区分。此功能仅影响显示器上的数据显示，并且不会更改原始图像数据的实际像素亮度值。然而，如果缩放的图像集被转换为 8 位图像或以图像压缩的某些文件格式导出，则原始像素强度信息可能会丢失。

还可以对图像集进行亮度和对比度调整以增强其视觉显示效果，并且可能需要背景减除操作来校正图像中的不均匀背景。当进行比较（例如比较实验组与控制组电影）时，重要的是须要一起调整所有缩放、亮度 / 对比度和背景减除以用于被比较的图像集。保存和归档所有的原始数据文件也很重要，因此，如果须要进行分析，始终可以返回到原始未处理的数据。我们的实验室已经为我们处理的图像集建立了一个文件命名系统。它在文件名中提供信息，以指定已执行的处理步骤。例如，文件名"Exp15_p10_TRITC_Zmax3-5_BGsubtr_contr_8bit"表示图像来自实验 15，在 TRITC 照明下观察的阶段位置 10，并且用于最大 z 投影的 z 平面 3 — 5。该集已经通过背景减法进行了处理，并且已经进行了对比度调整并转换为 8 位图像。

3.4.3. 图像集登记

当滚动通过图像集时，在图像集中看起来是"摆动"，因为整个图像在 x 和 y 平面中略微偏移。这种"刚体运动"不代表细胞的真实运动，而是整个成像场相对于先前的图像由于阶载物台偏移和振动等而造成的轻微移动。如果须要定量测量线性距离（例如细胞运动轨迹和原纤维位移等），重要的是首先对齐图像以校正刚体运动，从而获得对真实运动的精确测量。Metamorph 中的自动对齐功能有此效果。或者，可以用 ImageJ 软件在线的插件，例如针对对齐图像的"turboreg"和"stackreg"。这些算法还可以补偿整个样本中的小移动，例如其支架内的颅骨的旋转或小运动等。

3.4.4. 伪着色和合并 RGB 和 DIC 的荧光图像

对延时荧光图像用单色相机获取，因此是灰度图像。如果需要彩色图像，则灰度图像必须是伪彩色的。大多数成像软件，如 Metamorph，具有伪彩色和将图像集转换为 RGB 格式的功能。伪着色也可以在 ImageJ 中使用查找表来指定要分配给灰色 / 白色像素的颜色。

可能须要合并用不同颜色的探针采集的荧光图像以进行共定位等目的。同样，这属于大多数成像软件中的标准功能。它也可以容易地在 ImageJ 中使用"RGB 合并"函数来执行，用户为 RGB 图像，指定红色、绿色或蓝色通道。如果在不同滤波器组之间的图像的 x 和 y 位置存在轻微偏移，则图像对的对齐也可能是必要的。

通过"覆盖"两个图像集来完成将荧光图像与 DIC 图像的合并，因为 DIC 图像不能被分配给红色、绿色或蓝色 RGB 通道。两个图像被重叠，并且用户指定荧光图像的假彩色以及 DIC 和荧光图像的透明度。

3.4.5. 生成电影文件和文件压缩

图集被处理后，它们应以电影文件格式导出，例如 .avi 或 .mpeg 文件或 quicktime 电影文件（.mov）。这些导出格式可以使用户指定帧率和文件压缩设置等。没有压缩时文件可以非常大（>100 Mb），并且许多杂志对电影文件的大小有一定的限制，以便作为在线补充数据发表。因此，经常须要压缩文件。然而，文件压缩的缺点是经常会导致数据丢失和（或）图像分辨率的降低。在诸如 Quicktime 和 Windows Moviemaker 之类的程序中有许多可用于文件压缩的选项，可通过互联网免费下载。实验的关键是，在减少文件大小和没有显著损失图像质量之间须要获得一个合理的平衡。请注意，不建议使用压缩的电影文件进行定量测量。这些应该在原始数据的图像集上执行，如原始像素强度等。

3.4.6. 动态事件的定量

延时图像集的数据非常丰富。为了使工作的影响达到最大，重要的是找到方法量化电影集中所描述的生物学[15]。驱动延时成像系统的大多数软件包括基本软件包中的定量分析工具或附加模块。ImageJ 还有许多用于分析图像集的工具。可以量化的参数包括细胞运动轨迹和速度测量、阈值和细胞/粒子计数、线性和面积测量、荧光染料的共定位、位移和应变值的测量及荧光强度等。优先使用可以尽可能自动化分析这些资料的工具，但在某些情况下，分析最好手动完成。例如，如果在成像期间使用核跟踪染料，则跟踪细胞是直接的，因为细胞核具有高对比度，并且可以使用自动跟踪功能很容易跟踪（权衡增加的光毒性风险，见子标题 1.3）。DIC 图像，特别是在后融合培养物中，可能更难自动跟踪，因为可能不容易区分每个细胞或细胞核。在这种情况下，可能须要手动跟踪。下面我们描述了对图 26-4、5 和 7 中描述的延时电影实验进行的一些简单的定量分析。

1. 对如图 26-4 所示的延时实验，矿物沉积可以通过使用 ImageJ 的茜素红图像集的阈值化和颗粒计数来量化，从而输出矿化区域的像素，其可以使用相机和物镜的适当转换因素转换为 μm^2。使用 ImageJ（作者：Kurt De Vos）中的"细胞计数器"插件手动计数 GFP 阳性细胞的数量作为

时间的函数。还可以通过阈值和颗粒计数来测量 GFP 表达，以给出 GFP 阳性细胞的面积的测量。当进行定量分析时，在可能的情况下，优先对原始图像数据进行处理，或以其他方式确保在定量之前对所有图像进行相同的处理。这种类型的定量分析揭示了作为时间函数的矿化动力学，并且显示 GFP 表达的诱导先于和（或）伴随矿物的沉积。这些数据提供了矿物沉积与成骨细胞和骨细胞转变相关的实验证据，并表明负责矿物沉积的细胞已经开始表达骨细胞的标志物（我们已经发现 Dmp1-GFP 阳性细胞也表达骨细胞标志物，E11/gp 38）。

2. 对于图 26-5 所示的延时实验，通过使用 ImageJ 对 Alexa555 图像集进行阈值和颗粒计数来定量纤连蛋白纤维基质的沉积，得到作为时间函数的纤连蛋白原纤维面积的输出。数据显示在第一个 24 h 期间纤连蛋白的快速装配，随后为逐渐增加至 48 h。我们以前报道了原代成骨细胞培养中细胞和 ECM 原纤维运动之间的相关性，并且表明 ECM 原纤维动力学随着 ECM 成熟而变化[8]。

3. 对于如图 26-7 所示的延时实验，我们测量了相关参数，如显示树突运动的骨细胞的百分比，并且显示其细胞体在陷窝内的运动（Dallas 等，未发表的观察）[28]。当进行这些测量时，通常不必计数每一个细胞，重要的具有代表性的细胞（如每个场 20~40 个细胞）。在这种情况下，重要的是具有选择一个计数细胞的无偏差的方法，例如使用网格并选择与网格相交的细胞等。在类似的电影中，我们还使用 ImageJ 的"MTrackJ"插件（©Erik Meijering，Biomedical Imaging Group，Erasmus MC-University Medical Center Rotterdam）测量了表面活动性 Dmp1-GFP 阳性细胞群的运动轨迹。该分析显示这些细胞以 4~5 μm/h 的速度在骨表面上行进，相当于在 24 h 内移动了 5 个细胞直径。

要对细胞和原纤维运动进行更复杂的计算分析，可以应用为工程领域开发的软件，例如 MatLab，使用诸如粒子图像速度测量法的技术来将细胞和原纤维运动模型化为流动模式[29]。这些分析可以产生关于运动轨迹、ECM 蛋白的位置以及描

绘运动方向的矢量图及应变场等信息。这些方法显示在禽类胚胎中，ECM 纤维除了受局部细胞运动影响之外，原纤维动力学似乎还受到胚胎形态发生期间产生的全部组织运动的影响[29]。

存档延时成像数据是非常重要的，因为图像集的数据非常丰富。随着新的生物学问题的发展，在将来可以重新查询这些数据，以提取额外的定量终点和测试新的假设。这些数据集也可供其他研究者从不同的生物学角度进行分析，因而可以进一步提高数据的影响。总之，随着越来越多的实验室开始将实时成像方法纳入其研究中，这些技术将成为标准的研究工具，并且完全理解骨细胞功能的真正动态性质。

4. 注解

1. 多种荧光探针和试剂可用于研究活细胞中的生物学事件。尤其是 Molecular Probes（Invitrogen Corporation，Carlsbad，CA）携带荧光抗体，可用于荧光标记感兴趣蛋白质的试剂盒，评估细胞活力的荧光试剂，细胞和核跟踪的染料，标记细胞器的探针，评估 pH 和离子通量的探针，监测酶活性的探针等。此外，cDNA 构建体(Clontech，Mountain View，CA）的活体颜色包括一组全面的 GFP 衍生的荧光蛋白载体，可以用做报道构建体或与目的蛋白质产生融合构建体，用于在体内、原位和实时监测基因表达和蛋白质定位。

2. 解决数据存储的方法包括在 1Tb 硬盘驱动器中使用外部插头，或者更好的是，使用有足够的存储容量和容错的硬盘驱动器 RAID 附件（用于存储高达 2 Tb 的数据）。RAID 机箱可以直接通过 USB 或者通过更好的 ISCSI 连接到采集图像的计算机。该 ISCSI 连接由单独的局域网附接，以仅处理去往 RAID 的数据流量。ISCSI 网络还可以连接到建筑网络，用于数据备份和永久存档。根据我们的经验，最好避免直接在网络服务器上获取图像，因为网络中断可能会中断收集数据和（或）使采集崩溃。

3. 或者，可以在 1 ml 完全 α-MEM+40% FBS+10% 二甲基亚砜（DMSO）中将细胞以每个冷冻管 2×10^6 个细胞冷冻。单瓶解冻后，铺到 90 mm 培养皿。达到融合后，用胰蛋白酶消化细胞并用于实验，而不进一步传代。用于实验的密度为 4×10^4 个细胞 /cm² 生长面积，比新鲜分离细胞的铺板密度要高。

4. 是否去除骨膜取决于成像应用。当成像骨细胞时，我们通常剥离骨膜。如果需要，对剥离的颅骨也可以用含 0.05% 胰蛋白酶和 0.2% 胶原酶的 α-MEM（无添加剂）消化两个 20 min，以除去残留在骨表面上的成骨细胞。这样可以得到更清晰的骨细胞的图像，但您可能会错过它们与表面活动细胞的相互作用。在不除去骨膜的情况下也可以成像，我们在用 DsRed 转基因在 3.6 kb I 型胶原蛋白启动子控制下表达的成骨细胞成像时做过。

5. 使用玻底培养容器与高 NA 透镜成像是很重要的。Nalgene Nunc（Rochester，NY）生产一系列玻底腔室玻片。其他替代品包括盖玻片为底的培养皿。一些制造商也提供玻底多孔板形式。

6. 我们已经发现，在成像之前使用较低浓度的 0.5 mM β-GP 是有用的，因为其有助于细胞分化和表达 Dmp1-GFP 转基因，但是在 β-GP 浓度增加至高于 2.5 mM 之前不会发生矿化。

7. 如果在成像的生物事件的时间限制内，我们建议在成像之前平衡样品 1 ~ 2 h。这是因为在延时成像期间，样本没有完全平衡到孵化室的温度是造成焦点漂移最常见的原因。如果您不能平衡这么长时间，那么您应该在图像采集期间周期性地监视聚焦。如果有必要的话，须重新聚焦显微镜。

8. 选择成像视野时应避免选择孔的边缘，因为由于培养基的新月形会影响光学器件，难以在边缘附近获得良好的 DIC 图像。如果您须要高分辨率 DIC 成像，则使用具有盖玻片观察窗的封闭灌注培养系统可能会更好，以避免新月效应。

9. 我们的相机是一个 12 位黑白照相机，它提供了 4096 灰度级。当设置采集电影的曝光时间时，我们建议初始图像中的最大像素强度不超过 2000，以允许有足够的空间来适应在采集运动图像期间增加信号的亮度。

10. 我们已经发现，在单层细胞培养中，相隔 1 ~ 1.5 μm 的 5 个 z 平面是活细胞成像的合理折中，其允许在样品漂移等的情况下，您从所设置的焦点的上方和下方收集信息。更详细的 z 系列显然将提供更好的分辨率，但是这将以增加光毒性为代价。因此，我们的方法是在延时成像结束时收集样品更详细的 z 堆叠，以实现对样品更详细的 3D 重建。以这种方式，细胞的运动历史 / 动态性质可以与实验结束时样品的 3D 结构相关。

11. 我们建议在进行活细胞成像后固定标本，以便从实验中收集最多的数据。例如，可以对骨细胞标志物及矿化相关蛋白质等进行免疫染色。以这种方式，细胞的运动历史可以与细胞在电影结束时的特定标志物的表达相关。还可以进行其他分析，如倒播电影"反向跟踪"表达特定标记的细胞。

12. 光毒性是进行延时成像的潜在问题，尤其是使用荧光探针时（见子标题 1.3.）。如果不能保持 5% CO_2 的环境，若培养皿中存在蒸发或泄漏培养基或过热等情况，细胞可能被损坏。健康培养物应显示许多细胞分裂，并且细胞不应变圆和分离。有许多用于在活细胞培养物中监测细胞活力 / 凋亡等的商业试剂盒。当建立实时成像实验方案时，可用来优化成像条件。

13. 分子探针具有一系列蛋白质标记试剂盒，其颜色范围从光谱的蓝色端到远红色端。我们已经进行了实验，用绿色 Alexa 488 纤连蛋白探针标记现有的纤连蛋白原纤维网络，然后用红色 Alexa 555 纤连蛋白探针标记新组装的纤连蛋白。根据生物学问题，探针可以留在培养基中以监测连续装配（我们发现背景荧光通常不会高），或者它们可以用"脉冲标记"的方案去标记原纤维（通过洗涤未结合的探针）并追踪原纤维的动力学。

14. 将纤连蛋白探针直接添加到显微镜载物台上的平衡载玻片上，因为探针在细胞表面上的装配将在加入后的 15 ~ 20 min 内开始。因此，如果在组织培养罩中添加探针，则在组装过程开始之前将没有足够的时间来平衡样品和选择成像场等。虽然显微镜上的培养箱不是完全无菌的环境，但我们发现通过使用清洁技术（无菌管和枪头等），并且最小化培养载玻片孔暴露的时间，在实验的 48 h 内，我们没有遇到污染问题。

15. 使用倒置显微镜系统和高 NA 透镜时，由于透镜的工作距离太短，通常不可能像在用于器官培养的常规培养方法那样在空气 - 培养基界面处成像培养的颅骨。通过把颅骨安装在一个带观察窗口的塑料盖玻片下的孔的底部，我们已经成功获得了高达 24 h 的良好成像。对于颅盖的长期成像，在空气 - 介质界面处的成像可以使用专门的长距离工作的透镜。或者，可以使用封闭的灌注培养系统。这些可以商购，并且，Warner Instruments（Hamden，CT）提供了可用于各种显微镜配置的培养活细胞和器官时应用的大量成像和记录室。

16. 完整的颅盖可以容易地被染为"全标本包埋"样本，其可以提供完整的骨细胞的图像和（或）可以用于骨细胞的 3D 成像。对未脱钙的颅盖可以用茜素红染色以标记矿物。脱钙的颅盖可以针对各种骨细胞标志物进行免疫染色，并且还可以用鬼笔环肽染色标记肌动蛋白细胞骨架（其可以提供非常好的骨细胞及其树突的图像）和（或）染色肌动蛋白细胞骨架和细胞核的 DAPI。通过利用整体免疫染色进行动态成像，可以定位相同的场，并且细胞的运动史可以与它们的特异性标志物的表达相关。

17. 最大强度或最小强度的 z 投影产生 2D 输出图像，其中每个像素分别在该像素位置的所有图像上包含最大值或最小值。一些软件还支持平均强度或切片 z- 投影，即每个像素在该像素位置的所有图像上显示平均强度或总强度。

参考文献

1. Faibish, D., Gomes, A., Boivin, G., Binderman, I., and Boskey, A. (2005) Infrared imaging of calcified tissue in bone biopsies from adults with osteomalacia. Bone 36, 6-12.

2. Huitema, L. F., and Vaandrager, A. B. (2007) What triggers cell-mediated mineralization? Front. Biosci. 12, 2631-2645.

3. McKee, M. D., Addison, W. N., Kaartinen, M. T. (2005) Hierarchies of extracellular matrix and mineral organization in bone of the craniofacial complex and skeleton. Cells, tissues, organs 181, 176-188.

4. Murshed, M., Harmey, D., Millan, J. L., McKee, M. D., and Karsenty, G. (2005) Unique coexpression in osteoblasts of broadly expressed genes accounts for the spatial restriction of ECM mineralization to bone. Genes Dev. 19, 1093-1104.

5. Eils, R., and Athale, C. (2003) Computational imaging in cell biology. J. Cell Biol. 161, 477-481.

6. Kulesa, P. M. (2004) Developmental imaging: Insights into the

avian embryo. Birth Defects Res. C. Embryo Today 72, 260-266.

7. Friedl, P. (2004) Dynamic imaging of cellular interactions with extracellular matrix.Histochem. Cell Biol. 122, 183-190.

8. Sivakumar, P., Czirok, A., Rongish, B. J., Divakara, V. P., Wang, Y. P., and Dallas, S. L. (2006) New insights into extracellular matrix assembly and reorganization from dynamic imaging of extracellular matrix proteins in living osteoblasts. J. Cell Sci. 119, 1350-1360.

9. Dallas, S. L., Chen, Q., and Sivakumar, P. (2006) Dynamics of assembly and reorganization of extracellular matrix proteins. Curr. Top. Dev. Biol. 75, 1-24.

10. Zamir, E. A., Rongish, B. J., and Little, C. D. (2008) The ECM moves during primitive streak formation--computation of ECM versus cellular motion. PLoS biology 6, e247.

11. Frigault, M. M., Lacoste, J., Swift, J. L., Brown, C. M. (2009) Live-cell microscopy - tips and tools. J. Cell Sci.122, 753-767.

12. Mavrakis, M., Pourquie. O., and Lecuit, T. (2010) Lighting up developmental mechanisms: how fluorescence imaging heralded a new era. Development 137, 373-387.

13. Xie, Y., Yin, T., Wiegraebe, W., He, X. C., Miller, D., Stark, D., Perko, K., Alexander, R., Schwartz, J., Grindley, J. C., Park. J,, Haug. J, S., Wunderlich, J. P., Li, H., Zhang, S., Johnson, T., Feldman, R. A., and Li, L. (2009) Detection of functional haematopoietic stem cell niche using real-time imaging. Nature 457, 97-101.

14. Lo Celso, C., Wu, J. W., Lin, C. P. (2009) In vivo imaging of hematopoietic stem cells and their microenvironment. J. Biophotonics 2, 619-631.

15. Hamilton, N. (2009) Quantification and its applications in fluorescent microscopy imaging. Traffic 10, 951-961.

16. Sekar, R. B., Periasamy, A. (2003) Fluorescence resonance energy transfer (FRET) microscopy imaging of live cell protein localizations. J. Cell Biol. 160, 629-633.

17. Day, R. N., Schaufele, F. (2005) Imaging molecular interactions in living cells. Mol. Endocrinol. 19, 1675-1686.

18. Parsons, M., Vojnovic, B.,and Ameer-Beg, S. (2004) Imaging protein-protein interactions in cell motility using fluorescence resonance energy transfer (FRET). Biochem. Soc. Trans. 32, 431-433.

19. Wiedenmann, J., Oswald, F., Nienhaus, G. U. (2009) Fluorescent proteins for live cell imaging: opportunities, limitations, and challenges. IUBMB life 61, 1029-1042.

20. Czirok, A., Zamir, E. A., Filla, M. B., Little, C. D., Rongish, B. J. (2006) Extracellular matrix macroassembly dynamics in early vertebrate embryos. Curr. Top. Dev. Biol. 73, 237-258.

21. Ohashi, T., Kiehart, D. P., Erickson, H. P. (1999) Dynamics and elasticity of the fibronectin matrix in living cell culture visualized by fibronectin-green fluorescent protein. Proc. Natl. Acad. Sci. US 96, 2153-2158.

22. Kalajzic, I., Braut, A., Guo, D., Jiang, X., Kronenberg. M, S., Mina, M., Harris, M. A., Harris, S. E., and Rowe, D. W. (2004) Dentin matrix protein 1 expression during osteoblastic differentiation, generation of an osteocyte GFP-transgene. Bone 35, 74-82.

23. Yang, W., Lu, Y., Kalajzic, I., Guo, D., Harris, M. A., Gluhak-Heinrich, J., Kotha, S., Bonewald, L. F., Feng, J. Q., Rowe, D. W., Turner, C. H., Robling, A. G., and Harris, S. E. (2005) Dentin matrix protein 1 gene cis-regulation: use in osteocytes to characterize local responses to mechanical loading in vitro and in vivo. J. Biol. Chem. 280, 20680-20690.

24. Ghosh-Choudhury, N., Windle, J. J., Koop, B. A., Harris, M. A., Guerrero, D. L., Wozney, J. M., Mundy, G. R., and Harris, S. E. (1996) Immortalized murine osteoblasts derived from BMP 2-T-antigen expressing transgenic mice. Endocrinology 137, 331-339.

25. Kalajzic, I., Kalajzic, Z., Kaliterna, M., Gronowicz, G., Clark, S. H., Lichtler, A. C., and Rowe, D. (2002) Use of type I collagen green fluorescent protein transgenes to identify subpopulations of cells at different stages of the osteoblast lineage. J. Bone Miner. Res. 17, 15-25.

26. Dallas, S. L., Veno, P. A., Rosser, J. L., Barragan-Adjemian, C., Rowe, D. W., Kalajzic, I., and Bonewald, L. F. (2009) Time lapse imaging techniques for comparison of mineralization dynamics in primary murine osteoblasts and the late osteoblast/early osteocyte-like cell line MLO-A5. Cells tissues organs 189, 6-11.

27. Dallas, S. L., Veno, P. A., Bonewald, L. F., Rowe, D. W., and Kalajzic, I. (2007) Dynamic Imaging of Fluorescently Tagged Osteoblast and Osteocyte Populations Integrates Mineralization Dynamics with Osteoblast to Osteocyte Transition. J. Bone Miner. Res. 22(suppl1), S13.

28. Veno, P. A., Nicolella, D. P., Kalajzic, I., Rowe, D. W., Bonewald, L. F., Dallas, S. L. (2007) Dynamic Imaging in Living Calvaria Reveals the Motile Properties of Osteoblasts and Osteocytes and suggests Heterogeneity of Osteoblasts in Bone. J. Bone Miner. Res. 22 (Suppl.1), S13.

29. Zamir, E. A., Czirok, A., Rongish, B. J., and Little, C. D. (2005) A digital image-based method for computational tissue fate mapping during early avian morphogenesis. Ann. Biomed. Eng. 33, 854-865.

第五部分

影像学技术

第 27 章

微计算机断层扫描分析啮齿类动物骨结构

Robert J. van 't Hof 著

谭启钊、冷慧杰 译

摘要

本章介绍了使用微计算机断层扫描技术分析骨结构，主要着重于分析啮齿类动物的骨结构。还讨论了样品制备、扫描仪的正确设置和一些重要的扫描参数设置的作用效果。

关键词：X 线、3D、啮齿动物、CT、CT 成像、显微 CT（Micro-CT）。

1. 前言

放射学技术，如普通 X 线和双能 X 线吸光光度法（DXA），在骨病患者的常规临床检查中被广泛使用。类似技术可用于检查骨骼相关疾病动物模型中的骨骼情况。例如，Piximus DXA 扫描仪（GE 医疗保健）已被用于测量小鼠和大鼠的骨密度并跟踪卵巢切除术引起的骨密度的变化。类似地，小鼠和大鼠的骨骼的放射学分析可以使用 Faxitron 仪器进行。虽然普通 X 线足以检测啮齿类动物骨骼的总形态学变化，但没有足够的分辨率来检测骨结构或骨密度的轻微变化。同样，DXA 分析对卵巢切除术后发生的骨密度的变化是很不敏感的，对于小鼠的骨骼尤其不敏感。这是因为卵巢切除后骨骼发生的大部分变化在骨小梁中，DXA 扫描仪不能将骨小梁从皮质骨分离。例如，我们发现在卵巢切除术后 3 周的小鼠，Piximus 扫描仪在胫骨近端显示骨

丢失 5%～10%，几乎没有统计学意义（每组 10 只动物），而使用 Micro-CT 对类似实验的分析显示同一部位的骨小梁显著减少 30%～40%，有明显的统计学意义。

用 Micro-CT 扫描仪对骨骼疾病啮齿类动物模型的骨骼进行分析是当前所选的通用方法。与组织形态学测量不同的是，Micro-CT 是非破坏性的技术，现在有可用于活体动物 Micro-CT 成像的专用仪器。这使研究者能够在小鼠骨骼生长和衰老期间开展连续研究。

1.1. Micro-CT 分析

Micro-CT 主要是先获取一系列采集到的不同旋转角度的样品 X 线图片，然后使用计算机算法重建 3D 图像[1,2]。因此，Micro-CT 分析的过程可以分为三个不同的阶段：
1. 获取 X 线投影图像。
2. 3D 图像的计算机重建。
3. 3D 图像的分析。

1.2. 获取 X 线投射图像

通常有两种不同的方法来获得不同旋转的图像。在大多数标准台式 Micro-CT 系统中，载有待分析样品的样品台是旋转的。但也有活体研究系统，其 X 线源和摄像头利用台架进行旋转，而中间的样品台固定不动。这种标准系统与活体系统存在差异。活体系统由于放射源和摄像头相对位置比较固定，因此能够获得的分辨率的范围有限，而且最大分辨率也偏低。活体 Micro-CT 系统的最佳分辨率

为9～10 μm，而标准台式系统通常在2～5 μm范围，甚至有些系统分辨率能 <1 μm。

1.3. 图像重建

虽然最近研发出来了提速的算法，不过目前大多数重建软件仍使用相同的 Feldkamp 锥束重建算法[3]。该算法基于滤波回投影，但它的细节超出了本章的讨论范围。有效重建的一个重要要求是 X 线束在样品中的任何一点都没有被完全吸收，并且在摄像头的每个像素点都能接受到 X 线。

1.4 3. D 图像的分析

有许多不同的软件包可用于定量分析所得到的 3D 图像。理论上许多标准图像分析包都可用于分析处理 3D 图像，但大多数用户使用由 Micro-CT 系统的制造商提供的专用软件包。广泛使用的 Micro-CT 系统由 Scanco 和 Skyscan 制造，它们之间大同小异。本章给出的例子是基于 Skyscan CTAn 软件，因为我们的实验室使用的是 Skyscan Micro-CT 系统。

2. 材料

2.1. uCT 扫描

在骨骼疾病相关研究中最常用的 Micro-CT 系统是由 Scanco 和 Skyscan 制造的。其他系统如由 GE Healthcare 和 XRadia 制造的也是可以使用的。Skyscan 1172 或 Scanco Micro-CT 35 系统通常用于离体标本扫描，而 Skyscan 1076 或 Scanco vivaCT 40 系统通常用于活体扫描。

2.2. 计算设备

Micro-CT 分析需要可靠和强大的计算机系统以控制扫描仪，重建图像，并分析数据。Skyscan 系统的设计是基于标准的 Microsoft Windows® 的计算机，而 Scanco 系统的设计是基于 64 位 OpenVMS Unix 工作站。

虽然使用 Feldkamp 锥束的图像重建算法的计算量非常巨大，但使用计算机集群来进行并行处理可以理想地处理这个问题。我们使用集群的四个双处理器工作站和一个特殊的集群版本的 Skyscan 重建软件（NRecon）。这让我们可以在多数情况下，在比样本的扫描时间更短的时间内重建数据集。Scanco 系统中也有类似的集群软件。

Micro-CT 扫描仪可以产生大量数据。例如，用 5 μm 分辨率扫描小鼠胫骨近端，最终数据大约可以占到 1 GB，我们的 Skyscan 1172 每天可以轻松生成 40～50 GB 的数据。因此，需要有足够的数据存储和备份容量。我们使用具有 12 TB 存储容量的专用文件服务器和具有 6 TB 容量的子系统。对于数据归档，我们使用高速、大容量磁带系统（LTO 4 Ultrium）。每个磁带能够存储来说大约 1 TB 的数据。虽然如今大容量的外部硬盘驱动器具有非常有吸引力的价格，但它们对于长期存储一般不是很可靠。

数据分析须要处理大型数据集，其计算量也是相当惊人的。因为数据集的规模，我们最好使用 64 位的分析工作站操作系统，如 OpenVMS 或 64 位 Windows 等，因为它们允许安装更大量的 RAM。我们目前使用 64 位工作站运行 Windows 7，配备 12 GB 内存，以及 3.2 GHz 的 Core i7 处理器。

获取 X 线投影图像，重建和分析的整个过程须要把数据在文件服务器和所使用的各种类型的工作站之间来回移动。因为数据量很大，因此这对于针对较少数据处理（如文本文档和电子邮件处理）的标准计算网络来说会非常吃力。于是，网络可能成为分析过程中的一个重要瓶颈。并且，Micro-CT 数据导致的网络饱和可引起其他操作员无法使用他们的电脑进行正常日常工作。因此，我们通过一个精密的网络交换机使用 Micro-CT 专用子网连接系统。选择足够专业并具有强大数据吞吐能力的交换机至关重要，因为许多廉价的家庭或办公交换机会让 Micro-CT 扫描仪产生的数据处理起来异常困难。

2.3. 其他材料

1. 样品架。
2. 4%福尔马林 - 磷酸盐缓冲液（PBS）。

3. PBS。
4. 70%乙醇。
5. 石蜡膜。
6. Dremel 常用工具。
7. 金刚石磨片。

3. 方法

3.1. 骨组织结构的体外分析

扫描前必须设置若干参数,最佳设置取决于样品的类型和尺寸,以及分析目的。

3.1.1. 电压

第一个决定的参数是 X 线电压,电压值决定了 X 线能量的光谱。低电压影响低能 X 线分布,而较高电压则影响高能 X 线光谱。对于软组织成像,低电通常使用 30 ~ 40 kV,而对于小动物骨样本电压通常应设置在 50 ~ 60 kV。由于不同的 X 线发生器在相同电压下可能产生略微不同的光谱,最好确定通过尝试小范围的电压来凭经验地选择最佳电压测试样品,并选择提供最佳对比度的设置。我们 X 线源通常使用 60 kV 设置来扫描骨样品。即使在此设置下,一些低能量射线也可能对样品对比度产生负面影响。但这部分光谱可以通过插入 0.5 mm 铝过滤器剔除。0.5 mm 过滤器是 Skyscan 1172 系统提供的标准过滤器之一。

3.1.2. 分辨率

决定结果的另一个参数是扫描分辨率。这在很大程度上取决于样品的性质和研究者试图检测什么。对小鼠标本骨结构用分辨率为 4 ~ 5 μm(见注解 1)就可以成像很好。使用这种分辨率来测量细小的骨小梁结构就已经足够了。因为大多数小鼠骨小梁结构的宽度范围为 30 ~ 60 μm。如图 27-1 所示,当分辨率大于 10 μm 时,则几乎不可能可靠地观察小鼠骨小梁。然而,大鼠和人的小梁厚度明显增加,10 ~ 20 μm 分辨率通常足够用于大鼠样品,20 ~ 30 μm 可用于人类骨样本(图 27-1g)。当然,我们可以使用扫描仪的最大分辨率,然而,这通常导致更长的扫描时间和更长的数据集重建和分析。减半体素大小(体素是像素的 3D 等效),例如从 10 ~ 5 μm,导致文件大小增加了 8 倍以成像相同的体积。数据量可能变得如此之大,以至于标准计算机将不再能够处理它们或者需要几天或几周来执行锥束重建。因此,最好使用可接受的最小值分辨率来分析感兴趣的细节。表 27-1 显示了扫描分辨率对一些骨测量标准的影响,在 2.5 μm

表 27-1　Micro-CT 扫描时不同分辨率的影响

标本	分辨率 (μm)	骨体积比例 (%)	骨小梁厚度 (μm)	骨小梁分离度 (μm)	骨小梁数量 (mm⁻¹)	SMI	Conn.Dn (mm⁻³)
小鼠胫骨	2.5	9.05	45.40	279.89	2.15	1.91	459.69
	5	9.17	47.94	288.79	1.91	2.10	269.88
	10	9.75	62.27	362.93	1.57	2.27	93.26
	20	10.64	90.66	501.52	1.17	2.51	61.31
	30	7.55	111.41	708.19	0.68	2.67	37.41
人类骨标本	10	15.89	159.80	736.41	0.99	1.03	5.88
	20	15.43	174.44	774.31	0.88	1.14	4.66
	30	18.36	210.45	767.90	0.87	1.24	3.92

对 3 个月雌性小鼠和人类骨骼的近端胫骨以不同的分辨率进行扫描,并对主要的骨小梁进行测量。SMI,结构模型指数。该指数反应了骨小梁是杆状还是盘状。盘状骨小梁越多,则比值就越低。Conn.Dn,连接密度

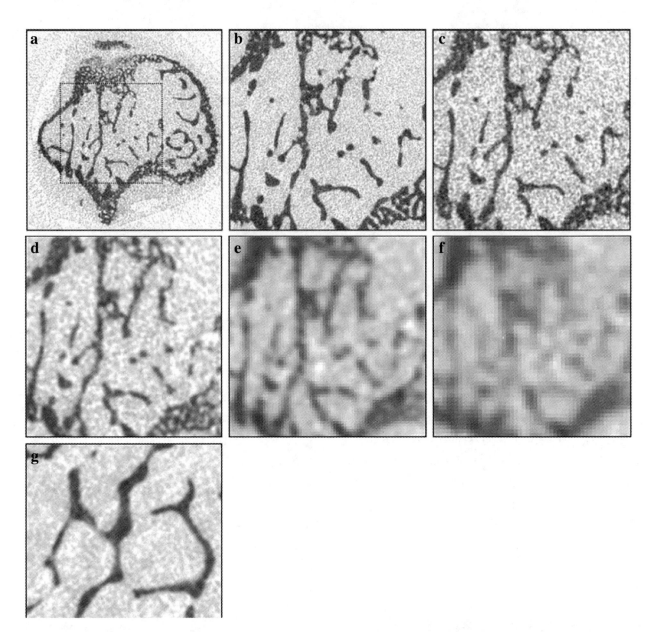

图27-1　图像分辨率的作用。这几张图片为不同分辨率下的老鼠胫骨近端扫描图像。图a是一个全貌的概括，包括了图b—f的内容，(b)2.5 μm。(c)5 μm。(d)10 μm。(e)20 μm。(f)30 μm。(c)中5 μm扫描的图像质量足够用来进行较好的分析，甚至图(d)所用的10 μm精度也能提供一个合理的足够的骨小梁数量以供分析。而20 μm和30 μm分辨率是模糊的，不能有效地分析骨小梁的结构。(g)图是人骨标本在30 μm分辨率下的扫描图像，可以进行有效的分析

与 5 μm 的分辨率之间，对小鼠股骨近端的骨体积分析没有什么不同。

然而，用 10 μm 和 20 μm 扫描可能会高估骨小梁的量。随着像素大小的增加，实质上还可能会高估小梁厚度和小梁间距，以及低估了小梁的数量和连通性。这些效应可以解释为大多数在较低分辨率扫描的薄骨小梁将不再被检测到。并且部分体积效应（当体素是部分骨和部分软时组织）导致结构的涂抹，从而导致过度估计厚度。

表 27-1 中的结果表明，在大多数情况下分辨率大约 5 μm 就足以满足小鼠骨的分析，更高的分辨率作用并不大。虽然类似的趋势可以看出扫描人骨活检时（表 27-1），临界分辨率要少得多，因为人骨中的小梁实质上更厚。

3.1.3. 旋转步长设置

这个阶段的最后一个重要参数是在各个投影图像之间的旋转步长。较大的步长可以减小获取的投影图像的数量，从而减少扫描时间、数据集大小和重建时间。然而，它也影响图像质量（图 27-2）。对于 5 μm 的小鼠扫描，在 0.4° ~ 0.6° 的范围内的步长通常提供足够的图像质量来进行骨质量分析。提高图像质量的另一个步骤是将每个旋转步骤的几个图像平均叠加。这可以降低图像噪点，却大大增加了扫描时间。对于标准分析，无须图像平均叠加。在我们的 Skyscan 1172 系统，我们使用的标准扫描小鼠近端胫骨参数设置为 60 kV，0.5 mm Al 过滤器，0.6° 旋转步长和 5 μm 分辨率，大概平均需要

11 ~ 12 min。

3.1.4. 样本准备

许多物种的样品都可以使用 microCT 进行分析，不过我们在这里所举的例子只是基于小鼠骨骼的分析。对于小鼠骨的 microCT 分析，两个最常用的位点是近端胫骨和远端股骨，因为它们容易解剖并安装在扫描仪中。在许多情况下，研究者想要在扫描之后对样品进行组织学分析。如果是这种情况，应该解剖骨头，在 4% 缓冲的福尔马林固定过夜，在 PBS 中洗涤，并储存在 70% 乙醇中。然后我们使用有金刚石刀片的 Dremel 工具切除股骨远端和近端胫骨。虽然 microCT 扫描是非破坏性的，但是样品存在由于扫描仪产热而导致干燥的风险。因此，

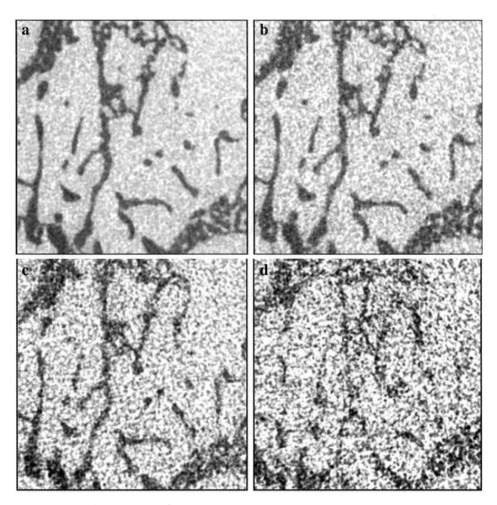

图27-2　不同的旋转角度对图像分辨率的影响。对小鼠近端胫骨在不同旋转角度进行的扫描。(a)0.2°。(b)0.6°。(c)2°。(d)4°。随着旋转角度的减少，图像越来越清晰。尽管图a有最佳的图像噪点比率，但是扫描时间的数据大小都比b图大3倍。而图b已经足够来分析问题了。图c和图d噪点的质量使它们的可信度变得很低

我们将样品包裹在保鲜膜中以便使发生这种情况的风险降到最低。实际上保鲜膜对 X 线束是透明的，即对 X 线没有影响。而其他塑料膜也可以使用，但应该避免使用含 PVC 的膜。这些膜中的氯原子可引起 X 线的衰减。重建须要样本在扫描期间不移动，因此须要使用样品架把样品保持在适当位置。同样，应该注意保证样品架对 X 线相对透明。我们经常使用 1 ml 注射器和 5 ml 移液器制成的样品支架（图 27-3a）。这些可以将多个样品罗列在彼此之上。在结合使用 Skyscan 1172 中的批处理扫描选项中，这意味着我们可以正常在架子上加载 5 ～ 6 个样品并扫描它们，而无须进一步的干预。这样的安排大约需要 1 h 的扫描时间，其间操作员可以自由做别的事情。一旦已将样品放置到扫描仪中（图 27-3b）并且设置好扫描仪参数，便可以进行预览扫描。预览扫描可以显示各个样品的位置（图 27-3c）。一旦设置好样本的位置并且标记样本，就可以开始扫描。

3.1.5. 重建

在扫描完成后，投影图像被载入重建程序 NRecon。在重建软件中，我们可以选择要重建的部分，并设置重建参数（见注解 2）。我们可以选择

让重建软件实现对 X 线束硬化的补偿。光束硬化是 microCT 的一种伪影，其产生的原因是因为使用的 X 线管并不是产生单一能量的 X 线，而是多能量的光谱。当 X 线束与样品相互作用时，最低的 X 线能量首先被吸收。因此，剩余的 X 线束中具有更高的平均能量，它们通过样品的其余部分。这样的结果是样品的外层似乎具有较高的 X 线衰减。应用光束硬化校正软件可尝试纠正这一点。须要根据经验为评估每个扫描仪和样品类型以及小鼠骨骼样品来进行最优的设置，其值趋向于在 10%～20% 范围内。我们也可以用重建软件进行平滑处理。虽然它可以生成较少噪点的图像，但是可以损害检测图像中的细节。正因为如此，我们通常不使用平滑技术。减少环形伪影是另一种校正选项，试图减少由于样品被旋转而产生的伪影。更高的精度设置增加了重建时间，但在现代计算机系统上，这不是一个大问题，我们通常选择大约 10 的精度设置。

一旦设置了参数，便可以执行单个切片的预览。这可以使研究者确定设置是否正确，并且可以选择感兴趣的区域。如果样品外的区域过大，并没有实际用处，反而只会增加数据集的大小。如果预览看起来正确，则建立一个目的文件夹来用于重建图像，

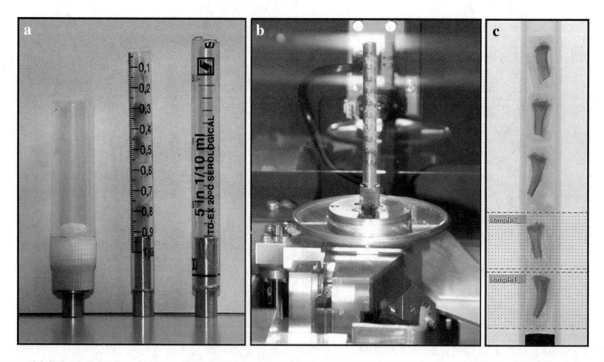

图27-3 样本容器和多标本反应槽。图(a)显示了作为收集放置标本用的离心管、1 ml注射器管和5 ml吸管。图(b)表示样本容器很适合这个样品平台。图(c)所示为容器中5个样品的预览。最底下的两个样本已经被安装等待扫描

这样就可以开始重建了。一旦重建完成，就可以查看和分析数据集。

3.1.6. 分析

在分析中一个非常重要的方面是区域的选择，即感兴趣区域或 VOI。在所有的样品中应该能选择相同的 VOI，并含有合理数量的小梁或皮质骨（见注解 3）。小鼠骨骼含有相对较少的小梁骨，并且大部分在近端胫骨和远端股骨干骺端靠近生长板。老鼠长骨中的一个很好的参考标志就是生长板。如图 27-4 所示，在小鼠的胫骨和股骨中，矿化的软骨较容易辨别，它很像穿过骨骼的桥梁。我们选择这个桥的断点所对应的位置作为参考点（图 27-4c、d）。对于胫骨，分析的体积区域为从参考点开始往下 20 个片层为起点，共包含 200 个片层的区域。类似的方法可用于股骨远端（图 27-4a）。但对于股骨远端，分析的体积域的启示位置应该为从参考点往上的 20 个切片处。可以使用的另一个参考标志是生长板软骨。但是，以生长板软骨作参考标志时，起始位置与参考标志的距离应有所增加，以保证可以不包括原生海绵体。通常选择 50 片层作为起始位置。下一步工作便是区分松质骨和皮质骨。这一步通过选择体域中均匀分布的若干层（通常为大约 6 个）来手动绘制完成（图 27-5a）。然后，软件会以插值的方式在其间的每一层创建松质骨与皮质骨的分隔。接下来，使用阈值将骨组织与软组织分离。实际阈值取决于扫描和重建阶段的参数设置（图 27-5b、c）。不过，找到一个合适的阈值其实通常是相当简单的。一旦确定了阈值，应在实验中对所有样品使用相同的值。通常可以通过在阈值操作之前对图像应用降噪过滤来改善阈值。我们通常使用中等过滤器（半径尺寸 1~2），因为它能非常有效地抑制噪声而不影响结构的边缘（图 27-5d、e）。基于平均的滤波器倾向于软化边缘，这可能会对阈值结果产生负面影响。在进行阈值处理后，可以通过移除小碎片进一步清洁图像。由于小梁骨是高度连接的结构，所以任何未连接的小物体不太可能是骨骼，因此可以使用去斑点操作者去除。使用的最终运算符是 3D 分析算子，这将执行最终输出数据的所有测量和计算。表 27-1 列出了最常用的参数。Skyscan CTAn 软件允许用户按顺序创建运行所有操作符的宏。

虽然上述参数适用于小梁骨的分析，但骨皮质在这个水平上并不是很容易定义。对于皮质骨的分析，我们通常使用 100 个切片的体积，从与参考水平约 600 个切片的距离开始（图 27-4e、f），然后按照骨小梁描述的方法选择阈值和进行分析。然而，通常须要附加一个操作模块来处理皮质上孔，因为这些孔隙可以降低平均皮质厚度测量的准确性（见注解 1）。在运行分析模块之前，运行孔隙填补操作模块以达到闭合这些孔隙的目的。虽然要研究的主要参数是皮质厚度，但也可以分析其他参数，如骨膜、内膜周长、孔隙度和形状参数，如偏心率、最小和最大骨直径。这些参数中的大多数可以在单个 2D 片层上测量。

利用 microCT 可以测量骨组织的矿物质密度。如果须要测量骨密度，应使用骨标本扫描和重建的参数扫描与重建标准体模。Skyscan 提供了羟基磷灰石小鼠标准体模（直径 2 mm）和大鼠标准体模（直径 4 mm）。它们是将树脂材料分别加入了 250 mg/cm^3 和 750 mg/cm^3 羟基磷灰石。利用标准体模可以进行线性校准，然后从 X 线衰减计算矿物含量的数据。该密度不同于在 DEXA 密度扫描器测量的结果。DEXA 扫描仪测量骨骼的平均密度，因此所测的值因为软组织的影响而降低。相比之下，使用 microCT 测量的矿物质密度代表了矿化组织矿物质的含量。

优化射束硬化校正对于测量密度非常重要。对于密度测量，在图像采集过程中进行图像均匀化以及选择小旋转步长也是有帮助的，因为这些措施可以控制 X 线衰减值的噪点，使测量更加准确。

3.2. 使用 microCT 分析骨裂隙

如子标题 3.1 中所述，小鼠骨结构的分析需要相对高的分辨率图像。但是很多其他应用并不需要这样的高分辨率。例如，检测在关节炎、癌症和骨的 Paget 病模型中关节周围的侵蚀、转移和局灶性损伤时。病灶通常足够大，可以在 15~20 μm 的分辨率下检测。检测小鼠胶原诱导的骨关节炎模型中骨骼的侵蚀比较直截了当。关节炎影响后爪，使用 Skyscan 1172 可以很容易地给每个爪成像。扫描应执行标准设置为 50 kV，0.5 mm Al 过滤器和 0.6° 旋转步长，但是需要 17 μm 的分辨率。重建方法如前所述，但分析的方法有所不同，因为扫描的目的是可视化病变而不是量化骨小梁结构。图片滤镜和阈值处理可以参考骨小梁分析的方法。但是，最后一步不是 3D 分析，而是创建用于查看的 3D 模型。一旦生成 3D 模型，这些模型可以利用 SkyscanCTVol 程序自由查看、旋转、切割以及使用特殊的 3D 模型观看软件等产生的动态电影。将所得到的图像与对照相比，可清楚地显示出关节炎模型动物中的骨破坏相对严重（图 27-6a、b）。

我们使用类似的技术来检测小鼠 Paget 病的模型中的溶解性病变[4]。一个与关节炎模型重要的区别是病变的位置更难以预测。因此，我们须要扫描鼠的整个腿，而不只是一个像胫骨近端的较小的体积。然而，即使在 17 μm 的低分辨率下，单次扫描

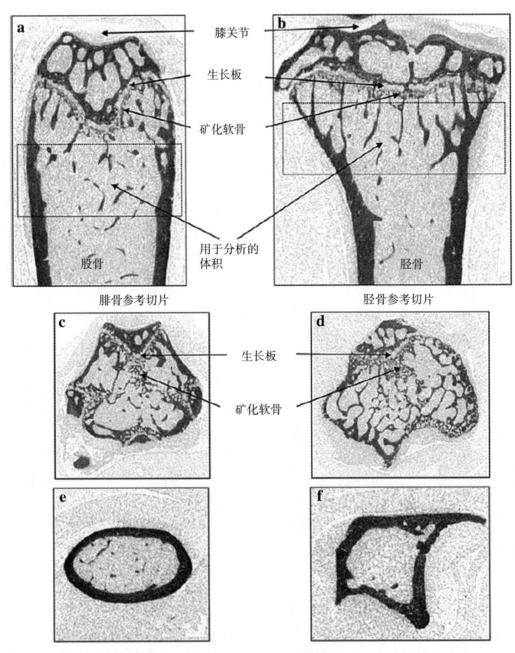

图27-4 选择要分析的体域。在 m CT 扫描的小鼠股骨（a）和胫骨的纵向切片（b）表示测量小梁骨体积的最佳区域。也指出了图中的相关标志，如生长板软骨和矿化的软骨。（c、d）参考水平的实例，其中矿化软骨的最后桥梁已被破坏。（e、f）在用于测量皮质骨参数的体积中将切成低于参考的600水平。胫骨的形状使得对该骨头的测量比从股骨更难以解释

也可以只有成像鼠的部分腿。Skyscan 1172 允许研究者设置"超大"扫描。这个超大扫描其实是几个扫描图像组合成的单个数据集。一旦完成超大扫描，重建和生成一个 3D 模型应该是像先前所涉及的关节周围磨损的操作一样。图 27-6c、d 显示了 12 个月大的溶解性损伤的转基因动物。图 27-6c 显示的股骨全貌实际上是通过软件中将两个扫描融合在一起完成的。

3.3. microCT 的在体分析

使用在体 microCT 扫描仪的优势在于能够随时间监测单个动物体内骨骼结构的变化。然而，由于每次扫描所涉及的动物都受到辐射照射，因此应确保累积剂量的影响不超过骨代谢水平。此外，因为动物须要在扫描期间麻醉，因此应考虑到重复麻醉对动物的影响。

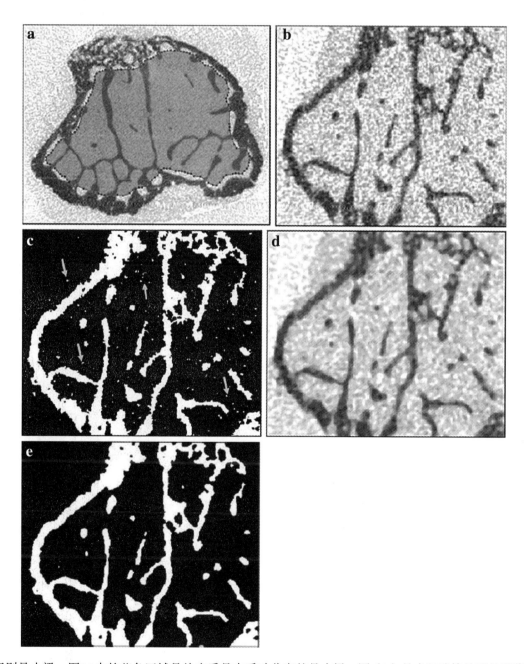

图27-5　识别骨小梁。图(a)中的蓝色区域是从皮质骨中手动分离的骨小梁。图（b）是未经滤镜处理的图像。图（c）显示了图（b）在阀值处理后的噪点。图（d）是经中值滤镜处理后的图像。图（e）显示图（d）在阀值处理后较图（c）干净很多。图（c）中的噪点用黄色箭头表示

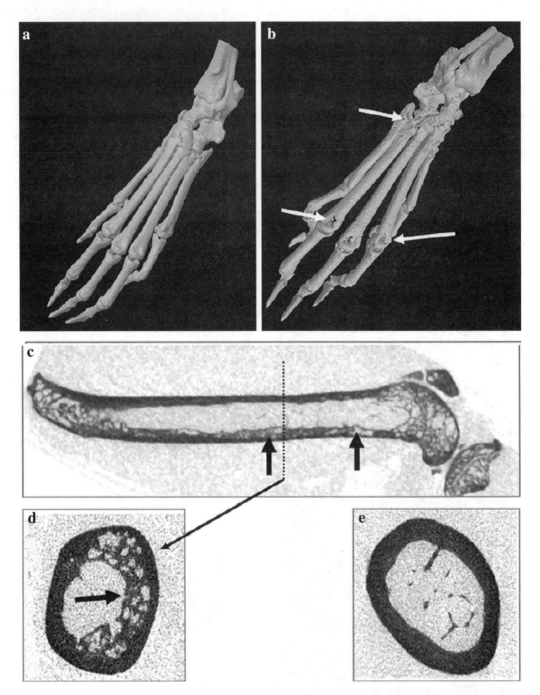

图27-6 骨病变成像。图（a、b）显示在18 m分辨率下扫描的小鼠后爪的3D模型。图a是对照动物，而图b是胶原诱导的关节炎后3周的小鼠的扫描。图b中的箭头指关节破坏。图（c）显示了Paget病动物模型的股骨的18 μm扫描。在本图中可以清楚地看到皮质中的溶解性损伤。图（d）显示了图（c）中虚线所示的横截面，分辨率为5 μm。图（e）显示了与野生型对照小鼠的相同的水平。图（a、b）由E. Coste，R van't Hof和S.H. Ralston提供，（c—e）由A.Daroszewska，R.van't Hof和S.H. Ralston提供

扫描的最佳区域是关节区域，因为后肢比较容易定位，并且该区域不被厚的软组织层覆盖。我们使用一个小的、圆形的聚苯烯支架和胶带来固定肢体，以保证它们保持在适当位置（图27-7a）。当进行在体扫描时，抑制腿的运动是非常重要的，因为腿的移动可以导致重建中的严重伪影（图27-7c）。

对于扫描仪参数应基本按照离体扫描的方法进行设置（50 kV，0.5 mm Al 过滤器，0.6° 旋转

步长），但分辨率设置有所不同。在 Skyscan 1076 上我们使用分辨率为 9 μm 来分析小鼠的骨小梁，使用此设置扫描大约需要 20 min。为了检测骨病变，分辨率为 18 μm 是足够的，这将使扫描时间减少到 8 ~ 9 min。

　　重建和分析依照离体扫描所述进行即可。然而，在体扫描由于分辨率有限，使得鼠小梁骨的阈值选择难度增加。获得更可靠阈值的一种方法是使用特殊的自适应阈值确定技术。保证较宽的视野对于扫描活体动物是必要的。视野的增宽意味着使用 9 μm 分辨率得到的图像文件增大，每次扫描重建时间可能需要几个小时。

4. 注解

1. 小鼠皮质孔隙度的分析可能需要更高的分辨率，因为许多孔的直径小于 5 μm。
2. 由 Skyscan 提供的 NRecon 重建软件需要额外的步骤。原始重建图像数据是浮点格式，然后由软件转变成 8 位整数图像文件。一个重要的步骤是从浮动点数据中选择正确的最大值并在同一实验中的所有样品采用相同的缩放规格。
3. 为了准确地选择 VOI，应原骨骼保持直立。这

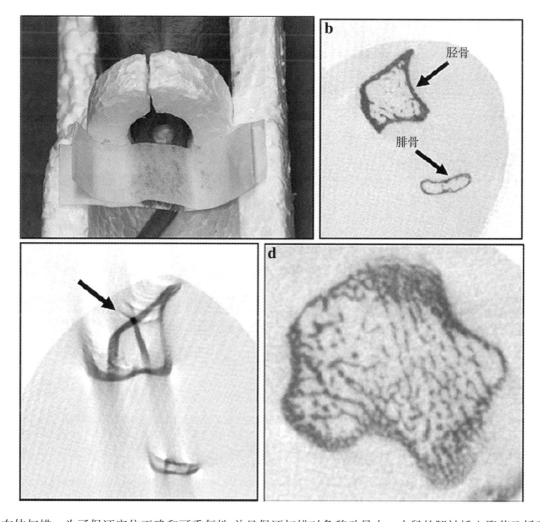

图27-7　在体扫描。为了保证定位正确和可重复性,并且保证扫描对象移动最小，小鼠的腿被插入聚苯乙烯环,并与脚用胶带绑在一起图（a）。图（b）显示一个4月龄的老鼠胫骨和腓骨的9 μm分辨率的扫描。图（c）显示了在扫描期间由于腿运动产生的伪影。图（d）显示了骨小梁细节。这些信息可以通过在体扫描小鼠骨骼得到

可以通过将样品正确地定位在样品架中来完成。然而，由于骨样品的形状不规则，特别是胫骨，因而很难采取完全相同的方式准确定位所有样品。Skyscan Dataviewer 可使用户沿着所有三个主轴旋转图像堆，这样就可以确保所有样品的正确定位。此步骤在皮质骨的单个切片上测量2D 形状参数（例如伸长率和最小和最大直径）时非常重要。

参考文献

1. Hounsfield, G. N. Computerized transverse axial scanning (tomography): Part1. (1973) Description of system. *Br. J. Radiol.* 46, 1016-1022.

2. Sasov, A., and Van Dyck, D. (1998) Desktop X-ray microscopy and microtomography. *J Microsc.*; 191(Pt 2):151-158.

3. Feldkamp, L. A., Davis, L. C., Kress, J. W. (1984) Practical cone-beam algorithm. *J. Opt. Soc. Am.* A6, 612-619.

4. A. Daroszewska, A., Van 't Hof, R., Rose, L,. Rose, K., and Ralston, S. (2009) The P392L Mutation of SQSTM1 Causes a Paget's Disease- Like Phenotype In Mice. *J. Bone Miner. Res.* 24 (Suppl 1), S38.

第 28 章

外周定量 CT 对啮齿动物的骨测量

Jürg A. Gasser, Johannes Willnecher　著

海　宝、冷慧杰　译

摘要

　　本章讲述了外周定量 CT 在小型动物中的应用以及对于研究设计、仪器设备和数据分析方面的建议。

　　关键词：活体 CT 技术、骨结构、骨密度（BMD）、大鼠及小鼠。

1. 前言

　　外周定量 CT（peripheral quantitative computed tomography, pQCT）是一种有效的无创性检测手段，可监测啮齿动物骨质的特异性变化和骨皮质的几何参数 [1]。定量 CT（quantitative computed tomography, QCT）是测量骨矿物质独特的方法，可分别提供骨小梁和骨皮质的体积骨密度（g/cm³）的真实值 [2]。另外，QCT 在确定骨皮质的结构特性方面准确性高 [3]，在预测骨的力学特性方面精确度较高 [4-6]。该技术如使用得当，可监测在疾病状态下骨的变化（如卵巢去除、固定、炎症和肿瘤引起的骨自溶），可从不同层面描述治疗及干预效果，也可对转基因小鼠进行骨表型的分析。通过运用特定的算法和计算参数，如轴向或纵向骨骼强度指数，可以可靠地预测在弯曲或扭转时的骨强度。

　　这项技术显然也有其局限性，因此应结合其他方法使用。此外，pQCT 可获得基本的结构信息，但通过对其计算来预测极限强度（BSI）并不能全面地反映骨的力学特性，例如可以导致骨骼脆性增加的骨基质的组成变化，编织骨中的异常骨胶原结构，以及可能引起松质骨中区域薄弱（应力集中区）的骨表面重建等。所有这些 pQCT 的不足必须通过力学性能试验、背散射电子成像和组织病理学研究等方法来弥补。

　　维尔茨堡大学最先开发出了 XCT900 和 XCT960 扫描仪原型机 [7]，德国 Stratec Medizintechnik GmbH 公司将其引入临床和基础医学。随后，小型动物专用高清扫描仪问世，例如针对小型动物的 XCT Research SA 和针对大型动物的 XCT3000 Research（表 28-1）。pQCT 可针对体外包括椎体在内的任何骨骼进行测量，XCT 系列的所有 pQCT 扫描仪均是根据平动 - 旋转原理工作。作为 38.5 kV 的设备，X 线管所发射出的光子可近 100% 地由 12 根半导体探测器接收。每一层横断面上的每个点的衰减系数通过投影数据（过滤投影）中得以重建 [8]。系统配有商用塑料制作的标准模块，通过每天扫描标准模块，依据待测标本的衰减系数，可以来获得其密度（mg/cm³）。

　　pQCT 的优势还在于可对骨骼肌肉情况进行无创在体检测，因此，既可将其应用于转基因动物骨骼表型的研究，也可用来监测手术及干预效果。本章着重阐述使用 XCT Research SA+pQCT 扫描仪进行大鼠及小鼠骨骼成像方法，同时着重阐述实验技术方面的相关问题，如手术麻醉、动物（年龄）的选择、实验设计、扫描位置的选择以及感兴趣区（ROI）、四肢的定位、仪器设置、数据分析和解释。

表 28-1　XCT 系列技术参数

	XCT Research SA	XCT Research M	XCT Research SA+	XCT3000 Research
层厚	0.8 mm	0.5 mm	0.7~ 0.13 mm	1 mm
高压	50 kV	50 kV	50 kV	60 kV
X 线剂量	38 keV	38 keV	38 keV	45 keV
矩阵大小	最大 1000 × 1000	最大 1000 × 1000	最大 1000 × 1000	最大 1000 × 1000
分辨率	最大 90 μm	最大 70 μm	最大 70μm	最大 70 μm
投影数	180~270	180~270	180~270	180~270
探测物大小	最大 90 mm	最大 50 mm	最大 90mm	最大 270 mm
扫描长度	170 mm	170 mm	170 mm	390 mm
1 m 距离的弥散辐射剂量	0.1 μSv/h	5 μSv/h	0.1~5 μSv/h	0.1 μSv/h

2. 材料

1. 扫描仪　XCT Research SA+scanner(Stratec Medizintechnik GmbH, Germany)(见注解 1)或 XCT960A scanner (Stratec Medizintechnik GmbH, Germany)。

2. 能提供 2.5% 异氟烷和 0.8% 氧气和 0.8% 空气的吸入麻醉设备（如 Fluovac)。

3. 注射器和针头。

4. Ketarom® 注射用麻醉剂 (1.2 ml 盐酸氯胺酮 + 0.8 ml 2% 甲苯噻嗪 +8 ml 氯化钠)。

5. 辅助动物肢体进行扫描的支架设备。

3. 方法

3.1. 实验设计和动物选择

文献中所报道的 pQCT 的数据大多数来源于 Sprague-Dawley 鼠或 Wistar 大鼠 [2-6,9-10]。鉴于在骨骼生物学中转基因小鼠使用得更为频繁，越来越多的研究将 pQCT 测量方法应用于小鼠 [11-12]。因此，现在可以使用 pQCT 分析大鼠或小鼠的骨骼，但为了保证数据质量，很多因素须考虑在内。

3.1.1. 分组大小与在体和离体扫描时的扫描仪精度

1. 鉴于使用 XCT 960 A 测量大鼠以及 XCT Research SA+ 测量大鼠和小鼠均存在一定的变化系数，因此每组至少研究 10 只动物（表 28-2)。

2. 根据经验，两个组别的平均值须要是列于表 28-2 中的关于 CV 测量值的 3 倍以上，才可能获得统计学意义的差异。

3. 实验者应根据实验条件确定如何选择变化系数，因为精确度由多种因素决定，如大鼠和小鼠的品系、年龄、设备型号、感兴趣区、夹持肢体的方法和仪器设置等。

3.1.2. 动物月龄

1. 对于所研究的大鼠，如果实验目的不是评估骨骼生长或影响生长的相关因素，那么选择的鼠龄不要小于 6 个月 [13-15]。当动物月龄过小时，疾病和药物的使用将不可避免地影响骨骼生长，使问题复杂化。尽管 6 月龄和 9 月龄大鼠在骨骼横断面方面几乎没有差异，但图 28-1 可以清晰地表明去卵巢可以造成幼龄鼠骨膜漂移，却无法影响大龄鼠。

2. 对于所研究的小鼠，最小鼠龄通常为 4 个月（见注解 2)。不过须要注意的是，对于绝大多数小鼠品系，在骨量峰值时其骨小梁参数与大鼠不同。因此，可能很难对骨骼生长已成熟小鼠典

表 28-2　XCT960A 和 XCT Research SA+ 扫描仪的变化系数

参数（单位）	大鼠：XCR960A			XCT Research SA+	
				大鼠	小鼠
	$CV_i\%$	$CV_v\%$	$CV_r\%$	$CV_r\%$	$CV_r\%$
总骨矿物质含量（mg/mm）	0.331	0.598	0.869	1.13	0.97
总骨矿物质密度（mg/mm³）	0.116	0.170	0.273	0.36	0.25
总骨面积（mm²）	0.327	0.700	1.087	1.51	1.11
骨小梁矿物质含量（mg/mm）	0.681	1.331	2.330	3.02	3.76
骨小梁矿物质密度（mg/mm³）	0.444	0.423	0.740	0.77	1.54
骨小梁面积（mm²）	0.542	1.060	1.754	2.25	2.32
骨皮质矿物质含量（mg/mm）	0.456	0.576	0.856	0.44	0.79
骨皮质矿物质密度（mg/mm³）	0.214	0.319	0.540	0.77	0.39
骨皮质面积（mm²）	0.605	0.849	1.353	0.90	1.03
骨皮质厚度（圆环模型）（mm）	0.585	0.688	1.152	0.74	0.55
骨膜周长（mm）	0.163	0.350	0.544	0.74	0.55
内皮质周长（mm）	0.283	0.528	0.867	1.11	1.26
骨硬度指标（mm⁴g/cm³）	0.877	1.332	2.315	nd	nd

变化系数使用如下公式得出：（CV = STDEV/ 平均值 × 100），设备精确度 ($CV_i\%$) 通过在体外对胫骨远端重复测量 10 次得到，测量时并没有按照距胫骨远端 5 mm 的原则在骨骼上重新定位。活体测量精确度通过对肢体 10 次测量计算而得，其中 $CV_r\%$ 取自重新定位的测量，$CV_u\%$ 取自未重新定位的测量。

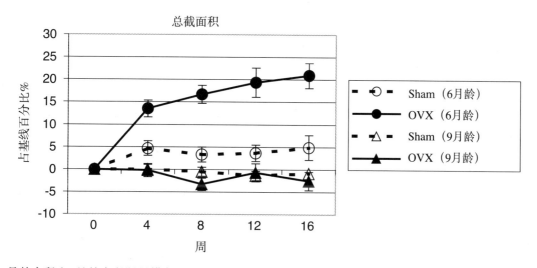

图28-1　6月龄大鼠和9月龄大鼠胫骨横断面面积相对于基准值的变化。图示的所有值表示平均值 ± SEM。须要注意的是，假手术组在7月龄前其横断面面积随月龄变化而变化。6月龄大鼠在去卵巢术后骨外膜发生显著变化，而9月龄大鼠行去卵巢术后不产生此效应

型位置（如胫骨近骺端）的骨小梁参数进行评价。测量小鼠股骨远端所得到的骨小梁数据更为可靠，但位置不易确定。由此看来，当研究的重点是松质骨时，如果不得不选择骨骼尚未发育的成熟小鼠（<4 个月），那对最后的数据进行解释时会非常困难，因为还须要考虑骨骼生长对实验产生的干扰。

3.1.3. 实验设计

1. 对于纵向研究，获得每只动物的基线值有助于得到由于疾病或服用药物所产生的测量值的变化。
2. 对于比较不同干预措施的纵向实验，要基于总横断面骨密度和骨小梁骨密度将动物均衡地分配到不同的实验组中。除了保证这两个参数在不同组之间可比之外，建议尽量保证不同组间方差一致（见注解3）。
3. 当对离体骨骼标本进行测量研究时，如无法活体测量的腰椎或实施离体生物力学测试、组织形态定量分析等，纳入对照基线组非常重要（即所测量指标在基线水平时将鼠处死）。
4. 对于离体骨骼的干预研究，可能须要纳入额外的对照组。此组的标本应该在基线水平、实施加载之前取材。

3.1.4. 对转基因小鼠的分析

有可能有一些情形会使实验没有那么完美，具体情形已列于子标题 3.1.1. — 3.1.3. 中。例如，一些转基因小鼠的生存率较低，无法研究其成熟的骨骼特征，也无法进行长期研究。作为研究者应该意识到，骨骼表型的紊乱既可能源于子宫内骨形成异常的干扰，也可能源于产后骨生长变化的干扰。因此，当研究得出诸如相关基因、受体或问题蛋白可能成为骨质疏松治疗有效靶点的结论时，有可能是错误的。

3.2. 骨骼感兴趣区的确定

对于骨量、骨密度和骨皮质结构的在体研究，过去 pQCT 大多是针对动物后肢进行测量，现在多针对四肢骨骼及尾椎进行研究 [2-6,10]。

3.2.1. 研究活体松质骨及皮质骨相关参数的首选位置

对 pQCT 可进行多处骨骼的活体测量，其优缺点如下。

1. 胫骨近端干骺端（proximal tibia metaphysis，PTM） PTM 能成为 pQCT 扫描的绝佳位置有诸多原因（图 28-2）。此处含有丰富的骨松质，并且能最大程度地反映干预措施所引起的变化，

干预措施有去卵巢术 [2]、固定术及甲状旁腺激素对骨合成代谢的影响等。选择 PTM 的另一个原因是在文献既往的研究中，此位置是测量结构及组织形态相关参数最热点的位置。对成年大鼠（≥ 6 个月）PTM 部位进行连续扫描可显示距胫骨近末端 4.5 ~ 5 mm 的区域，此位置处有二级骨松质（图 28-3、28-4）[3]。对于小鼠来说扫描部位在距胫骨近末端 2.5 mm 处（图 28-2）。而距离膝关节越远，骨松质骨量下降的变化就越不明显，因为尤其是大龄动物，其松质骨在离膝关节较远处骨量已很少。

2. 股骨远端干骺端（distal femoral metaphysis，DFM） DFM 为 pQCT 扫描研究骨皮质骨松质的另一可选位置。但由于局部张力牵拉，对髌骨产生强作用力，会减慢此部位松质骨的流失 [2]。

对于大鼠，最佳切片位置为距股骨远端 5 mm 处，对于小鼠为 3 mm 处。

3. 胫骨远端干骺端（distal tibial metaphysis，DTM） 在 pQCT 扫描中，DTM 的位置有其局限性。此位置横断面积小，无论小鼠还是大鼠都无法区分骨皮质与骨松质。

4. 尾骨椎体（tail vertebral bodies，TVBs） TVBs 易于定位，可以对其进行测量。但进行干预处理如去卵巢术后，TVBs 的骨量丢失的变化没有 PTM、DFM 甚至腰椎节段等部位明显，因此，实际使用 TVBs 的研究非常有限。具体是何原因尚不明确。可能的原因有很多，比如脂肪髓和红骨髓的不同，血管分布不同（代谢不同）及局部保护性的牵张模式不同，等等。

3.2.2. 活体骨皮质研究参数的首选部位

目前还没有任何算法可以完美地区分骨皮质和骨松质。因此，我们建议除了 PTM 和 DFM 外，选择一个几乎只有骨皮质的部位。在长期研究中我们发现，选择胫骨中段骨干（mid-diaphysis of the tibia，MDT）有较高的准确性，能够在多次测量中重复实验结果。发育中的和成年的大鼠和小鼠的骨骼长度均可以通过 X 线片子容易地测得。

3.3. 实验质量保证

在进行动物实验前，必须进行设备质量保证

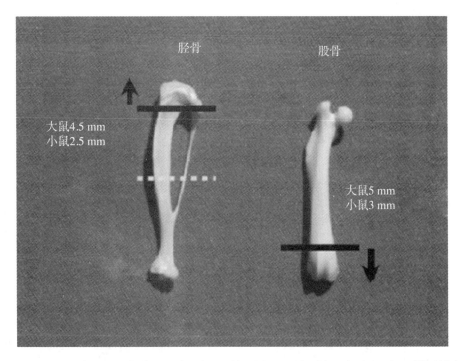

图28-2　图为成年大鼠及小鼠感兴趣区部位，已标明距股骨远端、胫骨近端距离（mm），易测得真实骨皮质在胫骨中段的位置（白色虚线所示）

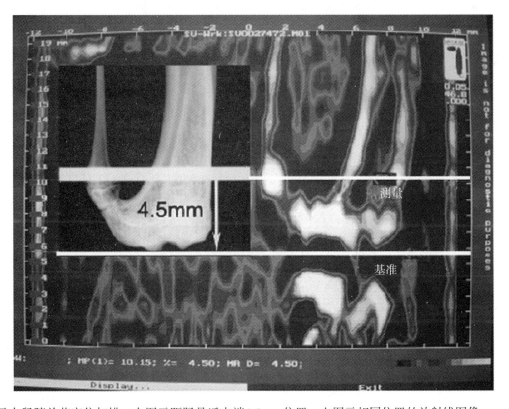

图28-3　图示大鼠膝关节定位扫描，右图示距胫骨近末端4.5 mm位置，左图示相同位置的放射线图像

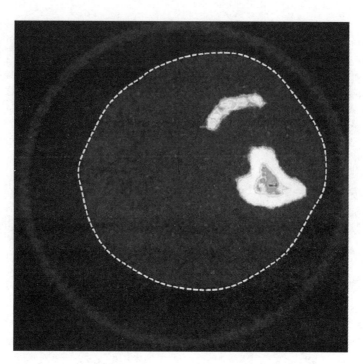

图28-4   图示使用XCT960扫描仪对9月龄大鼠距胫骨近端4.5 mm处的QCT图像。多数情况下软件可自动确定感兴趣区。虚线示肌肉轮廓。设置低阈值，肌肉可在任何层面显示

程序，即对扫描仪厂家提供的质保模块进行扫描以确保实验质量。要保证每天在正式扫描采集数据前进行设备质量保证程序。该程序要求对三种不同密度的标准件进行定位扫描（Scout View scan，SV-scan）（图28-3），并采集数据，保证误差范围小于真实值的1%。

3.4. 肢体定位

对肢体精确定位是获得可靠数据的关键，为此我们设计出特殊的样品固定装置，以确保肢体在任何方向都不会发生移动和旋转。

1. 将动物侧放在一个塑料托盘中。
2. 将实验动物的口鼻插入通有吸入麻醉剂的管道[2.5% 异氟烷 (Forene®，图28-5)，同时混有 0.8% 氧气和 0.8% 的空气]（见注解 4）。
3. 将动物腿放入管道中，并将脚固定于固定器的另一端（图28-6）。
4. 在肢体四周用锥形塞固定并将铁棒插入侧缝中以固定胫骨周围的肌肉，以防止肢体转动（见注解 5）。
5. 把脚架在踝部周围固定并用胶带加固以防其从

管中滑出（图 28-6）。
6. 从实验开始到最终为每只动物配有专一的代码。代码一经输入电脑，软件会将之前同一动物的实验数据与即将产生的数据进行比较。软件的自动识别系统能高效地处理在之前感兴趣区扫描得到的测量结果。

3.5. 仪器设置

有特别多的设置仪器的方法，以至于超出了此指南所能讨论的范围。对于 XCT Research SA、XCT Research M、Research SA+ 和 XCT 3000 Research 扫描仪在进行大鼠扫描时的建议见表28-3。根据我们的经验，这些用于骨皮质和骨松质的参数均能得到高质量的可靠数据。

3.5.1. 对于骨皮质和骨小梁的检测

我们使用相同的界定轮廓的阈值来划分骨膜和骨皮质内层表面（CONTMODE 1、CORTMODE 2、PEELMODE 2）（见注解6）。参数 CONTMODE 1 能确定软组织与骨组织的分界线,以此来划定外轮廓(骨膜周长）。阈值衰减系数可随意设定。CORTMODE 2 算法用于内层表面将骨松质和骨皮质区分开来。所

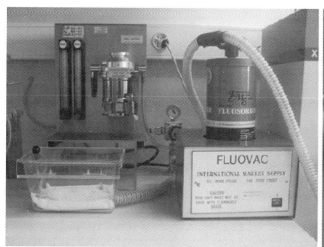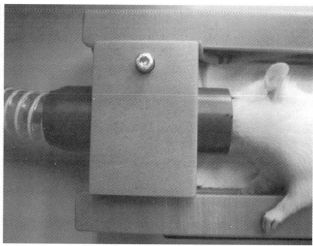

图28-5　麻醉设备。将实验动物的口鼻插入可吸入麻醉剂的管道。吸入装置可防止动物鼻部周围气体溢出。该系统配置有"流水工作室"，以确保一只动物在麻醉的同时对另一只动物进行肢体检测

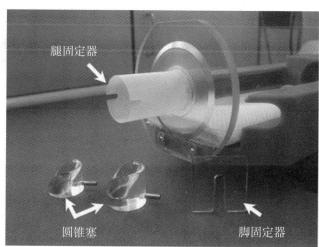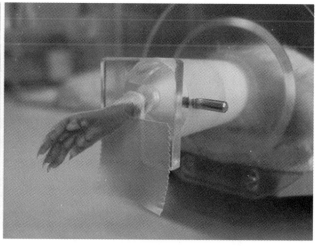

图28-6　在扫描仪中放置动物四肢的设备。图示为特制的能在pQCT扫描仪中放置动物后肢的设备。左图详细地显示了肢体托举设备部件，包括有管道、带有铁杆的锥形塞和一个脚支架。锥形塞有防止胫骨肌肉旋转的作用。脚支架防止肢体踝关节从管道中滑出

有衰减系数低于阈值的像素点被剔除掉，被认为是骨松质区域。像素点经过 3×3 滤器处理以保证其连续性。我们建议在确定骨皮质的内轮廓时使用确定外轮廓时使用的同一阈值（在大鼠中为 610～710 mg/cm³）。PEELMODE 2 是由操作者设定的阈值，用来定义骨皮质和骨小梁之间的过渡区域。对于较高等物种如人类和灵长类动物，骨皮质和骨小梁之间的过渡区域是可以区分的，而 PEELMODE 2 选择的阈值总是小于 CORTMODE 2 阈值。但是，在大鼠或小鼠中，从解剖学看，并没有此区域，骨骼只能定义为骨皮质和骨松质。因此，对于啮齿类动物，PEELMODE 2 阈值须与 CORTMODE 2 中的一致。

1. 大鼠在实验中的取值范围为 610～710 mg/cm³，在小鼠实验中为 350～400 mg/cm³。在确定轮廓时应取阈值中的最大值，以使区域体积效应最小化。理想阈值为 710 mg/cm³，此时对应的衰减系数为 0.94 mg/cm³（见注解 7）。

表 28-3　XCT 系列扫描仪对胫骨近端干骺端扫描时的仪器设置

	XCT Research SA(rats)	XCT Research M(mice)	Research SA+	XCT 3000 Research （灵长是动物，羊和狗）
准直器（直径） 像素大小	1.6 mm $0.09 \times 0.09 \times 0.8$ mm^3	1.0 mm $0.07 \times 0.07 \times 0.5$ mm^3	$1.4 \sim 0.25$ mm $0.07 \times 0.07 \times 0.7$-0.13 mm^3	2 mm $0.1 \times 0.1 \times 1$ mm^3
扫描速度 SV- 扫描 终扫描	20 mm/s 10 mm/s	10 mm/s 5 mm/s	10 mm/s 5 mm/s	10 mm/s 5 mm/s
CONTMODE	1	1	1	1
PEELMODE	2	2	2	2
CORTMODE	2	2	2	2
阈值	710 mg/cm^3	350 mg/cm^3	610 mg/cm^3	400
阈值 2	710 mg/cm^3	350 mg/cm^3	610 mg/cm^3	400

采用 CONTMODE 分析时，阈值确定扫描外轮廓。采用 CORTMODE 分析时，阈值 2 确定骨皮质骨松质的分隔

2. 最好使用 2~3 个阈值（包括一个理想值和一个最小值）来进行两次扫描分析流程。常规使用的阈值对于骨骼成熟大鼠为 510、610 和 710 mg/cm^3，对于骨骼成熟小鼠为 280、350 和 400 mg/cm^3。如果在采集数据时选用较高阈值导致骨量比真实情况明显减少，可以选择较低阈值继续实验。在选用非最佳阈值时无须重新分析之前时间点的数据。

3. 对每只动物和每个测量点的阈值都选择相同的剥离算法。如果在实验中发现实验设置有问题，则须使用较低阈值重新测量之前的所有数据点。

3.5.2. 特殊情况

对于幼龄动物，由于正值骨生长时期，常将阈值设置为较低值（表 28-1）。这样的设置也适用于严重骨质疏松的转基因动物、高度骨质重建动物、由于维生素 D 缺乏或成骨不全造成的骨中矿物质破坏等。

3.6. 数据分析与解释

通过软件分析可生成大量参数，但并不是所有的数据都有用处。我们发现列于表 28-4 的 14 项参数可充分对数据进行解释。下面我们将用真实数据来描述具体的分析过程。

对 9 月龄未孕 Wistar 大鼠进行 12 周研究。每组 10 只动物进行去卵巢处理，将 0.3 mg/kg 的 17α-

炔雌激素混入玉米油中，给动物每日口服。其他组用 10 μg/kg 阿仑膦酸钠或溶剂（玉米油）每周皮下注射 2 次。将假手术组 4、8、12 周的测定结果即年龄相关性的 pQCT 测量指标作为所有组的基线值。

第一列为由软件中各参数名称，第三列为计算单位。这里只列出了用于解释数据最相关的参数。

尽管可对相应组的动物进行数据值的分析，但我们推荐计算每个参数、每个时间点中相对于基线值的变化百分比。其原因很简单：您发现几乎不可能调整所有 13 个参数的所有治疗组的值。当您将动物分配到基线组时，须要评估。当查看包含数据的图形时，始终记住前面提到的"经验法则"。为了使结果真实可靠，变化百分比须要大于列于表 28-2 的相应的 CVr 值的 3 倍。

3.7. 数据解释

3.7.1. 定义骨小梁密度

骨小梁密度等于骨小梁骨量除以骨内所有组织包括骨髓在内的体积。此值并非骨小梁的实际密度。骨实际密度为 1200 mg/cm^3、骨小梁所占体积为 20% 时，表观骨小梁密度为 240 mg/cm^3（图 28-7）。骨皮质中骨单位占 2%~10%，骨其他成分占 90%~98%，因此所测的骨皮质密度是 90%~98% 成分的密度。更多的关于密度的信息请参阅 Rauch 发表的文章[32]。

表 28-4　常用 pQCT 参数

参数	定义	单位
TOT_CNT	骨总矿物质含量	mg
TOT_DEN	单位体积总骨矿物质密度	mg/cm^3
TOT_A	总骨矿物质面积	mm^2
CRT_CNT	皮质骨矿物质含量	mg
CRT_DEN	单位体积皮质骨矿物质密度	mg/cm^3
CRT_A	骨皮质面积	mm^2
TRAB_CNT	骨松质矿物质含量	mg
TRAB_DEN	单位体积骨皮质矿物质密度	mg/cm^3
TRAB_A	骨松质面积	mm^2
PERI_C	骨膜周长	mm
ENDO_C	内皮质周长	mm
CRT_THK	圆环模型皮质厚度均数	mm
xBSI	轴向骨强度指标（弯曲强度）	mm^{4}g/cm^3
pBSI	极性骨强度指标（扭转强度）	mm^{4}g/cm^3

柱 1 列出了软件命名的参数，其单位列于柱 3。只列出了解释数据时需要的最为相关的参数。

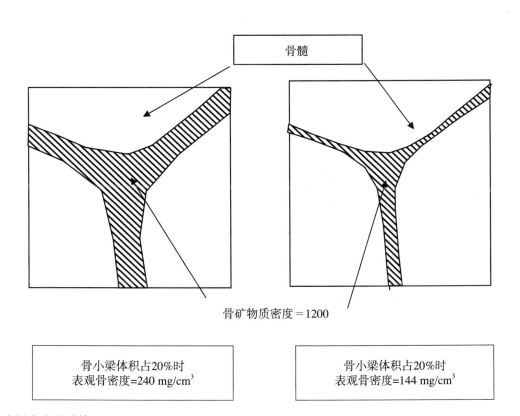

图28-7　骨小梁密度的计算

3.7.2. 骨弯曲强度检测

可通过测量物体横断面的几何结构和材料性能来计算物体弯曲和扭转强度。物理参数包括惯极惯性矩 I 和断面模量 R。pQCT 软件可计算 SSI，即断面模量和皮质密度的组合量（图 28-8）。Ferretti 使用惯量和皮质密度的组合量即 BSI 来预测大鼠股骨的弯曲强度，结果较为精确[33]。经过多次重复实验，发现四肢旋转运动使轴向数据发生改变，而极向 SSI 值与旋转无关。因此，极向值重现性高。另外，也可测得皮质密度、平均衰减系数和骨皮质面积值。

3.7.3. 断裂载荷预测

使用下列公式计算断裂载荷

$$F_B = \frac{4\sigma_B \times SSI}{l}$$

F_B 是断裂载荷，σ_B 是骨极限强度，l 是弯曲测试距离。

3.7.4. 部分容积效应

当扫描分辨率与被测物体大小数量级相同时，应考虑部分容积效应对实验的影响，尤其体现在测量骨皮质相关参数时。CT 图像由单个体素组成。如果一个体素所涵盖的不仅仅是骨组织，那么测得的密度将是骨皮质和周围组织的混合密度值（图 28-9）。由此可导致实测密度值过低及所测面积过大。为了避免部分容积效应，Rittweger 提出了纠正部分容积效应的算法[34]。

3.8. 扫描数据分析

3.8.1. 骨骼大小的分析

首先要分析骨膜参数（PERI_C）或总骨面积（TOT_A）。这两者都可用来描述骨骼大小。但（TOT_A）作为面积指标对数据的变化观察更有意义。

在 PERI_C 中，≥ 2% 的增长或在 TOT_A 中 > 3% 的增长才可说明疾病或药物产生效果。在骨骼发育的早期较容易观察到这些变化。对于大鼠，应选择 < 6 月龄的动物。促蛋白合成制剂如生长激素[9,16,17]、维生素 D[18] 及高剂量乙内酰苯硫脲等可诱导上述改变。在我们的例子中（图 28-10a），PERI_C 值的变化幅度未超过 2%，表明观察值的变化在测量的精度范围内，因此并没有发现真正的影响。

3.8.2. 骨矿物质分析

通过骨横断面总矿物质含量（TOT_CNT）指标来观察干预措施是否能影响骨量的绝对增加或减少。结合之前的参数（PERI_C）可得知，我们可以了解骨量的变化是否完全发生在骨皮质内层（即

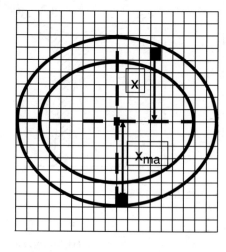

x=轴向体素距离
x_{max}=最大轴向体素距离
a=体素面积[mm²]
重力中心
CD=测量的骨皮质密度
1200=正常生理骨皮质密度

$$SSI = \frac{\sum X^2 \times a \times CD}{X_{max} \times 1200}$$

图28-8 骨强度的计算

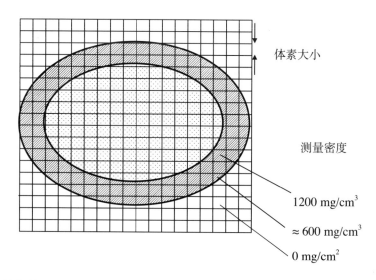

体素大小

测量密度

1200 mg/cm³

≈ 600 mg/cm³

0 mg/cm²

图28-9　部分容积效应的定义

没有 PERI_C 的变化)，或者与骨骼体积变化相关(即 PERI_C 的变化)。在我们的例子中，骨骼大小无变化，因此，TOT_CNT 可给出与横断面体积骨密度 (TOT_DEN) 相同的信息 (图 28-10b)。"拇指原则"显示假手术组和阿仑膦酸钠组很稳定，不随着时间的推移而改变，并且组与组之间没有显著差异。表 28-2 显示应用炔雌醇大鼠的 CVr 曲线下降超过 3 倍 (>0.8%)，表明在防止骨流失方面炔雌醇并非 100% 有效。在 4 周内 TOT_DEN 显示去卵巢大鼠发生统计性差异的变化。此项参数在 2 周时已可提供有价值的信息。在无骨大小变化的情况下，我们可得出以下结论，即骨流失发生在骨内膜下全层 (骨松质和骨皮质内层)。因此，实验分析应该试图区分这两种情况。

3.8.3. 骨皮质变化分析

解决这个问题的最好参数是探究平均骨皮质厚度的变化 (CRT_THK，图 28-10c) 和将皮质内周区分开来的阈值 (ENDO_C，图 28-10d)，或者是采骨松质面积 (TRAB_A)。在我们的例子中，假手术组和阿仑膦酸盐处理的动物随着时间的推移这三个参数都是稳定的。用炔雌醇处理的动物 CVr 表现出的变化大约有 3 倍 (>2.6%)。该参数值显示在表 28-2 中。这表示一些皮质变薄是通过骨皮质内层骨吸收而发生的。显然，这个吸收过程非常迅速，

在去卵巢大鼠手术 4 周后可观察到皮质显著变薄 (图 28-10c)。骨骼大小未变 (PERI_C)，但 CRT_THK 的减少表示 CRT_THK 的变化是由骨吸收造成的。我们已知道甲状旁腺激素 [2,19-20] 和前列腺素 E_2[21-22] 干预是通过骨内皮质附着来增加皮质厚度。这些变化幅度 (ENDO_C 减小) 是很大的，可以很容易地在 4 周或更长的时间后监测。

3.8.4. 骨小梁变化分析

对骨小梁密度变化的分析最好使用面积校正的骨松质体积骨密度 (TRAB_DEN，图 28-10e)，而并不是松质骨矿物质含量 (TRAB_CNT)（参见注解 8)。在示例中，TRAB_DEN 清楚地显示骨松质流失的速度比骨皮质变薄的速度大 (CRT_THK，图 28-10c)。另外，阿仑膦酸盐似乎具有很好的保护作用，表 28-2 显示在应用乙炔雌二醇的动物中骨松质丢失超过显示的 CVr 的 3 倍，表明此部分骨流失量虽少，但有统计学意义。

在大鼠中能增加骨松质量的药物有甲状旁腺激素 [23-24]、纤维母细胞生长因子 [25]、前列腺素 E_2[21-22,26]、维生素 D 类似物 [27] 和生长激素。

3.8.5. 骨皮质体积骨密度的分析

骨皮质体积骨密度 (CRT_DEN)（图 28-10f) 是能反映骨的内在材质的唯一参数。TOT_

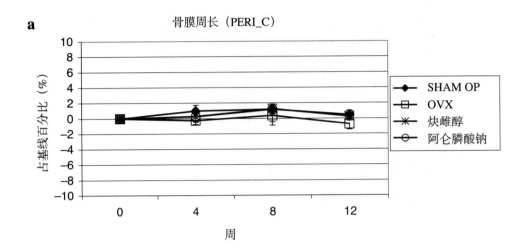

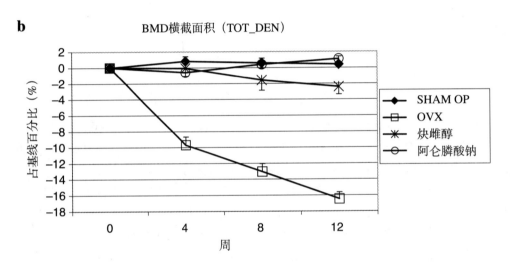

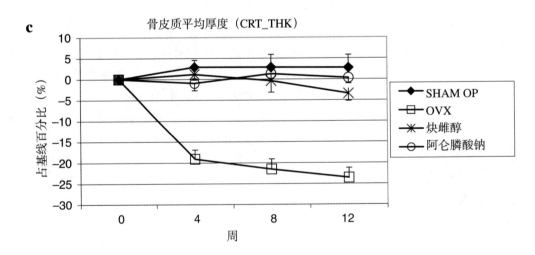

图28-10　注意，所有显示的值表示平均值±SEM。(a)去卵巢后骨膜周长变化（占基线的百分比）。(b)去卵巢后横断面体积骨密度的变化（占基线的百分比）。(c)去卵巢后骨皮质平均厚度的变化（占基线的百分比）

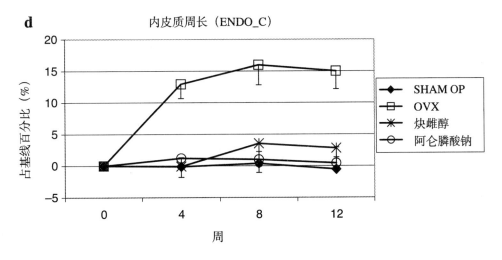

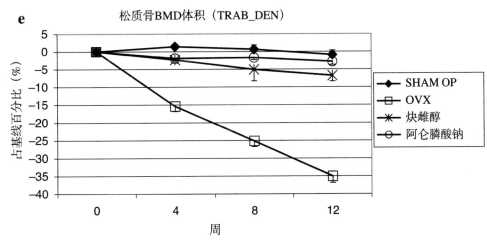

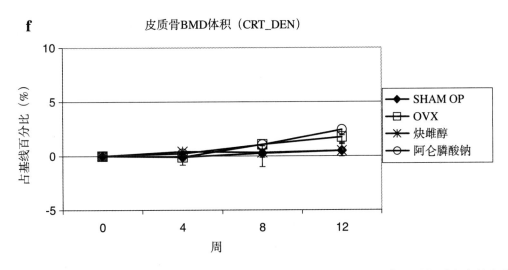

图28-10（续）　(d)去卵巢后骨皮质内层周长的变化（占基线的百分比）。(e)去卵巢后骨松质密度的变化（占基线的百分比）。(f)去卵巢后骨皮质密度的变化（占基线的百分比）

DEN、TRAB_DEN 和 CRT_DEN 不同，TOT_DEN、TRAB_DEN 只能同 DXA 一样进行投影面积密度测量，所以说 CRT_DEN 在测量骨皮质密度方面优势突出。多数情况下，此参数几乎在长时间内不发生改变，但通过对双膦酸盐的长期研究，CRT_DEN 显示基质矿化增加（二次矿化）。而当实验中长期使用促合成代谢制剂如甲状旁腺激素时，此参数可能降低，因为新形成的骨皮质内层骨骼矿化较不密集，并且因为次级矿化需要一段时间才能实现[28]。当骨矿化过程受到干扰（如维生素 D 缺乏或成骨不全）[29]或存在 Haversian 重塑(只有在啮齿动物异常)时，容积参数值 CRT_DEN 会减小。实验中 CRT_DEN 很少有变化，但在阿仑膦酸盐组和去卵巢组此参数值有增加的趋势，这或许能表明在用二膦酸盐处理的动物中基质矿物含量的增加。

3.8.6. 结果分析

上述实例表明骨松质和骨皮质内层中骨的快速流失，后者是造成骨皮质变薄的原因。与在幼龄大鼠中所看到的相反（图 28-1），在成熟大鼠中骨皮质变薄并非是由骨膜骨形成漂移的激活来抵消的。骨丢失的量在松质中较在皮质中大。从对骨皮质密度的测量中得知，在骨基质矿化中没有有意义的干预手段，但对于用阿仑膦酸盐处理的大鼠来说至少有骨密度增加的趋势。为了继续研究，可使用更为复杂但辨识度更高的方法如背散射电子成像法[30-31]。

4. 注意事项

1. XCT960A 是第一台商业化的专用动物 pQCT 扫描仪，后来由 XCT Research SA 和 XCT Research M 所取代，最后都由 XCT Research SA+ 扫描仪取代。XCT Research SA+ 扫描仪结合了其前身设备的特点，具有可变准直器、层厚可调的特点。其空间分辨率（70 μm）更高，切片厚度可达 0.7～0.13 mm，可表征小型动物如小鼠、大鼠、狗、灵长类动物和绵羊的骨骼大小（表 28-1）。在本章中所呈现的数据中大鼠由 XCT960A 测量得到，小鼠数据使用 XCT Research SA+ 获得。

2. 因为对小鼠的研究数据较少，所以对于理想的

年龄范围很难给出明确的建议。但以我们的经验，对于小鼠 C57BL/6J 来说，4 个月及 4 个月以上的年龄是较理想的。

3. 多数的干预措施是诱导骨质流失（去卵巢术、固定术和炎症）或骨质增长（合成代谢剂，如甲状旁腺激素、硬化蛋白抗体、生长激素及前列腺素 E_2）。这些药物不能诱导软骨内骨化（骨松质重建）。待观测指标变化的大小大多数情况下是与实验初期得到的骨松质性能成正比。也就是说，与严重骨质疏松的动物相比，具有高密度的松质骨在甲状旁腺干预后的变化程度也更大。通过对各组进行调整，使总横截面骨密度相匹配，从而可确保动物在生物力学参数方面有良好的匹配性。

4. 由于扫描的整个过程通常需要至少 6 min，因此吸入麻醉是理想的麻醉方式。当需要多次扫描时，大鼠和小鼠可以恒久地保持在麻醉状态下。或者可以通过腹膜内注射 40 mg/kg Ketarom（1.2 ml 盐酸氯胺酮 +0.8 ml 2% 盐酸塞拉嗪 +8 ml 生理 NaCl 溶液）麻醉。

5. 锥形插件有三种长度和尺寸，可由操作者根据动物的大小来选择。支架能保证肢体测量的位置顺序移动。

6. 一些研究者倾向于将总骨面积的 45% 定义为骨松质区域。这种分析模式在较大的动物如狗、灵长类动物和人类中有优势。基于阈值算法，在这些物种中骨皮质和骨松质很难分离。但对于啮齿类动物，阈值的分离程序在皮质厚度和皮质内层周长的变化方面能给出更准确的信息。

7. 高阈值 710 mg/cm³ 只适用于 9 月龄和更大的大鼠，如果干预会导致骨皮质大量流失，即使这样月龄的大鼠也不适合。在分析中运行所选算法时，如果皮质环没有被关闭，则表明阈值过高，须要降低阈值以避免得出错误的皮质结构。

8. 在给出的示例中，我们使用基于阈值的算法将骨松质与骨皮质分离。在子标题 3.8.3 中讨论的变化显示在强烈的内皮质吸收过程中，骨髓腔会进行扩展。这种持续的皮质内层侵蚀作用降低了骨皮质体积骨密度，在界面处的密度降低到低于 690 mg/cm³，由此计为松质骨。因为 TRAB_A 不断增加，只观察松质骨密度（TRAB_CNT）时，即使快速去除松质骨结构也会得出

松质骨量增加的错误结论。

参考文献

1. Guglielmi, G., Glüer C. C., Majumdar, S., Blunt, B. A., and Genant, H.K. (1995) Current methods and advances in bone densitometry, *Eur. Radiol.* 5, 129-139.

2. Gasser. J. A. (1997) Quantitative assessment of bone mass and geometry by pQCT in rats in vivo and Site specificity of changes at differ- ent skeletal sites, *J. Jpn. Soc. Bone Morphom.* 7, 107-114.

3. Gasser, J. A. (1995) Assessing bone quantity by pQCT, *Bone* 17, S145-S154.

4. Ferretti, J. L., Capozza, R. F., and Zanchetta, J. R. (1995) Mechanical validation of a tomo- graphic (pQCT) index for non-invasive estima- tion of rat femur bending strength, *Bone* 17, S145-S162.

5. Ferretti, J. L., Capozza, R. F., and Zanchetta, J. R. (1995) Mechanical validation of a non- invasive (pQCT) index of bending strength in rat femurs, *Bone* 18, 97-102.

6. Ferretti, J. L. (1997) Non-invasive assessment of bone architecture and biomechanical prop- erties in animals and humans employing pQCT technology, *J. Jpn. Soc. Bone Morphom.* 7, 115-125.

7. Schneider, P. and Börner, W. (1991) Peripheral quantitative computed tomography for bone mineral measurements using a new special QCT-scanner: methodology, normal values, comparison with manifest osteoporosis, *Fortschr. Röntgenstr.* 154, 292-299.

8. Hermann, G. T. (1980) Image reconstruction from projections: the fundamentals of comput- erized tomography. Orlando: Academic Press.

9. Banu, M. J., Orhii, Pb., Mejia, W., McCarter, R. J. M., Mosekilde L., Thomsen, J. S., Kalu, D. N. (1999) Analysis of the effects of growth hormone, voluntary exercise and food restric- tion on diaphyseal bone in female F344 rats. *Bone* 25, 469-480.

10. Breen, S. A., Millest, A. J., Loveday, B. E., Johnstone, D. and Waterton, J. C. (1996) Regional analysis of bone mineral density in the distal femur and proximal tibia using peripheral computed tomography in the rat *in vivo. Calcif. Tissue Int.* 58, 449-453.

11. Beamer, W. G., Donahue, L. R., Rosen, C. J. and Baylink, D. J. (1996) Genetic variability in adult bone density among inbred strains of mice. *Bone* 18, 397-403.

12. Graichen, H., Lochmüller, E. M., Wolf, E,, Langkabel, B., Stammberger, T., Haubner, M., Renner-Müller, I., Engelmeier, K. H., and Eckstein, F. (1998) A non-destructive tech- nique for a 3-D microstructural phenotypic characterisation of bones in genetically altered mice: preliminary data in growth hormone transgenic animals and normal controls. *Anat. Embryol.* 199, 239-248.

13. Wronski, T. J., Dann, L. M., Scott, K. S.,and Cintron, M. (1989) Long-term effects of ova- riectomy and aging on the rat skeleton. *Calcif. Tissue. Int.* 45, 360-366.

14. Yamazaki, I., and Yamaguchi, H. (1989) Characteristics of an ovariectomized osteopenic rat model. *J. Bone Miner. Res.* 4, 13-22

15. Kalu, D. N. (1991) The ovariectomized rat model of postmenopausal bone loss. *Bone Miner.* 15, 175-192.

16. Andreassen, T. T., Jorgensen, P. H., Flyvbjerg, A., Orskov, A. and Oxlund, H. (1995) Growth hormone stimulates bone formation and strength of cortical bone in aged rats. *J. Bone Miner. Res.* 10, 1057-1067.

17. Andreassen, T. T. and Oxlund, H. (2000) The influence of combined parathyroid hormone and growth hormone treatment on cortical bone in aged ovariectomized rats. *J. Bone Miner. Res.* 15, 2266-2275.

18. Weber, K., Goldberg, M., Stangassinger, M. and Erben, R. G. (2001) 1α-hydroxyvitamin D2 is less toxic but not bone selective relative to 1α-hydroxyvitamin D3 in ovariectomized rats. *J. Bone Miner. Res.* 16, 639-651.

19. Ejersted, C., Andreassen, T. T., Oxlund, H., Jorgensen, P. H., Bak, B,. Haggblad, J., Torring, O. and Nilsson, M. H. (1993) Human parathyroid hormone (1-34) and (1-84) increase the mechanical strength and thickness of cortical bone in rats. *J. Bone Miner. Res.* 8, 1097-1101.

20. Ejersted, C., Andreassen, T. T., Nilsson, M. H. and Oxlund, H. (1994) Human parathyroid hormone (1-34) increases bone formation and strength of cortical bone in aged rats. *Eur. J. Endocrinol.* 130, 201-207.

21. Jee, W. S. S., Mori, S., Li, X. J. and Chan, S. (1990) Prostaglandin E2 enhances cortical bone mass and actiavtes intracortical bone remodeling in intact and ovariectomized female rats. *Bone* 11, 253-266.

22. Jee, W. S. S., Ke, H. Z. and Li, X. J. (1991) Long-term anabolic effects of prostaglandin- E2 on tibial diaphyseal bone in male rats. *Bone Miner.* 15, 33-55.

23. Gunness-Hey, M. and Hock, J. M. (1984) Increased trabecular bone mass in rats treated

24. with synthetic parathyroid hormone. *Metab. Bone & Rel. Dis.* 5, 177-181.

25. Gunness-Hey, M., and Hock, J. M. (1993) Anabolic effect of parathyroid hormone on cancellous and cortical bone histology. *Bone* 14, 277-281.

26. Pun, S., Dearden, R. L., Ratkus, A. M., Liang, H., and Wronski, T. J. (2001) Decreased bone anabolic effect of basic fibroblast growth factor at fatty marrow sites in ovariectomized rats. *Bone* 28, 220-226.

27. Mori, S., Jee, W. S. S., and Li. X, J. (1992) Production of new trabecular bone in osteopenic ovariectomized rats by prostaglan- din E2. *Calcif. Tissue Int.* 50, 80-87.

28. Erben, R. G., Bromm, S., Stangassinger, M. (1998) Therapeutic efficacy of 1α,25- hydroxyvitamin D3 and calcium in osteopenic

ovariectomized rats: Evidence for a direct ana- bolic effect of 1α,25-hydroxyvitamin D3 on bone. *Endocrinol.* 139, 4319-4328

29. Kneissel, M., Boyde, A., and Gasser, J. A. (2001) Bone tissue and its mineralization in aged estrogen-depleted rats after long-term intermittent treatment with parathyroid hor- mone (PTH) analog SDZ PTS 893 or human PTH(1-34), *Bone* 28, 237-250.

30. Boyde A., Travers. R., Glorieux, F. H., and Jones, S. J. (1999) The mineralisation density of iliac crest bone from children with osteogenesis imperfecta. *Calcif. Tissue Int.* 64, 185-190.

31. Boyde, A., Jones, S. J., Aerssens, J., and Dequeker, J. (1995) Mineral density quantifi- cation of the human cortical illiac crest by back- scattered electron image analysis: Variations with age, sex, and degree of osteoarthritis. *Bone* 16, 619-627.

32. Roschger, P., Plenk, H. Jr., Klaushofer, K. and Eschberger, J. (1995) A new scanning electron microscopy approach for the quantification of bone mineral distribution: Backscattered elec- tron image grey levels correlated to calcium K alpha-line intensities. *Scan. Microsc.* 9, 75-88.

33. Rauch, F., and Schönau, E. (2001) Changes in Bone Density During Childhood and Adolescence: An Approach Based on Bone's Biological Organisation. *J. Bone Miner. Res.* 16, 597-604

34. Ferretti, J. L., Capozza, R. F., and Zanchetta, J. R. (1996) Mechanical Validation of a Tomographic (pQCT) Index for Noninvasive Estimation of Bending Strength of Rat Femurs. *Bone* 18, 97-102.

35. Rittweger, J., Michaelis, I., Giehl, M., Wüsecke, P., and Felsenberg, D. (2004) Adjusting for the Partial Volume Effect in Cortical Bone analyses of pQCT. *J. Musculoskel. Neuron. Interact.* 4, 436-441.

第 29 章

Faxitron 机对啮齿动物骨骼的定量 X 线成像

J.H. Duncan Bassett, Anne van der Spek, Apostolos Gogakos, Graham R. Williams 著

海　宝、冷慧杰 译

摘要

本章介绍了如何将 Faxitron 机的数字显微放射技术作为一种手段，对小鼠和大鼠的骨矿物质含量进行成像和测量。

关键词：骨矿物质含量、数字 X 线分析、Faxitron、ImageJ、小鼠、骨骼表型分析。

1. 前言

在过去的 10 年里，人们对不同小鼠品系的骨骼表型越来越感兴趣。这样的研究趋向可能部分由于诸如 ENU 基因诱变技术的产生，以及基因组学中针对所有目标基因进行沉默来研究系统反应的小鼠模型的实现。每一种模型都须要在一系列生理系统（包括肌肉骨骼系统）筛选异常表型。使用诸如 MicroCT 和定量 CT 的技术以高通量方式对骨骼表型进行详细表征具有特别的挑战。发育异常可能发生在子宫内期和新生儿期（骨骼发育异常）或产后期（线性生长和内分泌紊乱）。这种异常影响骨量和成年人骨骼的矿化。相比之下，有些表型如骨质疏松直到成年期才会出现，并且可能显示性别二态性。因此，如果想要有效地捕获异常，须要在两性和几个年龄中分别进行分析。为了解决这个问题，我们已经制定并完善了一套高性价比、快速和高度

敏感的方法。该方法使用 Faxitron 点投影数字显微摄影机定量评估来自固定的尸体样本的骨矿物质含量。除了定量研究骨矿物质含量外，Faxitron 还可以用于获得形态学信息，并从数字 X 线图像中直接测量拟人参数。

2. 材料

2.1. 通用试剂／材料

1. 解剖器械。
2. 20 ml 聚苯乙烯管。
3. 70% 乙醇溶液。

2.2. 设备和电脑软件

1. Faxitron MX20 可变 kV 点投影 X 线源和数字图像系统（Qados，Cross Technologies plc，Berkshire，UK）（见注解 1）。
2. 校准标准 —— 1 mm 钢丝；1 mm 直径光谱纯铝线［Hollinbrow 精密产品(英国) 有限公司,英国］，1mm 直径聚酯纤维。
3. ImageJ 1.43 n 软件（免费网址 http://rsb.info.nih.gov/ij/）。
4. Adobe Photoshop 7.0.1 或更高版本的软件（Adobe Systems Inc., San Jose, CA, USA）。

3. 方法

3.1. 骨骼标本的解剖和准备

　　4 周龄以上任何年龄的小鼠均可进行骨骼成像。对于初筛，我们通常仔细解剖分析上肢、下肢和近端六个尾椎骨。具体步骤如下所述：

1. 通过正确的方法处死小鼠。
2. 从尸体上仔细去除皮肤。
3. 切掉上肢，用手术刀片在肩胛骨下方使其与胸壁分离，尽可能地靠近胸骨切掉锁骨。
4. 切除下肢，在骨盆中间垂直切开并立即转为椎骨水平以避开股骨头。
5. 切除近段六节尾椎，拨开皮肤，在尾根部切掉尾巴，倒数并从椎间隙分离近侧六节尾椎。
6. 把完整的四肢和尾椎骨置入 20 ml 的聚苯乙烯管，并加入 70% 乙醇在 4 ℃下固定至少 48 h。
7. 固定后，仔细将上、下肢上的肌肉和软组织分离（见注解 2）。仔细将肱骨与肩胛肱骨分离，股骨与髋臼分离，将完整的四肢骨暴露出来。
8. 将分离的骨骼置于含有新鲜 70% 乙醇的聚苯乙烯管中并储存在 4 ℃，直到进一步的使用（见注解 3）。

3.2. 离体骨骼的 Faxitron 数字 X 线机成像

1. 使用前至少 15 min 打开 Faxitron 机（见注解 4）。
2. 在校准步骤之前，移除聚丙烯样本管。
3. 校准 Faxitron　设定 15 s 使用时间和 26 kV 电压，运行四个平暗场成像，最后保存校准设置（见注解 5）。
4. 当准备好待成像骨骼后，从 70％的乙醇溶液中取出，将它们放在纸巾上，以去除多余的乙醇，并将其与钢、铝以及聚酯标样共同排列在聚丙烯样品托盘的成像区域内（见注解 6）。
5. 将样品托盘插入 Faxitron 机器最上面的插槽（× 5 放大）中，并关闭仓门。
6. 确保取消选择"自动水平，自动曝光控制，对比度辅助和锐化辅助"。然后选择"开始曝光"按钮开始样品成像。图像将显示在计算机屏幕上。

7. 检查样品和标准品的正确摆放，以确保所有的元素都包含在图像中。
8. 如果有必要调整，移开聚丙烯样品台，重新定位样品并将样品台复位，重复步骤 6。
9. 将您满意的图像保存为 DICOM 文件，这是默认格式。
10. 当您完成分析，按 Faxitron 机的关闭按钮。

3.3. 图片处理

1. 用 ImageJ 软件打开 DICOM 图片并按"h"显示一个直方图来表示图像中像素灰度的分布（图 29-1a）。
2. 记录最小和最大灰度值。
3. 在 ImageJ 使用矩形选择工具，选择尽可能大的面积（不包括背景）的聚酯标准并按下"h"，标注灰度级。同样，选择尽可能大的区域的钢标准并按下"h"，并标出其灰度级。该程序不适用于铝标准。铝标准是用于灰度拉伸程序的内部参考。
4. 根据上面所提到的塑料和钢铁标准材料所确定的灰度级模式，使用 ImageJ 拉伸处理每一个 2368 × 2340 DICOM 图像（16 383 灰度水平）。其过程包括使用 ImageJ 逆转图像，再转换为一个 8 位 TIFF 文件（256 灰度水平）。在最终得到的图像中，塑料和钢铁灰度被分别指配为 0 和 255。

3.4. 制作单个骨骼的伪彩色图像

1. 用 ImageJ 打开拉伸为 8 位灰度的 TIFF 图像。
2. 选择"图像"菜单，然后选择"Lookup Tables"，并选择"16 colours"（见注解 7）。
3. 将图像保存为 TIFF 文件并对所有图片重复此过程。

3.5. 制作所有骨骼的合成伪彩色图像

　　比较不同组小鼠的图像（如野生型和突变型），须要将它们显示在并排摆放的合成图里。这可以通过下面所述的 Adobe Photoshop 完成：

1. 在 Adobe Photoshop 里打开您想分析的所有骨骼

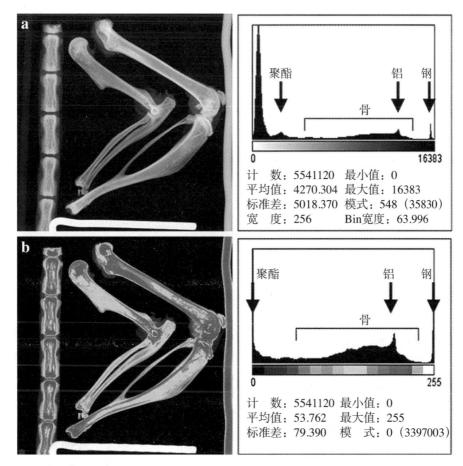

图29-1　(a)原始DICOM图像显示了按照推荐排列方式得到的四肢和椎骨组织与聚酯(左)、铝(右)和钢铁(底部)校准标样。右边的直方图显示灰度分布和相对于矿化组织的三个标准材料的位置。左边的峰值代表了背景。（b）拉伸处理的8位伪彩色TIFF图像。直方图显示了拉伸灰度分布与16种颜色的联系

的 TIFF 格式伪彩色图片。

2. 选择第一张图片并调整画布大小，使其能够足够容纳野生型与突变型两排各自颜色的图片。

3. 将每个颜色的图片复制粘贴到扩大的画布中并调整其位置。

4. 通过选择如下设置：Image Compression: NONE; Byte Order: Macintosh，储存 TIFF 格式的合成图。

3.6. 矿化分析的图像处理和清洁

1. 在 Adobe Photoshop 里打开 TIFF 格式合成图片。

2. 选择刷子工具，并调整像素大小到大约 33 像素直径，将刷子颜色设置为黑色。

3. 放大到至少 200%，使用画笔工具将骨边缘以外的所有软组织涂黑，小心不要涂黑骨头本身（见

注解 8）。

4. 选择魔术棒工具并点击相邻的第一个骨头。此时应该在骨骼周围出现一个黄色的线，如果边缘不明显突出，刷黑所有的剩余软组织。

5. 对每个分析的骨骼重复这个过程（见注解 9）。

6. 将处理和清洁完的合成图保存为一个新的 TIFF 文件。

7. 重复步骤 1 — 6，分析所有包含骨的 TIFF 文件。

3.7. 测定矿物的相对含量

1. 打开 ImageJ 程序里清洁过的合成图文件（图 29-2a）。

2. 在插件中选择 Macro，安装，并打开 Custom Histogram.txt（见注解 10）。

3. 按住 Shift 键，使用魔术棒（跟踪）工具分析所有选择的骨骼。

4. 在插件下，选择 Macro，然后选择 CustomHistogram。在对话框中选择以下值：X 最小值：0；X 最大值：255；Y 最大值：自动，Bins：16；然后按 OK。

5. 在显示的直方图中选择"List"按钮并复制"bin start"和"count"列，粘贴成一个 Excel 电子表格。此表格提供了 16 个灰度级（bins）中每个灰度级的像素数量，并给出了整个合成图灰度频率的分布。因此，野生型和突变型的频率分布是包含了每个合成图中骨骼灰度值的综合效应，这有助于它们之间相对灰度分布的比较（图 29-2b）。

6. 可以使用 Kolmogorov-Smirnov 检验针对每个灰度图像进行统计分析，比较野生型与突变型小鼠之间骨骼合成图灰度水平的累积频率分布（图 29-2c），确定它们是否彼此不同 [1]。

4. 注解

1. Faxitron 的放射源由铅衬屏蔽。当打开 X 线源时，机器将打开开关锁定机制，从而预防意外放射暴露。在安装时必须进行这些安全功能的测试，保养合同也必须包括相关的检查。

2. 在解剖时不应该切除肌肉和软组织，因为当在 70% 乙醇中固定至少 48 h 后更容易完全将其分离，并且不容易损伤到骨骼。

3. 骨骼样本在 4 ℃ 下能够储存在 70% 乙醇中数月之久，并且可以取出做 micro-CT 图像分析、反相扫描电镜、三点弯曲和压缩等生物力学检测。

4. 为了保持 X 线源稳定，须要开机热身一段时间。

5. 每次重新启动 Faxitron 机时要求重新校准。

6. 为了防止样品干燥，应该尽可能减少从 70% 乙醇溶液中取出的时间。

7. 这个过程应用了一个伪彩色方案。也就是灰度被分为 16 种等间隔并各自被不同颜色代表（图 29-1b），从而大大增强了数字图像的视觉呈现。

8. 如果怀疑骨和软组织的识别程度，最好是擦掉一点骨骼，而不是留下软组织区域，因为软组织显著较低的灰度水平将引入假象并且扰乱矿化数据。相比之下，消除一些骨骼容易补偿，而且对整体效果影响不大。另外，如果使用画笔工具产生一个错误，可以使用 CTRL+Z 纠正。

9. 需要一个稍微不同的方法来消除脊椎图像的软组织。在 Adobe Photoshop 软件中使用铅笔工具，选择硬度为 100% 直径 13 像素，放大到 300%，沿着每节椎骨的外面画一条线。对于没有经验的人来说很难区分椎骨的软组织和韧带，必须由一个有经验的操作人员培训。选择油漆桶工

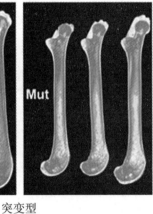

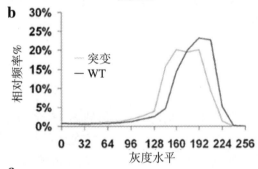

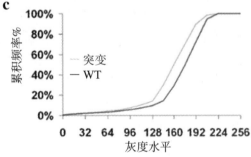

图29-2 （a）8位伪彩色TIFF图像的黑白形式，图中包含清洁过的股骨。（b）野生型和突变型小鼠股骨之间相对频率分布图展示了灰度分布的差异。（c）图显示了野生型和突变型小鼠股骨之间累积频率的差异

具并将椎骨外的背景填充为黑色。

10. 如果插件菜单缺少 CustomHistogram.txt，它可以从 ImageJ 的网站上下载（http://rsb.info.nih.gov/ij/）。

参考文献

1. Demidenko E. Kolmogorov-Smirnov Test for Image Comparison. In: Analysis in ComputerScience and its Applications, Lagana A. (Ed.),Springer, Berlin (2004), Volume 3046; 933-39.

第 30 章

啮齿动物骨转移的生物发光成像

Thomas J. A. Snoeks, Ermond van Beek, Ivo Que, Eric L. Kaijzel, Clemens W.G.M. Löwik 著

海　宝、冷慧杰 译

摘要

光学成像是一种有用的技术，可以用来可视化和定量机体内的生物学过程。光学成像可分为两个主要成像模式：生物发光成像和荧光成像。本章描述了使用这些成像技术观察小鼠模型中的肿瘤细胞，以及探测早期骨转移。

关键词：荧光成像、生物法光成像、肿瘤细胞、骨转移。

1. 前言

1.1. 光学成像

近年来光学成像已经成为一种有价值的生物技术，可以用来可视化和定量机体内的生物学过程。这些技术包括探测所感兴趣细胞中特定报告基因的表达，例如来源于萤火虫 *Photinus pyralis*（fLuc）的荧光素酶或源于水母 *Aequorea victoria* 的绿色荧光蛋白（green fluovescent protein，GFP）。利用这些报告基因释放的光就可以监测如肿瘤宿主间的相互作用等生物学过程。由于冷却电荷耦合器件（CCD）相机、珀尔帖冷却探测器和微型板块增强器的发展，研究人员可以捕获小动物组织深处发出的微弱光源，从而使光子检测方法有了重大的技术进步。

光学成像可分为两个主要的成像技术：生物发光成像（bioluminescence imaging，BLI）和荧光图像（fluorescence imaging，FLI），都可以用来检测特定细胞和组织的驱动因素，还可以对表达报告基因的细胞进行示踪、分化和生长研究，以及对凋亡、蛋白质间的作用、血管生成、蛋白质水解和基因转染的检测[1-3]。此外，光学成像和光学报告系统非常省钱、省时，尤其适合在小动物以及在体外实验中使用。

1.2. 荧光图像

荧光成像技术须要利用荧光化合物（荧光团）。这通常是一种荧光蛋白或染料，可由外部一定波长的光源所激发。其受到激发之后，释放特定长波长的光子。释放的光子被捕获形成图像或量化。荧光成像的一个重要缺陷是很难检测组织深处的细胞所释放的光子，因为须要激发光和发射光都能穿透动物体。与荧光信号来自动物的表面相比深处信号成指数的下降。荧光成像的另一个局限性是，由于动物体内自发荧光产生明亮的背景信号，从而有一个相对较高的信噪比[4-5]。然而，为了消除这些限制，红光偏移的新类荧光蛋白质、近红外染料和量子点已被开发出来，并提供更好的深层组织成像特点[6-7]。

1.3. 生物发光图像

生物发光成像基于检测一种酶反应所产生的光，如荧光素或腔肠动物荧光素，可以在体外或体内被细胞表达的荧光素酶所氧化。由于萤火虫荧光

素酶的许多重要优势强于其他报告基因，生物发光迄今为止依旧是最常用的体内示踪成像方法[8]。首先，该方法没有背景发光，使生物发光成为高度特异和敏感的影像学特征。第二，荧光蛋白的半衰期相对较短（1~1.5 h），使得它非常适合在短时间内检测基因表达的动力学和动态分析。这为研究人员提供了一个工具来研究基因表达的昼夜和超昼夜的节律。虽然生物发光成像的潜在应用非常广泛，但在这一章里，我们主要讲解骨转移。

1.4. 骨转移模型

骨转移的动物模型对于识别可能影响骨转移发展和进程的基因特别有用，进而这些基因可能正好预示药物开发的新目标[9-11]。骨转移的体内生物发光可以通过心室内、骨内及尾动静脉内注射荧光转染的肿瘤细胞而激发。直接将肿瘤细胞注射到动物体循环内从而引起肿瘤的全身转移。为达到此目的，标准的做法是将细胞注射入左心室[12]。将表达荧光素酶的人体乳腺癌细胞 MDA-MB-231 注射入心脏内不久，大量的发光肿瘤细胞便可以在循环中检测

到。然而，几天后，只能在骨骼内发现小部分发光点，如同微转移细胞的分布[13]。再过几天或者几周后，这些骨转移性肿瘤的大小增加并导致大量骨破坏，最终导致动物死亡。

为了研究局部肿瘤生长和早期骨转移的过程，可以将肿瘤细胞直接注射到长骨骨髓腔[13-14]。研究人员可以通过在不同的时间点对接种部位的荧光信号进行定量，从而监测肿瘤在体内的生长（图30-1）。这个模型使研究人员能够在早于溶骨发生以前的阶段灵敏地检测小动物活体内骨转移的发展[13,15]。

2. 材料

1. Balb/c 裸小鼠（见注解 1）。
2. 转染荧光素酶的 MDA-231 细胞（MDA-231-B/Luc+）（见注解 2）。
3. 组织培养设备。
4. 无菌磷酸盐缓冲溶液（PBS）。

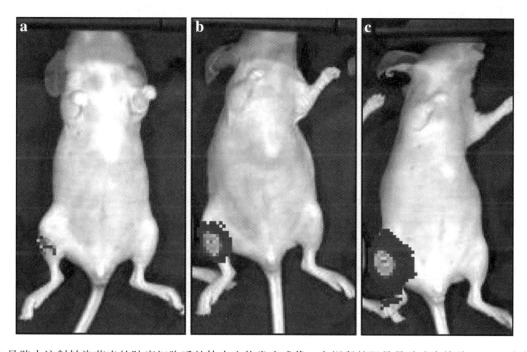

图30-1　向骨骼内注射转染荧光的肿瘤细胞后的体内生物发光成像。向裸鼠的股骨骨髓腔内接种100 000个荧光转染的乳腺癌细胞MDA-MB-231，分别在1周（a）、2周（b）和3周（c）通过生物发光系统观察肿瘤的进展 [Adaptecl with permission from Kaijzel et al.(1), Fig. 3]

5. 选择注射器和针头。

6. 无菌手术器械。

7. 缝线。

8. 异氟烷气体麻醉设备。

9. IVIS 光谱 -90 ℃冷 CCD 摄像系统，以及所匹配的图像软件(Caliper Life Sciences, Inc. 霍普金顿，美国)（见注解 3 ）。

10. D-Luciferin 钠盐（Synchem OHG，德国 ）。

3. 方法

3.1. 心脏内注射肿瘤细胞诱导骨转移

1. 使用 PBS 将荧光转染阳性的 MDA-231 细胞重悬和清洗若干次（见注解 4 ）。

2. 使用 25 G 针头将荧光转染阳性的 MDA-231 细胞反复吹打，用 PBS 配成每毫升 1×10^6 个细胞的悬液，并用显微镜观察确认没有细胞团块（见注解 5 ）。

3. 使用异氟烷将小鼠麻醉（见注解 6 ）。

4. 将小鼠以仰卧位固定在无菌台面上，确保小鼠的头部下在维持 2% 异氟烷气体的喷嘴中（见注解 6 ）。

5. 使用 26 G 针头的注射器将细胞悬液吸出并确认没有气泡存在。

6. 将注射器朝向心脏，穿过隔膜并沿小鼠胸骨左侧大约 3 mm 的位置小心刺入（图 30-2 ）。

7. 继续深入至左心室,并再次确认位置(见注解 7)。

8. 在 20 ~ 40 s 内将 100 μl 细胞悬液缓缓注射入左心室。

9. 每周使用荧光成像系统监测转移灶的发生及进展（见子标题 3.3. ）。

3.2. 骨内注射肿瘤细胞诱导转移模型

1. 按子标题 3.1. 中 1、2 的方法，用 PBS 将荧光转染阳性的 MDA-231 细胞悬液配成密度为 1.5×10^7/ml。

2. 用 5% 的异氟烷气体麻醉小鼠（见注解 6 ）。

3. 将小鼠以仰卧位固定在无菌台面上，确保小鼠

的头部处在维持 2% 异氟烷气体的喷嘴中（参见注解 6 ）。

4. 使用 30 G 针头的注射器将细胞悬液吸出并确认没有气泡存在。

5. 在右后肢做一个小切口，暴露胫骨（图 30-3a ）。

6. 使用 25 G 针头在胫骨皮质层间隔 4 ~ 5 mm 钻两个孔（图 30-3a ）。

7. 使用 30 G 针头从胫骨近侧孔注射 PBS，将骨髓冲出以形成骨内空隙。骨髓会随 PBS 从远端孔流出，流出后应将其清理干净。通常情况下，经过大约 50 μl PBS 冲洗胫骨腔后，能够达到此效果（图 30-3b ）。

8. 再次使用 30 G 针头从胫骨近端孔注射细胞悬液 10 μl（图 30-3b ）（见注解 8 ）。

9. 使用缝线关闭切口（图 30-3c ）。

10. 每周使用荧光成像系统监测两次转移灶的发生及进展。

3.3. 使用 IVIS 光谱系统监测生物发光图像

在整个实验过程中，须要密切观察小鼠的痛苦迹象和活力变化。

1. 打开 IVIS 光谱系统。

2. 用无菌 PBS 将荧光素酶钠配成 166 mg/ml 的浓度。

3. 腹腔注射荧光素酶溶液 30 μl，相当于体重约 20 g 小鼠体内的注射剂量为 250 mg/kg。

4. 使底物在小鼠体内循环 5 ~ 15 min，扩散至全身组织（见注解 9 ）。

5. 用异氟烷麻醉小鼠，如同子标题 3.1. 中步骤 3、4。

6. 依据监测小鼠的数量选择观察区域。

7. 当完全麻醉时，将一只或多只小鼠以仰卧体位放置于 37 ℃可移动检测台上的成像箱中，连接麻醉头，持续供应 2% 异氟烷。（见注解 6 ）。

8. 开始按顺序采集图像（见注解 10 ）。

9. 将小鼠翻转到俯卧位并重复图示步骤。

10. 将小鼠放回笼中，小鼠应该很快苏醒。

3.4. 生物发光信号的定量方法

1. 如子标题 3.3. 中所述，采集图像。

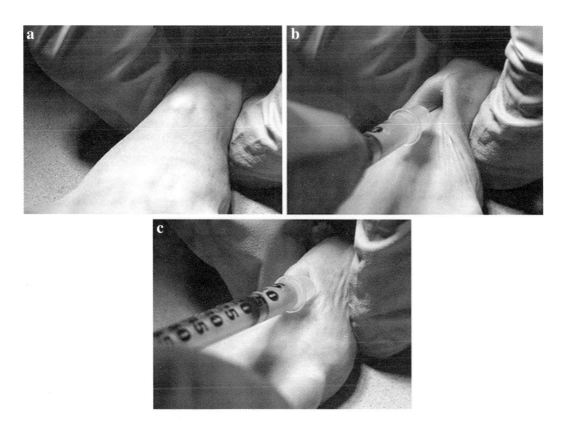

图30-2　向心脏内注射肿瘤细胞。（a）用拇指和示指将小鼠的皮肤向后拉紧。（b）穿过隔膜，沿小鼠胸骨左侧大约3 mm的位置朝中心向上刺入，并进入左心室。少量鲜红、含氧的血液会被泵入注射器，说明针头位于左心室。（c）此时，在20~40 s内将100 μl 细胞悬液缓缓地注射入左心室

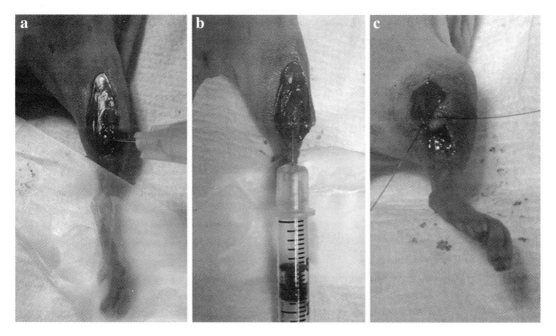

图30-3　向胫骨内注射肿瘤细胞。（a）在右后肢做一个小切口，暴露胫骨，使用25 G针头在胫骨皮质层间隔4~5 mm钻2个孔。（b）使用PBS沿近端孔将骨髓冲出并注射10 μl 细胞悬液。（c）缝合切开

2. 将动物的生物荧光数据叠到小鼠灰度图上，用伪彩色使相应的光强度可视化（见注解 11）。

3. 选择要分析的感兴趣区域（见注解 12）。

4. 将感兴趣区域内测量的光释放值表示为相对光单位（relative light units，RLU）或每球面度每秒每平方厘米的光子。

4. 注解

1. 如果接种的肿瘤细胞与使用的动物模型是同源的，可以在正常小鼠进行这些研究。然而，如果接种的肿瘤细胞不是同源的，那么一定要选择免疫缺陷的小鼠，例如 Balb/c Nu/Nu 裸鼠，以免宿主的免疫系统杀灭肿瘤细胞。

2. 本研究所描述的方法是针对荧光转染的 MDA-231 细胞进行优化。如果对其他细胞进行研究，或许此方法须经过修改或优化。

3. 也可购买使用其他生物发光成像的仪器，比如 Photon Imager（Biospace Lab，Paris，Frence）或者 NightOWL II LB 983（Berthold Technologies GmbH & Co. KG, Bad Wildbad, Germany）。

4. 很重要的一点是细胞不得使用培养基，因为会导致动物体内过敏反应。

5. 最重要的一点是单细胞混悬液不得有团块或细胞聚集，因为这很可能对动物造成伤害和引起危险。

6. 气体麻醉的氧气流量为 0.8 L/min，诱导麻醉的异氟烷剂量为 5%，维持的剂量为 2%。

7. 如果针头的位置在左心室，在全部过程中你可以观察到鲜红含氧的血液持续泵入透明的针管。

8. 当将细胞注射入骨髓腔时，应该小心肿瘤细胞没有溢出到骨骼表面或皮下，因为这些部位与骨内相比具有不同的生长特性。

9. 生物发光信号在注射荧光底物 10～15 min 之后才可见 [16]。须要注意的是，在一组实验中，所有的从注射荧光底物到采集图像的时间应该是完全相同的。

10. 在 "Living Image" 软件的屏幕中激活 "acquire" 按钮时，首先在暗光下采集小鼠的灰度图像，接下来的 1～5 min 光子的释放开始被采集为伪彩色图像，层叠在灰度白色光的图片上。

11. 可以通过改变尺度和阈值调整伪彩色图片。这只是图形的改变，对实际测量的结果并没有影响。

12. 通过图像软件，既可以手动，也可以自动选择感兴趣区域（ROI）。

参考文献

1. Kaijzel, E. L., van der Pluijm, G., and Löwik, C. W. (2007) Whole-body optical imaging in ani- mal models to assess cancer development and progression. *Clin. Cancer Res.* 13, 3490-3497.

2. Massoud, T. F., Gambhir, S. S. (2003) Molecular imaging in living subjects: seeing fundamental biological processes in a new light. *Genes Dev.* 17, 545-580.

3. Weissleder, R., Tung, C. H., Mahmood, U., and Bogdanov, A., Jr. (2006) In vivo imaging of tumors with protease-activated near-infrared fluorescent probes. *Nat. Biotechnol.* 17, 375-378.

4. Ntziachristos, V. (2006) Fluorescence molecu- lar imaging. *Annu. Rev. Biomed. Eng.* 8, 1-33.

5. Lim, Y. T., Kim, S., Nakayama, A., Stott, N. E., Bawendi, M. G., and Frangioni, J. V. (2003) Selection of quantum dot wavelengths for bio- medical assays and imaging. *Mol. Imaging* 2, 50-64.

6. Giepmans, B. N., Adams, S. R., Ellisman, M. H., and Tsien, R. Y. (2006) The fluorescent toolbox for assessing protein location and func- tion. *Science* 312, 217-224.

7. Shcherbo, D., Merzlyak, E. M., Chepurnykh, T. V., Fradkov, A. F., Ermakova, G. V., Solovieva, E. A., Lukyanov, K. A., Bogdanova, E. A., Zaraisky, A. G., Lukyanov, S., and Chudakov, D. M. (2007) Bright far-red fluorescent protein for whole-body imaging. *Nat. Methods* 4, 741-746.

8. Contag, C. H., and Bachmann, M. H. Advances in in vivo bioluminescence imaging of gene expression. *Annu. Rev. Biomed. Eng.* 2002; 4:235-260.

9. Eccles, S. A., and Welch, D. R. (2007) Metastasis: recent discoveries and novel treat- ment strategies. *Lancet* 369, 1742-1757.

10. Sharpless, N. E, and Depinho, R. A. (2006) The mighty mouse: genetically engineered mouse models in cancer drug development. *Nat. Rev. Drug Discov.* 5, 741-754.

11. Steeg, P. S. (2006) Tumor metastasis: mecha- nistic insights and clinical challenges. *Nat. Med.* 12, 895-904.

12. Arguello, F., Baggs, R. B., and Frantz, C. N. (1988) A murine model of experimental metas- tasis to bone and bone marrow. *Cancer Res.* 48, 6876-6881.

13. Wetterwald, A., van der Pluijm, G., Que, I., Sijmons, B., Buijs, J., Karperien, M., Löwik C.W., Gautschi, E., Thalmann, G. N., and Cecchini, M. G. (2002) Optical imaging of cancer metastasis to bone marrow: a mouse model of minimal residual disease. *Am. J.*

Pathol. 160, 1143-1153.

14. van der Pluijm, G., Sijmons, B., Vloedgraven, H., Deckers, M., Papapoulos, S., and Löwik, C. (2001) Monitoring metastatic behavior of human tumor cells in mice with species-specific polymerase chain reaction: elevated expression of angiogenesis and bone resorption stimula- tors by breast cancer in bone metastases. *J. Bone Miner. Res*. 16, 1077-1091.

15. Kalikin, L. M., Schneider, A., Thakur, M. A., Fridman, Y., Griffin, L. B., Dunn, R. L., Rosol, T. J., Shah, R. B., Rehemtulla, A., McCauley, L.K., Pienta, K. J. (2003) In vivo visualization of metastatic prostate cancer and quantitation of disease progression in immunocompromised mice. *Cancer Biol. Ther*. 2, 656-660.

16. Paroo, Z., Bollinger, R. A., Braasch, D. A., Richer, E., Corey, D. R., Antich, P. P., Mason, R.P. (2004) Validating bioluminescence imag- ing as a high-throughput, quantitative modality for assessing tumor burden. *Mol. Imaging* 3, 117-124.

第 31 章

骨骼的傅里叶变换红外成像

Eleftherios P. Paschalis 著
海　宝、冷慧杰 译

摘要

傅里叶变换红外成像（Fourier transform infrared imaging，FTIRI）是一种应用组织切片分析骨的材料特性的技术。本章将描述傅氏转换红外线光谱分析仪的基本原理和使用傅氏转换红外线光谱分析仪捕获和分析骨切片的方法。

关键词：傅里叶变换红外成像、骨、FTIR、矿物质、基质。

1. 前言

骨的傅里叶变换红外图像分析最初由 Marcott 等提出[1]。它是一种振动光谱成像技术，可以用很薄的骨组织切片测量骨的材料特性，具有大约 6.3 μm 的空间分辨率。将焦平面阵列（focal plane array，FAP）碲镉汞（Mercury Cadmiuum Telluride，MCT）探测器与傅里叶转换红外线光谱分析仪显微镜相结合，可以分析大约 400 μm² 的骨区域。这种技术可以与骨组织形态计量学[2]、小角度 X 线散射（small angle X-ray scattering，SAXS）分析[3]、定量背散射电子成像（quantitative backscattered electron imaging，qBEI）[4] 相结合应用，从而更好地描述骨组织切片的材料特性。如今，傅里叶转换红外线光谱分析仪已经被成功地应用于正常以及病态骨骼的分析，以及对骨的材料特性分析和不同治疗药物对

骨材料特性作用的评价[5-8]。使用傅里叶变换红外图像分析的常用变量如下：

1. 矿物与基质的比率，其中可以测量每分析体积的有机基质的矿物量[8]。
2. 骨矿物磷灰石晶格中碳酸盐取代的量和类型[9-10]（见注解 1）。
3. 骨矿物磷灰石微晶的矿物成熟度（化学）和结晶度（微晶的尺寸和形状）。
4. 骨中的两个主要交联之比（吡啶诺林 / 和脱氢羟基甘氨酸亮氨酸）[8]。

所有这些变量可以在整个骨切片区域求平均值获得，也可以在该切片内的某个离散解剖区域内求平均值获得[8]（见注解 2）。

2. 材料

2.1. 设备和软件

1. 傅里叶变换红外光谱仪，装备有 FPA MCT 检测器和用于图像分析和处理的相关软件（见注解 3）。
2. 绘图软件，能够处理数据矩阵并重建 2D 或 3D 图像（如 OriginLab 或 Sigmaplot）。

2.2. 组织切片

对于 FTIRI 分析，须要骨组织切片的厚度在 0.5 ~ 5 μm，这取决于骨组织的物种来源（见注解 4）。必须在分析前固定切片，并将其包埋入硬质支

撑材料中。合适的固定剂包括 100% 乙醇、70% 乙醇、甘油、甲醛、电子显微镜（EM）固定剂和卡可酸盐或磷酸盐缓冲盐水中的福尔马林（见注解 5）。多数包埋介质具有在光谱上与矿化组织的组分重叠的化学组分，因此，选择最佳固定和包埋方案以满足矿物和基质 FTIRI 光谱的伪影效应最小化是至关重要的。包埋介质如 Araldite、Epon、JB4、LR White、PMMA 和 Spurr 都可用于 FTIR 分析，但是通过 FTIRI 分析测量比较研究表明，LR White、Spurr、Araldite 和 PMMA 包埋对光谱参数的影响最小[11]。

3. 方法

3.1. 切片的准备

一旦获得了适当的切片，将它放置在两个氟化

钡窗口之间，应保持该部分尽可能平坦，从而不引入光谱伪影。

3.2. 决定需要何种类型的分析

可以进行两种不同类型的 FTIRI 分析：一种可以提取单独的 FTIR 光谱，通过感兴趣光谱带的曲线计算参数；另一种可以立即处理所有 4096 个获取的光谱，重构正在研究的参数的空间分布图像。人骨中嵌入的 PMMA（在初级矿化小梁区域）、纯PMMA 和纯 I 型矿化胶原的典型光谱见图 31-1。以下讨论中对涉及的峰值做了适当的标记。

3.3. 选择要分析的区域

依照想要解决的问题选择要分析的区域。尽管 FTIRI 结果可以在整个样本上平均，但同样可以分析骨样本内的特定区域，并且将获得的光谱与诸如

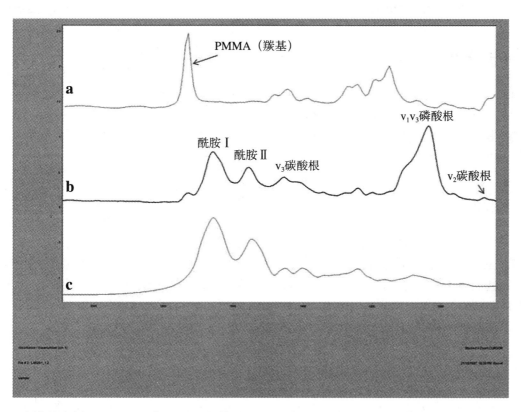

图31-1 FTIR 光谱的实例。PMMA 的典型 FTIR 光谱（a）（通常用于硬组织的包埋介质），基本矿化区域中的人小梁骨（b）和纯 I 型矿化胶原（c）。显然，尽管它们是不同的材料，但是在感兴趣的光谱带（酰胺 I，$v3\ CO_3^{2-}$ 和 $v1v3PO_4^{3-}$）中发生细微的重叠，这使得去掉 PMMA 光谱的贡献是必要的

矿化程度或骨转换水平等因素相关联。在前一种情况下，可以基于 qBEI 图像[12]（因此能够选择初级或次级矿化区域）来选择区域，而在后一个区域中可以基于平行的组织学染色切片[4,8,13-14]。

这可以允许将光谱测定的参数与骨重建速率相关联。在骨重塑方面进行 FTIRI 的优点是，它允许人们检查正常和患病骨之间的差异，而不受骨转换的影响[4,13-21]。

3.4. 光谱图像的获取

1. 确保光谱仪持续供电，使预热造成的不稳定性最小化，并确保光谱仪中已充入干燥空气或纯氮气，以减少水蒸汽和空气中 CO_2 对光谱的干扰。
2. 在每个实验开始和结束时，通过相同的 BaF_2 窗口，在相同的条件下收集背景光谱图像，以确保仪器的稳定性。
3. 当正在分析部分特定的区域时，对于每个样本（每个 $400~\mu m \times 400~\mu m$），确保收集至少三个区域的数据，以便可以统计分析结果。

3.5. 单个光谱分析

可以自定义选择像素，并使用 rubber-band 函数进行底线修正来提取图像中单个 FTIR 光谱（底线修正的过程是光谱处理的过程，即修正光谱下方的凸起区域，并且使用多项式函数，而并非线性函数[22]）。

3.5.1. 矿物与基质比的分析

矿物质和基质可以分别通过对 $900 \sim 1200~cm^{-1}$ 峰下（$v1v3$ 磷酸盐带，代表磷酸功能团，即骨骼中磷灰石骨矿物晶体中遇到的）和 $1585 \sim 1725~cm^{-1}$ 峰下（酰胺 I，代表存在于有机部分中的羰基功能团）区域积分计算面积得到[9]。

3.5.2. 碳酸盐 / 磷酸盐比的分析

骨矿物质磷灰石晶体中碳酸盐替代物的相对量可以从相应的原始峰下积分面积（非曲线拟合）的比率计算。为了推算碳酸盐替代物的类型，使用

已经比较成熟的软件（例如 GRAMS 32，Galactic Industries Corporation，Salem，NH，USA）对 v_2 CO_3^{2-} 光谱区进行曲线拟合，拟合时三个子条带分别输入为 866、871 和 878 cm^{-1}，它们在文献中分别指代"不稳定 - 易变"型、B 型和 A 型碳酸酯替代物的磷灰石[9]。A 型代表磷灰石晶体中的 OH^- 基团被 CO_3^{2-} 替代，B 型被 PO_4^{3-} 基团，"易变"型为表面结合和（或）"松散"结合 CO_3^{2-} 基团。该分析的结果输出通常包括峰的位置（表示替代物的类型）和相对百分比面积（指示特定碳酸酯物质的量）。

3.5.3. 矿物成熟度和结晶度

这些指标可以通过分析 $v1v3$ 磷酸盐带来计算（图 31-1）。该条带还必须考虑到基于胶原和 PMMA 的微小贡献，可以通过使用 100% 纯胶原光谱峰（酰胺 I，和其在约 1 730 cm^{-1} 下的峰）和 PMMA 光谱的谱减法来完成。接下来，计算得到光谱区中 $v1v3$ 磷酸盐带的二阶导数光谱（七点或九点 Savitsky-Golay）。记录二阶导数谱中的峰值位置，并将其输入到曲线拟合程序中。这些峰的类型被设置为高斯和洛伦兹的混合。输出值依旧是谱峰的位置和谱峰面积的相对百分比。一旦曲线拟合过程达到收敛，应检查结果的保真度。为了实现这一点，添加各个基础谱带以构建新的复合峰。计算该峰的二阶导数谱，并且与原始谱带的二阶导数谱进行比较和对比。在所得到的底带中，已有研究证实在约 1030 和 1020 cm^{-1} 处的比率与矿物成熟度 / 结晶度成正比[9]。

3.5.4. 吡啶啉 / 脱氢羟基溶素正亮氨酸

当分析吡啶啉 / 脱氢羟基溶素正亮氨酸比值时，先对酰胺 I 和 II 光谱区的基线进行校正，并且在光谱中减去水蒸汽（干扰酰胺 I 光谱区）和 PMMA（与酰胺 I 光谱区重叠）。如何正确减除的方法已在其他地方详细描述[23]。光谱中特征带的初始位置和类型（高斯）是通过二阶导数和差分光谱确定的[2]。一旦曲线拟合收敛，分析的结果可以得到峰位置和面积的相对百分比。最终可以计算在约 1660 和 1690 cm^{-1} 的峰的相对面积的比率。这个比率已证实对应于吡啶啉 / 脱氢羟基溶素正亮氨酸胶原交联比[2]。

3.6. 全光谱图像分析

当必须分析整个光谱图像时，由于分析构成图像的 4096 个单独的 FTIR 光谱所需时间巨大，曲线拟合并不是可行的选择。不过，可以通过监测特定波长的吸光度值来进行参数计算。两种方法（曲线拟合和子带百分比面积与特定波长下的吸光度值）之间的对应关系已在其他地方讨论过[1,24-25]。所获得的光谱通常须要使用所有光谱软件包都包括的 rubber-band 函数进行基线校正。

3.6.1. PMMA 校正

在分析整个光谱图像之前，需要解决的第一个障碍是校正 PMMA 的光谱的影响。PMMA 的影响随着矿化程度的变化而变化（见注解 6）。比较简单的方法（考虑到时间和精力的付出）是应用屏蔽程序，即利用仪器自带软件（或任何市售的光谱处理软件包），忽略任何 PMMA 对应的 FTIR 光谱（基于约 1730 cm⁻¹ 特征振动带）。虽然这是从最终测量结果中排除 PMMA 的最快方法，但强烈建议不要使用！其原因是一些科学研究特别关注的解剖区域，例如类骨质和（或）轻度矿化区域（初级矿化的初始几微米的区域）也将被排除在测量之外。由于骨表面是活性的，为了方便，哪怕"刮除"几微米，都非常可能导致重要的生物活性的损失及其对光谱监测参数的影响。实际上，应当进行比例减法（针对矿物质、峰值或峰带积分面积的分析，基于在胶原分析的情况下 PMMA 与酰胺 I 的比率，或在矿物分析的情况下基于 PMMA 与 v1v3 磷酸盐的比率进行比例减法）[1]。

3.6.2. 矿物与基质比

整个图像的矿物基质比计算如下：将 v1v3 磷酸盐（900 ~ 1200 cm⁻¹），酰胺 I（1590 ~ 1700 cm⁻¹）和 PMMA（1690 ~ 1800 cm⁻¹）的峰积分面积记录在仪器自带软件中，并作为 xyz（其中 x 和 y 是特定像素的坐标，z 是在相同像素处监测的结果）电子表格导出到市售的科学绘图软件，如 Sigmaplot 或 Origin，能够将矩阵数据（通常为 64 × 64）重建为 2D 或 3D 图像。下一步是回到原始光谱图像并识别其中最小矿物峰和 PMMA 的像素。计算这些像素处的 v1v3 $PO_4^{3-}/$ PMMA 的积分面积的比率。然后回到 xyz 电子表格，将 PMMA 的面积乘以该比率，所得结果列再减去原始 v1v3 PO_4^{3-} 列。这个结果列表示用于 PMMA 值的校正值（除了"纯"v1v3 PO_4^{3-} 光谱贡献之外的任何其他值，将为零或负值）。此后，将所得的列除以酰胺 I 积分面积值，并将所得到的 xyz 矩阵数据转换回 2D 或 3D 图像。在该图像中，零或负值随后被排除在进一步考虑之外。

3.6.3. 碳酸盐与磷酸盐的比例

对于最终硬像的应用，最有用的 FTIR 参数是 CO_3^{2-}v3 轮廓带与 PO_4^{3-}v1，v3 轮廓带的面积比。利用 CO_3^{2-}v3 模式用于 IR 成像的主要困难来自于组织的蛋白质组分和 PMMA 包埋材料的重叠振动模式的潜在干扰。为了补偿这些对 CO_3^{2-}v3 的贡献，可以采用双减法方案（使用纯 PMMA 和胶原光谱）。这种方法的详细描述和验证已在其他地方发表[10]。简言之，为了定量测定 CO_3^{2-}，以纯化合物的光谱为基础减去包埋材料（PMMA）和有机基质（胶原）对原始光谱的贡献。因此，将 PMMA 在约 1720 cm⁻¹ 的 C=O 拉伸模式的强度和在约 1650cm⁻¹（胶原）的酰胺 I 频率的强度用做光谱减法的标准。在这些频率下，矿物对组织光谱没有影响。对于 IR 成像得到数据中的每个光谱，这些校正因子会全局地应用于整个光谱，从而最小化组织中非矿物组分对 CO_3^{2-}v3 区域的影响。

3.6.4. 矿物成熟度 / 结晶度

矿物成熟度 / 结晶度是在 PMMA 贡献的适当校正完成之后基于在 1030/1020 的吸光度值比率计算而得。一般的方法与所述的矿物成熟度和结晶度的计算相同（子标题 3.5.3.），只是在这种情况下使用的是在 1030 cm⁻¹、1020 cm⁻¹ 和 1730 cm⁻¹ 的吸光度值。PMMA 的吸光度高度值所乘以的校正比率为 1030 /1730 比率，其所得的值减去 1030 列的值，于是可计算得到 1030/1020 比率。

3.6.5. 吡啶啉 / 脱氢羟基溶血素亮氨酸比率

使用在 1660 cm⁻¹、1690 cm⁻¹ 和 1730 cm⁻¹ 处的吸光度高度值，从基线校正的光谱计算吡啶啉 / 脱氢羟基亚亮氨酸亮氨酸胶原交联的比例。对于

PMMA 贡献校正，使用 1660/1 730 吸光度值比。而且一旦计算，将其与 PMMA 值相乘，所得的值减去 1660 的吸光度高度值，之后可以计算正确的 1660/1690 比率。该比率与上述胶原交联率相关[2]。假如这种比例是通过 FTIRI 分析寻求的主要结果，那么可以使用组织学染色的切片（有助于简单描绘骨表面的代谢活性）[2]。

4. 注解

1. 这与磷灰石晶体的化学性质、尺寸和形状以及溶解度有直接关系。
2. FTIR 的一个重要优点是，其结果可以在整个切片上取平均值，或者表示为切片特定区域内矿化程度或组织年龄的函数。
3. 所有 FTIR 仪器都内置专用软件，例如 Bruker 光学仪器的 OPUS。市售软件包可以选择 Mat Lab、Isys 和 Grams 32 等。
4. 如果可能，在分析小鼠骨时应使用薄切片（0.5~1.0 μm），而对于人骨，可以使用厚度达 5 μm 的切片。当厚度大于 5 μm 时，通常使 MCT 检测器饱和，导致光谱伪影。
5. 福尔马林可能干扰胶原交联的分析。
6. PMMA 不会渗透到大量矿化的组织区域，但存在于轻度矿化区域。

参考文献

1. Marcott, C., Reeder, R. C., Paschalis, E. P., Tatakis, D. N., Boskey, A. L,. and Mendelsohn, R. (1998) Infrared microspectroscopic imaging of biomineralized tissues using a mercury-cad- mium-telluride focal-plane array detector. *Cell Mol. Biol. (Noisy-le-grand)* 44, 109-115.

2. Paschalis, E. P., Verdelis, K., Doty, S. B., Boskey, A. L., Mendelsohn, R., and Yamauchi, M. (2001) Spectroscopic characterization of collagen cross-links in bone. *J. Bone Miner. Res.* 16, 1821-1828.

3. Camacho, N. P., Rinnerthaler, S., Paschalis, E. P., Mendelsohn, R., Boskey, A. L., and Fratzl, P. (1999) Complementary information on bone ultrastructure from scanning small angle X-ray scattering and Fourier-transform infrared microspectroscopy. *Bone* 25, 287-293.

4. Durchschlag, E., Paschalis, E. P., Zoehrer, R., Roschger, P.,

Fratzl, P., Recker, R., Phipps, R., and Klaushofer, K. (2006) Bone material prop- erties in trabecular bone from human iliac crest biopsies after 3- and 5-year treatment with rise- dronate. *J. Bone Miner. Res.* 21, 1581-1590.

5. Boskey, A., and Mendelsohn, R. 2005 Infrared analysis of bone in health and disease. *J. Biomed Opt.* 10, 031102.

6. Boskey, A., and Pleshko Camacho, N. (2007) FT-IR imaging of native and tissue-engineered bone and cartilage. *Biomaterials* 28, 2465-2478.

7. Gourion-Arsiquaud, S., West, P. A., and Boskey, A. L. (2008) Fourier transform-infrared microspectroscopy and microscopic imaging. *Methods Mol. Biol.* 455, 293-303.

8. Paschalis, E. P. (2009) Fourier transform infra- red analysis and bone. *Osteoporos Int.* 20, 1043-1047.

9. Paschalis, E. P., DiCarlo, E., Betts, F., Sherman, P., Mendelsohn, R., and Boskey, A. L. (1996) FTIR microspectroscopic analysis of human osteonal bone. *Calcif. Tissue Int.* 59, 480-487.

10. Ou-Yang, H., Paschalis, E. P., Mayo, W. E., Boskey, A. L., and Mendelsohn, R. 2001 Infrared microscopic imaging of bone: spatial distribution of CO3(2-). *J. Bone Miner. Res.* 16, 893-900.

11. Aparicio, S., Doty, S. B., Camacho, N. P., Paschalis, E. P., Spevak, L., Mendelsohn, R., and Boskey, A. L. (2002) Optimal methods for processing mineralized tissues for Fourier trans- form infrared microspectroscopy. *Calcif. Tissue Int.* 70, 422-429.

12. Blouin, S., Thaler, H. W., Korninger, C., Schmid, R., Hofstaetter, J. G., Zoehrer, R., Phipps, R., Klaushofer, K., Roschger, P., Paschalis, E. P. (2009) Bone matrix quality and plasma homocysteine levels. *Bone* 44, 959-964.

13. Paschalis, E. P., Boskey, A. L., Kassem, M,. and Eriksen, E. F. (2003) Effect of hormone replacement therapy on bone quality in early postmenopausal women. J. Bone Miner. Res. 18, 955-959.

14. Paschalis, E. P., Glass, E. V., Donley, D. W., and Eriksen, E. F. (2005) Bone mineral and collagen quality in iliac crest biopsies of patients given teriparatide: new results from the fracture prevention trial. *J. Clin. Endocrinol. Metab*. 90, 4644-4649.

15. Boskey, A. L., DiCarlo, E., Paschalis, E., West, P., and Mendelsohn, R. (2005) Comparison of mineral quality and quantity in iliac crest biop- sies from high- and low-turnover osteoporosis: an FT-IR microspectroscopic investigation. *Osteoporos Int.* 16, 2031-2038.

16. Paschalis, E. P., Betts, F., DiCarlo, E., Mendelsohn, R., and Boskey, A. L. (1997) FTIR microspectroscopic analysis of human iliac crest biopsies from untreated osteoporotic bone. *Calcif. Tissue Int.* 61, 487-492.

17. Paschalis, E. P., Burr, D. B., Mendelsohn, R., Hock, J. M., and Boskey, A. L. (2003) Bone mineral and collagen quality in humeri of ova- riectomized cynomolgus monkeys given rhPTH(1-34) for 18 months. *J. Bone Miner. Res.* 18, 769-775.

18. Paschalis, E. P., Recker, R., DiCarlo, E., Doty, S. B., Atti, E., and Boskey, A. L. (2003) Distribution of collagen cross-links in

normal human trabecular bone. *J. Bone Miner. Res.* 18, 1942-1946.

19. Paschalis, E. P., Shane, E., L yritis, G., Skarantavos, G., Mendelsohn, R., and Boskey, A. L. (2004) Bone fragility and collagen cross- links. *J. Bone Miner. Res.* 19, 2000-2004.

20. Roschger, P., Manjubala, I., Zoeger, N., Meirer, F., Simon, R., Li, C., Fratzl-Zelman, N., Misof, B., Paschalis, E., Streli, C., Fratzl, P., and Klaushofer, K. (2009) Bone Material Quality in Transiliac Bone Biopsies of Postmenopausal Osteoporotic Women After 3 Years Strontium Ranelate Treatment. *J. Bone Miner. Res.* 25, 891-900.

21. Gourion-Arsiquaud, S., Faibish, D., Myers, E., Spevak, L., Compston, J. Hodsman, A., Shane, E., Recker, R. R., Boskey, E. R., and Boskey, A. L. (2009) Use of FTIR spectroscopic imaging to identify parameters associated with fragility fracture. *J. Bone Miner. Res.* 24, 1565-1571.

22. Lieber, C. A., and Mahadevan-Jansen, A. (2003) Automated Method for Subtraction of Fluorescence from Biological Raman Spectra. *Applied Spectroscopy* 57, 1363-1367.

23. Dong, A., Huang, P., and Caughey, W. S. (1990) Protein secondary structures in water from second-derivative amide I infrared spec- tra. *Biochem*. 29, 3303-3308.

24. Mendelsohn, R., Paschalis, E. P., and Boskey, A. L. (1999) Infrared Spectroscopy, Microscopy, and Microscopic Imaging of Mineralizing Tissues. Spectra-Structure Correlations from Human Iliac Crest Biopsies. *J. Biomed. Optics* 4, 14-21.

25. Mendelsohn, R., Paschalis, E. P., Sherman, P. J., and Boskey, A. L. (2000) IR Microscopic Imaging of Pathological States and Fracture Healing of Bone. *Applied Spectroscopy* 54, 1183-1191.

第 32 章

拉曼显微镜在骨研究中的应用

Simon R. Goodyear and Richard M. Aspden 著
海　宝、冷慧杰 译

摘要

拉曼显微镜作为一种无创新型检测手段，可应用于测定小型样本中的骨皮质矿物质构成的研究。现代拉曼设备由必要部件和核心软件构成，已被广泛地应用于骨研究，并可在微米级水平解决空间问题。对于小型样本，拉曼显微镜已成为骨描述重要的工具之一。

关键词：拉曼显微镜、骨化学、物质构成。

1. 前言

拉曼显微镜作为一种无创式检测手段，可应用于测定小型样本中的骨皮质矿物质构成。

拉曼光谱使用激光穿过物质并发生非弹性散射来测量波长改变（光谱频移）。频移量由散射物的化学键决定的[1]，光谱可显示所有频移以提供"化学指纹"信息。光谱峰值和变化幅度取决于激光的能量及频率、电子云的极化状态、化学键的性质、观察区域内化学键的数量及样本吸收率[2]。此技术虽然对含水物质检测不敏感，但由于是无创检测，因此其尤其适用于生物学组织检测。当使用光子显微镜对样本成像以获得拉曼光谱时，则无须对样本进行前期处理就能在微米水平进行研究[3]。还可通过各个谱带参数（如峰面积、位置和高度）[4]或使用多变量技术（如主要成分分析）来进行样本内及样本间对比[3,5]。

拉曼显微镜已被广泛应用于骨研究中，包括矿化作用[6-9]、老化过程[10,11]、骨内构成种类[12]、载荷[13]以及对于野生鼠（wild-type，WT）和基因敲除鼠（knockout，KO）的比较[14,15]。

关于拉曼显微镜的更多解释以及对其地位的阐述参阅参考文献 2、16-20。

2. 器材

1. 拉曼显微镜　经典的拉曼仪器包括单色光源（通常为激光）、聚光于试样的光学器件（显微镜）、使样本和激光协调移动的设备（自动 XYZ 方向移动平台）、收集散射光信号的多种光学器件（显微镜和过滤弹性散射波的装置）及衍射光束形成光谱的方法（衍射光栅）。程序中可改变的项目有激光频率、物镜及对样本的极化与否。

我们使用 Renishaw 公司生产的 inVia 型共聚焦显微拉曼光谱仪，输出功率为 300 mW，由 785 nm 半导体激光（Renishaw 公司，Wotton-under-Edge，英国格洛斯特郡，英国）作为入射光线，通过 Research Grade Leica DMLM 显微镜（Leica，Milton Keynes）将光束集中。该设备装有自动 XYZ 方向移动平台（Prior, 剑桥）和 ×63/0.95 数值孔径的 Achroplan 水浸物镜（Zeiss, Welwyn Garden City，赫特福德郡，英国）。配备 1 个普通 ×5 镜头（Leica，Milton Keynes）用于观察大体标本和确定采样点。

2. 软件可进行光谱数据处理和形成简单分布图。此软件通常包含于拉曼设备中。

3. 可选项　可编程的软件包，例如带有曲线拟合工具箱的 Matlab。这在进行大量光谱数据处理时是很有必要的。

3. 方法

3.1. 仪器校准

每次实验前须确认激光与显微镜的光路共线，通过硅内部标准的波数数据来核对仪器数据，并在必要时进行调整。还须要采取措施以保证硅的峰值强度在每次检测时大致相同，从而确保光谱强度的可比性。拉曼显微镜不易实现强度校准，所以数据结果通常显示为光谱参数的比值（见子标题 3.6）。

3.2. 样本

一般情况下，样本制备无特殊要求，不需要外源性或其他标志物。在进行简单的实验前准备后，将激光束集中照射于样本，就可以收集光谱。由于该技术是非破坏性的，样品还可以用于其他测试。

我们通常使用小鼠股骨或胫骨的骨锯切片，先浸于 PBS 液中测其超声波的波速（图 32-1）（见第 35 章，Goodyear 和 Aspden），然后再进行拉曼观察。

可以使用固定或包埋的样本，但要特别注意对结果的解释（见参考文献 21）。

3.3. 获取光谱

放置样本并确定获得光谱的位置。在这里，我们使用 Renishaw 软件的阵列功能在每个样本整个横断面选取任意位置来记录光谱，记录 10～40 个光谱数据。设备使用带马达的载物台，可根据显微镜聚焦来自动移动定位。尽管样本是通过在一个骨锯上做平行切割而制备的，两个切割面基本平行，不过显微镜的自动聚焦功能可进一步确保激光在数据收集开始前能聚焦在骨表面。

记录的每一个光谱是一组曝光时间积累的总和。经过预实验扫描后便可得到合理的参数，从而在扫描时间不过长的情况下得到一个合适的信噪比。

3.4. 预处理

对宇宙射线导致光谱的异常峰值可手动——删除，通过使用 Renishaw 软件对光谱中未受影响附近区域之间的线性插值处删除。

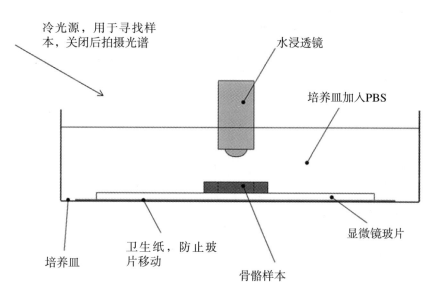

图32-1　拉曼显微镜下的样本放置，用强力胶将样本固定于显微镜的载玻片上，并且通过一个水浸物镜将样本浸于 PBS液中成像

接着进行光谱平滑或去噪处理。平滑方法包括 Savitsky-Golay 算法，去噪法包括小波分析技术[22,23]。

背底信号是通过减去变化复杂的基线来完成的，例如使用线性或三项式曲线，不过笔者通常使用多项式迭代的方法[24]。

3.5. 分析

图 32-2 显示的为一个典型的骨骼拉曼光谱，可以同时看到矿物质和基质各自相对独立的信息，并且可以从单个光谱中提取每个组分的信息。低波段光谱带主要来自矿物，而更高的能量转变则来自胶原蛋白。波数为 961 cm^{-1} 的波峰对应于磷酸盐离子的对称伸缩振动（v_1），是最强的骨矿物标志。磷酸盐弯曲振动 v_2 和 v_4 出现在 438 cm^{-1} 和 589 cm^{-1} 处，非对称拉伸（v_3）约在 1040 cm^{-1} 处出现。碳酸盐和磷酸盐 v_3 的充电谱峰在 1070 cm^{-1} 处。在有机相的高频率波段有 1260 cm^{-1} 处的酰胺Ⅲ和 1680 cm^{-1} 处的酰胺Ⅰ。酰胺Ⅰ、Ⅲ来自于胶原蛋白[25]，代表胶原纤维和非胶原纤维的亚甲基团的峰值大约在 1450 cm^{-1} 处[14,26]。

成分含量的比值可以用峰高度或峰面积表示。由于两者显示效果等同而峰高度更易获得，所以选用峰高度作为测得结果，在文献中已有报道，可参阅参考文献 10、27。

当条带明显不同时（如磷酸盐弯曲振动处和有机频带处）其强度和面积都可通过 Excel 软件计算。强度和面积有叠加的条带位于 900 ~ 1100 cm^{-1} 处（如磷酸盐伸缩振动、碳酸盐和 HPO_4^{2-}），可以通过 Matlab 的拟合工具箱中 Gaussian–Lorentzian 函数拟合曲线。这种方法同样适用于酰胺Ⅰ带。

矿物质与有机基质之比可通过任何矿物质带（磷酸盐 v_1、v_2、v_4）和任一有机基质带（酰胺Ⅰ、Ⅲ）的强度比值来计算。我们使用磷酸盐谱峰 v_4、酰胺Ⅲ来尽可能减少空间取向和极化情况的复杂情况（见子标题 3.7）[28]。

碳酸盐和磷酸盐 v_3 的共同作用形成了在 1070 cm^{-1} 处的谱峰，这已成为测量骨碳酸盐含量的有效方法[29]。碳酸盐与磷酸盐含量之比可通过在 1070 cm^{-1} 处碳酸盐峰值除以磷酸盐峰值得到。同样，碳酸盐峰值除以在 1003 cm^{-1} 处磷酸盐 v_4 的峰值可得到磷酸盐相对量[25]。

通过拟合酰胺Ⅰ带的峰比值可测量规则型和无序型胶原的含量[14]。在 FTIR 光谱中，此比率可测量饱和三价交联键和不饱和二价交联键[30]。但这种方法在拉曼光谱未得到验证，因此不能应用于此。常采用磷酸盐带的半高宽值来作为替代值从而计算矿物晶体含量[10,31-33]。

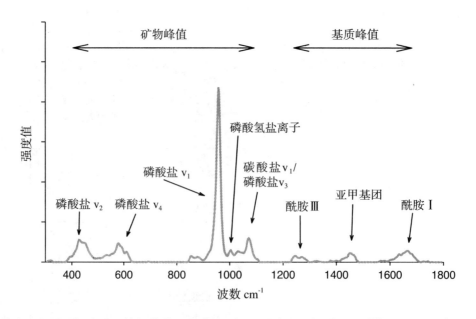

图32-2　拉曼光谱中小鼠骨骼的主要原始频带谱，可清楚地显示骨中的矿物质和基质信息，对光谱已进行去背底信号和去噪处理

3.6. 主成分分析

肉眼可以进行整个光谱的比较，但对于更细微的差异须要利用统计技术来探测，我们称其为主要成分分析技术（principal component analysis，PCA）。PCA 可同时评估所有波数的强度，并且在数据中计算得到少量的有序成分和一些与数据变化相关的变量。它们可描述大部分变化，于是可用来替代数据中的原始变量（本例中为波数）。通常大约 10 个表征变化模式或主要构成的新变量能代替大量原始变量。由于 PCA 本身的特点，这些新变量是正交的或线性独立。对于每个样本，每种模式都对应一定的分数来描述光谱。对这些分数可进行不同样本间的统计学比较。

关于 PCA 的更多描述请参阅参考文献 34、35。

许多研究者在相互比较结果之前会对光谱进行正则化处理，以避免由于激光功率、对焦质量及散射区域密度等因素的不同造成结果峰值的不同。多数研究者使用磷酸盐条带 v_1 进行正则化（参阅参考文献 12、36），也有使用 CH_2 条带（1450 cm^{-1} 处）[7,11] 和曲线下总面积 [14] 进行正则处理。但建议谨慎使用此方法，因为在所有的光谱中用于正则化的条带应该是不变化的，但对于很多研究这是不可预知的。当实验须要比较的材料类似时，如本例中的骨骼，对激光使用硅标样进行检查。有研究声称不进行光谱规范化更有优势 [8]。

将主要成分与拉曼光谱相关联是非常困难的，因为在原始光谱和一些必要的手动旋转和组合处理后的光谱中，主要成分看起来有很大差别 [3,25,27]。此步骤的工作量较大，是否能够成功取决于操作者的经验。一些学者使用非负约束来确保主要成分保持正值 [37]。目标波段熵最小化（band target entropy minisation，BTEM）可能是目前最复杂的方法。它由 Chew 等发展，使用非负约束、退火模拟以及熵最小化来从混合材料中提取单一成分。

3.7. 极化与取向

用于拉曼的激发激光是经过线性极化的。另外，骨含有的片层中包含定向胶原纤维和矿物晶体。即使在液体中，一些拉曼条带也对极化敏感。由于试样具有一定取向的结构，这就意味着对于极化光束，一些拉曼条带对试样取向敏感。尽管现在有很多关于骨研究的文献，但对于骨矿物组织对极化和取向的敏感度的文献几乎未见报道。

当一定体积的样本包含取向相同的很多纤维时，就会产生取向偏向某一方向的问题，例如，实用高倍物镜观察薄层结构时所获得的光谱。Kazanci 等使用 100 倍物镜观察骨时发现，当条带对于极化过度敏感或过度不敏感时，便可从同一光谱中得到关于取向和组成的信息 [28]。由于磷酸盐 v_2、v_4 和酰胺Ⅲ条带对极化不敏感，他们建议从其中得到骨骼的成分信息。当使用低倍物镜时，或多个随机位置获得的光谱经过平均处理时，将不太可能产生类似问题。

参考文献

1. Banwell, C. N., and McCash, E. M. (1994) Fundamentals of Molecular Spectroscopy. 4th ed., McGraw-Hill, London; New York.

2. Smith, E. (2005) Modern Raman Spectroscopy: A Practical Approach. John Wiley, Chichester.

3. Tarnowski, C. P., Ignelzi, Jr. M.A., and Morris, M. D. (2002) Mineralization of Developing Mouse Calvaria as Revealed by Raman Microspectroscopy. J. Bone Miner. Res. 17, 1118-1126.

4. Callender, A. F., Finney, W. F., Morris, M. D., Sahar, N. D., Kohn, D. H., Kozloff, K. M., and Goldstein, S. A. (2005) Dynamic Mechanical Testing System for Raman Microscopy of Bone Tissue Specimens. Vib. Spectrosc. 38, 101-105.

5. Notingher, I., Jell, G., Notingher, P. L., Bisson, I., Tsigkou, O., Polak, J. M., Stevens, M, M., and Hench, L. L. (2005) Multivariate Analysis of Raman Spectra for in Vitro Non-Invasive Studies of Living Cells. J. Mol. Struct. 744-747, 179-185.

6. Wang, C., Wang, Y., Huffman, N. T., Cui, C., Yao, X., Midura, S., Midura, R. J., and Gorski, J. P. (2009) Confocal Laser Raman Micro- spectroscopy of Biomineralization Foci in UMR 106 Osteoblastic Cultures Reveals Temporally Synchronized Protein Changes Preceding and Accompanying Mineral Crystal Deposition. J. Biol. Chem. 284, 7100-7113.

7. Penel, G., Delfosse, C., Descamps, M., and Leroy, G. (2005) Composition of Bone and Apatitic Biomaterials as Revealed by Intravital Raman Microspectroscopy. Bone. 36, 893-901.

8. Goodyear, S. R. (2009) Physicochemical Methods for Measuring the Properties of Bone and their Application to Mouse Models of Disease. PhD ed., University of Aberdeen, Aberdeen.

9. Goodyear, S. R., Gibson, I. R., Skakle, J. M., Wells, R. P., and Aspden, R. M. (2009) A Comparison of Cortical and Trabecular Bone from C57 Black 6 Mice using Raman Spectroscopy. Bone.

44, 899-907.

10. Akkus, O., Polyakova-Akkus, A., Adar, F., and Schaffler, M. B. (2003) Aging of Microstructural Compartments in Human Compact Bone. J. Bone Miner. Res. 18, 1012-1019.

11. Ager, J. W., Nalla, R. K., Breeden, K. L., and Ritchie, R. O. (2005) Deep-Ultraviolet Raman Spectroscopy Study of the Effect of Aging on Human Cortical Bone. J. Biomed. Opt. 10, 1-8.

12. Ramasamy, J. G., and Akkus, O. (2007) Local Variations in the Micromechanical Properties of Mouse Femur: The Involvement of Collagen Fiber Orientation and Mineralization. J. Biomech. 40, 910-918.

13. De Carmejane, O., Morris, M. D., Davis, M. K., Stixrude, L., Tecklenburg, M., Rajachar, R. M., and Kohn, D. H. (2005) Bone Chemical Structure Response to Mechanical Stress Studied by High Pressure Raman Spectroscopy. Calcified Tissue Int. 76, 207-213.

14. Dehring. K, A., Crane, N. J., Smukler, A. R., McHugh, J. B., Roessler, B. J., and Morris, M. D. (2006) Identifying Chemical Changes in Subchondral Bone Taken from Murine Knee Joints using Raman Spectroscopy. Appl. Spectrosc. 60, 1134-1141.

15. Goodyear, S. R., Gibson, I. R., Skakle, J. M. S., Wells, R. P. K., and Aspden, R. M. (2007) P49 the Mechanical, Material and Chemical Properties of Cortical Bone from nNOS Null Mice. J. Bone Miner. Res. 22, 1138.

16. Weber, W. H., and Merlin, R. (2000) Raman Scattering in Materials Science. Springer, Berlin: London.

17. Laserna, J. J. (1996) Modern Techniques in Raman Spectroscopy. Wiley, Chichester; New York.

18. Baranska,H.(1987)LaserRamanSpectrometry: Analytical Applications. Horwood, Chichester.

19. Long, D. A. (1977) Raman Spectroscopy. McGraw-Hill, New York.

20. Tanaka, M., and Young, R. J. (2006) Review Polarised Raman Spectroscopy for the Study of Molecular Orientation Distributions in Polymers. J. Mater. Sci. 41, 963-991.

21. Yeni, Y. N., Yerramshetty, J., Akkus, O., Pechey, C., and Les, C. M. (2006) Effect of Fixation and Embedding on Raman Spectroscopic Analysis of Bone Tissue. Calcified Tissue Int. 78, 363-371.

22. Cai, T. T., Zhang, D., and Ben-Amotz, D. (2001) Enhanced Chemical Classification of Raman Images using Multiresolution Wavelet Transformation. Appl. Spectrosc. 55, 1124-1130.

23. Barclay, V. J., Bonner, R. F., and Hamilton, I. P. (1997) Application of Wavelet Transforms to Experimental Spectra: Smoothing, Denoising, and Data Set Compression. Anal. Chem. 69, 78-90.

24. Lieber, C. A., and Mahadevan-Jansen, A. (2003) Automated Method for Subtraction of Fluorescence from Biological Raman Spectra. Appl. Spectrosc. 57, 1363-1367.

25. Timlin, J. A., Carden, A., and Morris, M. D. (1999) Chemical Microstructure of Cortical Bone Probed by Raman Transects. Appl. Spectrosc. 53, 1429-1435.

26. Morris, M. D., and Finney, W. F. (2004) Recent Developments in Raman and Infrared Spectroscopy and Imaging of Bone Tissue. Spectroscopy. 18, 155-159.

27. Carden, A., Rajachar, R. M., Morris, M. D., and Kohn, D. H. (2003) Ultrastructural Changes Accompanying the Mechanical Deformation of Bone Tissue: A Raman Imaging Study. Calcified Tissue Int. 72, 166-175.

28. Kazanci, M., Roschger, P., Paschalis, E. P., Klaushofer, K., and Fratzl, P. (2006) Bone Osteonal Tissues by Raman Spectral Mapping: Orientation-Composition. J. Struct. Biol. 156, 489-496.

29. Awonusi, A., Morris, M. D., and Tecklenburg, M. M. J. (2007) Carbonate Assignment and Calibration in the Raman Spectrum of Apatite. Calcified Tissue Int. 81, 46-52.

30. Paschalis, E. P., Verdelis, K., Doty, S. B., Boskey, A. L., Mendelsohn, R., and Yamauchi, M. (2001) Spectroscopic Characterization of Collagen Cross-Links in Bone. J. Bone Miner. Res. 16, 1821-1828.

31. Wopenka, B., and Pasteris, J. D. (2005) A Mineralogical Perspective on the Apatite in Bone. Mat. Sci. Eng. C. 25, 131-143.

32. Freeman, J. J., Wopenka, B., Silva, M. J., and Pasteris, J. D. (2001) Raman Spectroscopic Detection of Changes in Bioapatite in Mouse Femora as a Function of Age and in Vitro Fluoride Treatment. Calcified Tissue Int. 68, 156-162.

33. Penel, G., Leroy, G., Rey, C., and Bres, E. (1998) MicroRaman Spectral Study of the PO4 and CO3 Vibrational Modes in Synthetic and Biological Apatites. Calcified Tissue Int. 63, 475-481.

34. Chatfield, C., and Collins, A. J. (1989) Principal Component Analysis, in Introduction to Multivariate Analysis pp 57-81, Chapman and Hall.

35. Hair, J. F. (1998) Multivariate Data Analysis. Prentice Hall, Upper Saddle River, N.J.

36. Kirchner, M. T., Edwards, H. G. M., Lucy, D., and Pollard, A. M. (1997) Ancient and Modern Specimens of Human Teeth: A Fourier Transform Raman Spectroscopic Study. Journal of Raman Spectroscopy. 28, 171-178.

37. Gentleman, E., Swain, R. J., Evans, N. D., Boonrungsiman, S., Jell, G., Ball, M. D., Shean, T. A. V., Oyen, M. L., Porter, A., and Stevens, M. M. (2009) Comparative Materials Differences Revealed in Engineered Bone as a Function of Cell-Specific Differentiation. Nat. Mater. 8, 763-770.

38. Chew, W., Widjaja, E., and Garland, M. (2002) Band-Target Entropy Minimization (BTEM): An Advanced Method for Recovering Unknown Pure Component Spectra. Application to the FTIR Spectra of Unstable Organometallic Mixtures. Organometallics. 21, 1982-1990.

第六部分

体内技术

第 33 章

颅骨注射方法

Robert J. van 't Hof 著

王　红、宋纯理 译

摘要

本章描述了颅骨注射方法，通过这种方法可以在小鼠的颅骨上皮下注射来检测药物对骨的作用。这一方法实现了在一个相对简单的在体模型中检测药物对骨吸收和骨形成的作用。通常在乙二醇甲基丙烯酸酯包埋的组织中通过组织学手段进行分析，也可以进行组织化学分析和多种不同的组织学染色方法，本章也将详细描述。

　　关键词：颅骨注射、TRAP、骨形成、骨吸收、GMA 包埋。

1. 引言

　　有几种方法可在体外用于研究细胞因子、药物和激素对骨细胞的影响。然而，由于细胞之间的复杂的相互作用被破坏，这些体外研究难以反映真实的体内情况。由 Boyce 等 [1] 最初描述的颅骨注射方法对于研究药物对体内骨代谢的影响十分有效。在该方法中，将待测药物皮下注射到小鼠的颅骨上。结束时，将动物安乐死，取下颅骨并通过显微镜分析。尽管该方法最初被用于研究细胞因子对破骨细胞形成和活性的影响 [1-2]，但也已被用于研究药物对骨形成的影响 [3]。

2. 材料

2.1. 注射

1. 重组鼠 IL-1a［5 mg/ml；CN Biosciences（UK）Ltd，Nottingham，UK］。
2. Hamilton 注射器（Luer-lock 型；Anachem Ltd，Luton，UK）。

2.2. 组织制备

1. Histocryl（乙二醇甲基丙烯酸酯，GMA，TAAB）。
2. 树脂混合物　在 4 ℃条件下向 100 ml Histocryl 中加入 1.5 g 催化剂（过氧化苯甲酰，与 Histocryl 一起）。
3. 加速剂混合物　5 ml PEG 400，5 ml 邻苯二甲酸二丁酯，240 μl Histocryl 加速剂。
4. 包埋混合物　向 1 ml 树脂混合物中加入 175 μl 促凝剂混合物（在 4 ℃下）并立即使用。

2.3. TRAcP/Von Kossa/Light Green 染色

1. dH₂O 中 1.5%（w/v）硝酸银。
2. 0.1%（w/v）对苯二酚。
3. dH₂O 中 1%（w/v）Light Green。
4. TRACP 染色所需的所有试剂已在第 12 章中描述。

2.4. Goldner 三色染色

1. Weigert 的苏木精
   (a) 溶液 A：将 10 g 苏木精溶于 1 000 ml 无水乙醇中。使用前至少 4 周配制。
   (b) 溶液 B：将 11.6 g 水合氯化铁溶解在 1000 ml 蒸馏水中并加入 10 ml 2% 盐酸。

   使用前立即混合等份的 A 和 B，工作溶液不要提前制备。

2. 二甲苯胺丽春红 / 酸品红   1.5 g 二甲苯胺丽春红、0.5 g 酸式品红、2 ml 乙酸（浓缩）、98 ml 蒸馏水。

3. 偶氮红（工作液）   0.5 g 偶氮红、0.6 ml 乙酸（浓缩）、99.4 ml 蒸馏水。

4. 二甲苯胺丽春红 / 酸品红 / 偶氮红（工作液）   12 ml 二甲苯胺丽春红 / 酸品红、8 ml 偶氮红、80 ml 0.2% 乙酸。工作液可重复使用。

5. 磷钼酸 / 橙黄 G   6 g 磷钼酸、4 g 橙黄 G、1000 ml 蒸馏水。

6. 亮绿液   2 g 亮绿、2 ml 乙酸（浓缩）、1 000 ml 蒸馏水。

3. 材料

3.1. 注射方法（吸收）

1. 使用 50 μl Hamilton 注射器将 10 μl 重组鼠 IL-1a（5 mg/ml）或载体（无菌盐水）注射到小鼠颅骨上。每天注射 3 次，连续 3 天（见注解 1 — 3）。

2. 最后一次注射 4 天后将小鼠安乐死。

3. 取下颅骨，并在 4% 缓冲的福尔马林 / 盐水（pH 7.4）中固定 1 h。

4. 用 PBS 冲洗颅骨并将其储存在 70% 乙醇中。

5. 用 GMA 包埋未脱钙的颅骨（见注解 4 和 5），使用玻璃刀在切片机（Jung, Heidelberg, Germany）上切成 3 μm 切片（参见包埋步骤 3.2.）。

6. 将切片用 von Kossa 和 TRAcP 染色，Light Green 复染。或者对成骨细胞的作用感兴趣时，对切片可以用 Goldner 三色染色（见染色步骤 3.3 和 3.4）。

3.2. 组织制备

从颅骨的中心切出一块组织，如图 33-1 所示。以下步骤使用组织处理机最容易，但也可以手动。所有步骤在 4 ℃下进行（见注解 6）。

1. 将组织块置于 96% 乙醇中 1 h。

2. 置于 100% 乙醇中 1 h。

3. 置于 100% 乙醇和树脂 1:1 混合的混合物 1 h。

4. 置于树脂混合物中 1 h。

5. 置于树脂混合物中 72 h。

6. 将组织置于冰上的模具中，包埋、密封，聚合 1 h。

3.3. 小鼠颅骨的 TRAcP/Von Kossa/ 亮绿染色

这种方法使破骨细胞染成明亮的红色，矿化的骨染成黑色，剩余的组织染成绿色（图 33-2）。应首先进行 Von Kossa 染色，因为 TRAcP 染色液（其是酸性的）溶解了切片的大部分矿物，而导致 Von

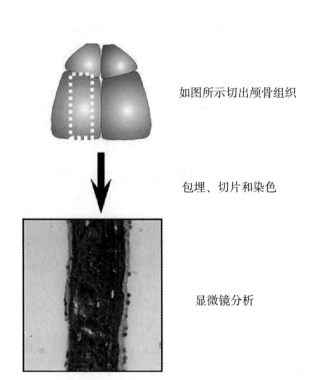

如图所示切出颅骨组织

包埋、切片和染色

显微镜分析

图33-1   从固定的颅盖中切出组织块，并包埋以用于如图所示的加工

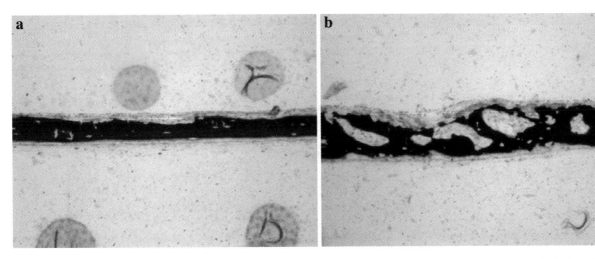

图33-2　来自用盐水（a）或IL-1a（b）处理的新生小鼠的颅骨切片。与对照部分（a）不同，在（b）中的骨表面上可见许多TRAcP染色的破骨细胞（红色，箭头），并且有明显的骨吸收

Kossa 染色失真。

1. 将切片置于 1.5% 硝酸银（现用现配，并在使用之前过滤）中 40s。
2. 在水中洗涤 3 次。
3. 0.1% 对苯二酚中染色 25 ~ 30 s（最大）。此时检查使用显微镜；矿化骨应为黑色，而不是棕色。如果骨骼看起来是棕色的，则在水中反复冲洗。
4. 在流动的自来水中彻底冲洗切片 10 min。对苯二酚可抑制 TRACP 染色，此处应确保所有的对苯二酚被洗掉。
5. 按其他章节所述进行 TRACP 染色（如第 12 章）。应将玻片平放在底部有湿纸巾的塑料切片盒中。盖上盒子，以避免染色液干燥。
6. 37 ℃下孵育 1.5 h（1 h 后检查染色）。
7. 用 dH₂O 冲洗 TRACP 染色液。
8. 1% 亮绿染色 30 ~ 60 s。用 dH₂O 冲洗。
9. 干燥。
10. 用水溶性封片剂（例如 Apathy's）封片。
11. 储存于纸质切片盒并盖上盖子，防止褪色。

3.4. Goldner 三色染色

这种染色可使钙化骨染成明亮的绿色并且细胞间有良好的对比度。虽然破骨细胞不像 TRACP 染色一样明显，但这种染色容易鉴定成骨细胞。在染色过程中注意不要让切片干燥是非常重要的，因为

这会导致矿化骨中产生裂纹。

1. 将切片置于蒸馏水中至少 1 h（以防止在切片以下起泡。如果仍然存在，请将玻片置于水中更长时间）。
2. 将切片置于 Weigert 的苏木精中染色 20 min（见注解 7）。
3. 用水冲洗。
4. 0.5% 酸酒精分化。
5. 在水中洗涤 20 min。
6. 将切片置于丽春红 / 酸性品红 / 偶氮红中染色 5 min。
7. 在 1% 乙酸中冲洗 10 s。
8. 将切片置于磷钼酸 / 橙黄 G 中染色 20 min。
9. 重复步骤 7。
10. 将切片置于 0.2% 浅绿中染色 5 min。
11. 在水中冲洗。
12. 吸干。
13. 用 100% 乙醇冲洗。
14. 将切片置于二甲苯中。
15. 擦干切片周围的二甲苯，DPX 封片。

这种染色方法的细胞核为蓝色 / 黑色，矿化骨 / 肌肉组织为绿色，类骨质 / 胶原为红色（图 33-3）。

3.5. 结果分析

虽然通过简单的显微镜观察可以得出关于待

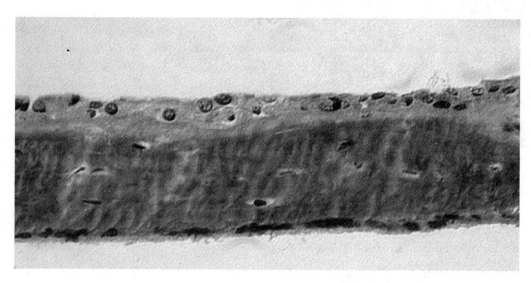

图33-3　用BMP-2处理的新生小鼠的颅骨切片的Goldner三色染色。大的、活化的成骨细胞（蓝黑色核）和类骨质/胶原（红色）在骨表面（绿色）上清晰可见。原始放大率，×200

测药物的影响的许多定性结论，但是我们通常使用计算机辅助组织形态测定法进行定量分析。有意义的参数是每个骨表面的破骨细胞和成骨细胞的数量、矿化的骨宽度和骨形成以及吸收表面。我们使 用 ADCIS（ADCIS SA，Hérouville-Saint-Clair，France）的具有 Aphelion ActiveX 图像分析工具包的软件和配有彩色照相机的 Zeiss Axioskop 显微镜。用户可使用该程序选择并聚焦一个区域，获取图像，并识别图像中包含组织的部分。使用颜色阈值确定骨，并计算骨表面、体积和宽度（见注解 8）。然后，用户在图像上标出骨吸收和骨形成表面。最后，用户输入该区域中的破骨细胞（见注解 9）和成骨细胞的数量。我们通常每组至少选择六个动物（见注解 11），每个动物至少三张不同厚度的切片（至少间隔 100 μm），每张切片从代表性区域至少选择 10 视野（使用 20 倍物镜，参见注解 10）进行测量计算。

4. 注意事项

1. 采用该方法时可用从几天直到几个月龄的小鼠。对新生鼠可以减少注射量（当使用昂贵的药物时尤其有用），并且新生鼠更易于处理。

2. 注射间隔根据药物不同分别确定。对此影响最大的是药物的半衰期。例如，当验证美伐他汀的效果时，我们每天两次注射（5 mg/kg），注射 5 天，并在最后一次注射后 1 天或 7 天对动物实施安乐死。

3. 所有注射溶液和注射器都是无菌的。否则，待测药物的作用很容易被注射部位可引起颅骨局部骨丢失的局部免疫反应所掩盖。

4. 不要用标准 MMA 效果不佳进行包埋。这种包埋材料 TRACP 染色效果不佳。已有可以进行 TRACP 染色的 MMA 包埋方案（第 19 章）。然而，对于颅骨，我们发现 GMA 更容易切片和染色。另一种替代方法是将脱钙的颅骨包埋在蜡中。然而，笔者不知道这种材料的任何染色。其是利用简单的颜色阈值区分骨骼与其他组织。因此，对这部分切片的半自动化分析更加困难。

5. 我们已经发现，仅使用制造商提供的组织纤维素促进剂的方案常常导致难以切割的脆性块。我们改用加速剂混合物，可使组织块更容易切割。

6. 包埋尤其是聚合步骤在低温下进行十分必要。该步骤最好在冰上冷却聚合块。

7. 如果细胞核的染色效果不好，则可以使用天青石蓝替代苏木精。如下制备天青石蓝：2.5 g 天青石蓝 B、25 g 硫酸铁铵、70 ml 甘油、500 ml dH$_2$O。将硫酸铁铵溶解在预冷的蒸馏水中并充分搅拌。向该溶液中加入天青石蓝，然后将混合物煮沸几分钟。冷却后,过滤染液并加入甘油。天青石蓝的染色时间与苏木精相同，即 20 min。

8. 在许多程序中，颅骨宽度通过用户在多个部位跨过矿化骨多点连线来确定。这种方法是相当耗时的，并且由于操作者的不同和偏差导致重复性不好。我们使用数学方法，其中颅骨被建模为矩形，宽度根据以下公式从骨的周长和表面积计算：

$$宽 = \frac{周长 - \sqrt{周长^2 - 16 \times 面积}}{4}$$

为了保证该方法很好地工作，应关闭骨骼二元图像中所有的孔（使用 Image Holefill Operator），使用 Binary Close operator 保证轮廓平滑（或放大图像，然后通过尺寸相同的 Image Erode Operator）。上面提到的 Operator 在目前市场上的所有图像分析软件包中都有。

9. 由于破骨细胞通常成簇出现而导致视觉上不好分离，因此，可能难以获得破骨细胞的准确数量。此外，由于破骨细胞是大的、形状不规则的细胞，在切片中看上去可能是几个破骨细胞相邻在一起，实际上是同一破骨细胞的不同部分。因此，最好的做法是分析几个组织学切片，间隔至少 100 μm（见子标题 3.5.）。

10. 每个样品测量的视野数取决于观察相机的视野，因此，当使用大芯片、分辨率相机时，如 QImaging Retiga-4000 或 Diagnostic Instruments Insight 1400，一般 4 ~ 5 个视野就足够了。

11. 为了避免由颅骨解剖过程引入的可能假象，不要在颅骨边缘进行组织形态学测量。

参考文献

1. Boyce, B. F., Aufdemorte, T. B., Garrett, I. R.,Yates, A. J., and Mundy, G. R. (1989) Effects of interleukin-1 on bone turnover in normal mice*Endocrinology*125, 1142-1150.

2. van 't Hof, R. J., Armour, K. J., Smith, L. M.,Armour, K. E., Wei, X. Q., Liew, F. Y., and Ralston, S. H. (2000) Requirement of the inducible nitric oxide synthase pathway forIL-1- induced osteoclastic bone resorption *Proc. Natl. Acad. Sci. USA*97, 7993-7998.

3. Mundy, G., Garrett, R., Harris, S., Chan, J.,Chen, D., Rossini, G., Boyce, B., Zhao, M.,and Gutierrez, G. (1999) Stimulation of bone formation in vitro and in rodents by statins *Science*286, 1946-1949.

第 34 章

啮齿类动物的卵巢切除／睾丸切除方法

Aymen I. Idris 著

王　红、宋纯理 译

摘要

本章介绍了小鼠和大鼠的卵巢切除和睾丸切除的手术操作。除了介绍手术操作的技术细节外，还包括麻醉和围术期护理的细节。

关键词：手术、卵巢切除、睾丸切除、雌激素、雄激素、啮齿动物、小鼠、大鼠、骨丢失。

1. 引言

性激素在调节峰值骨量和防止增龄引起的骨丢失中起着重要作用。雌激素主要通过抑制骨吸收来防止男性和女性的骨丢失[1]。相反，雌激素缺乏通过加速骨丢失和骨吸收与骨形成之间的相对解耦联而导致骨质疏松。尽管雌激素主要被认为作用于破骨细胞[2]，但有实验证据表明雌激素也可以刺激啮齿动物的骨形成[3]。一些证据表明高剂量雌激素也可以刺激人的骨形成[4]。研究表明雌激素缺乏而引起的骨吸收和骨形成之间的解耦联可能是由于雌激素对骨细胞和成骨细胞凋亡的保护作用[5]。雌激素缺乏对骨细胞活性影响的机制尚未完全了解，可能有多种机制，包括调节局部 RANKL 和 OPG 的产生；细胞因子，如 IL-1、TNF 和 M-CSF；以及对成骨细胞和破骨细胞的直接作用[6]。雌激素缺乏最常用的动物模型是切除啮齿类动物的卵巢。去卵巢后将导致快速、可检测到的骨丢失，在小鼠中为

2～4 周[7]，大鼠为 2～3 个月[8]。伴随骨吸收和骨形成及其解耦联速率的增加而导致骨转换速率快速升高。

在男性骨质疏松风险的增加与雄激素缺乏相关，虽然仍然不清楚是否是睾酮的直接作用或者是由雄激素芳香化导致的骨骼局部雌激素缺乏引起的[9]。无论什么机制，雄性小鼠切除睾丸（ORX）引起了过度骨吸收而导致骨矿物质密度和骨小梁数量的明显减少[10]。据报道，大鼠 ORX 后皮质孔隙率增加，但是皮质骨丢失明显少于小梁骨丢失[11-12]。

本章介绍了小鼠和大鼠的卵巢切除和睾丸切除的技术。

2. 材料

商品名称偶尔仅用于识别目的，并不意味着广告宣传。

2.1. 手术器械

1. 无菌器械（剪刀、齿镊和钝镊）。
2. 金属夹和手术镊。
3. 棉签。
4. 无菌注射器（1 ml 和 5 ml）。
5. 皮下注射针（25 号）。
6. 红外灯。
7. 电推剪。
8. 烧杯。

2.2. 麻醉剂

1. 异丙烷。
2. 盐酸氯胺酮（Vetalar V™）和盐酸美托咪啶（Dormitor™）混合物或盐酸氯胺酮（Vetalar V™）和甲苯噻嗪（Rompun™）混合物。
3. 盐酸阿立哌唑（Antipan™）。

3. 方法

3.1. 动物饲养

1. 在无病原菌恒温室中饲养动物，光照 12 h/ 黑暗 12 h 循环。
2. 自由饮水、饮食，提供标准的商品化的颗粒状的食物。
3. 如果从不同的设施运输，允许动物和适应 / 驯化期至少 3 天操作。

3.2. 麻醉

1. 通过腹腔注射 Vetalar V™（雌性 75 mg/kg，雄性 50 mg/kg）与 Dormitor™（雌性 1 mg/kg，雄性 0.5 mg/kg）（见注解 1）麻醉动物。
2. 通过监测呼吸频率（麻醉的动物呼吸频率降低）或简单地测试动物后爪对轻微压力的反应来检查麻醉深度。

3.3. 术前护理

1. 麻醉开始后，将动物置于红外灯下以防止热损失。
2. 使用电动剪刀刮去腰椎（Ovx）两侧或阴囊腹侧（Orx）的毛以露出皮肤（见注解 2）。
3. 先后用 70%（v/v）乙醇和无菌 PBS 冲洗暴露的皮肤。
4. 确保所有的实验方案都按照监管伦理委员会的规定进行设计和实施。
5. 对所有的手术器械和硬表面在使用前用 70% 乙醇灭菌和消毒。

3.4. 卵巢切除术的操作技术

1. 将麻醉的动物放在手术台上，使其背部暴露，其尾部朝向实验者（图 34-1a）。
2. 用小剪刀剪开背部中线皮肤，做一个切口（小鼠为 0.5 cm，大鼠为 2 cm）（图 34-1a）。切口应该在下背部、肋骨下方的底部（见注解 3）。
3. 用钝钳轻轻分离两侧的皮下结缔组织（图 34-1b）。
4. 在每侧卵巢上方的肌肉层做一个通向腹腔的小的切口（小于 1 cm）（图 34-1b）。
5. 用齿镊固定切口边缘，并用钝镊分离卵巢周围的脂肪组织以露出输卵管（图 34-1c）。
6. 将假手术组在识别卵巢后重新放回腹腔。
7. 在输卵管周围结扎（距离卵巢小鼠为 0.5 cm，大鼠为 2 cm），防止切除卵巢后出血（图 34-1d）。
8. 使用无菌小剪刀轻轻地切断输卵管，去除卵巢（图 34-1e）。
9. 将子宫和输卵管的剩余部分重新放回腹腔。
10. 缝合肌肉层（见注解 4）。
11. 将动物头尾翻转，尾部远离实验者，仍然是俯卧位，如果使用一个皮肤切口，重复步骤 3 — 10 切除另一个卵巢（见图 34-1f 和注解 2）。
12. 使用金属夹闭合皮肤切口（见注解 5）。

3.5. 睾丸切除技术

1. 将麻醉的动物仰卧在手术台上，尾部朝向实验者。
2. 用无菌手术刀切开阴囊腹侧（图 34-2a、b）的皮肤（小鼠 0.5 cm，大鼠 1.5 cm）。
3. 将睾丸脂肪垫放在左侧，并用钝钳将其穿过切口拉出（图 34-2c）。
4. 切开睾肌，找到睾丸脂肪垫，用无菌、钝的钳子轻轻拉出切口。
5. 用无菌、钝的钳子轻轻地分离睾丸脂肪垫以暴露睾丸内容物（图 34-2d）。
6. 用无菌齿镊握住睾丸袋，轻轻地暴露附睾尾、附睾头、输精管和睾丸血管。
7. 在血管周围做个结扎，以防止睾丸摘除后出血。
8. 轻轻地切除睾丸的附睾尾和附睾头（图 34-2e）。
9. 用小剪刀轻轻地切断血管，取出睾丸（图 34-

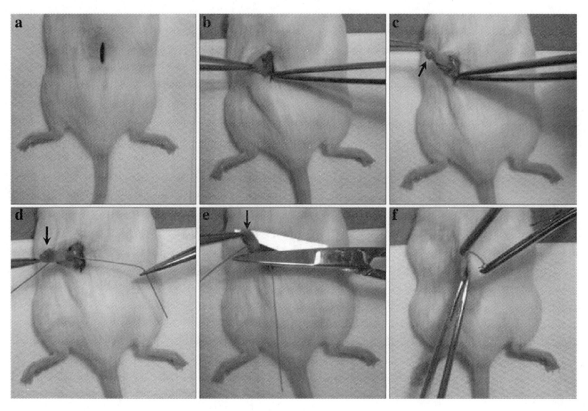

图34-1 小鼠卵巢切除手术示例。箭头所指为卵巢

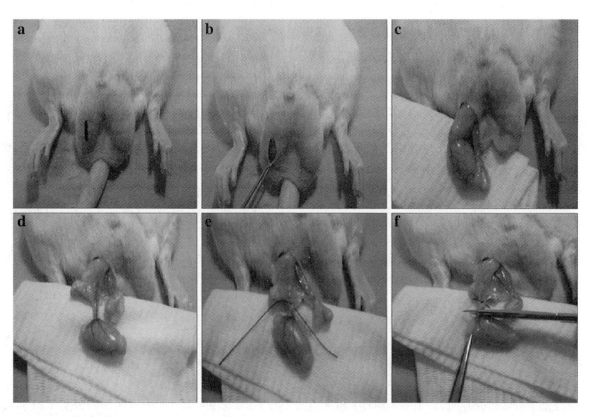

图34-2 大鼠睾丸切手术示例

2f)。

10. 用钝钳将睾丸囊的剩余部分放回。
11. 对另一个睾丸重复步骤 1 — 9。
12. 用金属夹紧皮肤（见注解 5）。

3.6. 术后护理

1. 腹腔内注射阿替美唑盐酸盐（Antican，1 mg/kg，雄性和雌性剂量一样）恢复麻醉。
2. 动物单笼饲养，并密切观察 2～4 h，直到它们从麻醉状态中完全恢复。
3. 在恢复期（手术后 24 h）后，动物可以正常分组。
4. 在手术后至少 24 h 进行实验给药。

4. 注解

1. 关于麻醉方式和剂量，请咨询当地兽医和地方指南。相比吸入麻醉，我们优先使用腹腔注射，因为它允许麻醉动物在手术过程中可以自由移动，并且恢复更快。麻醉剂应以尽可能小的体积（小鼠为 0.1 ml，大鼠为 0.2 ml）制备。
2. 小鼠手术时可选择剃或不剃毛。
3. 该步骤也可以通过两个切口分别到达每个卵巢 / 睾丸来进行。
4. 小鼠手术可选择性地缝合肌肉层。
5. 使用金属夹紧闭皮肤切口是防止啮齿动物重新打开切口的关键。

致谢

笔者要感谢 Antonia Sophocleous 博士提供图 34-1 和图 34-2 的图像，并批评性地审查了手稿。

参考文献

1. Khosla, S., Melton, L. J. III, and Riggs, B. L. (2001) Estrogens and bone health in men. *Calcif. Tissue Int.* 69, 189-192.
2. Khosla, S., Melton, L. J. III, Atkinson, E. J., O'Fallon, W. M., Klee, G. G., and Riggs, B. L. (1998) Relationship of serum sex steroid levels and bone turnover markers with bone mineraldensity in men and women: a key role for bioavailable estrogen *J. Clin. Endocrinol. Metab.* 83, 2266-2274.
3. Samuels, A., Perry, M. J., and Tobias, J. H. (1999) High-dose estrogen induces de novo medullary bone formation in female mice *J. Bone Miner. Res.* 14, 178-186.
4. Tobias, J. H., and Compston, J. E. (1999) Does estrogen stimulate osteoblast function in postmenopausal women? *Bone.* 24, 121-124.
5. Weinstein, R. S., and Manolagas, S. C. (2000) Apoptosis and osteoporosis *Am. J. Med.* 108, 153-164.
6. Raisz, L. G. (2005) Pathogenesis of osteoporosis: concepts, conflicts, and prospects. J. Clin. Invest. 115, 3318-3325.
7. Idris, A. I., Van't Hof, R. J., Greig, I. R., Ridge, S. A., Baker, D., Ross, R. A., and Ralston, S. H. (2005) Regulation of bone mass, bone loss and osteoclast activity by cannabinoid receptors. Nat. Med. 11, 774-779.
8. Rissanen, J. P., Suominen, M. I., Peng, Z., Morko, J., Rasi, S., Risteli, J., and Halleen, J. M. (2008) Short-term changes in serum PINP predict long-term changes in trabecular bone in the rat ovariectomy model. Calcif. Tissue Int. 82, 155-161.
9. Khosla, S., Melton, L. J. III, and Riggs, B. L. (2001) Estrogens and bone health in men. Calcif. Tissue Int. 69, 189-192.
10. Gunness, M., and Orwoll, E. (1995) Early induction of alterations in cancellous and cortical bone histology after orchiectomy in mature rats. J. Bone Miner. Res. 10, 1735-1744.
11. Danielsen, C. C., Mosekilde, L., and Andreassen, T. T. (1992) Long-term effect of orchidectomy on cortical bone from rat femur: bone mass and mechanical properties. Calcif. Tissue Int. 50, 169-174.
12. Orwoll, E. S. (1996) Androgens as anabolic agents for bone. Trends Endocrinol. Metab. 7, 77-84.

第七部分

力学加载技术

第 35 章

离体骨的力学性能

Simon R. Goodyear, Richard M. Aspden 著

牛国栋、冷慧杰 译

摘要

骨的主要功能是力学功能，起到支持和保护的作用。本章的目的是介绍一些可以用来测量骨皮质和骨松质力学性能的方法，研究对象包括诸如人或牛的大型动物，以及诸如小鼠的小型动物。针对试样特性（内在属性）和材料特性（外在属性）之间的差异，以及它们的测量方法进行介绍。另外，本章还介绍了完整表征骨骼特性的其他测试方法。

关键词：力学实验、骨骼、材料属性、力学特性。

1. 前言

骨骼的主要功能是构成身体骨架，为机体提供支撑，为重要器官提供保护。这是骨骼主要的力学功能。为了实现这些功能，骨骼基质应该同时具备足够的刚度和强度，从而能够承受施加于它的载荷。这些载荷可能具有反复施加、力量适中的特点，比如行走过程中产生的载荷，也可能是力量较大的一过性载荷，比如头由于被敲打受到的冲击。骨的结构和组成可以随着时间的推移逐渐适应其长期所承受的载荷要求。如何测量骨骼力学性能的部分指标即为本章的目的。

在本章中我们主要考虑两种类型的骨：骨皮质（或称为致密骨）和骨松质（或称为小梁骨）。骨皮质是一种坚实、致密的材料，组成长骨骨干、干骺

端及脊柱椎体骨的外壳。骨松质具有开放、多孔结构，由许多杆或板组成。因此，骨松质不如骨皮质致密，刚度和强度也不如骨皮质。椎体骨和干骺端的中心部分就是由骨松质组成的。然而，这两种材料的组合可以得到高强度、低重量的结构，只是它们在体内的性能与离体实验测量所得的性能可能有很大的不同[1-2]。对于骨松质，材料属性和结构特点通常是紧密联系的，将其看做一种蜂窝材料在大多数研究中都是合适的[3-4]。

力学测试是用一整套方法和设备来表征骨骼特性。如图 35-1 所示，我们建立了用于测试小鼠骨骼性能的流程。这一流程中的多个方法可以测量材料属性、力学特性和几何构型特征，用以描述骨骼完成正常生理活动的综合能力。本章将介绍测试骨骼的内在和外在力学性能的方法（图 35-1 中的阴影的方法）。

虽然组织的力学性能在概念上相对比较简单，但是实际测量却并不容易。如果只须要比较不同组的患者在相同位置的差异，那么仔细地对所有的标本使用相同的技术就可以得到比较一致的相对值。然而，如果需要绝对数值时，那么必须特别小心，因为骨骼不是各向同性或均质的，水的含量非常重要。骨的力学性能取决于它的形变速率。此外，标本的制备可能比较困难。对一般的工程材料，可以按照预定的测试尺寸进行切割和加工，通常都有行业普遍认同的标准。但是骨骼材料不一样，其大小和形状受到取材区域的限制。被测试标本的大小可能会影响测量结果。

本章将介绍制备和测试取材于人、牛及马的质骨皮和骨松质的方法，接着会介绍小动物整体骨骼

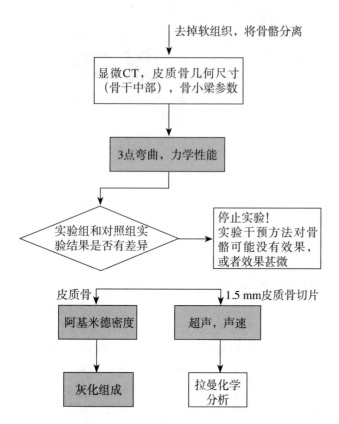

去掉软组织，将骨骼分离

显微CT，皮质骨几何尺寸（骨干中部），骨小梁参数

3点弯曲，力学性能

实验组和对照组实验结果是否有差异

停止实验！实验干预方法对骨骼可能没有效果，或者效果甚微

皮质骨 ←→ 1.5 mm皮质骨切片

阿基米德密度　　超声，声速

灰化组成　　拉曼化学分析

图35-1　小鼠骨骼力学测试的流程示意图。测试顺序取决于标本准备是否会对骨骼造成永久改变，以及具体实验所需的标本大小。例如，将microCT安排在第一个实验是因为它是非破坏性的，并且需要一个完整的骨片。虽然拉曼也是无损检测，但是它可使用较小标本，因此安排在流程的底部。流程进行到一半时需要通过测试几何特性和力学性能（机械特性）来对实验的干预方法进行评估。如果对照组和干预组没有区别，很可能该干预方法对骨骼的作用较小或没有作用

的测试方法，比如转基因小鼠骨骼力学性能的测试。这些标本非常小，在标本的准备和测试过程中如果要将骨皮质和骨松质分离并分别测试，难度非常大，因此，通常都是对完整的骨骼进行测试。要特别留意因为不同材料本质有所不同，在应用过程中会采用不同的方法。在这里我们对方法有选择性地介绍。只要实验室有基本配备，比如材料力学实验机、一定精度的天平、超声发生器、烤箱和加热炉等，我们介绍的方法应该都能够实施。另外，还有一些更复杂的力学和材料性能表征技术，包括微米压痕、

纳米压痕、红外光谱技术 [傅里叶变换红外（FTIR）或拉曼]、背散射电子显微镜及原子力显微镜。读者如果需要这些技术或需要变量更多的细节，可以参考 Cowin 所著书籍 [5] 或者相应的原始论文。

2. 材料

1. 磷酸盐缓冲液（PBS）　用于标本制备和测试期间保持标本湿润（见注解 1）。
2. 清洗液　用于降低表面张力。
3. 镊子、手术刀和剪刀　去除软组织和操作样品。
4. 锯 Hacksaw　将大骨样品切割成易于操控的小块，以便于之后精密切割。
5. 硬组织切片机 Accutom 2（Struers Ltd., Rotherham）、Isomet（Buehler, Lake Bluff, IL, USA）]，通常配备了金刚石或氧化铝锯轮，用于骨组织的精密切割（见注解 2）。
6. 车床或铣床，正如在任何工程车间里所看到的，将骨样品加工成所需的形状。
7. 钻头，5 mm 和 9 mm 内径，切割工具　定制于 Bolton Surgical Ltd（Sheffield，英国）。
8. 材料实验机（如 Instron, High Wycombe, Bucks, 或 Electroforce test Instruments, Bose, Minnesota）　用于标本的力学性能测试。
9. 天平（Sartorius Gmbh, Göttigen, Germany），带特定重力测定工具，Satourius 6080/60801　利用阿基米德原理测量密度。
10. 超声波发生器 [Panametrics Pulser-Receiver 模型 5052PR（Panametrics Inc, Waltham, MA, USA），带 V211BA 传感器] 和示波器（Hitachi V-665a, Tokyo, Japan　用于测量声音的速度。
11. 烤箱（Hybaid, Teddington）和加热炉（Carbolite, Sheffield）　确定组成成分的含量。
12. 生物力学参数计算软件　Origin（OriginLab Corp, Northampton, MA, USA）、Matlab (the MathWorks Inc., Natick, MA, USA) 或者 MathCad (Mathsoft Engineering and Education Inc., Cambridge, MA, USA)。

3. 方法

3.1. 骨骼标本制备的基本要点

因为存在感染的风险，处理所有的人体组织时，必须要考虑到生物安全。除了佩戴手套和穿戴实验室大衣之外，面具和眼镜也是必需的，因为在切割、钻孔或加工过程中有产生飞屑的可能。在制备过程中，必须保持样品湿润。骨骼样本应该去除软组织，留意不要在待测骨骼样本上产生切口，因为切口会削弱其力学性能。用于测试的样品的制备的一般方法表述如下。

3.2. 皮质骨标本制备

1. 将皮质骨标本用钢锯或简易钢锯切割成易于操作的形状。
2. 使用高精度硬组织切割机将骨样品切割成所需的尺寸，切割机旋转的速度一般为 600 ~ 800 转/分钟。对于压缩和弯曲实验，应将试样切割成圆柱体形状，保证端面相互平行。对于拉伸实验，应将试样球磨成哑铃形状，如图 35-2 所示。

3. 如果样品足够大，样品应该为对称的柱状。但对于薄试样，可以在中部"收腰"，确保骨折发生部位的一致性，即发生于远离装夹端的试样中部。在锯切加工的整个过程中，应保持水循环于试样之上。

3.3. 松质骨圆柱标本制备

1. 利用环钻（图 35-3）在骨标本中钻取松质骨圆柱试样。为了获得这样的松质骨试样，可以直接在骨块上钻取，然后与下面的骨分离。当试样不是太长时，可以用图 35-3 所示的断开装置来完成。这样可以确保试样尺寸的一致性。该断开装置与环钻钻头尺寸相当，只是它保留了齿边和半周长。可以将断开装置插入取芯工具之处，通过以端点为支撑来翘曲，将试样从基底组织中分离下来（见注解 3）。
2. 使用非脱钙切割机处理松质骨圆柱标本的两端，使其成为平面且相互平行。如果试样是从关节表面获取的，因为其一端包含软骨和软骨下骨，须要用锯除去软骨及软骨下骨的那一端。

3.4. 小鼠标本的制备

1. 用剪刀从骨盆处将动物后肢切开分离。小心不要破坏股骨头和股骨颈。将腿毛剃掉。如果不立即进行测试，应该将试样浸泡在 PBS 中，在 -20 ℃以下存储。
2. 在测试前，须要先解冻样品，并去除软组织。首先，通过切割踝关节将足分离，然后用手术刀将软组织从骨组织上剥离。接着在股骨胫骨和骨盆中将股骨分离取出，将每一个标本放在一个单独的盛有 PBS 的瓶子里。在这一步，也可以将腓骨与胫骨分离取出。如果测试是在接下来的 24 h 进行，应当将骨骼试样储存于冰箱冷藏室。如果还须要等待更长的时间才能测试，则放回冰箱冷冻室储存。
3. 对于小鼠，骨皮质常用于密度和声音速度的测量，因此，应在干骺端将骨皮质从大量的骨松质中分离出来。弯曲实验中的每一个骨骼试样的破坏截面（见下文）均用 PBS 湿纸巾包裹，并

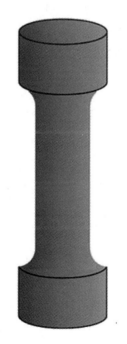

图35-2 传统的拉伸实验试样具有一个"腰身"区域，以确保试样不会失效于装夹两端，而是失效于中心区域

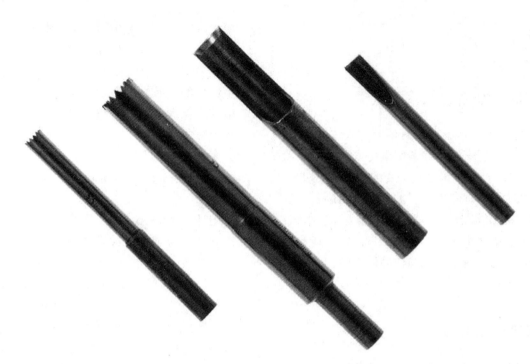

图35-3　环钻钻头和匹配的"断开"装置。除非试样可以通过钻通整块骨头获取，否则都需要从下面与它们相连的骨头中分离。钻取之后，将断开装置放置于钻取的位置，向侧面掰动通常可以顺利地将试样与基底连接折断，然后用镊子便可以轻松取下试样了

且轻轻夹于硬组织切片机，将干骺端截下。在去除股骨远端干骺端后，截取大约 1.5 mm 的骨段用于超声检测，剩余的皮质骨用于密度测定。对于胫骨，首先去除胫骨近端干骺端，然后切下与之相邻的骨干段用于超声测试。在切割过程中，样品上保持蒸馏水循环，用以清除切屑及预防过热。

3.5. 力学实验加载要点

在测试之前，重要的是要决定测量哪些指标。大多数测试机通过对样品施加一定的变形来加载，所施加的变形通常随时间线性增加。变形的大小称为位移。操作者可以选择施加位移的速率。骨骼的力学性能取决于加载速率，因为骨骼是黏弹性材料。选择什么时候停止测试也很重要，这取决于标本下一步会进行何种实验。在拉伸或弯曲时，机器通过设置可以在骨骼发生断裂时自动停止，因为骨折时载荷会迅速下降。在压缩的过程中，标本失效并不是那么容易确定，有很多方法可以使用。在整个测

试中，载荷和位移均被记录。负载 – 位移曲线表示的是试样在实验中的外在属性，因此，可以用于测量整个骨头的属性（图 35-4A）。这些属性对于理解骨骼骨折非常重要。对于已知尺寸的制备样品，通常须要得到骨骼材料本身的内在性能。为了获得这些指标，将负载除以试样的横截面面积得到应力，位移除以初始长度得到应变。应力 - 应变曲线与载荷 - 位移曲线是非常相似的，但指示的却是材料而不是结构（图 35-4B）。

3.6. 对相同的标本反复试验

在实践中发现，如果同一个标本在短时间内经过多次重复实验，产生的载荷 - 位移曲线并不能重合，而是渐渐趋近于稳定曲线。正因为如此，许多研究者通常在正式加载之前，先对标本在较小载荷情况下进行预加载 5 个或 6 个循环，这一过程称为预处理。但对于这一做法还存在争论，因为这个预处理过程中材料内部到底发生了什么并不可知。人们常常质疑，实验最后测量的并不是标本的本质，而是经过

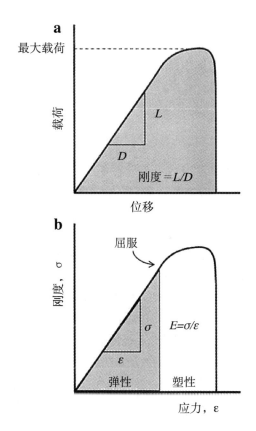

图35-4　测量试样的外在性质的载荷-位移曲线（a），例如，对于一个单独的骨头，其主要参数是刚度，破坏所做的功（阴影），极限荷载和位移。应力-应变曲线（b）是相似的，但因为它将样品尺寸进行正则化，因此，所测量的是材料的内在特性，例如弹性或杨氏模量（E），屈服应力和应变，极限应力和应变，以及屈服应变能和破坏应变能。
Load，载荷

系列循环加载后已经改变了的性质。重复加载真的意味着更准确吗？我们始终只对标本加载一次。

3.7. 力学加载的类型

1. 拉伸和压缩实验　这些都是最常见的测量骨基质内在特性的方法。这些测试使用已知尺寸的加工样品。拉伸实验一般被用于皮质骨，而压缩实验更多地用于松质骨，因为拉伸实验对试样的尺寸和安装要求较高。弯曲和扭转实验也可以使用类似的样品，但在解释结果时比较困难。弯曲和扭转可能更适用于整个骨骼。在这一部分中，主要描述机械加工试样的拉伸和压

缩实验。

2. 弯曲实验　弯曲实验常用于啮齿类动物的整个长骨，因为很难将这样的小尺寸骨骼加工成拉伸或压缩试样。这个方法对于测量整个骨的外在属性有优势，因此，对于研究比较不同药物治疗和基因改变的效果非常有用。通过这样的实验方法很难估测骨骼的内在属性，其原因比较复杂，骨骼的尺寸和形状是主要原因。更细节的讨论可以参阅 Turner 和 Burr 的报道 [6]。弯曲实验依据构型分为两种形式：三点弯曲和四点弯曲（图 35-5）。三点弯曲时，在梁的中点能够产生一个明显的剪切应力，从而产生剪切效应。出于这个原因，有时四点弯曲加载成为首选，可以保证在试样上施加纯弯，并且剪切力最小。

　　然而，对于整个骨骼，横截面非均匀，意味着这些假设并不适用。此外，很难同时加载所有的四个点，测试结果会有很大的误差。可购买或制造三点和四点弯曲夹具以与大多数材料实验机相配合。重要的是能够调节跨度，即下方支撑点之间的距离。 为了测试整个骨骼，跨度应该尽量大，以减少剪切应力，但对于所有须要比较的样本来说必须是一致的。对于机

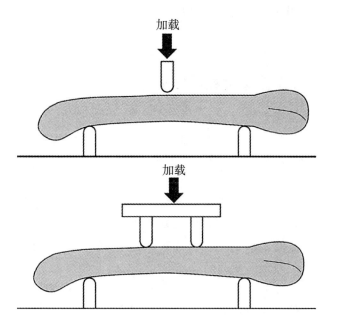

图35-5　可以利用（a）三点或（b）四点弯曲构型测试整个长骨。在上端施加载荷，记录所得到的位移。跨度是下方支撑点之间的距离

械加工后的试样，可以通过在不同跨度测试来插值，从而得到无限跨度的数据，其对应的便是无剪切应力的模量 [7]。

3.8. 拉伸实验

1. 试样的准备方法请参见子标题 3.2 或 3.3，确保试样至少 15～25 mm 长和 5 mm 宽（见注解 4）。
2. 保持试样湿润，可以用保鲜薄膜或湿润的抽纸或纱布包裹试样。
3. 将试样装夹在实验机上　大多数实验机附有拉伸实验所需的夹具来固定试样。当测试骨皮质，拧紧夹具时，可以让试样端部尽量多的面积被夹紧，以保证足够的夹持力（见注解 5）。如果测试对象是松质骨芯，可以使用牙脱粉或骨水泥将试样末端包埋在理想形状的模具杯中，然后再夹持在测试机夹具中。
4. 在实验机操作软件中设置所需的加载应变速率、载荷或位移预定极限值、破坏探测设定以及数据采集频率。通常建议对实验机进行设置，保证其探测到试样破坏时立即停止实验，因为这时负荷会下降到零。
5. 开始实验。
6. 测试结束后，如果仪器没有适当的软件可以处理数据，则将数据从仪器输出为电子表格，以备进一步分析。

3.9. 拉伸实验数据分析

1. 如果需要材料的内在属性，并且还没有做相应的计算，可以将载荷值除以原始横截面的面积，从而将载荷值转化为应力值（不考虑加载过程中横截面面积的变化）。
2. 位移传感器与试样有两个接触点，将两点未加载时的原始距离作为参照值，用位移去除以参照值，就可以将位移值转化为应变值（见注解 5）。
3. 应力是应变的函数，画出应力应变曲线。于是，弹性或杨氏模量、屈服强度和应变、极限强度和应变以及屈服应变能和破坏应变能均能计算出来。
4. 通过测算应力 - 应变曲线线性部分的斜率来计算

弹性模量。对于线性关系，通常使用仪器自带软件计算。如果仪器不带有相应的软件，也可以通过手算粗略地估计，如果能用直线拟合则更加准确。对于非线性关系，可以使用 Origin、Matlab 或 MathCad 等软件将非线性部分与线性部分分离研究。

5. 可将弹性模量开始下降的点定为屈服点，但是屈服点并不很容易确定。有一个方法是构造一个平行于应力 - 应变曲线中弹性部分的直线，并沿应变方向给一个较小的偏移量。这个直线与应力 - 应变曲线的交点定义为屈服点。该点所对应的应力和应变称为屈服应力和屈服应变。
6. 通过试样断裂所对应的点计算破坏应力和应变。
7. 分别针对屈服点和破坏点对应力应变曲线求积分，计算曲线下所包含的面积，可以得到材料单位体积屈服和破坏所需的能量。材料的破坏所需的能量通常被称为韧性模量。

3.10. 压缩实验

1. 制备一个如前所述的圆柱体或长方体骨试样。尽量确保试样的长度大约是直径的 2 倍（见注解 6）。
2. 将试样放在实验机的下砧上。与拉伸实验类似，在加载方向应该使用一个万向节（见注解 4）。或者使用一个带有小凹槽的压缩钢盘。在这个小凹槽中可以在试样和实验机上砧之间放置一个球轴承，从而可以调节试样两端的轻微不平行。
3. 跟拉伸实验类似，应变的精确测量须要使用位移传感器。但对于大多数比较研究来说，实验机运动端的位移值可能就足够了（见注解 5）。
4. 降低机器加载端，直到它恰好接触试样。
5. 如前所述，设置加载应变率，以及预定的载荷值或位移值。
6. 启动测试，并当预设的要求达到时停止测试（见注解 7）。
7. 如前所述计算应力和应变，并以应变为变量画出应力函数。实验过程是实验机上砧向下砧靠拢的过程。在实验初始阶段，应力应变曲线在达到直线区之前有一段 J 形曲线。曲线的斜率开始很小，然后迅速增大直到达到线性。这一"坡脚区"源于实验方法的缺陷。对于天然和合成的聚合物材料，这种现象更是普遍。因为坡脚区曲线很难确定其中的直线部分，并且也不容易用直线去拟合。因此，最好将应力 - 应变曲线分段研究来得到以应变为变量的弹性模量方程。弹性模量则可以认为是这个函数的最大值。

8. 屈服应力可以定义为弹性模量开始减少对应点的应力值。我们采用峰值减少了 3% 的点来作为参考点 [8]。

9. 屈服应变能可以通过对应力 - 应变曲线达到屈服应力之前区域进行积分求得。按照这个实验操作，因为坡脚区的原因，应变的定义存在一些问题。将较长试样的端部包埋，并像拉伸实验一样夹持，可以消除这个问题。压缩实验的失效点通常与拉伸实验定义不同，因为压缩的失效是渐进式的，而非单纯的断裂。

3.11. 弯曲实验

这里所描述的方法通常适用于测试小鼠等的整骨，但只要稍作变化，便可以用于从较大骨骼中切下的规则试样。

1. 在材料实验机上按照弯曲夹具。

2. 调整下支座的间距以尽可能接近骨干两端，并以移动的铁砧为中心。

3. 将骨骼试样放置于弯曲夹具，并保证试样的稳定。对于股骨，通常将前侧朝上。对于胫骨，通常保证腓骨插入点在顶部。

4. 控制实验机，下降实验机上砧，直至其恰好与骨表面接触。

5. 设置位移加载速率、载荷或位移加载极限以及数据采集率。

6. 启动测试。

7. 可以将骨骼试样断裂点设置为停止点。因为在这一点上，载荷会迅速下降。当然，载荷不会总是归零。

8. 荷载是位移的函数。绘制相应的曲线，同样通过前面拉伸和压缩实验中提到的方法可以得到应力 - 应变曲线，从而得到刚度、屈服载荷、破坏载荷和断裂能（见注解 8）。

3.12. 骨皮质的弹性模量

可以通过下面公式 [9]，即通过测量密度和声音的速度来计算皮质骨的弹性或杨氏模量：

$$E = \rho c^2.$$

这是一个直接测量骨骼内在及材料刚度的方法，可以适用于小试样，如小鼠骨骼，或者大型哺乳动物骨骼经适当加工后的标本。

3.13. 基于阿基米德定律的骨密度

这一技术既可以应用于骨皮质，也可以用于骨松质，特别适用于中空、多孔或形状不规则的试样。这一技术须要对表面张力、水汽蒸发以及超量水效应等因素进行控制。对于小鼠骨骼，因为骨骼的重量很小，甚至与表面张力、水汽蒸发以及超量水效应相当，所以以难以获得可重复的测量结果。

1. 骨密度的测量是通过将空气中的重量与悬浮在液体中（通常蒸馏水）的重量进行比较。我们使用 5 位数天平（Sartorius Gmbh，Gö 哥廷根、德国）进行测量。

2. 为了确定每个骨试样的真实重量，首先通过在密封容器中称重来消除由于蒸发造成的任何重量损失。在称重之前，通过在潮湿的组织上擦拭来去除骨表面过量的水，并且通过使用注射器和针使空气通过试样内部，使得骨髓通道流出液体，然后将骨放置在含有 PBS 的预称重的微量离心管中并称重。

3. 然后将每个骨试样悬置在蒸馏水中，使用 Sartorius 6080/60801 重力测量专用工具称重。利用穿过髓管的细丝将骨试样悬挂。对于较大的标本可以悬浮在篮子里。试样中空气的浮力效应可以通过在髓管中用注射器和针填充流体来消除。向液体中加入一滴清洁剂（洗涤剂即可）以减少表面张力效应。

4. 重力测量工具中包含玻璃钟摆。通过测量当试样悬浮在流体中的玻璃钟摆上施加的上推力并使用公式来计算该液体密度：

$$U = V \rho_f,$$

其中 U 是上冲力（空气中称重 – 流体中称重），V 为试样浸入的体积，ρ_f 为流体密度。

5. 骨密度计算公式：

$$\rho = \frac{\rho_f m}{m - m_s}$$

其中 ρ_f 是流体密度，m 是真实重量或称作空气中重量，m_s 是悬浮在液体中的重量。

所有的称重至少重复三次并取平均值。当某次测量明显不同于其他两次时，则放弃该次测量，重新测量。

3.14. 超声测量声速

依据子标题 3.4 步骤 3 中所述准备骨皮质的薄切片，进行超声测试。

1. 使用数字千分尺等精密设备准确测量骨皮质薄切片的厚度。

2. 测量超声波脉冲穿过样品所需的时间。我们使用脉冲回波模式，因此，使用相同的传感器产生和接收超声脉冲，并在另一个骨表面处使用另外一个相同但未连接的传感器作为反射表面。当然，反射表面可以使用任何玻璃或金属块，只要阻抗不同于骨的阻抗就可以。在骨表面与传感器之间必须使用流体（如水或超声凝胶）进行超声连接。在实验布局中，我们使用带有脉冲回波模式 V211BA 传感器的 Panametrics Pulser-Receiver model 5052PR（Panametrics Inc，Waltham，MA，USA）产生 10MHz 频率的超声脉冲。超声回波显示在示波器（Hitachi V-665A，Tokyo，Japan）上，并使用示波器的内部系统测量回波之间的时间。

3. 声波速度可以依据下面公式计算：

$$c = \frac{2d}{t}$$

其中，d 是骨切片厚度，t 是测得的回声时间 [9]。

4. 随后在 PBS 液中冲洗骨切片，以去除任何黏附的超声凝胶。

3.15. 灰化法

在已经进行密度测量之后，可以通过骨脱水和灰化以确定水、有机物和矿物质各自在总组成中的含量。

将坩埚在洗涤和干燥后置于 600 ℃ 加热炉（Carbolite，Sheffield）24 h，并使其在干燥器中冷却，然后称重。这可确保它们没有污染和水分。

2. 参照密度测量时的方法去除骨表面和髓管中多余的水分，将骨试样放入已预称重的坩埚以测量湿重。

3. 在 100 ℃ 下烘箱（Hybaid，Teddington）中加热 24 h，然后冷却（在干燥器中），并再称重以测定干重。

4. 然后，在 600 ℃ 炉中再加热 24 h，冷却后再次称重以确定灰分重量。将骨在干燥器中冷却以防止任何再水化。

5. 湿重 – 干重可以得到水含量，干重 – 灰分重量可以得到有机物含量，灰分重量即为矿物含量 [10]。然后将测量值表示为湿（或有时干重）重量的百分比，从而可以比较不同尺寸的骨骼。

---

4. 注解

1. 样品的储存　在力学测试之前，样品应该用 PBS 保持湿润。不得使用福尔马林和其他固定剂，因为这影响机械性能。如果样品没有立即测试（2～4 h 内），可以将样品冷冻保存在 –20℃。它们必须被包裹在用 PBS 沾湿的薄纱或纱布中，并真空密封在塑料冷冻袋中。为此可以使用真空袋密封器。据报道，冷冻对骨的机械性能没有影响 [11-12]。

2. 精密切割仪器　我们使用 Accutom 2 矿物锯（Struers Ltd.，Rotherham）和 125 mm 氧化铝轮，但在骨骼研究文献中引用的最常见的锯是 Isomet（Buehler，Lake Bluff，IL，美国）。无论使用什么锯，较快的砂轮速度和较慢的进样速度都可以获得更好的表面光洁度。在须要预定尺寸的样品的情况下，重要的是知道有多少样品在切割过程中损失。任何去除了对应于刀片宽度的一定量的材料的锯，称为切口。对于氧化铝轮，切口约为 0.5 mm，而金刚石刀片约为 0.3 mm。当切口是已知的并且机器配备有千分尺或其他精密定位装置时，可以通过适当地调节切割位置来获得期望尺寸的样品。可以使用氧化铝轮切割厚度为 100～150 μm 的样品。必须注意保持样品进给速度，即样品移动通过切割轮的速率相当低，因为氧化铝轮易碎并容易破碎，并且金刚石轮薄且容易弯曲。然而，氧化铝轮的成本约为 10 英镑，而金刚石切割机的成本为 200～300 英镑，这取决于尺寸。

3. 获得骨芯　当通过组织块取骨芯时，样品通常留在环钻钻头中，偶尔也会发生钻孔时骨芯弹出的情况。为了能够方便地移除骨芯，我们使用钻头的孔从一端穿透到另一端，这样便可以插入紧密配合的柱塞以推出骨芯。然而，如果它被紧紧地楔入钻头中，则这可能损坏芯的顶部。由于这个原因，我们不建议钻孔时一直钻到底，建议在环钻钻头被取下之后，使用断开工具从其基部取出骨芯。

4. 拉伸测试　样品必须足够大以获得一致的结果。Keaveny 的方法是从 40 mm 长的样本开始，突出了有时可能很难获得合适的样本的困难[13]。如果夹具不完全在加载线上，或者试样加工不精准，那么施加拉伸载荷也将导致一定程度的弯曲。这增加了测试数据的不确定性，因为产生的弯曲对于每个样本是不同的，因此样本之间很难进行准确的比较。必须将万向接头放置在负载的路径中，以确保只有拉力传递到样品。这些可从仪器制造商处获得。

5. 拉伸试验期间的测量应变　可以从机器记录的十字头的位移计算应变的估计。然而，为了精确研究，应力传感器或位移传感器必须应用于样品的中心部分，通常是腰部。这可以通过装夹式传感器或视频记录的方法来实现。

6. 用于压缩测试的样品的形状　理想样品的长度大约为直径的 2 倍。在许多情况下，出于解剖学考虑，很难达到此形状要求。当长度和直径大致相等时，也没有太多问题，可以对样品进行测试。但是如果样品不长于其宽度，边界条件如样品和加载压板之间的摩擦则可能成为问题。

7. 设置压缩测试的限制　在将某些测试机器上的加载极限设置为载荷时须要注意。通常，工程师使用正数表示拉伸载荷，用负数表示压缩载荷。最常用的测试是拉伸，一般没有问题，因为一切都是正值。然而，设置压缩负载的极限通常须要包括负号。这听起来不重要，但很容易被忽视，许多学生眼睁睁地看着机器粉碎他们的标本，心里奇怪为什么机器没有自动停止！只有在按下紧急停止按钮之后，他们才意识到他们在设置的负载极限之前省略了负号。与拉伸不同，压缩通常没有明显的压缩失败终点，并且必须事先决定何时停止测试。在我们的研究中，我们已经决定，刚度的减少，即负载 - 位移曲线的斜率的减小，是失效开始的标志。由于我们通常希望对样品进行进一步分析并将测试造成的损害降到最低，因此我们在测试期间仔细观察负载 - 位移曲线（在测试期间在计算机监视器上绘制）。一旦发现曲线的斜率正在明显减小时，应尽快停止测试。

8. 从弯曲实验计算骨的固有性质　已经有现成的公式可以从实验数据推导计算材料的固有特性。但是由于骨骼横截面的不对称性，测试整骨时充满了困难。在没有专家指导时，不建议使用这些公式。

参考文献

1. Aspden, R. M. (1990) Constraining the lateral dimensions of uniaxially loaded materials increases the calculated strength and stiffness: application to muscle and bone. *Journal of Materials Science: Materials in Medicine* 1, 100-104.

2. 2. Bryce, R., Aspden, R. M., Wytch, R., and Langrana, N. A. (1995) Stiffening effects of cortical bone on vertebral cancellous bone in situ. *Spine* 20, 999-1003.

3. Gibson, L. J. (1985) The mechanical behaviour of cancellous bone. *Journal of Biomechanics* 18, 317-328.

4. Gibson, L. J., and Ashby, M. F. (1988) *Cellular solids,* Pergamon Press, Oxford.

5. Cowin, S.C. (2001) Bone mechanics handbook, CRC Press, Boca Raton.

6. Turner, C. H., and Burr, D. B. (2001) Experimental techniques for bone mechanics, in Bone mechanics handbook (Cowin S.C. ed.) CRC Press, Boca Raton, pp. 7-1-7-35.

7. Spatz, H. -Ch., O'Leary, E. J., and Vincent, J. F. V. (1996) Young's moduli and shear moduli in cortical bone. Proceedings of the Royal Society B: Biological Sciences 263, 287-294.

8. Li, B., and Aspden, R. M. (1997) Composition and mechanical properties of cancellous bone from the femoral head of patients

with osteo- porosis or osteoarthritis. Journal of Bone and Mineral Research 12, 641-651.

9. Lees, S., Heeley, J. D., and Cleary, P. F. (1979) A study of some properties of a sample of bovine cortical bone using ultrasound. Calcified Tissue International 29, 107-117.

10. Mkukuma, L. D., Imrie, C. T., Skakle, J. M. S., Hukins, D. W. L., and Aspden, R. M. (2005) Thermal stability and structure of cancellous bone mineral from the femoral head of patients with osteoarthritis or osteo- porosis. Annals of the Rheumatic Diseases 64, 222-225.

11. Nazarian, A., Hermannsson, B. J., Muller, J., Zurakowski, D., and Snyder, B. D. (2009) Effects of tissue preservation on murine bone mechanical properties. Journal of Biomechanics 42, 82-86.

12. van Haaren, E. H., van der Zwaard, B. C., van der Veen, A. J., Heyligers, I. C., Wuisman, P. I., and Smit, T. H. (2008) Effect of long-term preservation on the mechanical properties of cortical bone in goats. Acta Orthopaedica 79, 708-716.

13. Keaveny, T. M., Guo, E., Wachtel, E. F., McMahon, T. A., and Hayes, W. C. (1994) Trabecular bone exhibits fully linear elastic behavior and yields at low strains. Journal of Biomechanics 27, 1127-1136.

第 36 章

流体对骨细胞的力学刺激

Carmen Huesa, Astrid D. Bakker 著

官 剑、冷慧杰 译

摘要

本章介绍适用于在体外通过流体剪切力（fluid shear stress，FSS）刺激单层骨细胞的几种方法。流体的运动是利用两个平行板对培养基加压产生的，其中一个平板含有培养的单层细胞。同时还介绍了用于测量骨细胞对流体剪切力反应产生一氧化氮（NO）的方法。

关键词：力学刺激、流体、剪切力、细胞培养。

1. 引言

骨骼为身体提供力学的支撑，承受重力，支持肌肉的力量，满足运动的需要。骨骼不断地根据其力学环境的改变而自适应，使其可以在最少骨量的情况下具有较好的抗断裂性能。

人们通常认为载荷导致的骨基质变形（应变）太小，并不能直接刺激骨内的细胞。因此，人们认为作用于嵌入骨内的骨细胞网络的流体是主要的信号产生源[1-2]，并且该骨细胞是对流体力学刺激产生反应的主要细胞类型[3-5]。Knothe Tat 等通过实验证实骨骼受到力学载荷后能够引起细胞外组织液的流动[6-7]。重要的是，（静态）加载不能引起流体流过骨陷窝 - 骨小管网络，似乎不能刺激成骨[8]，而动态加载最具有成骨效应，因此，有理由认为高应变速率可在骨内细胞间形成较强的液体流动[9]。

流体流动如何能够引起细胞反应的机制尚不清楚。流体流动可以在骨细胞膜上产生流体剪切应力（fluid shear stress，FSS）。该流体剪切力能够刺激骨细胞响应，这与内皮细胞受刺激而响应的机制类似[6,10-11]。已有研究预测在体内骨细胞受到牵拉时，其上的流体产生的剪切应力在 $0.8 \sim 3$ Pa 的数量级[12]。但是，这些计算的准确性目前还有待商榷，骨细胞中具体哪个部分在骨细胞感受力学刺激的功能中发挥最重要的作用也不明确。目前有三种不同的模型 / 假设试图解释骨细胞如何感测流体流动产生的力学刺激，涉及细胞的不同解剖特征：骨细胞延伸、细胞体和细胞纤毛。

You 等发展了一种数学模型，将骨细胞延伸附着于细胞外基质这一现象描述为绳索元件。该绳索元件是一种成分未知的蛋白质丝，将细胞骨架与骨骼基质相连[13]。利用该数学模型显示，因为流体流动所引起的拖曳力作用于该绳索元件，从而使骨基质上产生的应变放大到 10 倍[11]。最近的研究已经证实该绳索元件即是整合素[14]。

有人认为作用于细胞突上的流体剪应力同样也作用于细胞体[15]，不过 Anderson 等不同意此观点[16]。大多数实验采用平行板流动室形成流体流动。流体流过细胞体，而不是通过骨小管。这样的流体系统确实能诱导细胞反应，证实了细胞体能够感受机械刺激。在体情况是否如此还尚不清楚。

在多细胞生物体中，纤毛类似于细菌的鞭毛。原始鞭毛被认为是周围环境的信号接收器和传感器。越来越多的研究结果表明在哺乳动物细胞中纤毛发挥着类似力学刺激感觉细胞器的作用[17]。最近的体外实验已经在成骨细胞和类骨细胞中鉴定到纤毛[18]。纤毛在这些细胞中可能发挥的力学刺激感知

作用正在研究之中。

从上面的介绍可以看到，细胞水平的力学感应还有很多问题有待于进一步研究。我们要认识到很重要的一点，而在二维平面上培养的单层骨细胞对一定力学刺激的反应可能与在体的三维环境不完全一样。将流动流体施加于培养在平面基底的单层细胞，通常在细胞体的顶端面产生最大位移[19]。在体情况与之不同，流体流动仅可能发生在细胞延伸上[16]。虽然体外单层培养具有一定的局限性，但我们同时要强调，通过体外实验装置对细胞进行力学刺激，其中一些装置可以对培养的骨细胞进行可控的流体剪切力刺激，人们获得了很多重要认识。

因此，本章描述了体外研究流体流动对骨细胞影响的方法。虽然骨细胞很可能是骨组织的力学传感器，而相对而言成骨细胞对力学刺激的敏感性稍弱一些，但考虑到大量原代骨细胞不容易获取，因此常用成骨细胞来代替骨细胞[3]。原代成骨细胞的获取在本书多个章节都有描述。一些已经明确表征的对力学刺激敏感的细胞系（例如 MC3T3-E1 成骨细胞或 MLO-Y4 骨细胞）在类似研究中也有使用，请参见其他章节（见本书第 6 章）。

2. 实验物品

2.1. 组织培养、培养基和溶液

1. α修饰的 Eagle培养基(a-MEM; 22571, Gibco, Paisley, UK)，加入 10%热灭活的胎儿小牛血清（FCS）、2 mmol/L L-谷氨酰胺、100 IU/ml青霉素和50 mg/ml链霉素(培养基) 培养成骨细胞样细胞系，如 MC3T3-E1。如果使用其他细胞类型，请根据具体细胞类型的要求更改培养基的成分。

2. 含有 2% FCS、2 mmol/L L-谷氨酰胺、100 IU/ml 的 α-MEM 青霉素和 50 mg/ml 链霉素（流动培养基），用于流体流动实验。

3. 不含酚红的 Dulbecco 改良 Eagle 培养基（D-MEM）（GIBCO，Paisley，UK）。

4. 无钙和镁的 Hanks 平衡盐溶液（HBSS）。

5. 无菌磷酸盐缓冲盐水（PBS），pH 7.4。

6. 胰蛋白酶 - 乙二胺四乙酸四钠（EDTA）溶液，由 0.25%胰蛋白酶和 1 mM EDTA 4 Na 组成。

7. 70%乙醇。

8. 0.15 mg/ml 大鼠尾 I 型胶原的冰醋酸溶液。

9. 细胞可渗透的 DAR-4M AM 荧光剂（Axxora，Nottingham，UK），用于一氧化氮的实时成像。

10. 用于测定一氧化氮产生的 Griess 试剂。溶液 A：2%磺胺和 5%磷酸盐的水溶液。溶液 B：0.2%萘基乙二胺 HCl 的水溶液。将溶液分别保存在冰箱冷藏室中，注意避光。

11. 0.1 M $NaNO_2$ 的水溶液（储备溶液），用于定量一氧化氮产量。

12. ATP 生物发光测定试剂盒 HS II（Roche，UK）前列腺素 E_2 EIA 系统（Amersham）。

13. TaqMan® 基因表达细胞 Cells-to-CT™ 试剂盒（Applied Biosystems）。

2.2. 器材

1. 25 cm² 和 75 cm² 组织培养烧瓶。

2. 15 ml 或 25 ml 聚丙烯离心管，50 ml 离心管（Falcon）和 94 mm×16 mm 细胞培养皿。

3. 巴斯德吸管。

4. 5 ml、10 ml 和 50 ml 注射器和 27-G 1/2 针。

5. 医疗三通 Connecta® 止回阀（BD Medical，Oxford，UK）用作压力释放阀（图 36-1a）。

6. 气泡阱　我们使用可高压灭菌的材料设计（Delrin，Cole-Parmer，USA）。其中一侧具有两个快速释放装置，保证其中培养基体积在 1～2 ml（图 36-1b）。

7. 铂固化硅胶管，将流动室与泵和（或）培养基容器相连。硅胶管是柔软而亲细胞的，并且可从各种各样的商店买到。我们使用的是 MasterFlex®（Cole-Parmer，美国）。

8. 软管快速插拔装置（Cole-Parmer，美国）。

2.3. 泵

市场上可购买的泵很多，价格不一。对于简单的流体流动实验，选择蠕动泵较为方便，且价格便宜，可保持无菌且耐用。

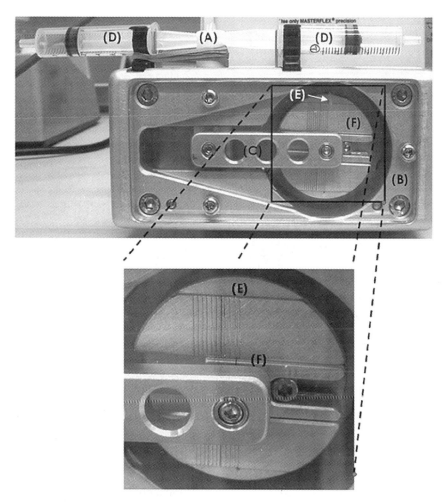

图36-1　使用蠕动泵产生振荡流。（A）注射器D的移动。（B）旋转头。（C）与A连接的杆。（D）5 ml注射器往复运动。（E）参考0点。（F）泵的半径（r_p），以mm为单位，提供注射器的位移

2.3.1. 使用蠕动泵产生脉动流

大多数蠕动泵都能运转良好。我们使用带有便携负载头的 Masterflex L/S 泵（Cole-Parmer，USA）。蠕动泵的旋转速度和泵头中销的数量决定了脉冲频率。流速是由泵头旋转的速度和所用管的内径所决定的。

2.3.2. 使用改进蠕动泵产生振荡流

我们搭建了一个泵头，它可以连接两个相对的注射器以产生振荡流（图 36-2）。该系统的优点是其引起的静水压力变化最小。注射器的尺寸和直径可以改变，从而调整流速，并由此改变施加在细胞上的剪切应力（见注解 4）。

2.3.3. 利用注射泵产生振荡流

市场上有几种型号的注射器泵可直接购买获得（例如，Harvard Apparatus，Holliston，MA）。使用商品化的注射泵的优点在于它们已经经过预编程，因此流速不必手动计算。

2.3.4. 微环形齿轮泵

对于更高要求的实验，可以使用计算机控制的微型齿轮泵（HNP Mikrosysteme GmbH，Parchim，德国）。这个泵允许自定义脉动流体流动、振荡流体流动或稳定流体流动。这种机器的缺点是成本相对较高，培养基中的大分子蛋白质较敏感（应避免使用血清）。

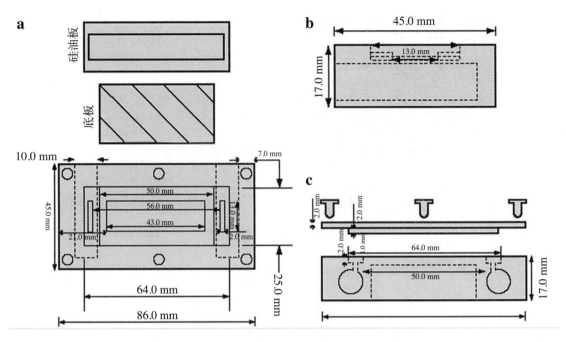

图36-2 Aberdeen实时成像流体流动腔室。（a）俯视图。（b）侧视图。（c）正视图

2.4. 流动腔室

大多数流动室是可通过直接购买或者自行定制而获得的。我们下面仅提供了四个例子，实际上还有很多其他可行的设计。所有的流动室具有共同的特点，即因为培养基受载荷作用流动在两个平行板之间。这些流动室可对细胞施加可控的层流。由特定的流体引起的剪切应力主要是由培养基的流速、通道的宽度以及两个平行板之间的高度差所决定的。有关流动室的详细尺寸信息参见注解2。

2.4.1. μSlide I 腔室(Ibidi® GmbH，Munich，德国)

μSlide 室非常适合实时成像流体流动，但是由于它们的腔室的尺寸有限，对于利用机械加载刺激的骨骼细胞，希望分离总 RNA 或定量研究分泌物质的表达的实验并不适合。μSlide I 腔室有各种尺寸和多种涂层基底可选。在各种情况下，腔室底侧都是由塑料显微镜载玻片组成的。这是一种可以实现高质量成像的聚合物。其上是通过连通道连接的两个腔室，在连通道中接种细胞。这个通道的尺寸可以影响施加在细胞上的剪应力的大小(见注解2)。对于骨骼细胞，我们一般使用 IV 型胶原涂层的载玻片。

2.4.2. Flex Flow ™ 剪切应力装置（Flexcell，Hillsborough，NC ）

Flexcell 腔室可用于实时成像，但也允许培养大量的细胞，这使得它们适合 RNA 和蛋白质提取。Flexcell 流动室由聚碳酸酯板构成，在一个面上含有真空通道。具有黏附单层细胞的载玻片和矩形衬垫形成的流动通道可以产生平行层流。Flexcell 腔室的主要特征是真空密封，适合直立显微镜观察。Flexcell® 还提供了另一个腔室的选择，即 Streamer® 剪切应力装置，可以实现对 6 个基质涂覆载玻片上的细胞同时施加力学刺激。Streamer 适用于下一步分析需要大量蛋白质裂解物和（或）RNA 的实验，具体的操作规程请参见本书第 6 章。

2.4.3. Aberdeen 流体流动实时成像腔室

Aberdeen 流体流动实时成像（Aberdeen live imaging fluid flow，ALIFF）室是自行定制的，适合直立显微镜。它类似于 Flex Flow ™，但是利用螺丝而不是真空来保持关闭，因此不易于渗漏。ALIFF 室的底部是用显微镜载玻片或组织培养瓶制作的，以适应腔室底部 25 mm×49 mm 的空间。底端载玻片与含有单层细胞的载玻片分离。它们中间是一个 0.75 mm 厚的 Press-to-Seal TM 硅酮片（Invitrogen，UK）。腔室的设计如图 36-3 所示。

2.4.4. Amsterdam 流动腔室

　　Amsterdam 流动腔室是定制的，包含带有骨细胞的载玻片（25 mm×65 mm），就像底部的盘子一样。顶板是由聚碳酸酯制成的，包含培养液入口和出口、气泡捕集器、矩形流动区域和垫圈（图 36-4d）。玻璃载片使用铝盖和螺丝固定在顶板上。这个腔室的优势是易于使用和耐用，缺点是它不能用于实时成像。

2.5. 孵化器

　　为 37 ℃并保持 5% CO_2，或者，也可以使用具有高通量鼓风机和恒温调节器的空气箱。

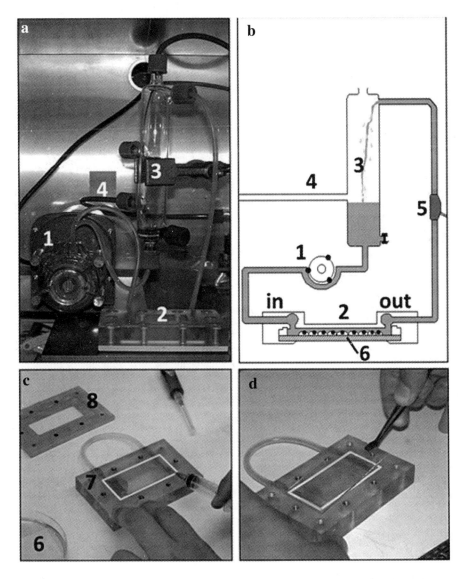

图36-3　（a）用于量化骨细胞信号分子表达的流体装置的示图。（b）（a）中描述的流体流动装置示意图。（c）将细胞注入Amsterdam流动腔室。（d）在Amsterdam流动腔室内放置长有单层细胞的载玻片，面朝下。注意，聚碳酸酯板在组装时在底部，但在流体流动实验时却在顶部。（1）蠕动泵，（2）Amsterdam流动腔室，（3）玻璃储罐，（4）二氧化碳入口，（5）流量计，（6）含细胞的载玻片，（7）聚碳酸酯板和（8）Amsterdam流动腔室的铝盖

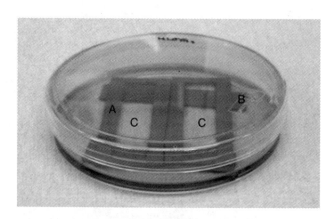

图36-4 ALIFF腔室的细胞培养。（a）将Press-to-Seal TM硅胶片（Invitrogen，UK）切割成图36-3所示的尺寸，将细胞生长面积限制在56 mm×13 mm。（b）位于载玻片和培养皿底部之间的垫片，便于将载玻片提起，避免玻璃片黏附在培养皿上。（c）细胞生长区域

2.6. 显微镜

荧光显微镜（即具有MRm照相机和AxioVision软件的Zeiss Axioskop）或去卷积显微镜（APIDeltaVision，CA，USA），激发波长为530～550 nm，接受波长为580nm。

3. 方法

3.1. 细胞培养

严格遵循在无菌条件下工作的常规技术（使用无菌介质和仪器，并在流动柜中工作）。

1. 用PBS洗涤T75烧瓶中的成骨细胞，然后加入2 ml胰蛋白酶-EDTA。

2. 在胰蛋白酶-EDTA中孵育细胞3～5 min，确保所有的细胞通过轻轻敲击烧瓶侧面而松动。

3. 向细胞中加入8 ml培养基，转移至15 ml离心管。当使用T25时，将数量都相应地减少一半。

4. 将细胞悬浮液以1 000×g离心5 min。

5. 弃去上清液，将细胞重悬于1 ml培养基中，并计数细胞。

3.2. 细胞接种

各种类型的流动腔室的介绍及相应方法参见子标题2.4.。

3.2.1. μSlide 腔室

1. 实时成像使用接种密度在2×10^3个/cm^3和8×10^3个/cm^2之间的细胞。每个腔室所需的细胞总数取决于通道的表面积。根据腔室通道的体积确定一定数量细胞总数所需要稀释的培养基精确体积（例如，μSlideI腔室的通道需要100 μl体积的培养基）。

2. 将细胞悬浮液吸入通道的一侧，使其充满这个通道。向μSlide腔室添加准确体积的培养基（依据厂家给的产品参数）。

3. 为了让细胞触壁，在37 ℃ +5% CO_2下孵育1 h。

4. 通过腔室侧面将储液器用培养基充满。

5. 在流体流动实验开始之前，在37 ℃ +5% CO_2下孵育过夜。

3.2.2. 将细胞接种于载玻片（FlexFlow ™腔室/ALIFF 流室/阿姆斯特丹流体腔室）

1. 选择符合所使用流动腔室尺寸的载玻片。用70%乙醇灭菌载玻片。彻底干燥载玻片并保持无菌。

2. 将载玻片放在培养皿中。可以在载玻片和培养皿底部之间放置两个无菌硅胶垫片，以防止载玻片黏附培养皿，不过要确保载玻片的水平位置。

3. 吸取1 ml大鼠尾Ⅰ型胶原/1.4 cm^2并在室温下孵育1 h。在无菌PBS中洗涤3次以去除酸和未结合的胶原。玻璃载玻片可以储存在PBS中几天。在接种细胞之前，载玻片可通过暴露于紫外光下再次灭菌30 min。让载玻片在接种细胞之前自然风干

4. 释放子标题3.1.中步骤2所述的T75培养瓶中用胰蛋白酶孵育的细胞。我们建议接种密度在1.3×10^4/cm^2和3×10^4/cm^2之间，以分离cDNA、分离蛋白质或对培养基里机械刺激的细胞所分泌的分子进行定量。将细胞悬浮在培养基中，每cm^2载玻片使用50 μl培养基。

5. 当载玻片置于流动室内层时，仅部分区域暴露

于流动流体，须要确认将细胞接种于哪些区域。实现这一点的一个简单方法是，在一张纸上绘制载玻片的外围，并标记细胞须要接种的区域。然后可以将这张纸放置在培养皿下面作为视觉指南。跟踪标记区域的轮廓，同时从移液管尖端到载玻片上缓慢释放细胞悬浮液。然后，用细胞悬浮液轻轻地填充剩余的标记区域。最终的目标是将还有细胞的培养基滴在载玻片的一个矩形区域上。该区域恰是流体层流的区域。或者采用另外一种方法，根据所需尺寸，切割一张压合密封硅片，并在接种细胞前小心地黏附到载玻片上（图 36-5）。

6. 让细胞在 37 ℃ +5% CO_2 黏附 1～1.5 h。如果用于接种细胞的培养基体积相对较小，可以添加 2～3 ml 的培养基（无细胞）到培养皿的边缘以防止水分过度蒸发。

7. 向培养皿中加入足够的培养基以浸没单层细胞。

8. 在 37 ℃ +5% CO_2 中孵育过夜。

3.3. 流动装置集成

确保所有材料在使用前已灭菌。使用 70% 乙醇、消毒剂、紫外线或高压灭菌材料（不适用于聚碳酸酯，但适用于聚甲醛塑料也称为 Delrin，DuPont，USA）。

3.3.1. 脉动流，在线监测细胞反应

这里主要表述如何使用如图 36-6a 所示设置的装置对培养的骨细胞施加脉动流。该装置包括蠕动泵、压力阀、μSlide 腔室以及与 T14 硅胶管连接的气泡捕捉器。须要填充这个系统的培养基的量是 10 ml。

1. 在装配流体流动系统之前准备新鲜的流动培养基并保持温热。

2. 流动腔室应填充有培养基，可参阅子标题 3.2.1.，步骤 4。

3. 准备入口管，包括硅胶管、压力阀门（确保其保持关闭），以及带有与指定腔室相连的管子。这个管子应该足够长，以便随后连接到腔室和气泡捕集器并且放置到蠕动泵中。

4. 准备出口管，包括一系列具有适当配件连接开放气泡捕集器的管子。在开始启动系统之前，将管子连接到腔室和气泡捕集器。

5. 用 50 ml 注射器完全填充进口管。

6. 将填充的入口管连接到腔室入口，避免气泡形成。如果入口管在连接 μSlide 腔室的同时才注入培养基，空气将推动流体离开腔室并在腔室中引入气泡。一旦发生这种情况，用培养基充满腔室是非常困难的。

7. 继续填充系统（腔室、管道和气泡捕集器）。然

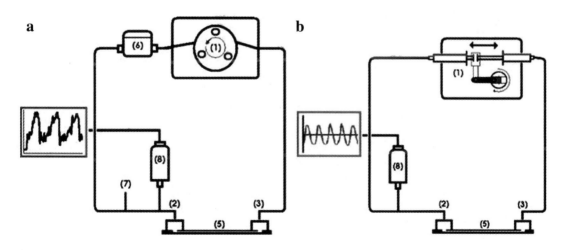

图36-5　实验流体流动回路。（a）脉动流体流动的实时成像装置。（b）震荡流体流动实时成像装置。各部分说明：（1）泵/发动机，（2）入口，（3）出口，（4）储存器，（5）平板室，（6）气泡捕捉器，（7）阀，（8）流动感应器

后完全密封气泡捕集器。

8. 小心地从进口管中取出进样注射器并放入快速释放 CPC 连接塞，将管道连接到气泡捕集器，形成一个闭环。

9. 将腔室固定在显微镜镜台上（最好通过使用加热台保持温热）。将泵安置在与显微镜镜台相同的高度处。将连接到腔室入口的管子插入蠕动泵头（暂时不要锁定泵头）。打开压力阀，锁定泵头。在实验开始前让细胞静置 15 min。

10. 打开泵。通过改变蠕动泵的速度来调节流体速度。使用这个系统进行实验的时间不建议超过 2 h。

3.3.2. 振荡流体流动，在线监测细胞响应

用于振荡流的系统不须要使用气泡捕集器或压力释放阀。它需要一个蠕动泵，配有转接器的泵头，能够背靠背地连接两个注射器（图 36-6b）。请注意，振荡流形成时，高流速下的流动可能会引起湍流。

1. 在组装流体流动系统之前准备新鲜的流动培养基并保持温暖。

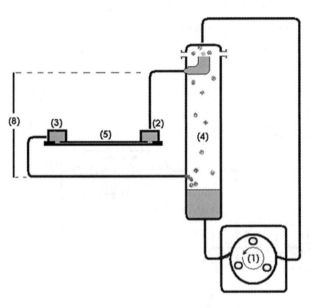

图36-6 具有平稳流动的平板流体流动腔室。图形依据 Frangos 等的研究[26]。流体由于重力开始流动。流速由顶部和底部蓄水池的距离决定。（1）泵/发动机，（2）入口，（3）出口，（4）蓄水池（5）平铺细胞的平板腔室。顶部和底部储水池之间的距离[8]决定了腔室中细胞所受的压力，跨腔室没有压力的衰减

2. 准备能产生特定量的剪切的泵（见注解 4）。

3. 通过将腔室倾斜到一侧并排空底部蓄水池，然后填充顶部蓄水池，来给腔室更换培养基。重复 2 次。使腔室水平，并将两个容器填充满培养基。

4. 将 50 cm 的小直径硅胶管连接到 5 ml 充满培养基的注射器。将管道完全填充培养基。保持注射器连接。

5. 重复步骤 4。

6. 将注射器安装在泵头注射器支架中。应尽量小心，以避免在管道中引入气泡。多余的培养基会从管道流出，因此准备一个用于收集的容器。

7. 将一根管子连接到腔室的入口，然后将另一段管连接到出口室。避免在系统中捕获气泡。

8. 将腔室固定在显微镜镜台上（最好保暖）。将泵设置在与显微镜载物台相同的高度。

9. 打开泵。通过改变蠕动泵的速度来调节流量（见注解 4）。

3.3.3. 脉动流体流动，RNA 或蛋白质的提取

以下设置适合于用脉动流体流刺激更大数量（高达 5×10^5）的细胞。该设置对于流动环路培养基量（在下面的例子中我们使用 12 ml）和采样培养基量都很少，但须要测量细胞分子分泌的实验，特别有用。该系统由一个蠕动泵、阿姆斯特丹流动室以及与硅树脂管连接的培养基储存器（1.6 mm 内径）组成。虽然我们一般使用定制的玻璃储存器，一个简单的 50 ml Falcon 管也可以用做培养基储存器，如下所述。

1. 在装配流体流动系统之前制备新鲜的流动培养基并保暖。每个载玻片大约 15 ml。

2. 在 50 ml Falcon 管的盖子上做四个孔（直径 6 mm），使用 70% 乙醇消毒盖子。

3. 用 70% 乙醇彻底清洗后，将培养箱加热至 37 ℃。

4. 将盖上带孔的 50 ml Falcon 管固定在温箱中，保持直立的状态。将 70 cm 硅胶管的一端通过盖子中的一个孔推进，直到它几乎到达 Falcon 管的底部，然后将管道其余部分固定于泵头。

5. 推动第二根 40 cm 长的硅胶管件的一端通过盖子中的一个空孔，这一端不须要到达底部。

6. 通过盖子上剩下的一个空孔，将空气中加湿处理的 5% CO_2 与空气混合气系统连接于 Falcon

管通。

7. 使用 10 ml 注射器和针给 Falcon 管填充 9.5 ml 流动培养基, 然后使用泵以低速完全填充所连接的 70 cm 硅胶管泵。

8. 在层流罩内, 将 15 cm 硅胶管的一端连接到阿姆斯特丹流动室聚碳酸酯顶板的入口 (图 36-4), 并将另一端连接到出口。使用 5 ml 注射器和 27-G½ 针将气泡捕集器、管道和矩形流动面积用 2.5 ml 流动培养基填满。

9. 将含有细胞的载玻片放置在矩形流动区域中的培养基的顶部, 并保持细胞朝下。确保没有空气被困在玻璃片下面。将金属盖放在载玻片上, 并使用螺丝固定载玻片。翻转腔室, 所以金属盖和玻璃片成为腔室的底部, 聚碳酸酯部分成为顶部。

10. 将腔室放入温箱, 从腔室的入口移除 15 cm 的硅胶管 (挤压端部开关, 防止培养基从腔室泄漏), 并将泵上的培养基填充管连接到泵的入口室。避免截留气泡。

11. 从腔室的出口移除 15 cm 硅胶管, 使用 40 cm 硅胶管将出口连接到 Falcon 管, 如步骤 5 所述。平放流动室, 使其水平表面与泵具有相同的高度。确保载玻片在底部。如果轻轻地完成系统的组装, 则将仅对玻璃载片产生最小量的机械刺激。我们建议系统组装后尽快开始实验, 因为有相当数量的细胞定位在流动室内, 但只有非常有限的培养基可用。

12. 打开泵。通过改变蠕动泵的速度来调节流量。在实验中可以从 Falcon 管取培养基样本 (如通过使用 Pasteur 吸管)。

13. 作为细胞机械刺激的静态对照, 将具有相同数目的附着细胞的载玻片放入培养皿。培养皿含有 12 ml 新鲜流动培养基, 并孵育相同的时间。

3.3.4. 稳定的流体流动

图 36-7 所示的装置可用于使细胞接受稳定的流体流动, 并允许在流动实验期间获取培养基样本。但是, 运行此系统需要相对大量培养基, 以稀释由受刺激的骨细胞分泌的分子, 因此应该使用大量的细胞。流动回路由两个蓄水池组成, 一个在上, 另一个下, 并有流动腔室位于其间 (例如, 阿姆斯特丹腔室)。泵连续工作可以将培养基从下方储水

池抽到上方储水池, 其速率大于那些通过腔室的流动, 以保持流动环路。

1. 在装配流体流动系统之前制备新鲜培养基并保暖。

2. 按子标题 3.3.3. 步骤 7 和 8 所述填充腔室。

3. 将培养基加入到顶部储水池中 (10 ~ 20 ml), 填充下部储水池以及连接到腔室的管道。一旦管道充满培养基, 即连接管道并且使培养基流到下储水池。

4. 通过更改回路中的水柱高来调整 FSS。反复循环可以最小化所需的流动培养基的量, 以容易地

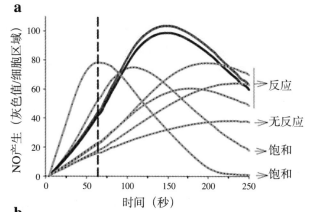

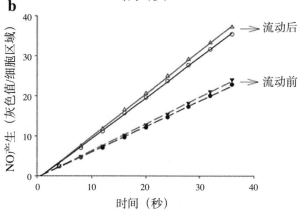

图36-7 一氧化氮 (NO) 形成引起的单细胞荧光, 记录来自对野生型pOBs的NO成像实验。每条线显示了单细胞荧光随时间的变化。(a) 显示了在视野中所有细胞的荧光。一些结果显示在流体流动产生可测的改变之前信号已经饱和。其他结果没有显示响应。在这个图中一半的细胞显示对流体响应。该响应是由流动流动后立即产生的NO合成速率所调控。(b) 细胞PFF之前和期间的NO增长率的比较, 在 (a) 中用红色和蓝色表示。线性曲线定义为$f = y_0 + ax$。相关值均为$r^2 = 0.99$。PFF后的曲线更陡, 表明NO产生增加

定量分泌的分子，因为它们以高浓度存在于培养基样品中。

3.4. 分析细胞对流体流动的反应

机械力可以对骨细胞触发一系列的化学反应。对力学负载重要的早期响应是钙离子通过等离子膜中离子通道的流入，以及从内部钙存储的释放[20,21]。细胞内钙浓度的升高可以激活许多下游信号级联反应，例如蛋白激酶 C 和磷脂酶 A_2，并且是激活钙 / 钙调蛋白非依赖性蛋白（例如一氧化氮合酶）所必需的。激活磷脂酶 A_2 导致激活花生四烯酸的形成和 PGE_2 的释放[22]。在骨细胞中的基因包括 c-fos、RANKL、骨保护素和 MEPE 等的表达受到力学加载的调控[23]。我们通常使用来自 Amersham 的前列腺素 E_2 EIA 系统，其允许测定在 96 孔板中 1 ~ 6 400 pg/ml 的前列腺素 E_2 浓度。为了测定培养基中的 ATP 浓度，我们发现来自罗氏的 ATP 生物发光检测试剂盒 HSII 表现最好。NO 产生的定量分析描述如下。

3.4.1. 在线监测 NO 的产生

1. 准备并温热培养基　D-MEM 不含酚红，补充有 1% FCS、2 mmol/L L- 谷氨酰胺、100 IU/ml 青霉素和 50 μg / ml 链霉素。
2. 在室温下，对腔室内的细胞用含有 10 μM DAR-4 MAM 生色团的流动培养基孵育 1 ~ 2 h。向腔室中引入发色团的方式与在子标题 3.3.2. 步骤 3 的方式相同，注意速度应非常缓慢，以避免由于流体运动对单层细胞可能导致的细胞刺激。
3. 孵育后，通过在培养基中缓慢洗涤单层细胞 2 次以除去细胞外发色团，注意不要让流体在单层细胞上运动，这样会刺激细胞。
4. 按照子标题 3.3.1. 中所述设置流体系统。将流动腔室安装在配备罗丹明滤片的倒置荧光显微镜上。
5. 开始图像捕获。在 1 min 时启动流体流动。5 min 后停止图像捕获。使用罗丹明过滤器（530 ~ 550 nm 的激发）以每 4 s 一个图像的速率截取图像。

6. 使用 ImageJ 分析图像。图像中灰色频谱的每个灰度均被分配 0 ~ 255 之间的数字。因此，所选择的感兴趣区域内（region of interest，ROI）的每个像素点都分配一个数字。以这种方式，通过平均每个 ROI（如一个细胞）点数值，可以获得每个 ROI 的灰度值。
7. 从图像堆栈中所有图像减去第一个图像以消除背景和固有荧光。选择一个细胞的周长（对于大多数图像是可见的细胞），测量该 ROI 内的平均信号强度，并绘制为时间函数。对于所有视野重复操作，并对视野中的所有细胞进行曲线拟合。图 36-7 展示了一个例子。有关如何精确定量细胞产生的 NO，见参考文献 24。

3.4.2. 培养基样本中的一氧化氮

培养基样本可以在流体流动启动之后的任何时间点取得，来分析细胞在力学刺激之后分泌的产物。对于快速反应，如 NO 产生（和 ATP 释放），培养基可以在开始机械刺激之后的 2 ~ 5 min 采样。如果是多因素分析，须要确保多个样品单独分开冷冻，以避免重复的冻融循环。

许多方法可用于确定培养基样本中 NO 的产生。这些方法中的大多数是基于 NO_2^- 浓度的测定。因为 NO 是一种气体，能够快速地与培养基反应形成 NO_2^-（NO 的半衰期为 14 s）。一个便宜而简单的方法是使用 Griess 试剂。虽然这种方法对于检测产生的少量 NO 不是十分敏感。

1. 将存储在培养基（无血清）中的 0.1 M $NaNO_2$ 溶液稀释为以下浓度的系列溶液：100、50、25、10、5、2.5 和 1.25 μM。
2. 将 75 μl 标准品、空白或未知样品移入 96 孔板的每个孔中。
3. 在使用之前将 4 ml Griess 试剂 A 部分与 4 ml Griess 试剂 B 部分混合。向每孔加入 75 μl Griess 试剂。
4. 在室温下，在微板振荡器上孵育 15 min。
5. 使用平板阅读器在 540 nm（高达 570 nm）处测量吸光度。

3.4.3. 细胞裂解物 /PCR

通过使用 TaqMan- 基因表达细胞 -CT™ 试剂

盒（Applied Biosystems），可以从 µSlide 腔室获得 RNA。对于所有的其他腔室，使用 RNA 和蛋白质的标准方法提取（如参见第 17 章）。

4. 注解

1. 对于大多数流体流动实验，建议消除来自培养基的血清，除非实验时间会超过 12 h。在这种情况下，血清是细胞存活所必需的。须要在培养基中使用大蛋白质，如 BSA 或低血清（2% 或更少），因为这须要保持糖萼的完整。糖萼是对流动响应必不可少的结构。在为测量负载诱导的 PGE_2 产生所设计的研究中，也建议向其中加入少量血清培养基以确保 PGE_2 所必需的花生四烯酸不受流速的限制。

2. 在细胞上产生指定的 FSS（τ_{wall}）所需的流体体积速度（Q）可以从下面的方程获得：

$$\tau_{wall} = \frac{6\mu Q}{bh^2}$$

其中 b 和 h 分别是平行板流动腔室的宽度和高度，μ 是流体黏度。因此，FSS 与所使用的平行板流动腔室尺寸密切相关[25]。

3. 雷诺数（Re）可以确定流体流动是否是层流。从层流到湍流的过渡开始于 1000 ~ 8000 Re。雷诺数可以计算为 Q/（μb），其中 Q 是流体的体积速率，ρ 是流体密度，b 是腔室的宽度，μ 是流体黏度。虽然雷诺数用于稳定流动，它同样适用于大多数流体流动的应用，其中施加的流动频率通常不超过 10 Hz。平均来说，只要宽度比高度至少大 20 倍，平行板流动腔室的大部分表面是暴露于均匀的壁面剪切应力。

4. 为蠕动泵设计了适配器，使它能够驱动注射器往复运动产生振荡流动（图 36-2）。将注射器的活塞装配到容器 A 中。该容器被限制仅能如图中箭头所示来回移动。旋转头通过一个力臂驱动该容器，可以调节容器距离旋转中心的位置来控制最大位移 d。如果旋转频率为 f，则流体体积作为时间的函数可表示为：

$$V(t) = A_s d \times \sin(2\pi ft)$$

并且流体体积速率 Q 是时间的导数：

$$Q = \frac{dV}{dt} = 2\pi f A_s d \times \cos(2\pi ft)$$

这里，τ_{wall} 是腔室壁面的剪切应力，Q 是流体体积速率，μ 是流体黏度，b 是宽度，h 是腔室的高度，r_p 是半径在振荡泵中，A_s 是振荡泵中注射器的横截面积，f 是频率。

5. 有了本章中描述的设置，我们一般不会遇到细胞死亡或"细胞剪切"的问题。应用 FSS 是否能够去除细胞，可以很容易地通过目视检查培养基在应用流体流动之前和之后进行评估。同样，可以在施加力学刺激后测量单层细胞中的蛋白质或 DNA 的总量，并且该数量可以与保持在静态培养条件下的细胞进行比较。此外，有好多用于细胞活性分析的试剂盒是可购置获得的，例如 Caspase-Glo 3/7 试剂盒（Promega，Madison，WI，USA）。

6. 如果您不确定使用什么类型的流体流动模式（稳定、脉动或振荡），这很正常，因为人们并不清楚在体时具体是哪种类型的流动。因此，重要的是认识到每个系统的局限性，并清楚地报告所得的结果及实验设计中使用的精确方法。不同流体产生不同的响应[8]。动态流动（脉动或振荡）通常比稳定流动产生更多的响应。如果需要，流动状态可以通过将流量传感器引入系统来监测。这对于监测精确的流速（以及因此施加到细胞的剪切应力）应用于细胞和波形刺激是有用的，特别是当使用蠕动泵，其波形不总是正弦时。

参考文献

1. Piekarski, K., and Munro, M. (1977) Transport mechanism operating between blood supply and osteocytes in long bones. Nature. 269, 80-82.

2. Cowin, S. C., and Weinbaum, S. (1998) Strain amplification in the bone mechanosensory sys- tem. Am. J. Med. Sci. 316, 184-188.

3. Klein-Nulend, J., van der Plas, A., Semeins, C.M., Ajubi, N. E., Frangos, J. A., Nijweide, P. J., and Burger, E. H. (1995) Sensitivity of osteocytes to biomechanical stress in vitro. FASEB J. 9, 441-445.

4. Klein-Nulend, J., Roelofsen, J., Sterck, J. G., Semeins, C. M.,

and Burger, E. H. (1995) Mechanical loading stimulates the release of transforming growth factor-beta activity by cul- tured mouse calvariae and periosteal cells. J. Cell Physiol. 163, 115-119.

5. Turner, C. H., Forwood, M. R., and Otter, M. W. (1994) Mechanotransduction in bone: do bone cells act as sensors of fluid flow? FASEB J. 8, 875-878.

6. Knothe Tate, M. L., Knothe, U., and Niederer, P. (1998) Experimental elucidation of mechan- ical load-induced fluid flow and its potential role in bone metabolism and functional adapta- tion. Am. J. Med. Sci. 316, 189-195.

7. Knothe Tate, M. L., Steck, R., Forwood, M. R., and Niederer, P. (2000) In vivo demonstra- tion of load-induced fluid flow in the rat tibia and its potential implications for processes associated with functional adaptation. J. Exp. Biol. 203, 2737-2745.

8. Jacobs, C. R., Yellowley, C. E., Davis, B. R., Zhou, Z., Cimbala, J. M., and Donahue, H. J. (1998) Differential effect of steady versus oscillat- ing flow on bone cells. J. Biomech. 31, 969-976.

9. Turner, C. H., Owan, I., and Takano, Y. (1995) Mechanotransduction in bone: role of strain rate. Am. J. Physiol. 269, E438-442.

10. Weinbaum, S., Guo, P., and You, L. (2001) A new view of mechanotransduction and strain amplification in cells with microvilli and cell processes. Biorheology. 38, 119-142.

11. Han, Y., Cowin, S. C., Schaffler, M. B., and Weinbaum, S. (2004) Mechanotransduction and strain amplification in osteocyte cell processes. Proc. Natl. Acad. Sci. USA 101, 16689-16694.

12. Weinbaum, S., Cowin, S. C., and Zeng, Y. (1994) A model for the excitation of osteocytes by mechanical loading-induced bone fluid shear stresses. J. Biomech. 27, 339-360.

13. You, L. D., Weinbaum, S., Cowin, S. C., and Schaffler, M. B. (2004) Ultrastructure of the osteocyte process and its pericellular matrix. Anat Rec. A. Discov. Mol. Cell Evol. Biol. 278, 505-513.

14. Wang, Y., McNamara, L.M., Schaffler, M. B., and Weinbaum, S. (2007) A model for the role of integrins in flow induced mechanotransduc- tion in osteocytes. Proc. Natl. Acad. Sci. USA 104, 15941-15946.

15. Bonewald, L. F. (2007) Osteocytes as dynamic multifunctional cells. Ann. N Y Acad. Sci. 1116, 281-290.

16. Anderson, E. J., Kaliyamoorthy, S., Iwan, J., Alexander, D., and Knothe Tate, M. L. (2005) Nano-microscale models of periosteocytic flow show differences in stresses imparted to cell body and processes. Ann. Biomed. Eng. 33, 52-62.

17. Whitfield, J. F. (2003) Primary cilium--is it an osteocyte's strain-sensing flowmeter? J. Cell Biochem. 89, 233-237.

18. Xiao, Z., Zhang, S., Mahlios, J., Zhou, G., Magenheimer, B. S., Guo, D., Dallas, S. L., Maser, R., Calvet, J. P., Bonewald, L., and Quarles, L. D. (2006) Cilia-like structures and polycystin-1 in osteoblasts/osteocytes and associated abnormalities in skeletogenesis and Runx2 expression. J. Biol. Chem. 281, 30884-30895.

19. McGarry, J. G., Klein-Nulend, J., Mullender, M. G., and Prendergast, P. J. (2005) A com- parison of strain and fluid shear stress in stimu- lating bone cell responses--a computational and experimental study. FASEB. J. 19, 482-484.

20. Hung, C. T., Allen, F. D., Pollack, S. R., and Brighton, C. T. (1996) Intracellular Ca2+ stores and extracellular Ca2+ are required in the real-time Ca2+ response of bone cells experi- encing fluid flow. J. Biomech. 29, 1411-1417.

21. Hung, C. T., Pollack, S. R., Reilly, T. M., and Brighton, C. T. (1995) Real-time calcium response of cultured bone cells to fluid flow. Clin. Orthop. Relat. Res. 256-269.

22. Ajubi, N. E., Klein-Nulend, J., Alblas, M. J., Burger, E. H., and Nijweide, P. J. (1999) Signal transduction pathways involved in fluid flow- induced PGE2 production by cultured osteo- cytes. Am. J. Physiol. 276, E171-178.

23. Kulkarni, R. N., Bakker, A. D., Everts, V., and Klein-Nulend, J. (2010) Inhibition of Osteoclastogenesis by Mechanically Loaded Osteocytes: Involvement of MEPE. Calcif. Tissue Int. 87, 461-8.

24. Vatsa, A., Mizuno, D., Smit, T.H., Schmidt, C.F., MacKintosh, F.C., and Klein-Nulend, J. (2006) Bio imaging of intracellular NO produc- tion in single bone cells after mechanical stimu- lation. J. Bone Miner. Res. 21, 1722-1728.

25. Bacabac, R.G., Smit, T.H., Cowin, S.C., Van Loon, J.J., Nieuwstadt, F.T., Heethaar, R., and Klein-Nulend, J. (2005) Dynamic shear stress in parallel-plate flow chambers. J. Biomech. 38, 159-167.

26. Frangos, J.A., McIntire, L.V., and Eskin, S.G. (1988) Shear stress induced stimulation of mammalian cell metabolism. Biotechnol. Bioeng. 32, 1053-1060.

第 37 章

使用细胞和器官培养模型分析骨细胞对机械刺激的反应

Andrew A. Pitsillides 和 Simon C.F. Rawlinson　著

谭启钊、冷慧杰　译

摘要

　　成骨细胞谱系的骨细胞会对局部力学环境产生响应。骨细胞、成骨细胞和破骨细胞在多种载荷引起的调节刺激的整体作用下，形成了具有足够的强度和韧性的骨架元件以抵抗断裂和裂纹扩展。成骨前的早期响应已经通过在体实验得到了研究。这些研究促进了骨器官培养模型的发展。这些模型可以阐明当骨细胞和成骨细胞在保持它们天然的取向、相互关联以及它们与细胞外基质原本的附着关系时相应的成骨前响应。在这些器官培养模型中，应用生理性负载对骨形成刺激并发挥调节作用。因此，这些实验可用于说明骨细胞和成骨细胞通过其独特的机制对机械负荷进行响应，以及这些响应之间存在差异，反映了细胞群之间相互协调和协作。器官移植培养难以维持，并具有有限的生命，但培养时间的长度正在改善。单层培养更容易维护，并使得特定机械刺激的应用被独立研究成为可能。特定机械刺激主要包括直接加载应变和流体剪切应变。这些技术能精确地监测单细胞类型对机械刺激的响应。

　　从第 1 版初版至今，可用于对骨和骨细胞施加力学应变的技术尚未有明显的进一步发展。然而，越来越多实验结果的出现说明了这一领域研究的重要性已经受到广泛的认同。这表明人们越来越多地使用这些方法，并且人们越来越意识到力学环境在控制正常骨细胞中的重要性。我们在此版中，对加载设备的相关描述进行了扩展和修改，并且更新了参考文献来说明利用细胞和器官培养模型分析骨细

胞对机械刺激响应正发挥越来越多的作用。

　　关键词：骨、机械负荷、机械应变、流体剪切。

1. 引言

　　由于骨骼的主要功能是力学相关的，所以很自然地几乎所有使用完整骨进行的研究都涉及其形态。这样的组织形态学研究可以启发人们了解骨作为器官是如何响应机械负荷的。尽管如此，通过"感知"机械刺激或"交流"它们的影响，以协调加载引起的变化，相关的细胞学基础都还是未知的。然而，在骨生物化学中，很少有研究建立完整骨与骨细胞生物化学任何变化的直接联系。另外，显而易见的是，大多数旨在定义这些机制的研究目前使用体外生长的骨细胞，并且这已经在我们对调节负载诱导刺激的骨细胞反应可能涉及的因素的理解方面取得了快速进展。我们很清楚这样的体外研究可以帮助我们理解力学的机制，是进行深入探索有益的开始。然而，很显然这些研究不太关心在骨内复杂的环境、结构和形态中细胞 - 细胞和细胞 - 基质相互作用可能产生的影响[1]。因此，骨骼对负荷反应的细胞生物学研究和形态学研究两方面发展尚有差距，将此差距缩小的研究势在必行。

　　在这里，我们专注于可以在单层细胞和器官培养模型中研究细胞对机械刺激反应的技术。我们提供了详细信息并对一大批设备进行了讨论。这些设备可以生成精确且可测的机械应变，并且给出这些

设备的细节。这些设备我们已经广泛应用在器官和细胞培养上。我们希望为初次进入这个领域的科学工作者提供基础的知识，帮助他们确定自己特定的一系列问题。

我们认为，因为这些用于研究骨骼对机械刺激响应的器官和细胞培养模型考虑到了骨骼组织最基本的承载作用，应该不断得到发展，使之成为任何研究骨细胞生物学的一个关键方面。因此，即使对于那些非力学因素（例如 PTH、LRP5 和 Wnt 信号、雌激素和硬骨素）效应的研究，正确的做法应该是将实验在理想的环境中进行，即骨骼组织和（或）源自这些组织的细胞同时暴露于正常或生理范围的力学刺激环境中。进一步推论可能意味那些任何在没有机械刺激的情况下进行的研究，实际所讨论的是缺乏力学因素环境的响应，即有效地模仿卸载环境。

我们首先强调体外培养的一些局限性。对于力学刺激下细胞响应的实验结果，无论是解释还是推论至在体状态，都必须要考虑这些离体模型的局限性。接下来，我们介绍了细胞培养模型系统来研究分离的骨骼细胞对机械应力的响应。最后，我们介绍了在体外培养骨组织块并进行加载的方法。

1.1. 体外器官和细胞培养应变模型的局限性

器官培养实际上是组织块在体外养护，其尝试在细胞培养和在体模型之间构架桥梁，弥补两者之间的差距。对许多组织包括软骨、肌腱和骨骼都已尝试通过组织块培养来研究 [2-6]。组织块培养的主要优势在于它能够保持完整的细胞外基质（ECM）。这些细胞外基质是组织中细胞的产物。它们结构多样，并根据所处的组织类型和解剖位置具有各自的特性。例如，矿化对于骨强度非常重要，而 I 型胶原赋予了骨骼较好的韧性 [7,8]。保护 ECM 是重要的，因为它维持正常的细胞 - 基质附着位点和组织中细胞之间的空间关系。保存组织的形态架构，可能也能够保存力学加载后的一系列效应之间的关系，如应变、流体剪切应力和流动电势。利用器官和单层细胞培养来研究力学刺激的响应可以避免一些系统因素的复杂性。然而同时，实际上很可能，组织或细胞分离和培养的结果反而会对力学刺激产生的响应带来更大的复杂性。

结缔组织，包括骨骼，在维持结构形态中发挥主要作用。例如，骨骼必须支撑体重，利于运动，保护内脏。在这样的组织中，履行这样的角色的是 ECM，而不是其中的细胞。因此，如果实验目的是要建立对于组织在力学载荷下如何响应的基础认识，正确的器官保存是必要的。骨骼在体时对动态载荷具有适应性响应，能够在非常低的循环加载下诱导骨架构和质量变化 [9-11]。实际上，在 0.5 Hz 频率下 36 次加载循环的成骨 / 抗再吸收方案足以产生最大响应 [9]。在体激活完整成骨效应所需的机械刺激持续时间短暂（72 s），使得对于骨骼加载后初期（又称为"成骨前"）行为的研究成为可能。因此，在器官培养和细胞培养中的"应变模型"中已经使用类似的加载方案来研究载荷诱导的响应 [5,6,11]。由于应变、流体剪切应力和流动电位都已有报道能影响骨骼细胞代谢，因此重要的是要认识到，ECM 可以改变刺激驻留细胞反应的信号以及使一些特定细胞产生响应的信号 [9-11,13-15]。

许多骨骼 ECM 分子含有整合素结合 Arg-Gly-Asp（RGD）序列，在体时整合素表达的变化能够深刻影响骨代谢 [16-19]。这一点非常重要，因为在细胞单层培养物中，任何整联蛋白结合位点的缺乏都能导致整合素表达的变化。目前人们已经认识到 ECM 分子可以影响细胞行为。事实上，体外研究显示，相较于聚 -L- 赖氨酸基底，成骨细胞优先结合纤连蛋白基底，并且增殖速率也更快 [20,21]。与塑料相比，在骨涎蛋白涂层玻璃上接种的破骨细胞中显示出整合素表达的差异 [22]。因此，至少在较短的时间内，器官培养可以保持正常的细胞 -ECM 附着位点、细胞 - 细胞之间的联系以及细胞之间的三维关系。相比之下，在异质底物上进行细胞培养通常是二维单层细胞，其中这种相互关系几乎无法控制。

体外骨骼组织块培养的另一个基本特征是它保留了骨细胞、成骨细胞和破骨细胞的相对位置。这些相对位置对于维持信号梯度可能是重要的。例如，所有骨细胞都能产生一氧化氮。一氧化氮的释放可以形成局部浓度梯度，从而来调节行为 [23]。利用细胞培养模型来产生任何相应的浓度梯度基本是不可能的。此外，骨细胞和成骨细胞可以通过延伸并穿过骨小管的细胞突末端处的连接间隙进行通信 [24]。

尽管这些细胞突和连接间隙的情况在细胞培养模型的研究中也有详细阐述[25]，但其中的位置信息却不得而知，因为在新的二维构型中，它们的表达模式已经被改变了。这些结论可能对于终末分化的骨细胞特别相关，因为它们通常嵌入骨 ECM 中，将其分离并通过细胞培养生长非常困难。易于使用的骨细胞样细胞系现在正在被更广泛地开发和利用，但必须指出，它与在体的骨细胞有许多差异以及相似之处，并且现在仍然没有建立很成熟的方法进行原代骨细胞分离。目前的方法包括免疫磁性分离方法[26]（见第 4 章）和基于 DMP1 驱动的 GFP 表达的 FACS[27]（见第 20 章）。器官培养模型除了维持不同类型骨细胞的相对位置外，也保持了它们的各细胞的正常比率，这一点可能也很重要。因此，器官培养模型可以用于研究细胞之间可能发生的相互作用。这种相互作用可能会发生组织对力学刺激产生响应的时候。相比之下，使用共同培养系统的细胞培养只能部分模拟在体的细胞比率和相对位置关系。

1.2. 加载效应：机械应变、流体剪切和流动势能

在器官培养中保留结构完整性，可以实现对能够产生生理水平机械应变所需施加负载的响应进行研究。理想情况下，细胞培养为了弥补这一点，允许测量特定形式载荷施加到大量均匀细胞上的响应，比如单轴应变。但是，这里有逻辑性问题，实际上基底沿着一个轴拉伸的时候将不可避免地在与该主应变轴成 90° 的方向上收缩（泊松比效应）。这意味着这样的"理想状态"并没有实现。由于这一比率对任何单一材料是固定的，但可以随着材料不同而发生变化，因此，对于不同基底材料的研究之间的直接比较须要特别小心。目前，这种考虑是必需的，但有可能在将来人们会发展体外研究的方法，具有更好的优势。即视野更加宽广，能够更容易在一系列材料属性不同基底的情况下研究比较骨骼细胞对所施加应变的响应，以更清楚地了解细胞对力学刺激的响应。将细胞基质硬度作为特异性分化的控制因素，可能为这个研究思路的展开铺平了道路[28]。尽管如此，通过适当的加载，组织块中的细胞在所处的位置可能可以受到生理水平的应变。但

是要强调的是，尽管加载方案设计得尽量精确，细胞在组织块中将经历一定范围的拉伸或压缩应变量。这些与具体位置相关的变化应该在实验设计时和对结果进行解释时充分考虑。一些能够绘制加载骨表面应变大小和方向分布的新方法有可能可以使这些变化最少程度地影响对结果的解释[29]。事实上，这些应变分布的研究有可能大大地促进我们的认知，即更清楚地认识所施加的应变刺激是如何控制骨骼细胞恰当、三维、协同地响应。

另一个须要考虑的是泪骨陷窝 - 骨小管网络中填充的本是组织液，但在器官培养模型中，此网络中的组织液被培养基所替换。当这种流体流过或通过 ECM 时，随着溶质输送产生流体剪切力[30]。体外剪切力的应用已经显示能够诱导内皮细胞、软骨细胞和骨骼细胞的反应[13,14,31,32]。在骨骼中，流体剪切力是由于机械负载引起组织液移动而产生的，因此，无论是体内研究还是器官培养模型研究，都不能抛开流体剪切而单独研究机械应变。不过有可能在细胞培养系统中单独研究流体剪切的影响（见第 36 章）。然而，应该认识到，ECM 实际上以某种方式改变流体剪切的速率和幅度，而细胞培养系统还不能模拟这一特点。

另外，更为复杂的是，带电组织液流过骨骼带电 ECM 的表面会导致电势、流动势能和电流。在体外骨组织块中，骨陷窝 - 骨小管浸泡在培养基中，含有许多带电分子，包括氨基酸和蛋白质。因此，培养基和组织表面都显示纯电荷，以及在接触部位产生的任何电势差导致在组织周围形成静电充电层。对于完好无损的骨骼，循环机械负荷产生流体流动并形成流动势差。将骨骼从动物身体分离，使其失去了正常的负载并引起流体流动。器官和单层培养系统都不可避免地形成这种流动势差，因此，很重要的是认识到这些流动势差引起的干扰。

细胞培养的主要优点是方法已经很成熟，操作容易且可重复性好（参见本书的多个章节）。并且，最近的工作已经表明，提取的成骨细胞，如成纤维细胞[33]和破骨细胞[34]，即使生长在培养基中也可以保留其衍生来源的特征[35]。不同特定来源的成骨细胞具有不同的表型特征，它们是否像力学刺激一样具有控制效应，无论是体外还是在体研究均没有明确结论。因为培养基、细胞数量、汇合百分比和分化状态相对容易定义和控制，这使得很多实验室

可以较容易地重复细胞培养实验。器官培养研究尚未实现类似的标准化，但未来应该通过商定和标准化使用相同的培养基、大小相似的组织块，以及控制来源、年龄、性别和激素状态等来实现。与细胞培养不同，在器官培养中控制细胞的种类与数量、组织结构或样品异质性几乎是不可能的，任何一种细胞类型的反应都可能受到旁分泌控制的影响。虽然最近有了一些进展（见子标题3.5.），但目前器官培养模型的另一个缺点是组织块离体存活的时间有限。最后，可加载的器官培养显然不适用于所有技术的应用。例如，力学刺激的细胞内游离钙的增加不可能在器官培养物中监测，但在细胞单层培养中可以相对容易地观察到。因此，选择器官培养模型时必须谨慎，并牢记实验旨在强调的具体问题，以及测试所得结果的含义。

1.3. 体外细胞加载培养模型

在描述任何具体方法之前必须要强调一点，即细胞应变技术发展的进程在很大程度上是基于个别研究者相对独特的定制设备。在某种程度上，这可能是由于研究者们的研究过程针对力学加载环境中的某一特定因素，期望系统对其控制的有效性能持续提高。这显然是一个理想的目标。然而，它与我们对整个系统的认识并不相悖。在这个系统中，施加于细胞的刺激的精确特性在很大程度上还尚未定义明确，甚至可以说是变化的且不可控的。然而，让我们吃惊的是，很少有研究（如果有的话）尝试将所施加刺激的区域变化与单个细胞水平的细胞生化反应的任何差异相关联。为了做到这一点，研究者只须要在单个细胞的水平上测量一些反应，并将其与该细胞所受到机械刺激的大小相关联。

在试图描绘应变技术的定义特性时，考虑一些原则是很重要的：

1. 机械应变（通常为张力）是对基底施加形变。
2. 在接种了细胞的基底中产生已知的应变幅度。
3. 基底能够支持细胞的生长和分化。
4. 细胞必须附着在基底上且不会因为变形而与基底分离。
5. 基底应具有完美的弹性性能。
6. 能够进行观察、提取和其他一些操作。
7. 在实验过程中，应将设备安装在可控的空气和恒温环境。
8. 技术应旨在使所有细胞处于相等的机械应变水平，或者，至少确保它们的水平可以被准确地测量、估计和描述。
9. 除了应力刺激以外，可以理想地控制其他变量。

骨细胞能够产生响应的所施加的外部机械刺激可以是张力、压缩力、重力、振动或静水压力。在这里，我们将概述已经发展起来的使用张力的不同技术，通过持续拉伸（或弯曲）其上有细胞的基底，研究培养细胞的响应。此后，我们将详细描述一个我们广泛使用的四点加载应变装置。

1.4. 双轴应变

在"培养皿变形"细胞培养模型中，在基底所施加的双轴变形在细胞上产生的应变具有非均匀特性。一般来说，培养皿通过模板间歇地变形，在基底表面产生5%的变化[37,38]。培养皿中心的细胞应变大于外围的细胞。目前已经发展了若干系统（单培养皿系统和多培养系统），通过改变模板的曲率来控制驱动应变。在这些系统中，模板球形膨胀的弧长是计算平均应变的依据[39]。

另外，还有好几个压板驱动的对细胞施加双轴应变的装置研制成功。在这些装置中，细胞生长的培养皿底部具有可变形基底膜，而不是传统的刚性的组织培养塑料。这些技术的实例有：使用垂直脉动的球形尖头向上或向下"牵张"薄膜[40,41]，电动缸驱动表盘脉冲对培养皿进行压痕[42]，以及使用平底圆形活塞对培养皿进行向上压痕[43]。

1985年，细胞培养板被专门设计为柔性底圆形，这样可与计算机控制的真空多用系统接口[44]。在培养皿底部施加真空，可以通过变化的真空大小、波形、频率和数量来控制底面向下拉伸的方式。另一种差压柔性基底系统是采用正电磁阀介导，施加压力，令外围夹紧、厚100 μm的聚氨酯/尿素膜产生圆形形变[45]。

这种装置的一个常见问题是变形可导致基底的不均匀应变。很明显，基底不同直径位置的细胞所受的应变也会不同。考虑这一因素非常重要，因为已经有研究预示双轴应变至少是单轴应变的2倍[46]。因此，除非研究位置和应变已知的特定单细胞响应，一般都应该意识到这种装置所得的任何结果所反应的可能是所施加应变对所有细胞产生的非均匀响应的总和。同时，还可能需要考虑"搅拌"效应。也就是说，当基底被真空向下拉时，上覆的培养基将聚集在最低点。尚没有研究对这种流体运动的效应进行研究。

这些效应最近已经受到关注，人们已经可以在这些系统中使用 Arctangle 加载装置进行单轴拉伸应变。此外，三维培养也可以实现计算机控制的机械刺激[47]。最近的报道显示，模拟失重与直接应变加载对成骨 ROS 17 / 2.8 细胞中 AP-1、Erg-1 诱导和 NF-κB 核易位激活存在差异[48,49]。应变所诱导的基因表达变化与牵张成骨所观察到的现象相呼应[50]。这些实验须要注意的一点就是所施加的应变水平与已知的体内应变水平相比较高。Columbo 等对每个特定波形进行压力应变校准测试，作为这种实验中的"对照"。这一做法是非常正确的[51]。

还有另一种方法旨在施加均匀双轴应变。此方法使用正方形弹性基底。该基底在压板上沿边缘向四边方向拉伸。随着原始（平坦）膜在径向方向向外滑动量的增加，压板边缘（其面积随之增加）在轴向向外扩张，一直保持在压板上的膜的部分理论上经历均匀的双轴应变。Brighton 等发现当以这种方式对成骨细胞进行培养加载时，他们可以在低至 300 $\mu\varepsilon$ 的应变下检测到生理反应[52]。

1.5. 单轴应变

单轴应变实验旨在研究单轴应变的影响，然而，重要的是，要注意它们仍然受到泊松比的限制（沿着一个轴延伸的基体将不可避免地在该主应变方向的垂直方向收缩）。这些设备中的大多数都依赖于四点弯曲，但是由 Hasegawa 等设计了依赖三点弯曲的技术[38]。虽然这成功地实现了单轴应变的应用，但应变在板表面上的大小分布将是不均匀的。

1.5.1. 基底拉伸

目前研发的单轴应变装置是将硅胶条（参见注解 1）放置在槽中并锚定在一端，将硅胶条的自由端与一磁体附着，另一磁体放置在培养系统外部，用手或通过带马达驱动的凸轮拉伸基底板。另一些使用硅胶作为基底的方法是利用薄膜卷轴来产生长度变化[46]。还有一些此类系统的衍生系统，将细胞接种到预拉伸的膜上，既可以观察细胞的压缩响应，又可以观察细胞的牵拉响应。将来充分利用这些压缩装置可能具有重要意义，因为张力和压缩响应都是生理相关的。

在聚碳酸酯片表面附着硅酮密封剂的细胞培养室也被用于对贴壁细胞施加力学应变[53]。这些系统是源于最初由 Murray 和 Rushton 设计的系统[54]，它们通过硅胶密封剂将适用于细胞培养腔室的聚碳酸酯条黏附于从四孔玻片分离的盖子上，然后使用由两个压板组成的装置对细胞施加应变。加载压板在干燥的线性轴承上运行，由伺服控制的气动柱塞驱动。致动器和压缩机被放置在培养器外部，并且制动器由计算机控制，接受来自线性可变位移传感器的反馈。将附着孔和细胞的聚碳酸酯条夹紧于两个压板之间。与"静态"压板紧固的相对静止聚碳酸酯条以及与移动压板紧固的聚碳酸酯条能够产生培养基扰动。这与聚碳酸酯条所受应的变刺激相当[53]。选择适当的应变片进行测量，该设备能够以 100 ~ 1 000 000$\mu\varepsilon$/s 的应变速率下施加 100 ~ 200 000$\mu\varepsilon$ 的周期性应变，并且在该系统中，所施加的应变采用为斜坡方波模式。

Grabner 等也开发了使用聚氨酯底物进行单轴应变加载的类似系统[55]，其中电机驱动的线性级被用于施加周期性张力。这些装置看起来有助于解决目前关注的有关机械应变和流体流动的不同效应的问题。

1.5.2. 基底的四点弯曲

基底板的四点弯曲实际上是在两个支点之外施加一对侧向力。这在张力表面（凸）和压缩表面（凹）并且产生均匀的曲线，并且支点之间的曲线组成一段圆弧。目前已发展了若干四点弯曲系统。简单地说，它们的不同之处在于施加载荷的方式以及使用的培养基材料。例如，使用悬浮于通用的 40mm × 40mm 硅橡胶孔[56]内的矩形培养板（聚碳酸酯或玻璃）。通过允许基底的两侧均可以作为细胞接种的表面，该装置巧妙地允许细胞对拉伸或压缩载荷进行响应。同时，它可以直接显示应变计读数，用于控制细胞所受到的应变。该设备的另一个强大功能是允许使用一系列培养基材。它们具有不同的杨氏模量，从而有助于应用更广范围的应变幅度（见子标题 3.1.）。

1.5.3. 施加应力的其他方法

磁体用于在可拉伸基板的装置中可实现更高度的控制，这种磁致伸缩致动器可以在特定基板上产生高达 22 000 με 的应变。放置在基板两端的电磁元件连接到安装在引导板上的夹具上，确保单向行进。这些设备可以产生强大的电磁场，这可能直接影响骨细胞行为，因此应始终对电磁场进行屏蔽。

另外还可以使用压电延伸来提供位移。通过这个方法可以实现精确的控制。但是，像磁致伸缩致动器一样会产生高电场。这种制动器已经被应用于体外研究，施加的波形应变大小控制在 200 ~ 40 000με，频率高达 100 Hz，充分覆盖了骨细胞在体内所受的应变范围。通过移动连接于致动器中心的柱塞来对细胞施加机械应变，将制动器两端插入丙烯酸树脂框架上的凹槽中，从而产生最大的致动器位移。将培养的细胞接种在由非导电丙烯酸树脂材料制成的柱塞之间的胶原凝胶块上，以及通过不锈钢丝网（格子尺寸：0.4 mm × 0.4 mm）固定于柱塞末端的凝胶块上[57]。

1.5.4. 检测失重效应的方法

在航天空间站和延伸的太空旅行任务中，宇航员长时间地处于接近完全失重状态，可能有助于对骨量的控制提供重要的参考意见。对失重状态下骨量流失的机制，须要进行详尽研究，因为它可能会帮助我们了解骨量流失所涉及的过程[58-60]。为了避免训练宇航员学习使用专门的细胞培养技术，基于临床数据的地球上的微重力模拟装置得到了越来越多的使用。这些包括：随机定位机（RPM）[61]、美国航空航天局设计的旋转壁容器生物反应器（RWV）和以及其商业版（Synthecon Inc. 美国得克萨斯州休斯顿）。在这些装置中，将细胞在装有培养基的缓慢旋转的容器中培养，因此能够保持恒定的"自由落体"状态（细胞表面会产生剪切力，但这些被认为是微不足道的）。因此，培养的细胞不会在任何底物上沉淀或发光。使用这种装置的研究已经证明，微重力导致 I 型胶原 / 整合素信号转导[62]，碱性磷酸酶降低、RUNX2、骨质细胞蛋白和 PTHR1 基因在骨细胞中的表达的破坏[61]。诱导的微重力也被证明可以通过分化途径改变人类间充质干细胞的流失，有利于成骨细胞发生的成骨作用，这取决于细

胞细胞骨架的破坏[63]。显然，这些研究也可能鉴定能够响应机械加载的基因[64]，以及形成减少骨量丢失的策略。

1.5.5. 其他基底

目前一种刚性生物玻璃有了比较新的进展。这是一种玻璃陶瓷内植物，用于刺激局部骨形成和骨折愈合[65-68]。预计未来的研究将须要探索对这些新化合物上生长的骨细胞对机械刺激的反应。事实上，掌握生物玻璃基底本身在力学加载下的响应也是非常重要的。

2. 材料

2.1. 组织培养基

对于犬松质骨钻取标本：MEM+Hank 盐和补充有 2.0 mM L- 谷氨酰胺、0.1 % 牛血清白蛋白、100 IU/ml 青霉素和 100 μg/ml 链霉素（Gibco）的 25 mM HEPES。在 37 ℃的空气培养箱中进行所有培养。

对于大鼠尺骨或大鼠颅盖器官培养：补充有 2.0 mM L- 谷氨酰胺（Gibco）和 100 IU/ml 青霉素的 DMEM 加 10 % 木炭葡聚糖提取的胎牛血清和 100 μg/ ml 链霉素（Gibco）。

对于雏鸡胫骨：Fitton-Jackson 配方，含有 2 mM L- 谷氨酰胺、100 IU/ml 青霉素、100 μg/ml 链霉素、50 μg/ml L- 抗坏血酸和 2% 加热活化的胎牛血清的 BGJb 培养基。

3. 方法

3.1. 塑料条带上单层细胞四点弯曲的例子

四点弯曲系统能够产生低水平应变，在图 37-1 所示的定制设计的加载装置中，黏附着培养的单层骨细胞的塑料条带受到张力应变。这种四点弯曲系统的设计可用于提供几百到几千 με 的应变水平。

这些应变水平是处于在体研究记录的骨细胞生理应变范围（见注解 2）[5,69-70]。同时应该注意的是，该系统还能够对条带下表面上的细胞施加压缩应变。

1. 至少用 24 h 将细胞传代到预灭菌的塑料条带上（这个时间取决于初始接种密度），培养细胞 24 h，并且保证整个施加机械应变实验中的加湿大气中包括 95% 空气 -5% CO_2，并且培养基为无血清培养基（见注解 1）。

2. 在无菌条件下将条带（每个变量条带数 n=5）转移到加载设备。在此过程中，将加载装置的两个组成部分分离，包括发生应变的条带的基座以及其上的凸轮、压板和流体腔室。从条带培养皿中将条带取出，将它们放入单独的腔室中，并加入适量体积的培养基（10 ml）。

3. 重新组装设备，放回保湿的培养箱中，并令其逐渐与环境达到平衡。在任何时候都要尽量减少对培养基的干扰。

4. 对黏附在条带上的细胞进行加载。该载荷为循环载荷，频率为 1 Hz，产生的最大应变为 3400 με，共 600 个循环（见注解 2）。

5. 对附着于类似条带的细胞进行培养基的循环扰动（流体控制），并施加负载（与原文不一致）。对另外的细胞施加相同的培养基流动控制，但不施加任何力学刺激，将它们作为"静态"控

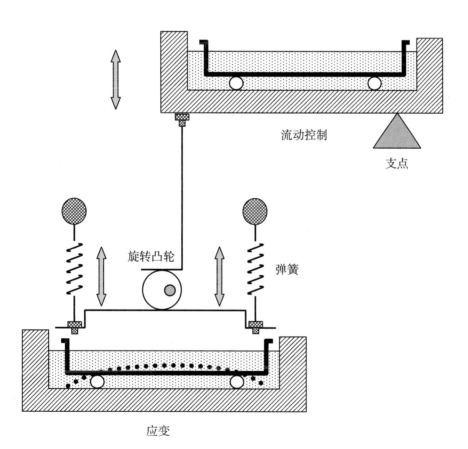

图37-1　自行研发的通过对塑料条带进行四点弯曲来对细胞施加应变的装置示意图。当偏心凸轮旋转时，将加载压板按压到塑料条带的垂直边缘上，并使其在围绕条带（白色）下方的成对支点发生弧形形变（变形到虚线位置）。压板通过弹簧作用返回到卸载位置。将塑料条带放置于腔室中，凸轮的旋转也可以晃动该腔室，使其中的条带被流体所影响。对于加载剂量-效应实验，通过使用一系列垫圈（具有不同的厚度，放置在基底和上部单元之间，参见图37-2），来改变基础单元的垂直位移，从而改变应变峰值大小，并且用变阻器控制凸轮转速来控制频率。只不过这样的设计也有不好的作用，它会影响所产生的波形。然而，最近设计了一种新颖的装置，其中压板的垂直位移由计算机控制的螺杆机构控制。这可以在可以产生的波形中提供更大的灵活性，使得开/关停留时间和"开"以及"关"应变率可以独立地变化（参见图37-3，Stromberg等，尚未公开发表）。此外，该模型使用市售的细胞培养条带（相当于显微镜幻灯片的大小），其不具有端壁

制（见注解3）。

6. 施加应变后，将条带从加载装置中取出，并放回到培养皿中培养。具体培养时间取决于不同研究所关注的细胞响应时长。

3.2. 体外器官培养加载模型

将骨骼作为组织进行培养，可以保持常驻细胞与基质之间以及细胞与细胞之间的正常关联。保持住骨骼本身的结构、承载和矿化空间意味着体外加载组织是可控的，加载形成的弯曲程度所产生应变水平（使用直接附着在组织上的应变仪测量）与在体正常生理活动期间的应变水平相当（见注解2）。组织块研究可以将破坏保持在最低限度，使骨组织的体外加载也可能再现体内加载的其他相关现象（流体剪切/流动电位）。另一方面，这种组织的分离会导致许多不可避免的变化，包括血液流失、对营养物质到达细胞能力的潜在限制以及骨骼与其骨髓之间关系的变化。尽管如此，这种研究方法可以将形态学和细胞生物学相联系，探讨骨骼对载荷响应的机制。

由 Lanyon 和 Rubin[9,71] 开发的可在体加载的禽类尺骨模型研究显示，对功能相对独立的骨骼施加动态载荷可促进骨形成。新骨产生的程度取决于所施加应变的大小和加载速度[72]。进一步的研究表明，每天只需加载 36 个循环（超过 72 s），则足以产生最大的骨形成效应[9]。新骨骼形成所需的所有信息仅在短时间内便可获取。这一研究结果说明建立器官培养模型来研究各种力学刺激相关的早期响应的合理性，而这些力学响应可能会参与控制随后的成骨反应。

目前已有的体外可加载模型包括成年犬松质骨钻取标本、大鼠尺骨皮质骨、大鼠顶骨和小鸡胚胎胫骨。依据上述体内研究作为其基础，因此，所有这些模型都使用与体内研究类似的应变范围作为机械刺激。还有其他模型，包括可加载的牛松质骨钻取标本系统[73]和人骨钻取标本模型[74]。对每个系统须要去除附着的软组织和骨髓（如果可能的话），仅留下具有常驻骨细胞的骨组织和相关的内部脉管系统。为了使研究结果能与在体情况具有相关性，必须对这些器官培养系统进行校准。因此，在体外加载骨之前，应确定产生在体正常活动引起的应变水平所需力的大小（见注解2）。在本节中，我们描述了以这种方式定义的几种可加载的骨骼器官培养模型。

3.2.1. 成年犬松质骨钻取标本的加载（见注解5）

松质骨钻取标本的制备：

1. 用过量的巴比妥酸盐安乐死杀死动物，弯曲窒息，并在皮肤中纵向切口。

2. 将膝盖骨弯曲，露出远端的股骨滑车槽。使用具有不可伸缩插入尖头的环钻（稍微偏向切削边）在关节软骨表面凿一个圆形槽。移去插入尖头，从骨的左右肢表面向内钻取全深度软骨和骨组织。

3. 将每个钻取的标本用切割机修剪至均匀的长度

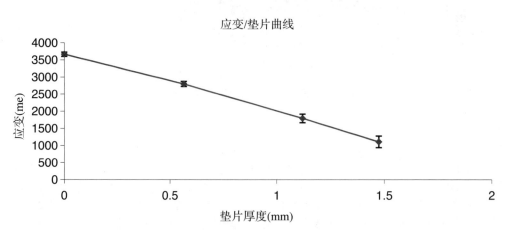

图37-2　在四点加载装置中，塑料条带中应变的峰值可以通过改变装置下部和上部之间的高度差来改变

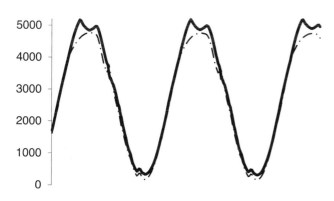

图37-3 加载产生的应变波形图，由两个安装在同一塑料条带应变片测得（Stromberg等，尚未公开发表）

（1 cm）。

4. 将标本引入注射器筒，已将注射器筒的喷嘴和尾部提前去除。用无菌、温暖的 PBS 冲洗。PBS 穿过标本内部并将骨髓小梁之间的骨髓去除。

5. 将标本单独储存于盛有培养液的无菌瓶中，保持温度 37 ℃，直到已经收集了实验所需的所有钻取标本。

6. 在 37 ℃的空气孵育箱中进行培养。

　　对钻取标本进行加载负荷：

1. 将松质骨钻取标本固定在一对磨毛的 Perspex 有机玻璃支撑之间，放置于一系列独立的硅胶管柔性套环中（见注解 4）。玻璃支撑事先已钻孔，确保组织培养液可以通过它们以及其间的松质骨标本。并且每个 Perspex 有机玻璃支撑的端面应该切割成直径与松质骨标本相等。为了保证玻璃支撑之间以及标本四周的密封性，硅胶管的内孔应与松质骨标本直径相等。用夹子将控制管道装夹在背板上。

2. 将松质骨标本放入装载设备（图 37-4）。为了安装标本，首先将下部的玻璃支撑安装到刚性、非柔性的长条上。将该长条固定于背板，然后将上部的玻璃支撑与气动致动器相连。该气动制动器也是被固定于背板，通过空气压缩单元进行工作。可往复循环的培养基进入到每个标本上端做的存储室，利用蠕动泵，穿过硅胶管，最后抽回到标本上方的注射器储器室（每个通道仅有一个标本）。对照实验使用类似地容纳在硅胶管中的标本和 Perspex 有机玻璃支撑，将它

们用夹子固定在背板上，但系统处于无负载状态。

3. 所有钻取的松质骨在加载前都须要在往复循环系统中预孵育 4～5 h，培养液的流速控制为 0.3 ml/min。在预孵育期后，将往复循环模式转换为单通道灌注模式。对于所有的"实时"研究实验，使培养液填满所有的存储式，并在整个实验过程中持续补充。对剩余部分不断蓄水以确保进行任何"实时"分析实验。或者，适当地使用往复循环系统。

4. 加载松质骨钻取标本时，使用 1 Hz 加载频率，调节空气压力，使载荷对每个标本都产生 5 000 με 的应变。

3.3. 大鼠尺骨的器官组织培养

　　在这些实验中使用的培养基取决于具体实施力学加载的条件（见下文）。

　　准备力学加载的骨标本：

1. 将尺骨分离和清除附着的软组织。切割等长尺骨并去除骨髓。

2. 在 12 孔培养皿中预培养 6 h，放置于位于空气

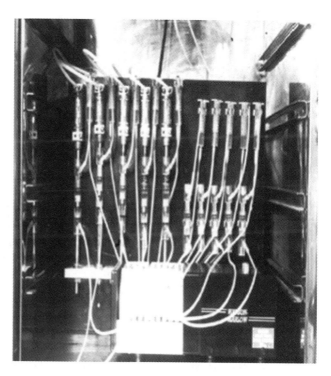

图37-4 松质骨钻取标本的加载装置示意图

和培养液界面的手工碾磨的聚四氟乙烯（PTFE）支撑上。保持空气湿润，且环境为 95％空气和 5％ CO_2，温度保持在 37 ℃。

3. 在两种加载设备中选择一种，将标本放入（重量提升装置，或气动致动装置，见下文）。加载完成后，从加载设备中取出骨骼标本并放回到 12 孔板中的 PTFE 支撑板上，以备多次的后期加载。具体方法须要根据研究所关注的响应来定。

4. 在这些实验中使用的培养基取决于具体实施力学加载的条件。

重量提升模型中的骨骼加载：

1. 加载尺骨时，将尺骨放置于独立的腔室。在腔室中培养基往复循环，围绕在皮质骨外。此加载装置放置于空气孵化器中，因此在加载期间培养基中须要补充 25 mM HEPES 缓冲液。

2. 骨骼标本垂直地固定于两个杯状夹具之间。下部杯子与偏心凸轮相连，同时，上部杯子连接位于壁架上的承重平台。当凸轮旋转时，骨骼伴随着升高和降低。在上行时，骨骼标本充当承重平台的唯一支撑。在下行过程中，承重平台的重量重新由壁架支撑。平台上的重量是可以改变的，通过改变平台重量来产生不同水平的机械应变 [12,75,76]。

3. 加载完成后，从加载设备中取出骨骼标本并放回到 12 孔板中，以备多次的后期加载。具体方法须要根据研究所关注的响应来定。对于对照组尺骨节段应该进行相同的培养，不过不给予重量提升。

在气动模型中装载骨骼：

1. 这种大鼠尺骨器官培养模型是将骨组织标本在固定体积的培养基中培养（图 37-5）。该装置由打磨过的聚碳酸酯块构成，包含十个腔室，其中五个可以对标本进行加载，另外五个作为对照。加载是通过气动致动器实现的。

2. 当从预孵育培养基中取出骨组织标本后，将其放入加载装置中的夹持杯中，无论是在加载腔室或还是在对照腔室，每个腔室均盛有 4 ml 培养基。

3. 让骨组织标本在新环境中平衡 5 min，对标本进行轴向加载，使骨干中段外侧产生机械应变，使其受力方式和大小尽量类似于在体情况。对照腔室的骨标本不进行加载。

4. 加载结束后，骨标本被移回 12 孔板进行培养，培养时间的长短由具体研究目的来定 [6,77,78]。

3.4. 大鼠颅骨可加载器官的培养

实际上，这里所使用的方法与在子标题 3.3. 中

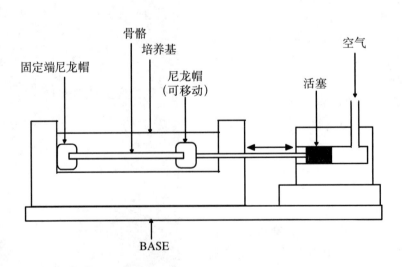

图37-5　器官培养加载装置图。骨骼标本被浸泡在培养基中，夹于两端尼龙帽之间。气缸中的振动气压对组织施加动态载荷

描述的方法相同，只不过对将组织块夹持在装置内的固定帽进行了改动[6]。骨骼标本本身平动不受控制，而固定帽可以限制骨骼标本的平动范围。对于尺骨骨干实验，这些尼龙固定帽被设计成杯子形状。而对于顶骨（颅骨）体外组织块，在固定帽中设计了一条浅且狭窄的回折，以适应此类骨骼的薄板状结构。

1. 按照子标题 3.3. 所描述的方法，把颅骨切成长方体组织块并进行培养。
2. 在施加载荷前，首先将骨骼的头端和尾端放入"帽"凹槽中，从而可以轴向加载，并且限制滑动的范围。
3. 利用气压传动装置进行加载（见目录 3.3. 及注解 6 和注解 7）。
4. 加载结束后，骨段被移回 12 孔板进行培养，培养时间的长短由具体研究目的来定。

3.5. 小鸡胫骨加载（见注解 5、6 和 8）

骨骼节段的制备：
1. 使用符合伦理规范的方法安乐死 18 日龄的胚胎 White Leghorn 小鸡，并取出胫骨。
2. 去除黏附的软组织和纤维，以及两端软骨，保留 9 mm 骨干段。
3. 气排骨髓，保持骨膜完好无损。
4. 在磷酸盐缓冲盐水中洗涤。
5. 将骨段放置于 PTFE 支撑上，处于空气与培养基界面处，在 37 ℃并加湿的 5% CO_2 培养箱中培养 5 h。

对骨段进行加载：
1. 在已加工成一个有机玻璃块的腔室内用聚丙烯固定帽夹住胚胎胫骨骨干的两端帽。
2. "重量提升"和"气动"致动装置[79,80] 都可以用来加载这些骨骼（见子标题 3.3.）。对每个设备进行校准，以产生所需的应变水平（见注解 2）。

对于依靠重力进行加载的情况，使用偏心凸轮（以 1Hz 频率旋转）来提升和降低承受重量的 L 形支架。载荷通过定位在 L 形支架的直角处的转轴传递到骨骼，因此，当支架降低时，胫骨支撑它的重量。如同其他模型，应变水平可以通过控制"提升"的重量来改变。

3.6. 长期渗透加载模型

在最初于 20 世纪 80 年代中期发展起来的松质骨钻取模型中，骨组织只有有限的实验寿命，仅能研究生理负荷后的早期反应[81-83]。最近报道的一种长期模型系统就是专门设计试图克服以前的器官培养模型中生存力有限的问题[74]。希望这个系统能够使我们对载荷相关的骨形成的认识取得更重大的进展。该系统对松质骨及其中的骨髓进行灌注，据称可以将组织的可使用时间延长至 72 天。使用荧光标记新矿化骨表面的方法可以实现骨形成速率的直接测量。利用这个方法对该模型的预实验结果显示，松质骨标本可以保持其体内骨形成速率长达 20 天[73]。这些体外组织块系统中的负载能力表明，我们有可能进一步了解细胞是如何"感知"机械刺激，并对此响应，来调节载荷对骨重建所引起的变化。Zetos 系统的出现[84] 进一步改进了培养条件。它可以研究加载超过 3 周之后力学因素对骨结构[85] 和刚度[86] 变化的影响。

Chan 等已经设计了一种更新的用于长期骨组织器官培养的系统[87]。该系统的目的在于提供实验平台来探讨骨细胞与成骨细胞的结构相通和相互作用。它的方法可能刚看起来会觉得过于复杂。该方法首先将所有小梁骨组织块中的成骨细胞去除掉，然后重新植入源于其他的、遗传上不同骨源的原代成骨细胞。这个方法的优势在于可以检测和控制所"标记"的重新种植的不同基因的成骨细胞的行为，并且有机会将与力学刺激反应相关的反应和分子通路进行定位。

4. 注解

1. 在细胞培养实验中，一个非常重要的、需要注意的事项是，细胞培养基底和培养皿都应当由生物相容性材料制成。事实上，已经发现材料的"生物相容性"与由单层培养骨细胞产生的非骨胶原基质蛋白量有正相关性。医用级硅胶具有高生物相容性，因此是底物的合理选择。Aclar-33C（Allied Chemical Co.）是一种透明的生物相容性材料，可以用于电子显微镜切片，可以几乎没有衰减或散射地透射 UV 光，对这种装置中也是有用的。

2. 当使用新模型或者体外应变实验建立负载 - 应变关系时，必须事先进行校准。因此，可以使用与待测试样形态一样的塑料样品，贴上应变片，使用预定的实验方案进行预实验。在体外对这些替代样品基底进行加载时（要保证与骨组织器官的加载条件一样），必须施加合适的载荷以产生所需的应变水平（生理应变水平或特定的非生理应变水平）。因为应变片还不能附于将用于实验研究的样品，因此，在使用每个新设备之前需建立施加载荷与相应应变之间的关系。其中，载荷可以直接监测和调整，但应变是不能直接被检测和调整的。单元件微型应变仪可以用来计算塑料样品（以及骨组织块；参见图 37-2 和图 37-3）应变和载荷之间关系 [11]。用氰基丙烯酸盐黏合剂将应变片贴在待测物质（或骨）表面，确保已接线应变计，可以测量沿着基底的主应变轴应变。将应变片按照四桥联的形式连接到应变仪调节器和放大器，在配备有模拟数字（A/D）转换器的个人计算机上记录输出电压。使用内置到调节器单元中的 1 000με 校准分流电阻对应变值进行转化。在所记录的应变数据文件中获取应变幅度峰值和应变速率，并确定加载循环的频率。

　　我们须要强调当前应用的应变施加系统大多数是个别实验室所独有的。我们几乎不可能详细描述某个通用设备。出于这个原因，我们已经尽量广泛地介绍，包括各种在用的对体外离体骨细胞施加应变的"模型"。我们也试图分析它们的优势和弱点，所使用的材料和所使用的方法，以及考虑什么时候选择用哪个模型。很显然，具体的选择取决于每个研究者所强调的科学假设，以及欲研究加载的何种力学结果（应变、流动和流动电位）。虽然每一个都可以准确定义，每一个也具有许多可以改变的因素。例如，幅度、频率和变化速率可以在机械应变施加期间变化，而这些变化须要预先考虑，对选择检测骨细胞的"模型"至关重要。在这些值得深思熟虑的问题中，一个最显然和最直接的问题恐怕是所应用的力学刺激是否在生理范围之内。这个问题可能只有通过直接的在体研究可以回答。

3. 施加机械应变导致细胞同时受到由于基底弯曲产生的牵张应变，以及培养基的扰动。条带通过培养基产生周期性的垂直位移，从而形成培养基的扰动。作为预防措施，设备因此被设计为流动"控制"，可以识别细胞在机械应变刺激下与流动相关以及与流动无关的响应。对这种流动刺激的细胞响应的研究（培养基扰动）已经明确显示，细胞的反应包括对应变的响应，但它也经常包括对流体本身的一系列特定的响应 [70]。因此，包括对类似的培养基改变进行"预备性"控制是至关重要的，但是这些控制不针对培养基任何形式的进一步扰动或基底变形（比如静态情况）。然而，必须指出一个重要的警告，与其他研究不同，在流动控制中，当细胞受到力学刺激时，流动刺激的准确特性还很不清楚。细胞许多其他变量也可以改变细胞对应变的响应。可能有以下因素：培养基改变的影响、去血清影响、细胞密度、生长速率及分化状态等。虽然大多数设备允许研究者在应变施加后的不同时间对培养基取样，但是往往受到限制，因为这些研究中需要大量培养基，并且很难在体外进行直接显微镜观察。

4. 当使用刚性 Perspex 包裹松质骨钻取标本时，标本"滚磨"被阻止，负载相关的响应无法测量。当使用硅胶管时，加载时标本"滚磨"不受限，加载与未加载相比，加载相关的生化反应可以测得。

5. 在预实验中应测试细胞活力。测量细胞外乳酸脱氢酶的活性，以及响应 PTH 产生 cAMP 的能力。具体方法可以在本书的其他地方找到。

6. 在这些实验中，培养基可以补充外源因子，例如酶抑制剂 / 激活剂，研究它们对加载响应的影响，也可以使用这些系统来测量每个个体培养体系中可溶性代谢产物在培养基中的积累 [6,77,78,89]。这些模型的优势在于可以详细研究骨组织内单个细胞相关的特定变化。因此，在负载后不同时间点，适当处理特定骨段（例如，骨组织低温恒温切片），通过原位分析，可以对力学刺激的特定响应进行细胞水平的研究。

7. 在我们研究检查颅骨的体外反应时，我们首先应用一个 100με 的设计。实际产生的应变水平高于在体内测定水平。原因是加载装置灵敏度不足以将应变值降低至生理学水平。在后面的实验中，我们使用的加载产生 $1000\mu\varepsilon$。虽然这一应变水平近似是生理学的 30 倍，但是并没有发生骨折，反映出这些骨骼的高安全系数[6]。

8. 这个模型最初是为了确定胚胎骨与成体骨响应是否类似。在一些实验中，去除骨膜以阐明来自骨膜细胞的贡献[79]。

致谢

我们感谢英国关节炎研究所（Arthritis Research UK）、生物技术和生物科学研究委员会（Biotechnology and Biological Sciene Research Carncil）以及 Wellcome 信托（Wellcome Trust）对 AAP 实验室所做的贡献。我们还要感谢 Gul Zaman 博士建设性和批评性意见，感谢 Victoria Das-Gupta 和 Dominic Simon 对原版的贡献。我们也感谢 Lance Lanyon 教授。

参考文献

1. Bradbeer, J. N. (1992) Cell biology of bone remodelling. In Recent Advances in Endrocrinology and Metabolism (Edwards, C. R. E., and Lincoln, D. W., eds) Chruchill Livingstone, PP. 95-113.

2. Bonassar, L. J., Grodzinsky, A. J., Srinivasan, A., Davila, S. G., and Trippel, S. B. (2000) Mechanical and physicochemical regulation of the action of insulin-like growth factor-I on articular cartilage. Arch. Biochem. Biophys. 379, 57-63.

3. Bayliss, M. T., Howat, S., Davidson, C., and Dudhia, J. (2000) The organization of aggre- can in human articular cartilage. Evidence for age-related changes in the rate of aggregation of newly synthesized molecules. J. Biol. Chem. 275, 6321-6327.

4. Packer, D. L., Dombi, G. W., Yu, P. Y., Zidel, P., and Sullivan, W. G. (1994) An in vitro model of fibroblast activity and adhesion for- mation during flexor tendon healing. J. Hand Surg. Am. 19, 769-776.

5. Zaman, G., Pitsillides, A. A., Rawlinson, S. C. F., Suswillo, R. F., Mosley, J. R., Cheng, M. Z., Platts, L. A., Hukkanen, M., Polak, J. M., and Lanyon, L. E. (1999) Mechanical strain stimulates nitric oxide production by rapid activation of endothelial nitric oxide synthase in osteocytes. J. Bone Miner. Res. 14, 1123-1131.

6. Rawlinson, S. C. F., Mosley, J. R., Suswillo, R. F., Pitsillides, A. A., and Lanyon, L. E. (1995) Calvarial and limb bone cells in organ and monolayer culture do not show the same early

7. Currey, J. D. (1979) Mechanical properties of bone tissues with greatly differing functions. J. Biomech. 12, 313-319.

8. Riggs, C. M., Lanyon, L. E., and Boyde, A. (1993) Functional associations between colla- gen fibre orientation and locomotor strain direction in cortical bone of the equine radius. Anat. Embryol. (Berl) 187, 231-238.

9. Rubin, C. T., and Lanyon, L. E. (1984) Regulation of bone formation by applied dynamic loads. J. Bone Joint Surg. Am. 66, 397-402.

10. Turner, C. H., Akhter, M. P., Raab, D. M., Kimmel, D. B., and Recker, R. R. (1991) A noninvasive, in vivo model for studying strain adaptive bone modeling. Bone 12, 73-79.

11. Mosley, J. R., March, B. M., Lynch, J., and Lanyon, L. E. (1997) Strain magnitude related changes in whole bone architecture in growing rats. Bone 20, 191-198.

12. Cheng, M. Z., Zaman, G., and Lanyon, L. E. (1994) Estrogen enhances the stimulation of bone collagen synthesis by loading and exoge- nous prostacyclin, but not prostaglandin E2, in organ cultures of rat ulnae. J. Bone Miner. Res. 9, 805-816.

13. Reich, K. M., and Frangos, J. A. (1993) Protein kinase C mediates flow-induced prostaglandin E2 production in osteoblasts. Calcif. Tissue Int. 52, 62-66.

14. Reich, K. M., Gay, C. V., and Frangos, J. A. (1990) Fluid shear stress as a mediator of osteo- blast cyclic adenosine monophosphate produc- tion. J. Cell. Physiol. 143, 100-104.

15. MacGinitie, L. A., Wu, D. D., and Cochran, G. V. (1993) Streaming potentials in healing, remodeling, and intact cortical bone. J. Bone Miner. Res. 8, 1323-1335.

16. Ruoslahti, E., and Pierschbacher, M. D. (1987) New perspectives in cell adhesion: RGD and integrins. Science 238, 491-497.

17. Oldberg, A., Franzen, A., and Heinegard, D. (1988) The primary structure of a cell-binding bone sialoprotein. J. Biol. Chem. 263, 19430-19432.

18. Oldberg, A., Franzen, A., and Heinegard, D. (1986) Cloning and sequence analysis of rat bone sialoprotein (osteopontin) cDNA reveals an Arg-Gly-Asp cell-binding sequence. Proc. Natl. Acad. Sci. USA 83, 8819-8823.

19. Zimmerman, D., Jin, F., Leboy, P., Hardy, S., and Damsky, C. (2000) Impaired Bone Formation in Transgenic Mice Resulting from Altered Integrin Function in Osteoblasts. Dev. Biol. 220, 2-15.

20. Gronthos, S., Stewart, K., Graves, S. E., Hay, S., and Simmons, P. J. (1997) Integrin expres- sion and function on human osteoblast- like cells. J. Bone Miner. Res. 12, 1189-1197.

21. Cowles, E. A., Brailey, L. L., and Gronowicz, G. A. (2000) Integrin-mediated signaling reg- ulates AP-1 transcription factors and prolifera- tion in osteoblasts. J. Biomed. Mater. Res. 52, 725-737.

22. Flores, M. E., Heinegard, D., Reinholt, F. P., and Andersson, G.

(1996) Bone sialoprotein coated on glass and plastic surfaces is recog- nized by different beta 3 integrins. Exp. Cell Res. 227, 40-46.

23. Collin-Osdoby, P., Nickols, G. A., and Osdoby, P. (1995) Bone cell function, regulation, and communication: a role for nitric oxide. J. Cell. Biochem. 57, 399-408.

24. Doty, S. B. (1981) Morphological evidence of gap junctions between bone cells. Calcif. Tissue Int. 33, 509-512.

25. Schiller, P. C., D'Ippolito, G., Balkan, W., Roos, B. A., and Howard, G. A. (2001) Gap- junctional communication is required for the maturation process of osteoblastic cells in culture. Bone 28, 362-369.

26. Aarden, E. M., Nijweide, P. J., van der Plas, A., Alblas, M. J., Mackie, E. J., Horton, M. A., and Helfrich, M. H. (1996) Adhesive properties of isolated chick osteocytes in vitro. Bone 18, 305-313.

27. Paic, F., Igwe, J. C., Nori, R., Kronenberg, M. S., Franceschetti, T., Harrington, P., Kuo, L., Shin, D.-G., Rowe, D. W., Harris, S. E., and Kalajzic, I. (2009) Identification of differen- tially expressed genes between osteoblasts and osteocytes. Bone 45, 682-692.

28. Engler, A. J., Sen, S., Sweeney, H. L., and Discher, D. E. (2006) Matrix elasticity directs stem cell lineage specification. Cell 126, 677-689.

29. Sztefek, P., Vanleene, M., Olsson, R., Collinson, R., Pitsillides, A. A., and Shefelbine, S. Using digital image correlation to determine bone sur- face strains during loading and after adaptation of the mouse tibia. J. Biomech. 43, 599-605.

30. Fritton, S. P., and Weinbaum, S. (2009) Fluid and solute transport in bone: Flow-induced mechanotransduction. Annu. Rev. Fluid Mech. 41, 347-374.

31. Garcia-Cardena, G., Fan, R., Shah, V., Sorrentino, R., Cirino, G., Papapetropoulos,

1. A., and Sessa, W. C. (1998) Dynamic activation of endothelial nitric oxide synthase by Hsp90. Nature 392, 821-824.

32. Das, P., Schurman, D. J., and Smith, R. L. (1997) Nitric oxide and G proteins mediate the response of bovine articular chondrocytes to fluid-induced shear. J. Orthop. Res. 15, 87-93.

33. Rinn, J. L., Bondre, C., Gladstone, H. B., Brown, P. O., and Chang, H. Y. (2006) Anatomic demarcation by positional variation in fibroblast gene expression programs. PLoS Genet. 2, e119.

34. Everts, V., de Vries, T. J., and Helfrich, M. H. (2009) Osteoclast heterogeneity: Lessons from osteopetrosis and inflammatory conditions. Biochim. Biophys. Acta 1792, 757-765.

35. Rawlinson, S. C. F., McKay, I. J., Ghuman, M., Wellmann, C., Ryan, P., Prajaneh, S., Zaman, G., Hughes, F. J., and Kingsmill, V. J. (2009) Adult Rat Bones Maintain Distinct Regionalized Expression of Markers Associated with Their Development. PLoS ONE 4, e8358.

36. Jessop, H. L., Rawlinson, S. C., Pitsillides, A. A., and Lanyon,

L. E. (2002) Mechanical strain and fluid movement both activate extracellular regulated kinase (ERK) in osteoblast-like cells but via different signaling pathways. Bone 31, 186-194.

37. Binderman, I., Shimshoni, Z., and Somjen, D. (1984) Biochemical pathways involved in the translation of physical stimulus into biological message. Calcif. Tissue Int. 36 Suppl 1, S82-85.

38. Hasegawa, S., Sato, S., Saito, S., Suzuki, Y., and Brunette, D. M. (1985) Mechanical stretching increases the number of cultured bone cells synthesizing DNA and alters their pattern of protein synthesis. Calcif. Tissue Int. 37, 431-436.

39. Basdra, E. K., Kohl, A., and Komposch, G. (1996) Mechanical stretching of periodontal ligament fibroblasts--a study on cytoskeletal involvement. J. Orofac. Orthop. 57, 24-30.

40. Vandenburgh, H. H. (1988) A computerized mechanical cell stimulator for tissue culture: effects on skeletal muscle organogenesis. In Vitro Cell. Dev. Biol. 24, 609-619.

41. Soma, S., Matsumoto, S., and Takano- Yamamoto, T. (1997) Enhancement by condi- tioned medium of stretched calvarial bone cells of the osteoclast-like cell formation induced by parathyroid hormone in mouse bone marrow cultures. Arch. Oral Biol. 42, 205-211.

42. Andersen, K. L., and Norton, L. A. (1991) A device for the application of known simulated orthodontic forces to human cells in vitro. J. Biomech. 24, 649-654.

43. Matsuo, T., Uchida, H., and Matsuo, N. (1996) Bovine and porcine trabecular cells pro- duce prostaglandin F2 alpha in response to cyclic mechanical stretching. Jpn. J. Ophthalmol. 40, 289-296.

44. Banes, A. J., Gilbert, J., Taylor, D., and Monbureau, O. (1985) A new vacuum-oper- ated stress-providing instrument that applies static or variable duration cyclic tension or compression to cells in vitro. J. Cell Sci. 75, 35-42.

45. Winston, F. K., Macarak, E. J., Gorfien, S. F., and Thibault, L. E. (1989) A system to repro- duce and quantify the biomechanical environ- ment of the cell. J. Appl. Physiol. 67, 397-405.

46. Jones, D. B., Leivseth, G., Sawada, Y., Van der Sloten, J., and Bingmann, D. (1994) Application of homogenous, defined strains to cell cultures. In Biomechanics and Cells (Lyall, R., and el- Haj, A. J., eds) Cambridge University Press, Cambridge, PP. 197-219.

47. Nieponice, A., Maul, T. M., Cumer, J. M., Soletti, L., and Vorp, D. A. (2007) Mechanical stimulation induces morphological and pheno- typic changes in bone marrow-derived progeni- tor cells within a three-dimensional fibrin matrix. J. Biomed. Mater. Res. A 81, 523-530.

48. Granet, C., Boutahar, N., Vico, L., Alexandre, C., and Lafage- Proust, M. H. (2001) MAPK and SRC-kinases control EGR-1 and NF-kappa B inductions by changes in mechanical envi- ronment in osteoblasts. Biochem. Biophys. Res. Commun. 284, 622-631.

49. Granet, C., Vico, A. G., Alexandre, C., and Lafage-Proust, M. H. (2002) MAP and src kinases control the induction of AP-1 members in response to changes in mechanical environment in osteoblastic cells. Cell Signal 14, 679-688.

50. Bhatt, K. A., Chang, E. I., Warren, S. M., Lin, S. E., Bastidas, N., Ghali, S., Thibboneir, A., Capla, J. M., McCarthy, J. G., and Gurtner, G. C. (2007) Uniaxial mechanical strain: an in vitro correlate to distraction osteogenesis. J. Surg. Res. 143, 329-336.

51. Colombo, A., Cahill, P. A., and Lally, C. (2008) An analysis of the strain field in biaxial Flexcell membranes for different waveforms and frequencies. Proc. Inst. Mech. Eng. H 222, 1235-1245.

52. Brighton, C. T., Strafford, B., Gross, S. B., Leatherwood, D. F., Williams, J. L., and Pollack, S. R. (1991) The proliferative and syn- thetic response of isolated calvarial bone cells of rats to cyclic biaxial mechanical strain. J. Bone Joint Surg. Am. 73, 320-331.

53. Fermor, B., Gundle, R., Evans, M., Emerton, M., Pocock, A., and Murray, D. (1998) Primary human osteoblast proliferation and prostaglandin

2. E2 release in response to mechanical strain in vitro. Bone 22, 637-643.

54. Murray, D. W., and Rushton, N. (1990) The effect of strain on bone cell prostaglandin E2 release: a new experimental method. Calcif. Tissue Int. 47, 35-39.

55. Grabner, B., Varga, F., Glantschnig, H., Luegmary, E., Fratzl-Zelman, N., Rumpler, M., Fratzl, P., and Klaushofer, K. (1999) A new in vitro system for applying uniaxial strain on cell cultures. Calcif. Tissue Int. 64, S114.

56. Jones, D. B., Nolte, H., Scholubbers, J. G., Turner, E., and Veltel, D. (1991) Biochemical signal transduction of mechanical strain in osteo- blast-like cells. Biomaterials 12, 101-110.

57. Tanaka, S. M. (1999) A new mechanical stimu- lator for cultured bone cells using piezoelectric actuator. J. Biomech. 32, 427-430.

58. Hughes-Fulford, M. (2001) Changes in gene expression and signal transduction in micro- gravity. J. Gravit. Physiol. 8, P1-4.

59. Committee on Space Biology and Medicine, C. o. P. S., Mathematics, and Applications, National Research Council (1998) Bone Physiology. A Strategy for Research in Space Biology and Medicine into the Next Century, 80-96.

60. Carmeliet, G., Vico, L., and Bouillon, R. (2001) Space flight: a challenge for normal bone homeostasis. Crit. Rev. Eukaryot. Gene Expr. 11, 131-144.

61. Pardo, S. J., Patel, M. J., Sykes, M. C., Platt, M. O., Boyd, N. L., Sorescu, G. P., Xu, M., van Loon, J. J. W. A., Wang, M. D., and Jo, H. (2005) Simulated microgravity using the Random Positioning Machine inhibits differ- entiation and alters gene expression profiles of 2T3 preosteoblasts. Am. J. Physiol. Cell Physiol. 288, C1211-1221.

62. Meyers, V. E., Zayzafoon, M., Gonda, S. R., Gathings, W. E., and McDonald, J. M. (2004) Modeled microgravity disrupts collagen I/ integrin signaling during osteoblastic differen- tiation of human mesenchymal stem cells. J. Cell Biochem 93, 697-707.

63. Meyers, V. E., Zayzafoon, M., Douglas, J. T., and McDonald, J. M. (2005) RhoA and cytoskele- tal disruption mediate reduced osteoblasto- genesis and enhanced adipogenesis of human mesenchymal stem cells in modeled microgravity. J. Bone Miner. Res. 20, 1858-1866.

64. Capulli, M., Rufo, A., Teti, A., and Rucci, N. (2009) Global transcriptome analysis in mouse calvarial osteoblasts highlights sets of genes regulated by modeled microgravity and identi- fies a "mechanoresponsive osteoblast gene sig- nature". Journal of Cellular Biochemistry 107, 240-252.

65. Vargas, G. E., Mesones, R. V., Bretcanu, O., Lopez, J. M., Boccaccini, A. R., and Gorustovich, A. (2009) Biocompatibility and bone mineralization potential of 45S5 Bioglass- derived glass-ceramic scaffolds in chick embryos. Acta Biomater. 5, 374-380.

66. Carmagnola, D., Abati, S., Celestino, S., Chiapasco, M., Bosshardt, D., and Lang, N. P. (2008) Oral implants placed in bone defects treated with Bio-Oss, Ostim-Paste or PerioGlas: an experimental study in the rabbit tibiae. Clin. Oral Implants Res. 19, 1246-1253.

67. Moura, J., Teixeira, L. N., Ravagnani, C., Peitl, O., Zanotto, E. D., Beloti, M. M., Panzeri, H., Rosa, A. L., and de Oliveira, P. T. (2007) In vitro osteogenesis on a highly bioactive glass- ceramic (Biosilicate). J. Biomed. Mater. Res. A 82, 545-557.

68. Varanasi, V. G., Saiz, E., Loomer, P. M., Ancheta, B., Uritani, N., Ho, S. P., Tomsia, A. P., Marshall, S. J., and Marshall, G. W. (2009) Enhanced osteocalcin expression by osteoblast-like cells (MC3T3-E1) exposed to bioactive coating glass (SiO2-CaO-P2O5-MgO-K2O-Na2O system) ions. Acta Biomater. 5, 3536-3547.

69. Zaman, G., Suswillo, R. F., Cheng, M. Z., Tavares, I. A., and Lanyon, L. E. (1997) Early responses to dynamic strain change and prosta- glandins in bone-derived cells in culture. J. Bone Miner. Res. 12, 769-777.

70. Jessop, H. L., Sjoberg, M., Cheng, M. Z., Zaman, G., Wheeler-Jones, C. P., and Lanyon, L. E. (2001) Mechanical strain and estrogen activate estrogen receptor alpha in bone cells. J. Bone Miner. Res. 16, 1045-1055.

71. Lanyon, L. E., and Rubin, C. T. (1984) Static vs dynamic loads as an influence on bone remodelling. J. Biomech. 17, 897-905.

72. Rubin, C. T., and Lanyon, L. E. (1985) Regulation of bone mass by mechanical strain magnitude. Calcif. Tissue Int. 37, 411-417.

73. Smith, E. L., Martens, F., Koller, K., Clark, W., and Jones, D. B. (2000) The effects of 20 days of mechanical loading plus PTH on the E-modulus of cow trabecular bone. J. Bone Miner. Res. 15, S247.

74. Walker, L. M., Preston, M. R., Magnay, J. L., Thomas, P. B., and El Haj, A. J. (2001) Nicotinic regulation of c-fos and osteopontin expression in human-derived osteoblast-like cells and human

trabecular bone organ culture. Bone 28, 603-608.

75. Cheng, M. Z., Zaman, G., Rawlinson, S. C., Pitsillides, A. A., Suswillo, R. F., and Lanyon, L. E. (1997) Enhancement by sex hormones of the osteoregulatory effects of mechanical load- ing and prostaglandins in explants of rat ulnae. J. Bone Miner. Res. 12, 1424-1430.

76. Cheng, M. Z., Zaman, G., Rawlinson, S. C. F., Suswillo, R. F., and Lanyon, L. E. (1996) Mechanical loading and sex hormone interac- tions in organ cultures of rat ulna. J. Bone Miner. Res. 11, 502-511.

77. Rawlinson, S. C. F., Pitsillides, A. A., and Lanyon, L. E. (1996) Involvement of different ion channels in osteoblasts' and osteocytes' early responses to mechanical strain. Bone 19, 609-614.

78. Rawlinson, S. C. F., Wheeler-Jones, C. P., and Lanyon, L. E. (2000) Arachidonic acid for loading induced prostacyclin and prostaglandin E(2) release from osteoblasts and osteocytes is derived from the activities of different forms of phospholipase A(2). Bone 27, 241-247.

79. Pitsillides, A. A., Rawlinson, S. C. F., Mosley, J. R., and Lanyon, L. E. (1999) Bone's early responses to mechanical loading differ in dis- tinct genetic strains of chick: selection for enhanced growth reduces skeletal adaptability. J. Bone Miner. Res. 14, 980-987.

80. Zaman, G., Dallas, S. L., and Lanyon, L. E. (1992) Cultured embryonic bone shafts show osteogenic responses to mechanical loading. Calcif. Tissue Int. 51, 132-136.

81. El-Haj, A. J., Minter, S. L., Rawlinson, S. C. F., Suswillo, R., and Lanyon, L. E. (1990) Cellular responses to mechanical loading in vitro. J. Bone Miner. Res. 5, 923-932.

82. Rawlinson, S. C. F., El-Haj, A. J., Minter, S. L., Tavares, I. A., Bennett, A., and Lanyon, L. E. (1991) Loading-related increases in prosta- glandin production in cores of adult canine cancellous bone in vitro: a role for prostacyclin in adaptive bone remodeling? J. Bone Miner. Res. 6, 1345-1351.

83. Rawlinson, S. C. F., Mohan, S., Baylink, D. J., and Lanyon, L. E. (1993) Exogenous prostacy- clin, but not prostaglandin E2, produces similar responses in both G6PD activity and RNA pro- duction as mechanical loading, and increases IGF-II release, in adult cancellous bone in cul- ture. Calcif. Tissue Int. 53, 324-329.

84. Davies, C. M., Jones, D. B., Stoddart, M. J., Koller, K., Smith, E., Archer, C. W., and Richards, R. G. (2006) Mechanically loaded ex vivo bone culture system 'Zetos': systems and culture preparation. Eur. Cell Mater. 11, 57-75; discussion 75.

85. David, V., Guignandon, A., Martin, A., Malaval, L., Lafage-Proust, M.-H., Rattner, A., Mann, V., Noble, B., Jones, D. B., and Vico, L. (2008) Ex Vivo Bone Formation in Bovine Trabecular Bone Cultured in a Dynamic 3D Bioreactor Is Enhanced by Compressive Mechanical Strain. Tissue Engineering Part A 14, 117-126.

86. Endres, S., Kratz, M., Wunsch, S., and Jones, D. B. (2009) Zetos: A culture loading system for trabecular bone. Investigation of different load- ing signal intensities on bovine bone cylinders. J. Musculoskelet. Neuronal Interact. 9, 173-183.

87. Chan, M., Lu, X., Huo, B., Baik, A., Chiang, V., Guldberg, R., Lu, H., and Guo, X. (2009) A Trabecular Bone Explant Model of Osteocyte- Osteoblast Co-Culture for Bone Mechanobiology. Cellular and Molecular Bioengineering 2, 405-415.

88. Jones, D. B., and Scholubbers, J. G. (1987) Evidence that phospholipase C mediates the mechanical stress effect in bone. Calcif. Tissue Int. 41

89. Pitsillides, A. A., Rawlinson, S. C. F., Suswillo, R. F., Bourrin, S., Zaman, G., and Lanyon, L. E. (1995) Mechanical strain-induced NO pro- duction by bone cells: a possible role in adap- tive bone (re)modeling? FASEB J. 9, 1614-1622.

第 38 章

在体力学加载

Roberto Lopes de Souza 和 Leanne Saxon 著

牛国栋、冷慧杰 译

摘要

骨骼系统通过每一块骨骼的组织结构与材料性能来实现其力学功能。骨骼承载时，会产生内部应变的改变，骨骼中的皮质骨和骨小梁均可以在形态和重量上重建，以适应力学环境的改变。为了研究这个问题，科研工作者已经发展了一些动物模型，可以实现对单个骨骼施加特定负荷的研究。这对定义力学加载是如何调节骨重建，同时探究其中的机制是非常有用的。本章介绍了如何通过小鼠关节对骨骼施加载荷，从而分别通过双荧光标记和计算机断层扫描揭示骨内、骨膜及骨小梁的改变。

关键词：小鼠、力学加载、皮质骨、松质骨、自适应。

1. 前言

1.1. 力学环境的适应

骨骼一旦受到力学加载就会形变。骨骼体上任何一点形变的程度可以被量化，量化的指标称做应变，具体是指变形与初始长度的比值。因此，一个微应变（$\mu\varepsilon$）相当于 0.0001% 的应变。应变可以为正值（张力诱导的变化），也可以是负值（压缩力诱导的变化）。因为它是一个比值，因此它是没有量纲的。

当骨骼受到载荷时，通常认为应变是引起骨骼适应重建的关键刺激因素[1,2]。1983 年，Frost 提出骨骼在一定范围内通过自适应改变结构，从而优化骨量和柔韧性来保护自身以防止骨折。Frost 将触发自适应响应所需的阈值应变称为"最小有效应变"。他还将这种控制机制比做温度调节器，因此创造了术语"力学调节器"[3]。

Frost 的理论融入新的理念得以进一步发展。研究发现，细胞不仅能够感测局部应变，而且可以整合整个骨骼的应变信息，感受应变的分布[4]。因此，骨骼的响应实际反映了细胞之间通过骨细胞网络共同的协同作用[5]。此外，除了应变幅度，其他参数，如机械负荷刺激的动态性质、应变分布、加载周期数、应变率和加载频率等同样可以调节骨骼对载荷自适应的模式[6]。

应变通常需要在动态载荷下以及快速加载的情况下可以刺激成骨反应。静态负载通常无法启动成骨反应[4,7]。另外，日常活动中所经历的范围内产生的应变很神奇，也可以启动骨构建，改善组织的结构和物理性能[6,8-10]。令人吃惊的是，诱导骨骼最大自适应响应所需要的每日加载周期的数目非常小。利用人为弯曲加载情况下，当加载达到 36 循环/每天时，骨骼形成成骨效应[9,11]。此外，采用已知的成骨参数，一个单一的 5 min、300 个周期的加载便足以在 5 天内将骨骼从一种静态状态转换为活动骨形成的状态[12]。

应变频率（或者达到最大应变所用的时间）是影响骨骼在力学刺激下成骨以及抗骨吸收的自适应响应的另一个重要因素。高应变速率比低或中等应变速率有更强的成骨效应[13,14]。依据报道，施加高频率载荷（在 1Hz 和 20 Hz 之间的载荷）能增加应变诱导的自适应响应[15,16]。施加更高频率的载荷（> 20 赫兹）和非常低的幅度也可以刺激骨形成[17-19]。这种模式的加载被认为可以模拟肌肉保持日常体态所产生的应变[20]。循环加载之间的间歇期，比如每次停歇的 10 s 到 15 s，对刺激骨生长也有着很大的意义[21]（参考注解 3）。因为有理论指出间歇期可以增强骨小管内流体流动和对骨细胞的刺激。并且，长时间的间歇，比如两个月的加载期间间歇一个月，同样有此效应[22]。

总之，仅仅依靠大应变加载不足以激活骨形成响应。当施加若干非常规高应变率载荷，并在加载之间给予一定间歇时间，能够刺激新骨形成[18]。

1.2. 加载模型

骨骼通过改变重建过程来响应载荷诱导的应变变化，从而保证皮质骨和松质骨具有合适的形态和骨量。因为运动量和相应效应相对定义不清，因此，确定人体运动和骨骼之间的关系是困难的。然而，许多人类运动研究显示了局部特定的骨骼结构的变化[23-25]。在网球运动员和棒球运动员（如投手）中，肱骨肥厚发生在其中经历过较强负荷的运动手臂上[23,25,26]。临床研究表明，专门设计的运动锻炼可以增加局部骨量[27,28]。

如何确定能够驱使骨骼适应性反应的机械刺激是一个难题。为了解决这个困难，研究人员发展了一系列动物模型。例如，训练动物在跑步机上跑步或进行跳跃练习。动物模型提供了控制加载的可能性。通过动物模型，可以控制负载的持续时间、幅度和频率。从而，相应的细胞行为的变化、骨骼强度和骨形成反应可以使用组织形态计量学、影像技术例如微计算机断层摄影术（micro-CT）和四肢定量 CT（pQCT）、最终断裂屈服以及骨灰重量等手段直接测量分析。

研究早期发展了多种手术模型，包括利用插入到兔胫骨中的线施加载荷[7]，利用大鼠尾椎的插入物加载[29]，以及利用羊尺骨的截骨插入物施加载荷[4,30,31]。因为早期的手术模型通常会伴随炎症，并且施加载荷不可控制或者难以准确定量，以及术后并发症等原因，目前手术模型已经被非手术模型所取代。

非手术模型如大鼠和小鼠胫骨四点弯曲模型确实不需要任何手术介入，但是所施加的载荷与生理载荷分布不同。将压力直接施加到骨膜上，会导致局部创伤和编织骨的产生。Torrance 等发展了大鼠尺骨轴向加载模型，该模型具有以下几个优点：① 不对骨膜施加直接压力。② 在加载间歇期，可以允许正常范围的活动。③ 可以精确控制加载变量[32]。

对于研究力学加载情况下骨骼的适应性相应，非外科手术小鼠模型是非常重要的。首先，这为研究转基因小鼠和具有不同骨表型的大量近交系小鼠提供了巨大的可能性。此外，与大鼠一样，小鼠被认为是用于研究人类骨骼疾病，特别是绝经后骨质疏松症的合适模型[33]。与大鼠不同，小鼠在相对较早的 22 周龄时达到骨量和骨强度峰值，被认为骨骼成熟[34,35]。因此，小鼠加载模型有助于研究在大鼠加载模型中无法观测的高生长速率复杂因素对骨骼适应响应的情况[11,32]。

我们团队设计了一种小鼠尺骨和胫骨加载模型。该模型使用液压或电气加载装置（如 Dartec 或 Bose），定制设计上下夹具（加载杯）来装夹骨骼，定量控制轴向载荷。胫骨模型在与尺骨模型相比较有一定的优势。通过胫骨模型可以对皮质和松质骨内部的变化进行量化。本章将着重描述这种鼠类在体加载模型（图 38-1）。

1.3. 适应性建构和重建的在体评估

目前有多种方法来评估骨骼对力学加载的适应性反应，因为相关信息在本书的其他部分中有介绍，这里就不详细讨论了。如果加载方案中的加载持续时间足够（如 3 天 / 周，持续 2 周），那么骨骼几何形状和松质骨结构的变化便可以通过 micro-CT 测量（图 38-2）。如果持续时间较短（即 1～3 天），则负载反应最好通过组织学和动态组织形态学测量。荧光标志物（如钙黄绿素或茜素）可以在新骨形成的位点处结合钙，并在显微镜下观察钙化部分，从而实现骨形成可视化。利用两种荧光标志物短时间染色，即可以观察力学加载造成的新骨形成（图 38-3）。值得注意的是，力学应变沿骨骼长度而变化，因此，骨骼对载荷的反应也是沿骨骼长度而变化（参见注解 2）。有限元模型可用于估计骨干各部位和松质骨内的应变分布，从而预测最大骨形成的位点[36]。

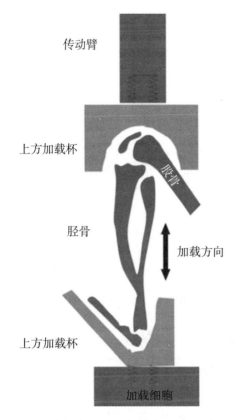

图38-1　小鼠后肢加载装置及加载图示。图中展示了骨骼的相对位置，以及骨骼与夹具之间的相互关系（夹具没有展示）

静态组织形态计量学也可用于评估松质骨和皮质骨对载荷的响应，即，将骨切片染色，定量分析骨细胞、破骨细胞、类骨质和侵蚀表面。对于松质骨，骨体积比（BV/TV）、骨组织单位体积内面积量（BS/TV）、骨小梁厚度［Tb.Th（μm）］和骨小梁间距［Tb.Sp（μm）］等都可以定量分析。

1.4. 骨骼的在体力学环境

骨骼的力学环境可以通过抽样测量在体或离体的骨骼表面应变来获取。该技术要求将应变片粘贴到骨表面，获取体内应变率峰值和幅值数据。该技术已被用于各种各样的脊柱研究[37]，被认为是此类检测的黄金标准[38]。通过体外实验和光学引伸计结果进行比较，这两种技术有相当高的相关性（在2%内），从而验证了其正确性[39,40]。将应变片数据和骨骼影像数据一起使用，可以创建有限元模型，从而计算整个骨骼上的应变和应力分布。

下面描述应变片使用方法。在任何力学加载实验之前，必须先贴应变片，因此正确操作应变片至关重要。在力学实验过程中，通过对骨骼施加预先确定的载荷（以牛顿为单位），以达到可以诱导成骨响应的应变水平。为了达到实验目的，将应变计应粘贴到实验组的胫骨或尺骨上（n=4-6）。具体的粘贴部位随后在加载装置中确定。具体需要施加的载荷通过实验观测骨骼内侧表面（距近端37%的骨长度）达到500～3 000 με 应变所需载荷来离体测定。我们的实验室通常使用来自内侧表面的数据进行校准，因为该方法记录的最高应变较之于外侧表面更平坦和更均匀，有助于应变重复测量的一致性。

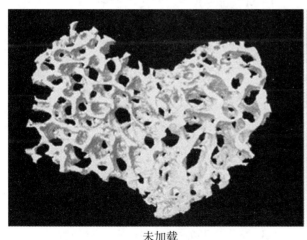
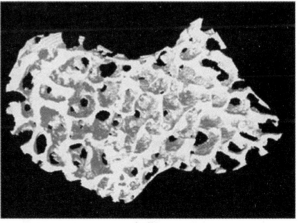

未加载　　　　　　　　　　加载

图38-2　加载（右）与未加载（左）雌性小鼠胫骨远端松质骨MicroCT影像。2周的在体加载诱导了BV/TV的显著增加，大多体现在骨小梁厚度的增加

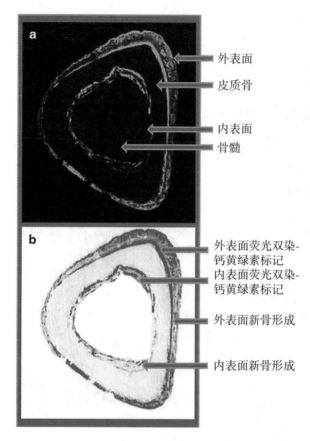

图 38-3　骨干内外表面新骨形成的组织形态学评价。（a）小鼠胫骨加载后骨干横截面图，借助激光共聚焦显微镜可以观察到钙黄绿素标记的骨骼矿化表面。（b）显示外表面和内表面的新骨形成

2. 材料

2.1. 骨骼应变的在体测量

1. 盐水　0.9% NaCl 溶液。
2. 泡沫板。
3. 万用表。
4. 应变计导线（来自 Phoenix Wire Co 的 38 TDQ 导线）（参见注解 1）。
5. 大头针。
6. 70% 乙醇。
7. 氯仿或脱脂剂喷雾（Vishay，PA，USA）。
8. 应变计。

9. 焊料（361A-20R，Vishay，PA，USA）。
10. 光学显微镜。
11. 铁剃刀。
12. 棉签。
13. 手术刀。
14. 镊子。
15. 胶体催化剂 -C（Vishay，PA，USA）。
16. 焊接 M-Flux（Vishay，PA，USA）。
17. M-Bond Adhesive Glue（Vishay，PA，USA）。
18. CSM-1 脱脂剂（Vishay，PA，USA）。
19. 放 大 器（2100 Amplifier System; Vishay，PA，USA）。
20. Dartec 机器。
21. Vicryl Suture 3.0（Kirkton，Scotland）。

3. 方法

3.1. 应变片的准备

1. 应变片在应变测量之前需组装到可植入单元中。使用 Vishay 应变计（06-015-DJ-120），将应变片用 Scotch 胶带平粘于解剖板上，并确保其在显微镜下可见。
2. 使用单边剃须刀片修剪背衬的三个侧面。
3. 使用针尖轻轻刮划每个端子（这将有助于焊锡留在端子上），并在每个端子上滴入一小滴焊接用 M-Flux AR，然后使用精细烙铁在每个端子上涂一个小焊锡珠。
4. 将两根缠在一起的短 38TDQ 线（约 10cm 长）的尖端暴露，制备应变计引线。将尖端浸入焊剂中，并在每个尖端形成小焊锡珠。
5. 重新熔化应变计端子上的焊珠，然后将去表皮的应变计引线插入热焊珠中，以保证它们的电流相通。待焊珠冷却后，使用万用表测试应变仪的电阻（应为 120.0 ± 0.3 Ω）。如果结果偏离了该范围，说明应变仪已损坏，应该停止使用。
6. 在引伸计表面喷上薄薄的一层聚氨酯（我们使用 Clear Lacquer），以达到防水的目的。
7. 修剪由 Scotch 胶带固定的应变仪的另外一面。

3.2. 骨组织块样本的准备

1. 安乐死小鼠后，截取待测的骨骼标本，保留所有附着的肌肉和皮肤。存储在 70% 乙醇中。

2. 在贴应变片前一天，将标本转移至 0.9% NaCl 溶液，并在室温下孵育过夜。

3. 将取下的标本牢固地固定到聚苯乙烯泡沫板上。如果在尺骨贴应变片，则令外侧面朝上。如果在胫骨贴应变片，则暴露内侧和（或）外侧。

4. 使用锋利的手术刀刀片，切过肌肉暴露下面的骨。使用棉签擦拭骨，使骨表面获得良好的光泽。将干净的棉签喷涂 CSM-1 除脂剂或浸入乙醇，迅速擦拭骨头中心以去除油脂。

3.3. 在体研究的小鼠处理

1. 按照 0.5 mg/kg 的量，通过皮下注射（Vetergestic，Animal Care Ltd.，York，UK）丁丙诺啡预处理小鼠，并用氧和氟烷（Rhone Merieux，Ltd.，Essex, UK）诱导麻醉。将待贴肢体的毛发夹住，用稀释的聚维酮碘冲洗，最后再用 70% 乙醇冲洗。

2. 在小鼠胫骨的外侧或内侧进行皮肤切口。进到皮肤下，牵拉内侧或外侧肌肉块的纤维附件。在待贴应变片部位移除骨膜，并用手术刀刀片轻轻刮除骨表面，以确保除去附着于骨上的所有组织。用 CSM-1 除脂剂或乙醇浸泡过的棉签来脱脂骨表面。粘贴部位须要干燥、清洁，以确保应变片背后贴膜和骨之间的良好结合。

3.4. 安装应变片

1. 当安装应变片时，将应变片定位在每个骨骼标本的相同位置非常重要。具体部位可以通过从骨骼的射线照片测量长度来确定，然后沿着骨骼按照计算的长度（例如骨长度的 50%）来贴应变片，或者也可以通过使用解剖学标记来定位。所选择的位置必须允许应变片均匀地粘贴，并且该位置应该对应在负载下发生显着成骨变化的区域。

2. 如果体外粘贴应变片，使用铅笔在骨骼需粘贴处的中心位置进行标记。将一些催化剂 Catalyst-C 刷在柔软的表面上（我们使用锡箔纸包裹的手术刀刀片），并立即将应变片的背面沾上催化剂薄膜。在同一个表面上挤压一小点的 M-Bond 200 粘性胶水，并迅速滴一滴在应变片的背面。

3. 将应变片贴在在骨骼上的正确位置（应变片应平行于骨的长度方向），在应变片末端的焊接点处轻轻地摁下，每次摁一个点。保持约 20 s，然后用镊子挑起导线，这样，导线的重量便不会使应变片剥离。

4. 如果体外粘贴应变片，等待 1.5~2.0 min，并另外喷涂一薄层聚氨酯到骨骨表面。这个涂层的目的是密封应变片末端用镊子摁动之处。

5. 如果体外粘贴应变片，应将骨骼保存在含有生理盐水的小瓶中，以保持它们的水分。

6. 如果在体粘贴应变片，用蒸煮厚度 Vicryl 缝线将皮肤主要切口间断缝合。引线通过胫骨的侧面和颈背部上的间断缝合固定到皮肤。

7. 一旦小鼠从麻醉中恢复，数据收集就应该开始。

3.5. 应变测量

1. 将应变片导线连接到屏蔽电缆，通过屏蔽电缆通向放大器。放大器将每个标尺的电阻变化转换为与微应变关系已知的电压变化。将放大器连接到能显示微应变读数的 Dartec 机器。可以使用其他放大器。不过，下文中我们仅以 2100 放大器系统与 Dartec HC10 机器相结合为例，来介绍相关的具体方法。

2. 在打开放大器之前，请检查 EXCIT 拨动开关是否处于关闭状态，CAL 开关是否处于中心（OFF）位置。打开 2100 放大器系统。红色指示灯应亮起。将 3-OUTPUT 引线从放大器背面连接到 Dartec 机器的电源板。

3. 选择要连接应变片的通道。确保 Dartec 已通过程序设定来读取此通道（在软件中依次检查：Workshop → Configuration → Define Channels）。

4. 将屏蔽电缆的导线连接到所选通道的输入引脚。

5. 将通道选择器切换到"AC"，仪表读数应在 9 和 11 刻度之间。

6. 将通道选择器切换到"DC"，仪表读数应接近 10 的刻度。

7. 将选择器转到要使用的通道。对于应变测量，我们使用约 1 V 的电压以最小化由于自加热的误差。如果须要调整电压，请使用小型螺丝刀调整直至电源计量表显示所需的 BRIDGE VOLTS。

8. 调整所选通道的 GAIN 参数。GAIN 参数需要足够高以检测最低输出电压，如果它太低，只会检测到背景噪声。

9. 在 EXIT 开关关闭的情况下调节通道的放大器平衡。使用小螺丝刀，调整 AMP BAL，直到两个 OUTPUT 灯都熄灭。

10. 打开 Dartec HC10 机器，按照下面的步骤 2 — 7 和 12 — 13 操作。对于步骤 5，让一个"反馈"窗口显示从应变片连接的通道输出的微应变（$\mu\varepsilon$）。

11. 使用烙铁将两根应变线连接到屏蔽电缆。

12. 打开所选通道的 EXCIT 开关，调整平衡至 OUTPUT 灯熄灭。这样做，可以平衡惠斯通电桥。

13. 要检查通道校准是否正确，请将 CAL 开关转到位置 A 以显示 +1 000 $\mu\varepsilon$，转到位置 B 显示为 -1 000 $\mu\varepsilon$。调整这些应变值时，如果需要，可以使用 BALANCE。

3.5.1. 在体测量

1. 在不同步速的运动过程中记录应变读数，每步行 5s，便从 30 cm 高处跳下。

2. 记录数据之后，安乐死小鼠并进行验尸以确认计量器和骨表面之间的联合的完好性。

3.5.2. 体外测量

1. 将贴好应变片的骨骼标本安装于定制的加载夹具杯之中。使用循环加载或单调加载来施加一定范围载荷（N），并依据反馈窗口中所示，记录相应的应变（$\mu\varepsilon$）。

2. 对于每种加载，确保获得至少 3 次可重复的测量，微应变应该随着载荷变化线性增长。

3.6. 在体骨加载的应用

　　以下方法是特别针对 Dartec HC10 而描述的。该机器是当今市场上可用的许多材料测试单元之一，还有其他机器可以从 Endura TEC（美国 BOSE Corp）、Instron Lt（美国）和 Lloyd Instruments（AMTEK Inc，UK）购买。

3.6.1. Dartec 的设置

1. 要使用 Dartec HC 10，您必须经过培训成为授权用户；如果您没有受过培训，请联系 Zwick /Roell（www.zwick.com）。如果您在英国工作，必须拥有批准的机构项目许可证，并且获得内政部的个人许可（http:/scienceandresearch. homeoffice.gov.uk/animal-research/），才能够进行力学加载实验和对啮齿动物进行麻醉。其他国家也有类似的程序，应该严格遵守。

2. 通过打开上部单元上的按钮打开 Dartec 机器。

3. 在计算机上，打开软件"Workshop 96"，并选择窗口"Toolkit 96"。确保软件在"Isolator"旁边显示黄色指示灯。状态显示窗口将指示软件处于 SET UP（设置）模式。

4. 检查以下选项是否已选：在"Options → Toolbar and Monitor Line"， 在"Settings → Auto Load Default Screen"下。

5. 可以通过选择"Tools → Status"或从工具栏中单击"Feedback"按钮来显示反馈。在"Settings → Feedback Channel"下，选择"Actuator1"，然后选择"Clone"打开另一个窗口。在一个窗口中，转到"Monitor → Upper Peak"（最小记录峰值），在另一个窗口中选择"Lower Peak"（最大记录峰值）。对于这两个窗口，选择"Rest Interval"=10 s。

6. 在顶部工具栏上，单击"Pump Start"启动液压泵，选择"Main Pressure"以将液压压力施加到执行机构。

7. 打开"Systems Configuration 系统配置"窗口。打开"Offset/Gains"窗口，并在没有安装样品的情况下将力传感器归零。检查力传感器的"偏移数"是否不大于力传感器的量程。如果是的话，称重传感器损坏。

8. 在"Cycle Generator → Waveform"下输入所需的加载方法。（典型加载程序以及须要考虑的因素可参见注解 2 和 3。）"Actuator"需要设置为 Actuator 1。"控制模式"是指循环所依据的信号通道（例如依据力传感器）。"波形类型"是加载模式，"循环数"是对骨骼加载的次数。在"Level A and B"中分别输入要应用负载的最低值和最高值。这里要注意，载荷的负值意味着压缩负载。在"Hold Time A 和 Hold Time B"填入在 A 位置和 B 位置需要停留的时间，同时填入"卸载时间和加载时间"或加载速率（N/s）。根据所选择的波形，您可能还须要输入"频率"（周期/秒数）。其他变量，如"幅度、平均值、下降速率和上升速率"等会自动计算。点击"Send"，"Read"保存设置。

9. 在"Cycle Generator Panel → Define Option"下，选择"Enable"。在"Select Options Mode"下，选择"Peak Control 峰值控制"，并输入要施加于骨骼的最大和最小负载（N）（与上面输入的 Level A and B 中输入的值相同）。这样便可以控制和维持在最大值和最小值的状态。点击"发送，读取"保存。

10. 为了防止损坏力传感器而设置机器的安全极值，以及检查力传感器的精度，这些操作都须要参考注意事项 4 有关职业健康和安全的描述。

11. 小心地将上下加载夹具杯分别连接制动器端和力传感器端（最好是当机器关闭时固定好下夹具杯）。如果需要，可以使用手动控制面板上的按钮 ++ 来移动制动器。下部装载杯应该伸出一个载物台，让小鼠可以在加载时在其上休息。须要确保此载物台不接触力传感器或下加载杯。

12. 在"Offset/Gains"窗口中，确保 Actuator 为 Actuator 1，Channel 为力传感器。需要在文本框中输入 P（比例）、I（积分）和 D（微分）值。P 值对于较硬样品较小，而对于较大弹性样品较大。I 值通常为 P 值的约 1/3，D 值为 P 值的约 1/10。输入后，单击"Send Gains"和"Read Gains"。Dartec 是一个闭环系统，这意味着输入信号由 PID 值调整以实现所需的输出。因此，这些值对于确保波形不超过或低于所需负载至关重要。对于小鼠骨，我们使用 P=12，I=4 和 D=1.2。

13. 为了确定 PID 值是否正确，将骨样品放置在加载夹具杯之间（参见子标题 3.7 有关胫骨 / 尺骨的力学加载），从"Tool"打开"Oscilloscope"。这样就可以高速采集显示来自致动器的信号。对于 Actuator 选择 Actuator 1，"Capture Period"是要采集波形的持续时间，"Feedback Channel"是您要监视的通道（如力传感器）。如果要更改任何参数，请关闭"Scope"。相反，在设置所有参数后，启用"Scope"。最好运行一个方波来检查 PID 参数是否正确。可以从"System"窗口更改 PID 值，直到波形回读为完美的方波。

14. 当所有参数设置后，使用注射或吸入麻醉对动物进行麻醉。优选使用吸入麻醉剂（即氟烷或异氟烷），因为它提供对剂量的更多控制，并且动物会更快地恢复。

3.7. 对胫骨 / 尺骨的力学加载

1. 如果加载胫骨，将小鼠右脚踝放在下部夹具杯中，弯曲膝盖，使胫骨垂直。如果加载尺骨，则将小鼠的右肘放在下部夹具杯中。

2. 使用"Manual Control"窗口向下移动制动器（- 意味缓慢移动，- 意味快速移动），当大约 -2 N 的力施加到膝盖或 -0.2 N 力到弯曲膝盖的背表面时，停止移动。

3. 当骨骼正确安装后，单击"Start"开始加载。工作状态将从 SET UP 变为 LOAD CELL。

4. "Cycle Generator"窗口会显示已完成的循环数，"Feedback"窗口显示正在向骨骼施加的负荷大小。当加载循环完成后，单击右上角的"Global Setup"按钮，使执行器处于设置模式。（这将有助于防止力传感器受到损坏。）"Manual Control"窗口将显示"mm"，而不是"N"。

5. 使用"手动控制"面板向上移动制动器（+ 意味缓慢移动，++ 意味快速移动），并从机器中移除小鼠。

6. 给小鼠称重，并观察它是否已经恢复苏醒。当动物不再反复躺卧时，它们已完全恢复。

7. 当所有的小鼠都加载完毕后，点击"Pump Stop"，并卸载上部夹具杯。在主机上关闭开关并关闭软件。

4. 注意事项

1. 应变计具有许多优点；它们是通用的，使用简单，质量轻，表现出高时间稳定性，在大应变范围内显示出优异的线性，并且相对便宜。然而，它们也有自己的缺点。电阻的变化非常小，因此，需要一个放大器来测量应变，它们仅适用于单用途，并须要进行温度和湿度保护，并且它们在骨骼上的正确定位非常关键。

2. 我们用于小鼠胫骨力学加载的典型方案如下：

 Actuator：Actuator 1

 Control mode 控制模式：20 N 传感器

 Wave type 波形：梯形

 No. cycles 循环数：40

A 位置：-0.5 N	B 位置：-13 N
幅值：-5 N	平均值：-7 N
时长	频率：不适用于梯形波
保持时长 A：10 s or 14.9 s	保持时长 B：0.5 s
卸载时间 A：0.025 s	可能应该是 B：0.025 s
卸载速率：400 N/s	加载速率：400 N/s

3. 有几个重要的问题须要仔细考虑 每个加载期间需要持续多长时间，需要加载几天/几周，加载的频率、波形类型、应变率如何确定，以及是否在不同循环加载之间引入休息期。虽然还没有数据反映骨对于 3 个交替日与 5 个连续日的轴向负荷一周的差异，休息日可以允许动物从麻醉状态恢复，对关节产生正常应力。如本章前面文献回顾所述，加载周期之间加入休息时间（例如 10 s 或 14.9 s 的休息）可能增强骨骼对载荷的成骨响应。

4. Dartec 机器的操作应符合以下职业健康和安全要求：

- 在紧急情况下，使用 Dartec 机器左侧的红色紧急停止按钮。

- 降低泵的压力，以避免机器施加不必要的大的力。

- 通过将已知重量直接放置在力传感器上（一个不会超过传感器容量的重量）来检查力传感器是否正确校准，并检查载荷输出以牛顿为单位。使用以下公式计算已知重量的预期输出：千克（kg）×9.807=X N

因此，如果在力传感器上放置 2 kg 的重量，输出应为 -19.614 N。这是您应该放置在 20 N 力传感器上的最大压缩载荷（记住压缩载荷是负数，拉伸载荷是正数）。如果使用较重的重量，它将永久损坏力传感器。

- 在"Tools → Limits（工具→极值）"下，设置过载保护以在机器过载时停止机器。过载保护会探测所需载荷和实际施加到骨骼上载荷之间的差值。 为了设置过载保护，选择 Mode（模式）→如力传感器，在"Lower Limit（下限）"输入比力传感器量程大 1N 的值（比如对于 20 N 的力传感器，极值设为 21 N），当所施加载荷超出极值时，选择"Action"使机器有所反应（比如选择"Stop Generator"来终止程序），并确保"Enable Limits"下状态"Active"已勾选，点击"发送"和"读取"。如果一个或多个指标的极值已激活，"控制器状态"的显示将更改为"DETECTED 检测"或"ACTIVATED 激活"。这些极值的设定对于防止力传感器损坏至关重要。

- 当机器运行时，不要将手指放在装载杯之间，当机器关闭时，最好先拧松底部夹具杯。

参考文献

1. Frost, H. (1983) A determinant of bone archi- tecture. The minimum effective strain. Clin. Orthop. Relat. Res. 175, 286-292.

2. Frost, H. (1988) Vital biomechanics: proposed general concepts for skeletal adaptations to mechanical usage. Calcif. Tissue Int. 42, 145-156.

3. Frost, H. (1987) The mechanostat: a proposed pathogenic mechanism of osteoporoses and the bone mass effects of mechanical and nonme- chanical agents. Bone Miner. 2, 73-85.

4. Lanyon, L., and Rubin, C. (1984) Static vs dynamic loads as an influence on bone remod- elling. J. Biomech. 17, 897-905.

5. Curtis, T., Ashrafi, S., and Weber, D. (1985) Canalicular communication in the cortices of human long bones. Anat. Rec. 212, 336-344.

6. Lanyon, L. (1996) Using functional loading to influence bone mass and architecture: objec- tives, mechanisms, and relationship with estro- gen of the mechanically adaptive process in bone. Bone 18(Suppl 1), 37S-43S.

7. Hert, J., Liskova, M., and Landa, J. (1971) Reaction of bone to mechanical stimuli. 1. Continuos and intermittent loading of tibia in rabbit. Folia Morphol. (Praha) 19, 290-300.

8. Lanyon, L. and Bourn, S. (1979) The influ- ence of mechanical function on the develop- ment and remodeling of the tibia. An experimental study in sheep. J. Bone Joint Surg. Am. 61, 263-273.

9. Rubin, C., and Lanyon, L. (1984) Regulation of bone formation by applied dynamic loads. J. Bone Joint Surg. Am. 66, 397-402.

10. Rubin, C., and Lanyon, L. (1984) Dynamic strain similarity in vertebrates; an alternative to allometric limb bone scaling. J. Theor. Biol. 107, 321-327.

11. Turner, C., Akhter, M. P., Raab, D. M., Kimmel, D. B., and Recker, R. P. (1991) A noninvasive, in vivo model for studying strain adaptive bone modeling. Bone 12, 73-79.

12. Pead, M., Skerry, T., and Lanyon, L. (1988) Direct transformation from quiescence to bone formation in the adult periosteum following a single brief period of bone loading. J. Bone Miner. Res. 3, 647-656.

13. Mosley, J. and Lanyon, L. (1998) Strain rate as a controlling influence on adaptive modeling in response to dynamic loading of the ulna in growing male rats. Bone 23, 313-318.

14. Turner, C., Owan, I., and Takano, Y. (1995) Mechanotransduction in bone: role of strain rate. Am. J. Physiol. 269, E438-E442.

15. McLeod, K., and Rubin, C. (1992) The effect of low-frequency electrical fields on osteogen- esis. J. Bone Joint Surg. Am. 74, 920-929.

16. Hsieh, Y. F., Robling, A. G., Ambrosius, W. T., Burr, D. B., and Turner, C. H. (2001) Mechanical loading of diaphyseal bone in vivo: the strain threshold for an osteogenic response varies with location. J. Bone Miner. Res. 16, 2291-2297.

17. Rubin, C., Xu, G., and Judex, S. (2001) The anabolic activity of bone tissue, suppressed by disuse, is normalized by brief exposure to extremely low-magnitude mechanical stimuli. FASEB J. 15, 2225-2229.

18. Rubin, C., Turner, A. S., Mallinckrodt, C., Jerome, C., McLeod, K., and Bain, S. (2002) Mechanical strain, induced noninvasively in the high-frequency domain, is anabolic to cancellous bone, but not cortical bone. Bone 30, 445-452.

19. Rubin, C., Rubin, C., Turner, A. S., Muller, R., Mittra, E., McLeod, K., Lin, W., and Qin, Y. X. (2002) Quantity and quality of trabecular bone in the femur are enhanced by a strongly ana- bolic, noninvasive mechanical intervention. J. Bone Miner. Res. 17, 349-357.

20. Huang, R., Rubin, C., and McLeod, K. (1999) Changes in postural muscle dynamics as a func- tion of age. J. Gerontol. A Biol. Sci. Med. Sci. 54, B352-B357.

21. Srinivasan, S., Agans, S. C., King, K. A., Moy, N. Y., Poliachik, S. L., and Gross, T. S. (2003) Enabling bone formation in the aged skeleton via rest-inserted mechanical loading. Bone 33, 946-955.

22. Saxon, L. K., Robling, A. G., Alam, I., and Turner, C. H. (2005) Mechanosensitivity of the rat skeleton decreases after a long period of loading, but is improved with time off. Bone 36, 454-464.

23. Jones, H., Priest, J. D., Hayes, W. C., Tichenor, C. C., and Nagel, D. A. (1977) Humeral hypertrophy in response to exercise. J. Bone Joint Surg. Am. 59, 204-208.

24. Huddleston, A. L., Rockwell, D., Kulund, D. N., and Harrison, R. B. (1980) Bone mass in life- time tennis athletes. JAMA 244, 1107-1109.

25. Lee, E.J., Long, K.A., Risser,W.L., Poindexter, H. B., Gibbons, W. E., and Goldzieher, J. (1995) Variations in bone status of contralat- eral and regional sites in young athletic women. Med. Sci. Sports Exerc. 27, 1354-1361.

26. King, J., Brelsford, H., and Tullos, H. (1969) Analysis of the pitching arm of the professional baseball pitcher. Clin. Orthop. Relat. Res. 67, 116-123.

27. Simkin, A., Ayalon, J., and Leichter, I. (1987) Increased trabecular bone density due to bone- loading exercises in postmenopausal osteo- porotic women. Calcif. Tissue Int. 40, 59-63.

28. Beverly, M. C., Rider, T. A., Evans, M., and Smith, J. (1989) Local bone mineral response to brief exercise that stresses the skeleton. BMJ 22, 233-235.

29. Chambers, T. J., Evans, M., Gardner, T. N., Turner-Smidt, A., and Chow, J. W. (1993) Induction of bone formation in rat tail verte- brae by mechanical loading. Bone Miner. 20, 167-178.

30. Lanyon, L., et al. (1982) Mechanically adap- tive bone remodelling. J. Biomech. 15, 141-154.

31. Rubin, C., and Lanyon, L. (1987) Osteoregulation nature of mechanical stimuli: function as a determinant for adaptive remod- eling in bone. J. Orthop. Res. 5, 300-310.

32. Torrance, A. G., Mosley, J. R., Suswillo, R. F., and Lanyon, L. E. (1993) Noninvasive loading of the ulna in vivo induces a strain-related modeling response uncomplicated by trauma or periosteal pressure. Calcif. Tissue Int. 54, 241-247.

33. Turner, C. (1999) Mice, estrogen, and post- menopausal osteoporosis. J. Bone Miner. Res. 14, 197-191.

34. Beamer, W. G., Donahue, L. R., Rosen, C. J., and Baylink, D. J. (1996) Genetic variability in adult bone density among inbred strains if mice. Bone 18, 397-403.

35. Brodt, M. D., Ellis, C. B., and Silva, M. J. (1999) Growing C57Bl/6 mice increase whole bone mechanical properties by increasing geo- metric and material properties. J. Bone Miner. Res. 14, 2159-2166.

36. Sztefek, P., Vanleene, M., Olsson, R., Collinson, R., Pitsillides, A., and Shefelbine, S. (2010) Using digital image correlation to determine bone surface strains during loading and after adaptation of the mouse tibia. J. Biomech. 43, 599-605.

37. Lanyon, L., and Smith, R. (1969) Measure- ments of bone strain in the walking animal. Res. Vet. Sci. 10, 93-94.

38. Fritton, S. and Rubin, C. (2001) In vivo mea- surements of bone deformation using strain gauges, in Bone Mechanics Handbook (Cowin, S. C. E., ed.), CRC Press, Boca Raton.

39. Baggott, D., and Lanyon, L. (1977) An inde- pendent 'post-mortem' calibration of electrical resistance strain gauges bonded to bone sur- faces 'in vivo'. J. Biomech. 10, 615-622.

40. Carter, D., Schwab, G., and Spengler, D. (1980) Tensile fracture of cancellous bone. Acta Orthop. Scand. 51, 733-741.

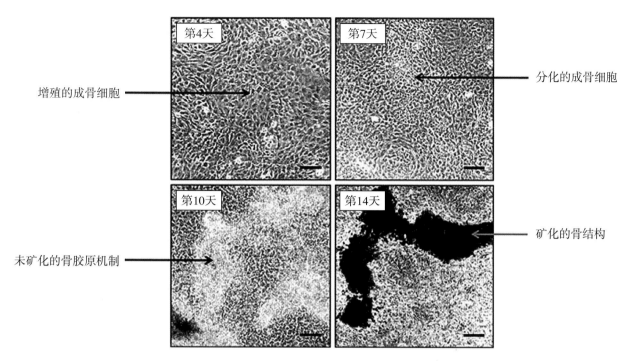

图3-1 相差显微镜下原代大鼠成骨细胞培养。不同时期未染色的典型成骨细胞。第4天，融合的单层细胞开始显现；第7天，细胞更加密集，有机基质开始沉积（箭头所示）；第10天，出现大量未矿化的胶原基质并且开始矿化（图片左下角的黑色区域）；第14天，出现大片的矿化基质网。比例尺=250 μm

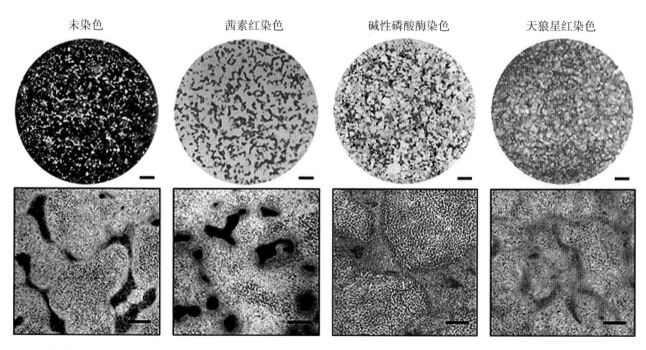

图3-2 大鼠成骨细胞原代培养不同的染色方法。图片自左向右分别显示了培养的成骨细胞在第14天未染色、茜素红染色（标记钙）、ALP染色或天狼星红染色（标记胶原）。骨形成表现为典型的"骨小梁"形态，离散的矿化灶局限于基质结节中，如未染色和茜素红染色图片所示。在左下角未染色的图片中，未矿化的基质表现为棕色，矿化的基质为黑色。ALP染色显示在成熟的、具有骨形成作用的成骨细胞中ALP高表达。天狼星红染色显示胶原纤维的存在。比例尺=0.1 cm（上）和250 μm（下）

1

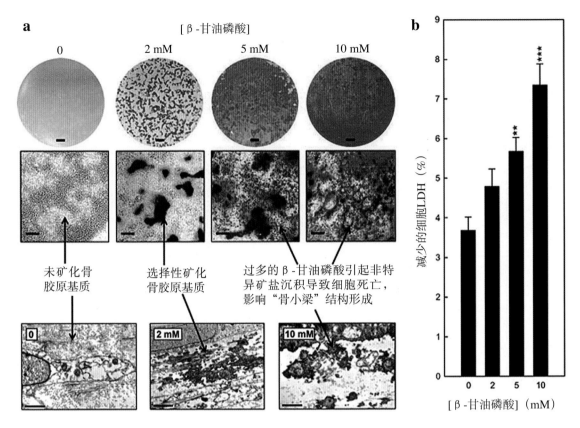

图3-3 体外培养基中β-甘油磷酸浓度对骨矿化和成骨细胞活性的影响。（a）对大鼠颅骨来源的成骨细胞培养14天，然后进行茜素红染色来确定矿化沉积。对大鼠长骨来源的成骨细胞培养28天后固定，行透射电镜（transmission electron microscopy，TEM）检测。缺乏β-甘油磷酸时，由于缺乏充足的无机磷酸盐而未发生骨矿化，其相称图像和TEM图像中有明显的分布广泛的未矿化的胶原基质。存在2 mM β-甘油磷酸时，骨形成表现为典型的"骨小梁"形状，矿化结构局限于基质结构中。存在5～10 mM β-甘油磷酸时，单层细胞表面出现广泛分布、非特异性（营养不良性）骨矿沉积，同时抑制正常的基质沉积，细胞内矿物质沉积引起细胞膜损害，细胞器损害亦非常明显。（b）从14天后释放到培养基中的乳酸脱氢酶（lactate dehydrogenase，LDH）的量分析结果发现，增加β-甘油磷酸浓度可降低成骨细胞活性。柱形图的值=平均数±均数的标准误（SEM）（*n*=6）。与对照组相比有明显差异，***P＜0.001，**P＜0.01；比例尺=0.1 cm（细胞培养孔扫描）、250 μm（相称图像）和1 μm（TEM）

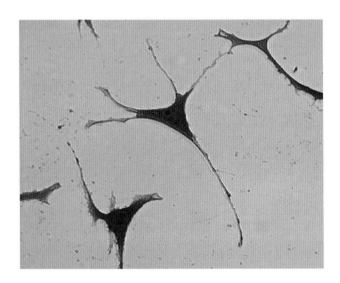

图6-2 结晶紫染色，红线显示细胞体的轮廓，绿线显示细胞突起。使用该方法，可以定量分析胞体的面积、树突的长度和数量

2

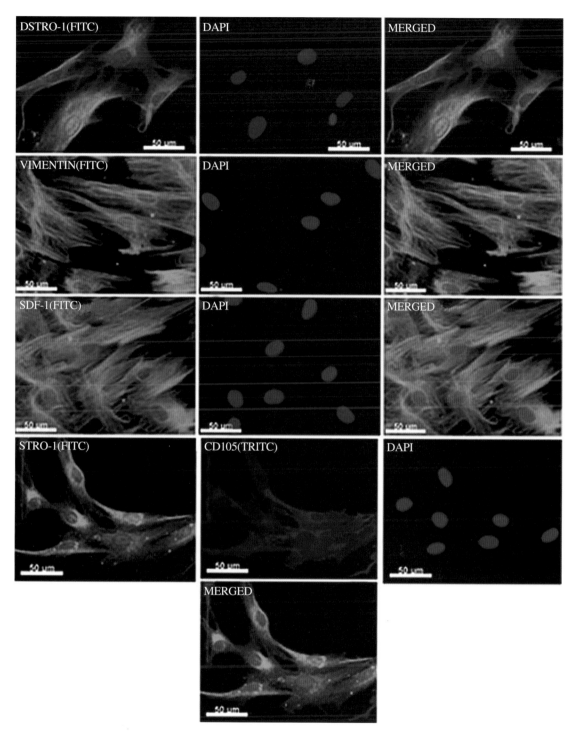

图7-1 人骨髓来源STRO-1阳性干细胞在基础培养基培养第6天。免疫染色结果显示对STRO-1、抗波形蛋白（初始间充质干细胞标志物）及抗SDF-1/基质细胞衍生因子-1（基质细胞标志物）抗体表现出很强的免疫活性。除了STRO-1抗原外，培养6天的细胞还表达CD105抗原（已确定的骨祖细胞标志物）。比例尺：50 μm

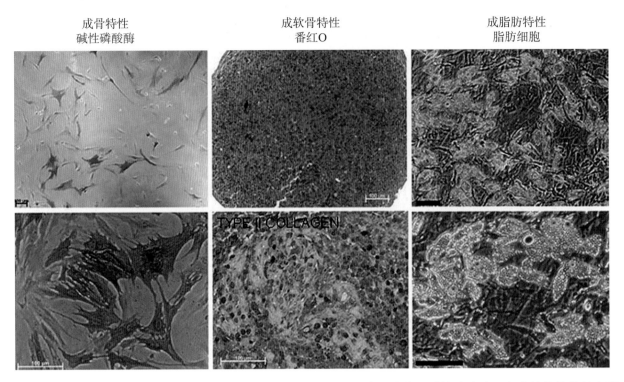

图7-2 成人骨髓来源的STRO-1+骨干细胞多向分化潜能：在成骨培养基中表达碱性磷酸酶；在成软骨培养基中形成3-D细胞球，可合成大量的蛋白多糖（番红O染色）和Ⅱ型胶原；在成脂培养基中分化成的脂肪细胞含有脂滴成分。比例尺：100 μm

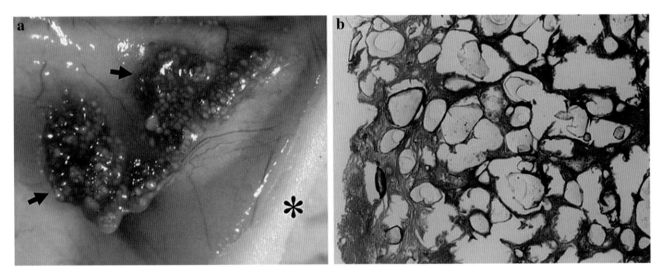

图7-4 （a）通过选择性激光烧结支架（箭头）来接种胎儿股骨来源的细胞皮下移植到MF-1$^{nu/nu}$小鼠后28天，星号代表皮肤。（b）对移植28天的搭载人胎儿股骨来源细胞的选择性激光烧结支架切片行阿新蓝（蛋白多糖）和天狼星红（胶原）组织学染色。比例尺，100 μm

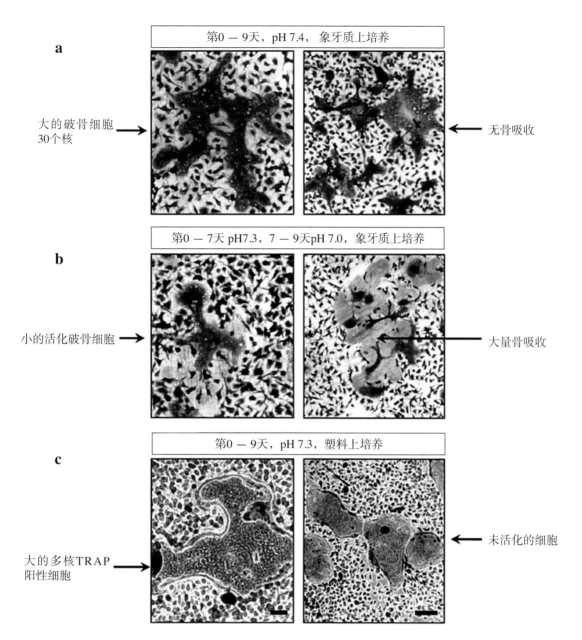

图8-4 破骨细胞形成和活化的动态变化：牙本质和塑料培养皿的比较。小鼠骨髓单核细胞形成的破骨细胞在含有RANKL和M-CSF的牙本质上培养，染色显示抗酒石酸酸性磷酸酶活性，并通过透射光显微镜观察。（a）在"生理"pH（7.4）条件下培养形成大的、无活性的多核细胞。（b）最后2天培养基酸化显著刺激骨吸收陷窝形成，但也阻止了其进一步分化为多核破骨细胞。须要注意的是，TRAP染色后用透射光显微镜可直接观察破骨细胞（及其单核前体）以及吸收陷窝（褐色区域）。（c）在塑料培养皿中培养的破骨细胞形成大而无活性的多核TRAP阳性细胞。比例尺=10 μm（左图）和50 μm（右图）

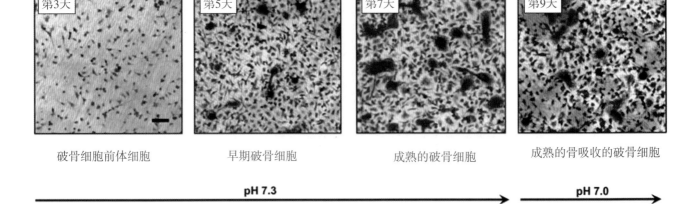

第3天	第5天	第7天	第9天
破骨细胞前体细胞	早期破骨细胞	成熟的破骨细胞	成熟的骨吸收的破骨细胞

pH 7.3 ———————————————————————→   pH 7.0 —————→

图8-5 在牙本质上培养的小鼠破骨细胞形成和活化的时相变化。 将原代破骨细胞在牙本质片上培养9天。最后2天将组织培养基酸化至pH 6.9，以活化破骨吸收活性。 这些光学显微镜图像代表在培养2、5、7和9天后培养基中的细胞。在第2天，细胞都是单核细胞/巨噬细胞前体。到第5天明显表现为TRAP阳性的单核细胞。在第7天，表现为大量成熟但无活性的破骨细胞。 酸化培养基导致破骨细胞吸收活性大量激活，如在第9天所见。比例尺=50 μm

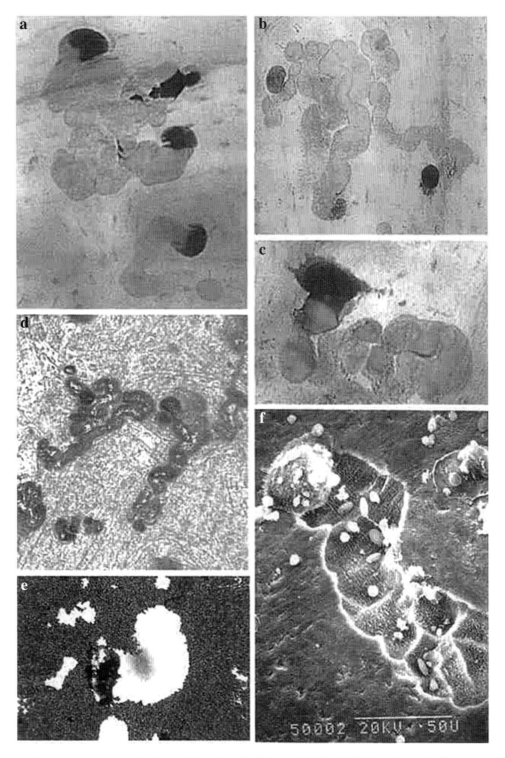

图9-2 鸡的OC在象牙上形成的吸收陷窝以及在金涂层盖玻片上形成的吞噬轨迹。（a—c）将6％Percoll液纯化的鸡OC在象牙上培养（2～3天），用TRAP染色和吸收陷窝分析。在光学显微镜下观察，OC形成多球形骨吸收轨迹，经常相互连接形成骨吸收陷窝。这些代表OC黏附和吸收陷窝形成的时期，随着OC移动到相邻的象牙区域并进一步进行再吸收。（d）在暗场显微镜下观察吸收陷窝，通过在同一视野下观察吸收陷窝的数量和面积来对OC的数目进行定量分析。（e）将6％Percoll液纯化的鸡OC在金涂层的盖玻片上培养16 h后进行TRAP活性染色。OC能吞噬金颗粒，因而它们在金涂层的盖玻片上移动时会留下清楚的运动轨迹。测量这种动力轨迹的数量和面积能间接代表OC的数量。（f）通过SEM观察6％Percoll液分离纯化的鸡OC。它参与象牙上的吸收陷窝。注意那些挖掘良好的吸收陷窝通常是由鸡OC吸收形成的。比例尺=50 μm

7

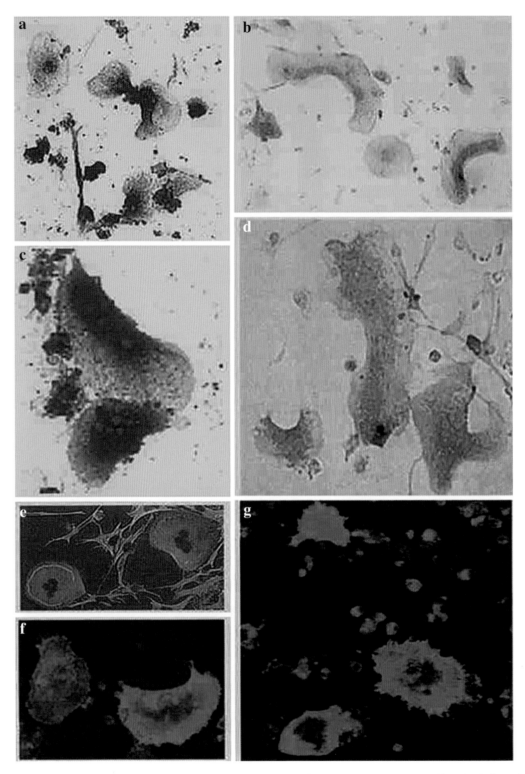

图9-3 利用6% Percoll液分离纯化的鸡OC的细胞化学和免疫染色。（a、c）在塑料培养皿中培养的鸡OC（1～2天），TRAP活性染色。（b、d）在塑料培养皿中培养的鸡OC，利用抗玻连蛋白受体，整联蛋白αvβ3（LM 609）的抗体和生物素-链霉亲和素β-半乳糖苷酶检测系统进行免疫染色。（e）在塑料培养皿中培养的鸡OC。固定和透化（Triton X-100）后，并且用罗丹明鬼笔环肽双染色以标记细胞质F-肌动蛋白（红色），用DAPI标记OC（蓝色）内的细胞核。注意观察成熟OC形成的特征性的外周肌动蛋白环。（f、g）在塑料培养皿中培养的鸡OC，利用FITC标记的生物素-链霉亲和素检测MAb 121F。OC在分化和形成具有骨吸收活性的多核细胞过程中，其细胞表面的αvβ3和121F抗原高度表达，并且这些抗原在OC骨吸收中有重要的功能

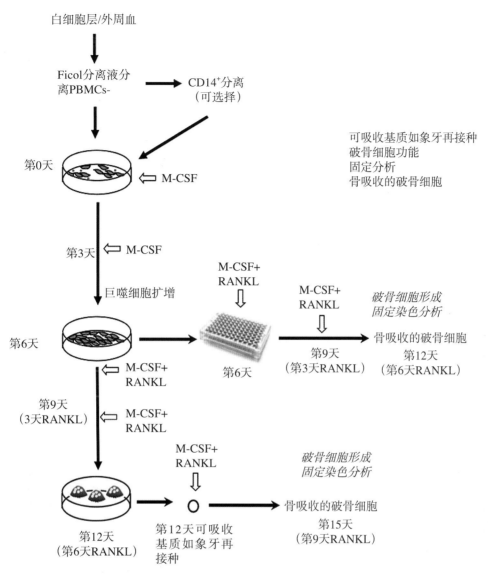

图11-1 从外周血或血沉棕黄层产生破骨细胞并培养这些细胞，以分析破骨细胞分化或再吸收活性的总体方案示意图

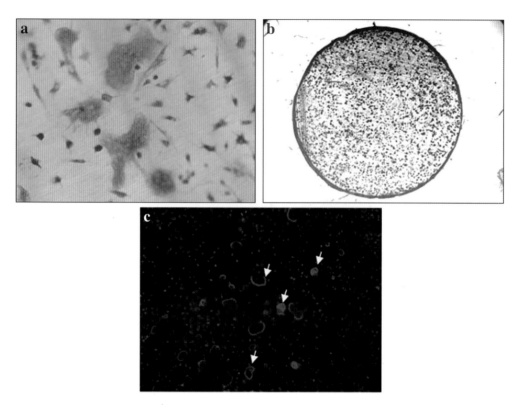

图12-1 共同培养的结果。（a）通过TRAcP染色鉴定的多核破骨细胞。（b）通过反射光学显微镜可见的吸收陷窝。吸收陷窝作为深色物体显现出来。（c）破骨细胞中的肌动蛋白环，通过鬼笔环肽染色显现

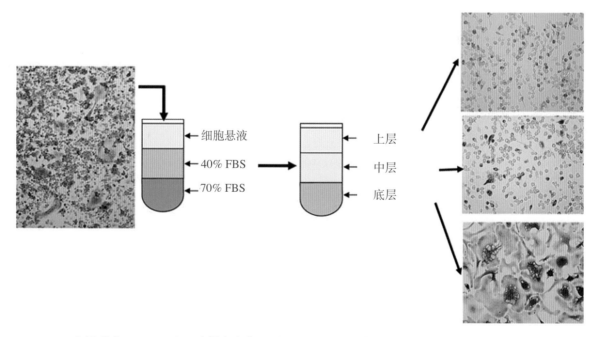

图13-1 RANKL介导形成RAW-OC和血清梯度净化。（左）对RAW细胞用35 ng/ml鼠重组RANKL培养6天，然后进行血清梯度分级。将平行培养的细胞固定，并用TRAP活性染色，以显示在RANKL分化的RAW细胞在第6天出现的单核和多核TRAP +细胞的比例。使用光学显微镜观察细胞，并用计算机连接的数字照相机捕获图像（由原始放大倍数缩减而来，×100）。（右）将来自血清梯度分级分离的顶部、中部和底部部分重新铺板并在塑料上培养几小时，之后将细胞固定并染色以测定TRAP活性。（右上）顶部部分完全由单核细胞组成，其中一些是TRAP +（与未处理的RAW细胞相比，全部是TRAP-，未示出）。（从原始放大倍数缩减而来，×200）（中间右侧）中间部分主要包含单核细胞，其中一部分是TRAP+以及一些小的多核RAW-OC（原始放大倍数缩减而来，×200）。（右下图）底部主要由大的多核RAW-OC组成，尽管仍然存在少量单核细胞。（原始放大率缩减而来，×100）

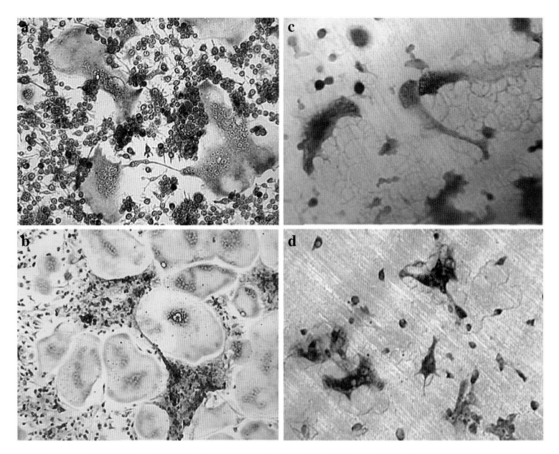

图13-2 RANKL介导的RAW-OC或MA-OC形成和骨陷窝再吸收。（a、c）将RAW细胞与35 ng/ml的鼠重组RANKL在塑料（a）或象牙（c）上培养6天，然后固定并染色检测TRAP活性。注意塑料（a）上RAW-OCs的良好伸展的形态。相比之下，在象牙上积极地参与骨吸收的细胞具有更紧凑和活动的表型（c）。丰富的骨吸收陷窝和轨道是明显的，通常由连接的挖掘腔室组成。这些代表RAW-OC附着和形成陷窝的时期，随后是RAW-OC移动到相邻的象牙区域进一步再吸收。（a）和（b）由原始放大率缩减而来×200。（b、d）分离鼠骨髓细胞，并用含有25 ng/ml鼠M-CSF和35ng/ml鼠RANKL的24孔板（1.9 cm 2 /孔）以5.6×10⁵细胞/孔在塑料（c）或象牙（d）上培养6天，之后固定细胞（MA-OC）并行TRAP活性染色。如RAW-OCs、TRAP+MA-OC在塑料（b）上良好伸展，并且在象牙（d）上更紧凑。由MA-OC（d）形成的吸收陷窝和轨迹与由RAW-OC（b）形成的那些不能区分。（b）和（d）由原始放大率缩减而来，×100和×200

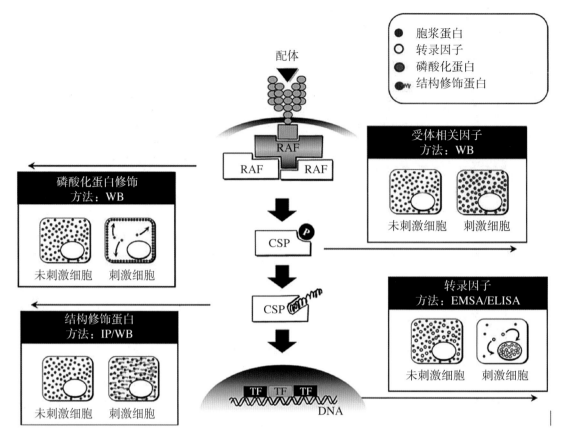

图15-1 该示意图显示了一个假想的翻译后修饰的信号蛋白的方法，通常用于研究这些变化模型。信号蛋白通常存在于细胞质中。细胞受到刺激时，受体相关因子（RAF）是通过膜受体招募的。这一结果在胞内信号蛋白的结构修饰（CSP），反过来改变蛋白质的迁移率，表达水平和（或）活性。一些细胞内信号蛋白质功能的转录因子（TF）转运到细胞核内与DNA结合并导致细胞生长、分化和表现功能

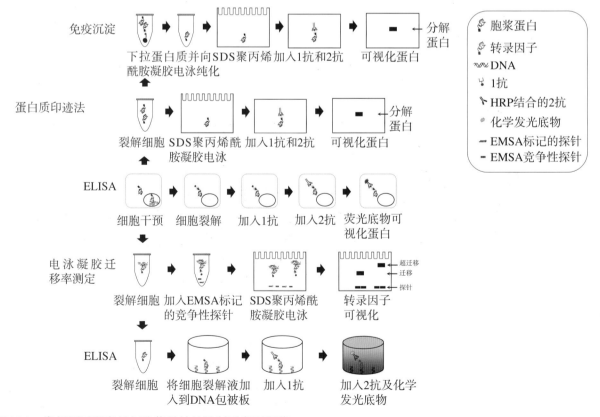

图15-2 常规用于研究骨细胞信号转导机制示意图概览

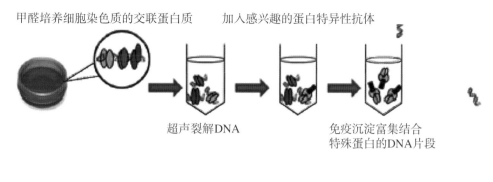

甲醛培养细胞染色质的交联蛋白质　　加入感兴趣的蛋白特异性抗体

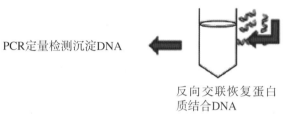

超声裂解DNA

免疫沉淀富集结合
特殊蛋白的DNA片段

PCR定量检测沉淀DNA

反向交联恢复蛋白
质结合DNA

图16-3　染色质沉淀（ChIP）概述

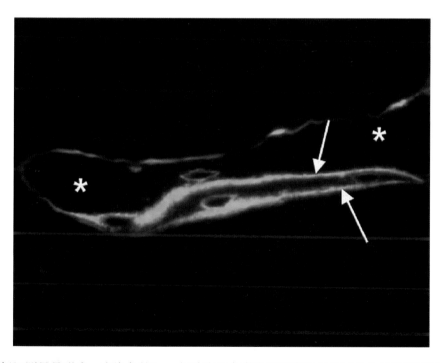

图19-3　钙黄绿双标记测量骨形成。未染色的3 μm切片在蓝色激发下观察到鼠松质骨中的钙黄绿素双标记（箭头）。矿化骨用星号标记。原始放大率×400

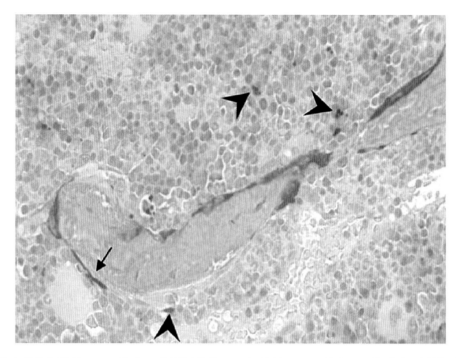

图19-4 鼠骨切片中破骨细胞的TRAcP染色。小鼠腰椎的3 μm切片的TRACP染色显示红色的破骨细胞。染色较浅的区域为核。与骨接触但不具有细胞核的破骨细胞轮廓（箭头）或不与骨接触的TRAcP阳性细胞（箭头）不被计为破骨细胞。该部分用苏木精复染。原始放大率×400

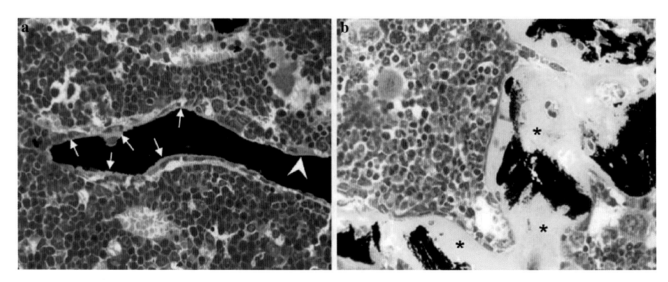

图19-5 小鼠骨切片中的类骨质。Von Kossa/McNeal染色明确标明了黑色矿化骨和苍白染色类骨质。（a）野生型小鼠的股骨远端松质骨中类骨质缝隙处（箭头）被成骨细胞覆盖。单核破骨细胞用箭头标记。（b）Hyp小鼠的远端股骨松质骨中严重的类骨质样变（星号）。Hyp小鼠是低磷血症，其特征为间接控制磷酸化成纤维细胞生长因子-23分泌的Phex基因中的功能缺失突变（磷酸盐调节基因，其与X染色体上的内肽酶具有同源性染色体）；切片厚度为3 μm。原始放大率×400

14

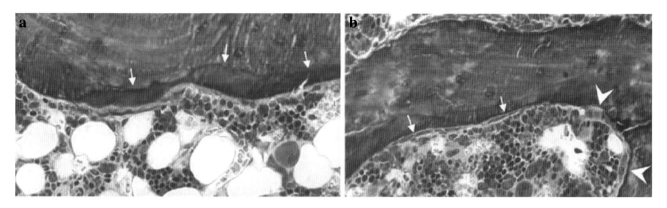

图19-6 大鼠松质骨切片的甲苯胺蓝染色。（a）在酸性pH下甲苯胺蓝染色矿化骨呈浅蓝色，使骨内的结构细节仍然可见（重建单位用箭头标记）。（b）成骨细胞位于大鼠松质骨薄层的类骨质连接处（箭头）。对破骨细胞用箭头标记。在酸性pH下大鼠腰椎5 μm切片的甲苯胺蓝染色。原始放大率×400

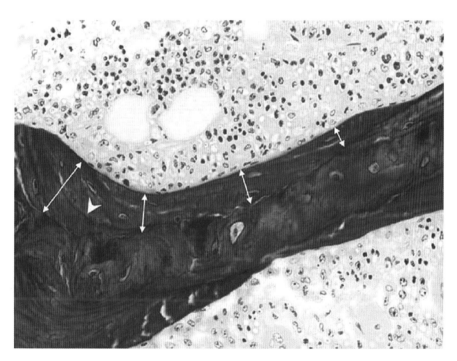

图19-7 基于重建的组织形态计量学参数壁宽的测量。壁宽是指单个重建单位中骨表面和扇形反转线之间的平均距离。用标记箭头的平滑的终结线是指重建单元内成骨细胞骨形成的暂时停止。大鼠腰椎表面黏合线染色的5 μm切片。原始放大率×400

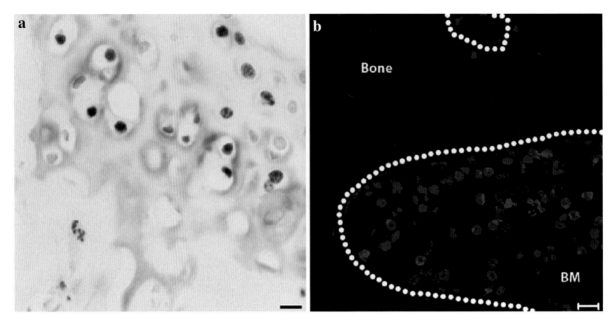

图21-1 （a）3月龄的小鼠的关节软骨Ⅱ型胶原的免疫组织化学染色。在该染色方法中，对抗原修复步骤我们采用透明质酸酶处理（4000 U/ml，37 ℃，60 min）。使用DAB进行过氧化物酶染色，将抗原染成棕色。用苏木精复染细胞核。比例尺：10 μm。（b）3月龄小鼠髓腔中造血标志物CD45的免疫荧光染色。膜染成红色的为阳性细胞。DAPI（蓝色）复染核。比例尺：10 μm

乳酸脱氢酶（活/死骨）

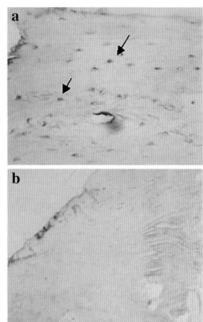

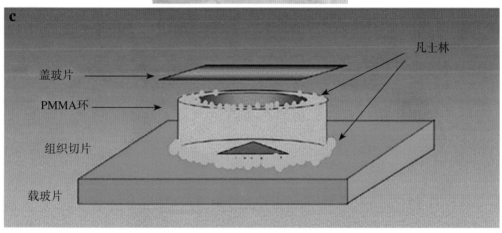

图22-2 在原位用LDH反应作为标志物检测细胞活性。在冰冻切片中的细胞因乳酸脱氢酶的活性被染色，并在光镜下观察。（a）活骨细胞因活性乳酸脱氢酶暗染。箭头表示样品中的两个活细胞。（b）含死骨细胞的区域没有被LDH染色。（c）图解显示了PMMA塑料环的使用。将反应混合液置于塑料环中并用凡士林密封底部和顶部以便于在37 ℃下的长时间孵化

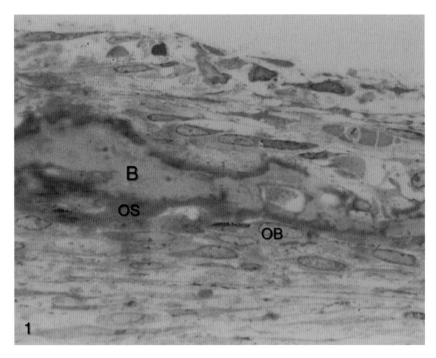

图23-1 对小鼠颅骨切片用Goldner's Masson三色染色后光镜下的显微照片。矿化骨（B）为绿色，类骨质（OS）为红色。该图为未脱钙骨，用环氧树脂包埋后染色而来。使用4%福尔马林和含1%戊二醛的0.1 M二甲胂酸钠缓冲液。OB，成骨细胞×3 000

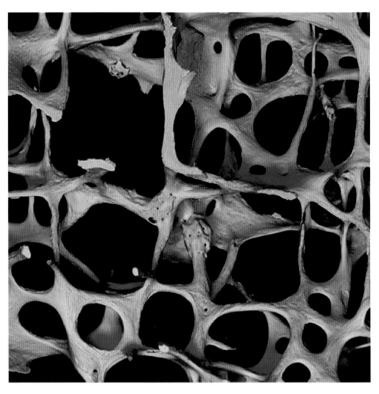

图24-6 来自89岁女性的浸软的、碳涂层的3 mm厚的L4椎体的20-kV BSE图像。场宽度= 4.7 mm。用"高架"固态BSE检测器的单独象限记录相同的场。三个图像用于RGB图像的红色、绿色和蓝色成分。结果是不同的斜率被看做不同的颜色和强度。这种方法在参考文献18中有所描述

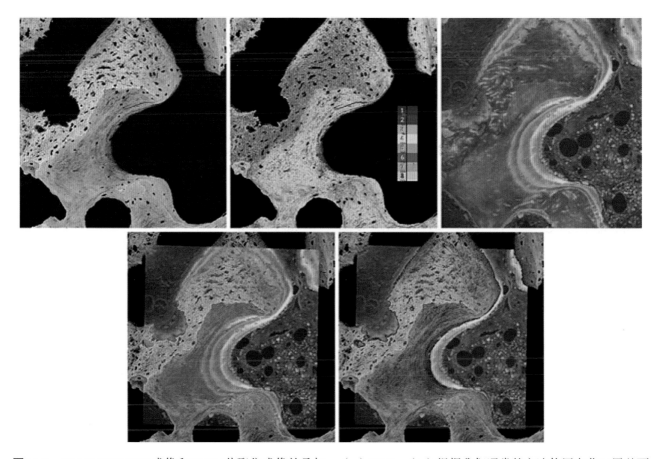

图24-9 20 kV BSE SEM成像和CLSM共聚焦成像的叠加。（a）BSE。（b）根据我们通常的方法使用卤化二甲基丙烯酸酯标准物（参见参考文献19—24）处理相同的图像以证明骨矿化程度的变化。查阅表解释了比例，其中值0是来自单溴化的信号水平，而来自单碘化标准的信号水平是255。（c）显示四环素标记的共聚焦图像，其对于自发荧光的黄绿色背景呈现橙色，并且覆盖时具有不同程度的SEM对CSLM贡献（d、e）。SEM图像的视场宽度为713 μm。对少年男性营养性骨软化症患者的髂嵴活检。来自Schnitzler等1994年的19例研究（Schnitzler CM，Pettifor JM, Patel D, Mesquita JM, Moodley GP, Zachen D 1994. Metabolic bone disease in black teenagers with genu valgum or varum without radiologic rickets: a bone histomorphometric study.J Bone Miner Res 9:479-486）

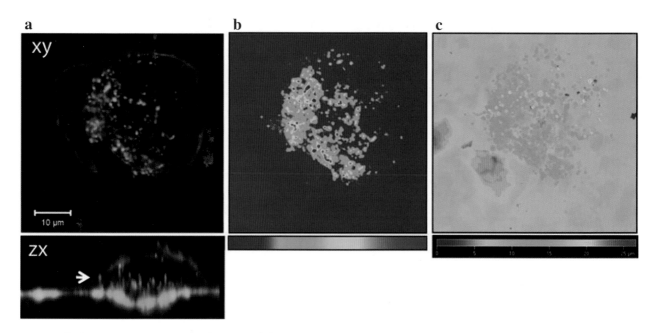

图25-4 破骨细胞对AF-ALN的细胞内摄取。将兔破骨细胞在AF-ALN包被的牙质（绿色）上培养24 h，然后固定并对玻连蛋白受体（红色）进行染色。（a）所示图像为1 μm光学截面，箭头表示xy扫描的位置。注意AF-ALN在吸收陷窝中的丰度和AF-ALN在整个细胞深度的点状细胞内结构中的积累。（b）通过定量表（8位图像；蓝色=0，红色=256）进行荧光强度分析（仅显示出AF-ALN）。（c）深度的编码表示单个2D图像中的荧光体的轴向位置。在这种情况下，在相同细胞中的AF-ALN染色的轴向位置通过对查找表（蓝色=再吸收陷窝的底部，红色=破骨细胞的顶部）的假着色来表示

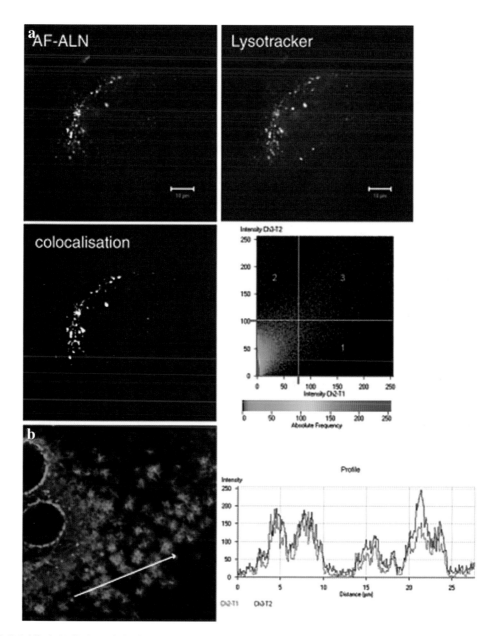

图25-5 共聚焦图像中的荧光团共定位。（a）用AF-ALN在玻璃上培养的兔破骨细胞4 h（左图）和用lysotracker红染色的酸性小泡（右图）。对于每个荧光团选择与正染相关的阈值强度，如散点图中所示。区域3中的像素（即表现出两种荧光团共定位的像素）显示在左下图中。（b）通过测量感兴趣区域的强度来评估共定位。对玻璃上的人类破骨细胞用小麦胚芽凝集素-Alexa Fluor 488（绿色）和TRITC-鬼笔环肽（红色）染色。在图像中的箭头表示的区域上显示强度。注意，不仅存在高度的空间共定位，而且跨越感兴趣区域的每个荧光团的强度是非常相似的

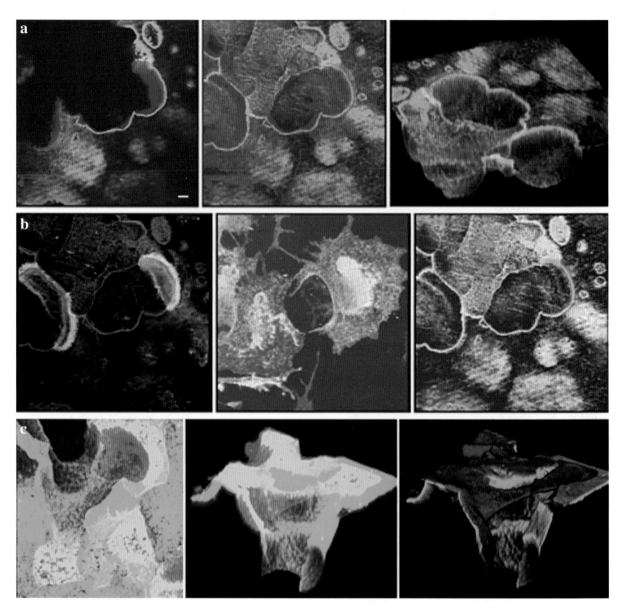

图25-6 3D共聚焦数据集的示例。图像显示在牙本质上培养并用AF-ALN（绿色）、TRITC-鬼笔环肽（红色）和玻连蛋白受体（蓝色）染色的破骨细胞。（a）左图显示牙本质表面水平的单个xy图像。中间图显示了来自相同细胞的MIP图像，即将来自细胞顶部的图像组合到吸收陷窝的底部。右图显示了来自更接近牙本质平面的角度的MIP图像。（b）（a）中所示破骨细胞的立体图像（用红绿色眼镜观察）。左图显示F-肌动蛋白，中图显示玻连蛋白受体。右面板显示AF-ALN。（c）不同的破骨细胞仅显示F-肌动蛋白和AF-ALN。左图显示MIP图像。中图显示从更接近牙本质平面的角度的MIP图像。右图显示与中间面板中的图像相同的角度的渲染等值面。请注意渲染图像增加的清晰度

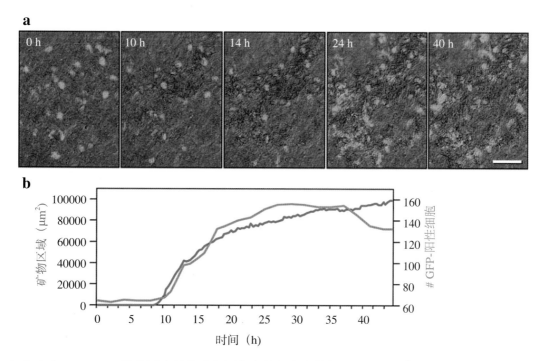

图26-4 （a）来自Dmp1-GFP转基因小鼠的矿化原代成骨细胞培养物的延时成像图，其中茜素红被用做矿物沉积的重要染料。当在培养物中形成GFP阳性细胞簇时开始该视频，并且在DIC和两个荧光通道48 h中每20 min获取图像。显示了DIC、GFP和茜素红的三重合并的图像。Bar=100 μm。（b）从（a）中所示对矿化动力学的定量的延时序列。使用ImageJ软件通过阈值化茜素红图像堆叠，然后测量矿化区域（红线）来定量矿化。计数GFP阳性细胞的数量（绿线）。注意添加4 mM β-磷酸甘油后10 h开始矿物质沉积，并一直增加至40 h。矿物沉积特异性地发生在存在GFP阳性细胞簇的地方，并且矿化伴有GFP阳性细胞数量的增加。这些数据表明负责矿物沉积的细胞已经转向骨细胞表型

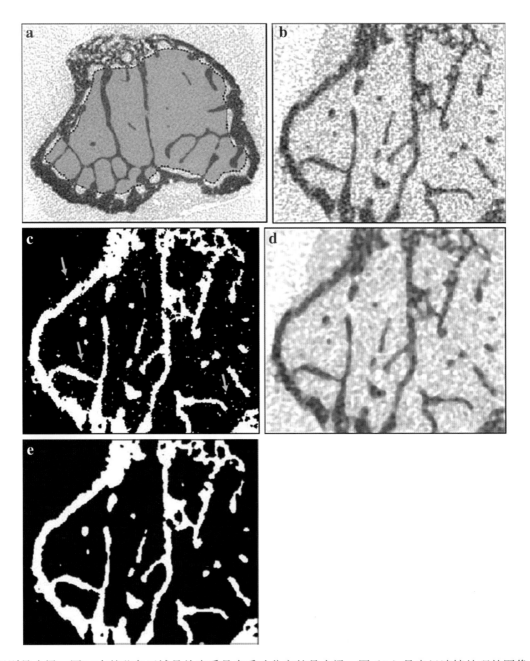

图27-5 识别骨小梁。图(a)中的蓝色区域是从皮质骨中手动分离的骨小梁。图（b）是未经滤镜处理的图像。图（c）显示了图（b）在阈值处理后的噪点。图（d）是经中值滤镜处理后的图像。图（e）显示图（d）在阈值处理后较图（c）干净很多。图（c）中的噪点用黄色箭头表示

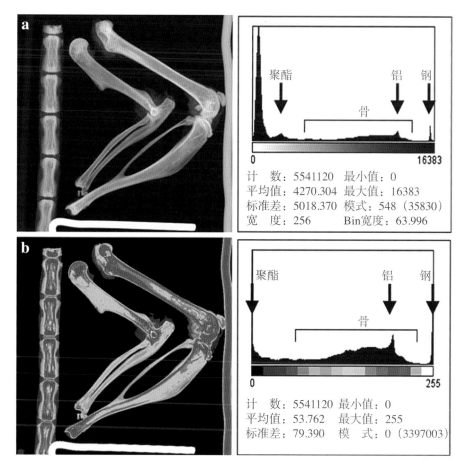

图29-1　(a)原始DICOM图像显示了按照推荐排列方式得到的四肢和椎骨组织与聚酯(左)、铝(右)和钢铁(底部)校准标样。右边的直方图显示灰度分布和相对于矿化组织的三个标准材料的位置。左边的峰值代表了背景。（b）拉伸处理的8位伪彩色TIFF图像。直方图显示了拉伸灰度分布与16种颜色的联系

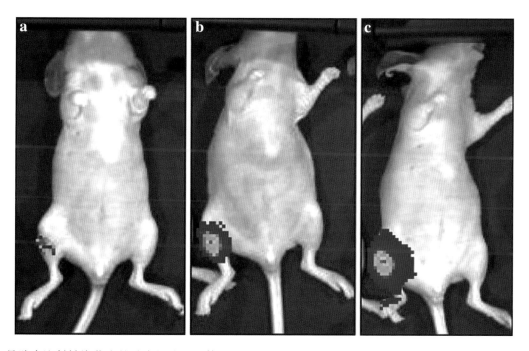

图30-1　向骨骼内注射转染荧光的肿瘤细胞后的体内生物发光成像。向裸鼠的股骨骨髓腔内接种100 000个荧光转染的乳腺癌细胞MDA-MB-231，分别在1周（a）、2周（b）和3周（c）通过生物发光系统观察肿瘤的进展 [Adaptecl with permission from Kaijzel et al.(1), Fig. 3]

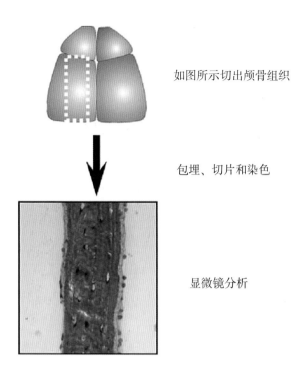

如图所示切出颅骨组织

包埋、切片和染色

显微镜分析

图33-1 从固定的颅盖中切出组织块，并包埋以用于如图所示的加工

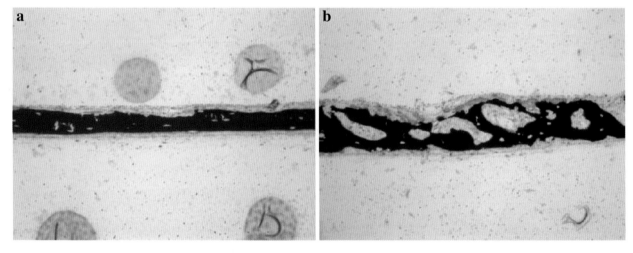

图33-2 来自用盐水（a）或IL-1a（b）处理的新生小鼠的颅骨切片。与对照部分（a）不同，在（b）中的骨表面上可见许多TRAcP染色的破骨细胞（红色，箭头），并且有明显的骨吸收

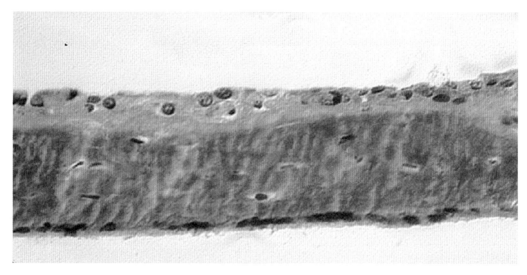

图33-3 用BMP-2处理的新生小鼠的颅骨切片的Goldner三色染色。大的、活化的成骨细胞（蓝黑色核）和类骨质/胶原（红色）在骨表面（绿色）上清晰可见。原始放大率，×200

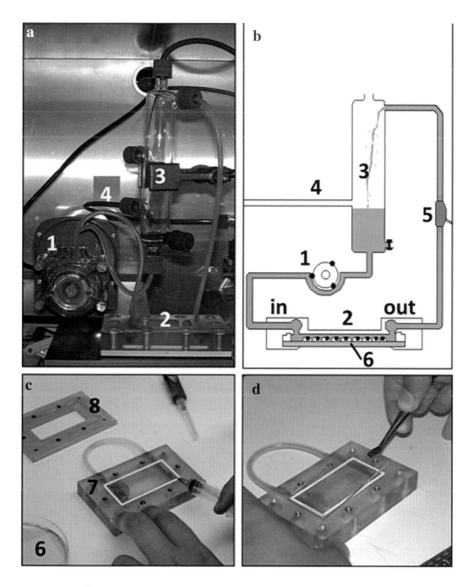

图36-3 （a）用于量化骨细胞信号分子表达的流体装置的示图。（b）（a）中描述的流体流动装置示意图。（c）将细胞注入Amsterdam流动腔室。（d）在Amsterdam流动腔室内放置长有单层细胞的载玻片，面朝下。注意，聚碳酸酯板在组装时在底部，但在流体流动实验时却在顶部。（1）蠕动泵，（2）Amsterdam流动腔室，（3）玻璃储罐，（4）二氧化碳入口，（5）流量计，（6）含细胞的载玻片，（7）聚碳酸酯板和（8）Amsterdam流动腔室的铝盖

27

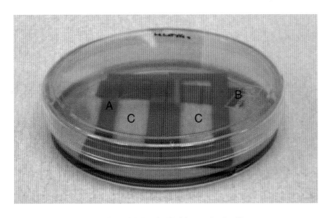

图36-4 ALIFF腔室的细胞培养。（a）将Press-to-Seal TM硅胶片（Invitrogen，UK）切割成图36-3所示的尺寸，将细胞生长面积限制在56 mm×13 mm。（b）位于载玻片和培养皿底部之间的垫片，便于将载玻片提起，避免玻璃片黏附在培养皿上。（c）细胞生长区域

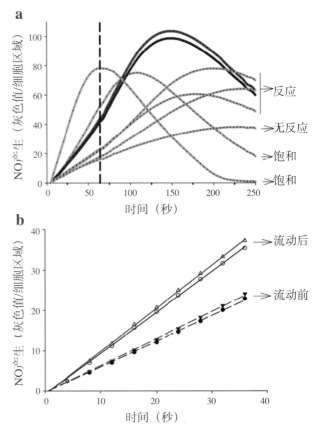

图36-7 一氧化氮（NO）形成引起的单细胞荧光，记录来自对野生型pOBs的NO成像实验。每条线显示了单细胞荧光随时间的变化。（a）显示了在视野中所有细胞的荧光。一些结果显示在流体流动产生可测的改变之前信号已经饱和。其他结果没有显示响应。在这个图中一半的细胞显示对流体响应。该响应是由流动流动后立即产生的NO合成速率所调控。（b）细胞PFF之前和期间的NO增长率的比较，在（a）中用红色和蓝色表示。线性曲线定义为$f=y_0+ax$。相关值均为$r^2=0.99$。PFF后的曲线更陡，表明NO产生增加